Alois F. Schärli

Kinderchirurgisches Lehrbuch
für Krankenschwestern

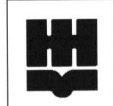

Alois F. Schärli

Kinderchirurgisches Lehrbuch für Krankenschwestern

6., vollständig überarbeitete und ergänzte Auflage

Verlag Hans Huber
Bern · Göttingen · Toronto · Seattle

Adresse des Autors:
Professor Dr. med. Dr. hc. Alois F. Schärli
Chefarzt Kinderchirurgische Klinik
Kinderspital
CH-6000 Luzern 16

Die Deutsche Bibliothek – CIP-Einheitsaufnahme

Schärli, Alois F.:
Kinderchirurgisches Lehrbuch für Krankenschwestern / Alois F.
Schärli. – 6., vollst. überarb. und ergänzte Aufl. – Bern ; Göttingen ;
Toronto ; Seattle : Huber, 1998
    ISBN 3-456-82770-9

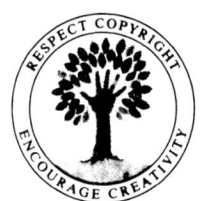

1. Auflage 1976
2. Auflage 1979
3. Auflage 1983, Nachdruck 1985
4. Auflage 1988
5. Auflage 1994
© 1998 Verlag Hans Huber, Bern
Satz: Jung Satzcentrum, Lahnau
Druck: Ott Druck AG, Thun
Printed in Switzerland

Inhaltsverzeichnis

Allgemeiner Teil

Spezieller Teil

Mißbildungen des Schädels

Zentralnervensystem

Gesicht

Erkrankungen und Mißbildungen der Ohren und des Nasenrachenraumes

Erkrankungen und Mißbildungen des Halses

Lunge und Pleura

Kongenitale Herzmißbildungen

Magen-Darm-Trakt

Urogenitalsystem

Vorwort zur ersten Auflage

Mit der Entwicklung und Ausweitung der Kinderchirurgie nach dem Zweiten Weltkrieg wurde auch eine Anzahl ausgezeichneter Lehrbücher für dieses Fach geschrieben. Diese Werke dienen dem Medizinstudenten, dem praktischen Arzt oder dem Pädiater, besonders aber dem Kinderchirurgen zur Orientierung.

Die wichtige Rolle der betreuenden Krankenschwester ist längst erkannt und anerkannt worden. Ihre praktischen Kenntnisse in der Chirurgie des Kindesalters erhält die Schwester jedoch vorwiegend «von Hand zu Hand». Lediglich in Schulen für Kinderkrankenpflege nimmt die Kinderchirurgie in der Ausbildung einen breiteren Raum ein.

In meiner über zehnjährigen Tätigkeit als Lehrer und Unterrichter habe ich stets ein grundlegendes deutschsprachiges Lehr- und Nachschlagebuch vermißt, das eine rasche Orientierung gestatten und das gleichzeitig für Schule und Kurse geeignet sein würde.

Der Standard des Buches sollte anspruchsvoll sein. Auch sollte es Abweichungen der Auffassungen in Therapie und Pflege zwischen einzelnen Schulen zulassen. Es ist jedoch nicht möglich, daß Schwestern, die in spezialisierten Disziplinen tätig sind, eine Orientierung in vollem Umfange finden werden. Mit dieser Anforderung wäre der gesteckte Rahmen weit gesprengt worden.

Das Buch wurde nicht in der Meinung geschrieben, daß unser Zentrum besser sei als die andern oder daß mir der Anspruch auf «Belehrung» zustünde. Es ging mir allein darum, der Krankenschwester einige theoretische Grundelemente der Kinderchirurgie zu vermitteln, auf die dann in Schule und Praxis aufgebaut werden kann. Wenn dies gelingt, ist das Ziel erreicht.

Die Drucklegung des Buches wäre nicht denkbar gewesen ohne die große Hilfe von zahlreichen Leuten. In erster Linie war es der dringende Wunsch von Schwestern und Schulen für Krankenpflege, der mir den Ansporn gab, das Manuskript zu schreiben. Ich bin Frl. U. Bosshard und Frau V. Meyer sehr dankbar für die große Arbeit bei der ersten Manuskripterfassung. Mit großem Engagement und Geschick hat Frau C. de Quervain die druckreife Form hergestellt. Ihr gebührt besonders auch für manchen guten Hinweis mein herzlicher Dank. Schließlich bin ich dem Verlag Hans Huber, vorab Herrn H. Weder, für die großzügige Hilfe bei der Vorbereitung und Publikation in großer Schuld. Einige Bilder stammen aus meinem früheren Tätigkeitsbereich in der Kinderchirurgischen Klinik Bern. Für die Überlassung zu Publikation danke ich Herrn Prof. M. Bettex, Bern. Es ist mir ein Bedürfnis, Herrn Blättler, Luzern, für die ausgezeichnete photographische Arbeit zu danken. Das Titelbild hat mir Herr Rolf Brem, Luzern, zur Verfügung gestellt. Für diesen schönen Beitrag bin ich ihm sehr dankbar.

Dank der großzügigen Stiftung des verstorbenen Ehepaares Paul und Gertrud Fischbacher-Labhardt wurde der Bau des Kinderspitals Luzern ermöglicht. Seit dem Bestehen des Spitals hat der Stiftungsrat unter seinem Präsidenten Dr. Werner Bühlmann mit besonderem Interesse die Entwicklung der Kinderchirurgie verfolgt. Ich erachte es als Ehre, daß die Spitalstiftung Fischbacher-Labhardt die Patenschaft für dieses Buch übernommen hat. Gleichzeitig möchte ich mit dieser Arbeit meinen Dank an das Stifterpaar und den Stiftungsrat entrichten.

Von Herzen bin ich auch meiner lieben Frau und meiner kleinen Tochter Dank schuldig, die mir während der Niederschrift und allen Zeichenarbeiten verständnisvoll jene Zeit belassen haben, die ich eigentlich ihnen hätte widmen müssen. Ihnen möchte ich dafür diesen Band widmen.

Ich möchte sehr wünschen, daß dieses Buch vielen Krankenschwestern von Nutzen sein möge, die ihre aufopfernde Pflege Tag und Nacht in den Dienst der Kleinen und Kleinsten stellen.

A. F. Schärli

Vorwort zur zweiten und dritten Auflage

Das erste kinderchirurgische Lehrbuch für Krankenschwestern in deutscher Sprache durfte sich rasch einer großen Beliebtheit und Verbreitung erfreuen. Für viele Schwestern, die auf dem Gebiete der Kinderchirurgie oder Pädiatrie tätig sind, ist es zu einem ständigen Begleiter geworden. In vielen Schulen für Kinderkrankenpflege ist es als Lehrbuch eingeführt. Besonders Dozenten haben sich lobend über den einfachen Stil und die ausführliche Systematik geäußert. Ich durfte auch feststellen, daß das kleine Werk sich mehr und mehr bei Medizinstudenten und Assistenzärzten eingebürgert hat.

Einwände wurden einzig wegen des hohen Standards geäußert. Es ging mir aber darum, den Anforderungen der Besten zu genügen und das Wissen der Unerfahrenen zu heben.

In der zweiten Auflage wurde eine Anzahl von Röntgenbildern und Zeichnungen ersetzt, die in der ersten Auflage nicht klar genug zur Darstellung kamen. Zudem wurde diese Ausgabe durch ein Glossar erweitert, das die weniger bekannten Fachausdrücke kurz erklärt und zum Verstehen des Ganzen beitragen soll.

So bleibt mein Wunsch, daß dieses Buch zum Verständnis kinderchirurgischer Leiden und zu einer besseren Betreuung der kleinen Patienten in den schwersten Stunden ihres jungen Lebens beitrage.

Luzern, März 1979   A. F. Schärli

Vorwort zur vierten und fünften Auflage

In beinahe unveränderter Form hat das Kinderchirurgische Lehrbuch für Krankenschwestern während zehn Jahren eine große Verbreitung gefunden und ist für viele Schulen und Schwestern zu einer wichtigen Hilfe geworden.

Zehn Jahre wissenschaftlicher Entwicklung haben auch in der Kinderchirurgie bedeutende Veränderungen gebracht. Durch die Ultraschalltechnik und Computer-Tomographie ist besonders die Diagnostik vereinfacht und sicherer geworden. Viele aufwendige und patientenbelastende Verfahren haben an Bedeutung eingebüßt oder sind nicht mehr notwendig. Fortschritte sind auch im therapeutischen Bereich erzielt worden. Durch die moderne Chemotherapie ist die Überlebenschance eines Kindes mit einem malignen Tumor ungleich besser geworden. Neuere Operationsverfahren haben ältere Techniken verdrängt und zu günstigeren funktionellen Ergebnissen geführt.

Es war mir ein großes Anliegen, die Leser der vierten Auflage an diesen neuen Entwicklungen teilhaben zu lassen. Das Kapitel über Kardiologie wurde von Herrn PD Dr. F. Stocker, Bern, neu gestaltet. Im onkologischen Abschnitt stand mir Herr Dr. U. Caflisch, Luzern, und für die Anästhesiologie Herr Dr. M. Jöhr, Luzern, mit Rat zur Seite. Ich durfte auch die Unterrichtserfahrungen meiner Oberärzte Frau Dr. E. Rumlova sowie der Herren Dr. W. Kistler und Dr. H. Winiker in der neuen Auflage einbauen.

Zahlreiche Zeichnungen wurden neu angefertigt oder vereinheitlicht und viele Abbildungen ersetzt oder ergänzt. Damit sollte das Buch auch zum visuellen Instruktionsorgan werden.

Für die Neubearbeitung und -gestaltung bin ich Herrn J. Flury und dem Verlang Hans Huber zu Dank verpflichtet.

Ich wünsche sehr, daß das Buch all jenen eine Hilfe sei, die sich um das Wohl und die Gesundung unserer jüngsten Patienten kümmern.

Luzern, Frühjahr 1988/1994   A. F. Schärli

Vorwort zur sechsten Auflage

In sehr kurzer Zeit haben die vierte und fünfte Auflage dieses Buches ihre Leserinnen und Leser gefunden. Diesem glücklichen Umstand ist es zu verdanken, daß zahlreiche Fortschritte in Medizin, Chirurgie und Pflege in eine neue Edition eingebaut werden konnten. Zu diesen Fortschritten gehören auch die fortgesetzten Erfahrungen mit Behandlungswegen, die im Laufe der Zeit revidiert, verändert oder ergänzt werden mußten.

Zu diesen sind besonders die bedeutende Rolle der Ultraschall-Untersuchung in der pränatalen Diagnostik und für den postoperativen Verlauf und die breiteren Erfahrungen mit der Magnetresonanz-Untersuchung zu zählen. Neue Behandlungstechniken wie die laparoskopische (miniinvasive) Chirurgie oder die Laserbehandlung haben einen festen Platz in der Kinderchirurgie gefunden. Neuere Erfahrungen mit der extrakorporellen Membran-Oxygenierung (ECMO) oder mit verschiedenen Krankheitsbildern wie der nekrotisierenden Enterokolitis und dem Kurzdarm-Syndrom wurden zusätzlich eingebaut.

Im Pflegebereich sind die Anforderungen besonders durch die kürzere Aufenthaltsdauer der Patienten und die steigenden Forderungen der Eltern nach mehr Aufklärung und mehr Mitbestimmung gestiegen. Gleichzeitig scheint auch der Grad der Dankbarkeit zu sinken. Ein steigendes Kostenbewußtsein und der zunehmende Mangel an finanziellen Ressourcen hat alle Spitalzweige, besonders auch den pflegenden Dienst am Kind, ergriffen. In verschiedenen Ländern sind die Ausbildungswege und die Anforderungen an die pflegende Schwester neu überdacht worden, was zu veränderten Maßnahmen der theoretischen und praktischen Instruktion geführt hat.

Mit der neuen Auflage wurde versucht, auch diesen Bedürfnissen gerecht zu werden. Es ist besonders erfreulich, daß der Freistaat Bayern das Werk zu einem offiziellen Lehrmittel erhoben hat.

Wiederum durfte ich mich in verschiedenen Kapiteln auf Expertenmeinungen abstützen. Für die fachlichen Anregungen bin ich besonders dankbar den Herren Prof. F. Stocker (Kardiologie), Dr. M. Jöhr (Anästhesie) und Dr. U. Caflisch (Onkologie). Verschiedene Lektoren, besonders Herr Dr. Th. Slongo, haben ihre Unterrichtserfahrung beigesteuert.

Für die Bearbeitung des Manuskriptes und alle Sekretariatsarbeiten danke ich Frau D. Hürlimann. Mein besonderer Dank für die Neugestaltung gilt Herrn J. Flury und den Mitarbeitern des Verlags Hans Huber, Bern.

Ich hoffe sehr, daß das Buch auf Jahre hinaus den Ansprüchen für Lehren und Lernen gerecht werde und zum Wohle unserer Kinder beitrage.

Luzern, 1997   A. F. SCHÄRLI

Geschichte der Kinderchirurgie

Es ist bekannt, daß schon in den frühen Anfängen der Medizin kinderchirurgische Behandlungen durchgeführt worden sind. Zunächst ging es um das «Gradrichten von krummen Gliedern» mit Bandagen und einfachen apparativen Einrichtungen. Aus diesem Behandlungszweig hat sich später die Orthopädie entwickelt. Es darf daher nicht erstaunen, daß in der nahen Vergangenheit große Kinderchirurgen vormals Orthopäden gewesen sind (OMBREDANNE in Frankreich, Sir DENIS-BROWNE in England). Bereits aus der griechisch-römischen Zeit kennen wir operative Eingriffe zur Korrektur angeborener Mißbildungen. Ein detailliertes operatives Vorgehen bei Analatresie hat schon PAULUS VON AEGINA im 7. Jahrhundert geschildert. Bis zur Mitte des 19. Jahrhunderts sind die meisten angeborenen Mißbildungen bekannt und gut beschrieben gewesen. Operationen an Kindern sind jedoch nur vereinzelt – und oft mit schlechtem Erfolg – von Chirurgen unternommen worden. Die eigentlichen und spärlichen Anfänge einer Kinderchirurgie sind aber nur etwa 100 Jahre zurückzuverfolgen. Sie beginnen da, wo Kinder in Kinderspitälern behandelt und auch bei Säuglingen und Kleinkindern eine Narkose vorgenommen werden konnte. Bis 1940 waren kinderchirurgische Abteilungen nur auf sehr wenige Zentren in Europa und Nordamerika beschränkt. Sie befaßten sich hauptsächlich mit der Behandlung von Hernien, Appendices, Pylorusstenosen, Invaginationen, dann mit Osteomyelitis und Knochenbrüchen. Erst als es Frauen und Männer unternahmen, ihre Arbeit, Forschung und Wissenschaft ganz in den Dienst des Kindes zu stellen, erst als sie die Kunst der Chirurgie mit den Kenntnissen moderner Pädiatrie verbanden, entstand langsam ein neues Fach der Medizin: die Kinderchirurgie. Seither sind Mißbildungen von Lungen, Herz und Speiseröhre operabel geworden. Ein Kind mit angeborenem Analverschluß oder Megakolon darf auf eine normale Darm- und Kontinenzfunktion hoffen. Ein Kind mit Hydrozephalus ist nicht mehr rettungslos der Idiotie und dem Tod verfallen. Durch die modernen Möglichkeiten der pränatalen Diagnostik, besonders aber durch Verbesserungen der Operationstechnik und der prä- und postoperativen Therapie sind die Ergebnisse aller Operationen günstiger geworden. Und dennoch – die Geschichte von heute oder morgen ist nur ein Meilenstein auf dem langen Weg zur Lösung vieler Probleme, die noch dunkel sind. Kinderchirurgie entschädigt aber wie kein anderes Fach der Medizin mehr für persönlichen Einsatz und sorgenvolle Stunden, und sei es auch nur durch das Lächeln zweier Kinderaugen.

Allgemeiner Teil

I. Das Kind im Krankenhaus

Die bauliche und funktionelle Struktur eines modernen Kinderspitals unterscheidet sich wesentlich von der einer Erwachsenenklinik. Neben der Sorge für eine optimale medizinische und personelle Betreuung obliegt dem Spital die Verhütung eines infektiösen und seelischen Hospitalismus.

1. Technische Voraussetzungen

Die technischen Voraussetzungen für eine bestmögliche medizinische Versorgung umfassen Isoliermöglichkeiten, Stationen für Neugeborene, für die Intensivpflege, für Säuglinge und größere Kinder, Laboratorien, Röntgenabteilung und eine für das Kindesalter ausgerichtete Operationsabteilung. In den letzten Jahren mußten verschiedene Kinderspitäler umstrukturiert und der personelle Einsatz verändert werden, um dem wachsenden Bedürfnis für ambulante Eingriffe gerecht zu werden.

2. Medizinische Versorgung

Die optimale medizinische Versorgung eines Kindes setzt eine Zusammenarbeit aller im Betrieb beteiligten Fachkräfte voraus. Zum Erfolg oder Mißerfolg einer Behandlung tragen nicht nur Kinderchirurgen und Pädiater, sondern in höchstem Maße die Kinder-Krankenschwestern bei. Von diesen wird ein hohes fachliches Niveau, Güte und echte Einfühlung in die kindliche Psyche, Gewissenhaftigkeit in ihren Aufgaben, stete Korrektheit im Umgang mit Eltern, Ärzten und Medizinalpersonal verlangt. In dieser Erfüllung wird der Beruf zu einer echten Berufung.

3. Infektiöser Hospitalismus

Eine Krankheitsübertragung von Kind zu Kind im Spital (= infektiöser Hospitalismus) kann wohl nie ganz umgangen werden. Eine Überbelegung sollte vermieden werden, Isolier- und Sterilisationsmöglichkeiten und eine geradezu aseptische Milchküche sollten zur Verfügung stehen.

Der tägliche Besuch der Eltern oder auch von älteren Geschwistern und Schulkameraden ist früher zu Unrecht als Grund für Keimschleppung überbewertet worden.

4. Seelischer Hospitalismus

Durch Trennungsschmerz und Angst werden psychische Schäden während und nach dem Spitalaufenthalt manifest (= seelischer Hospitalismus). Unter der Trennung leiden Kinder von eineinhalb bis vier Jahren am meisten. Weder verstehen sie die Notwendigkeit der Hospitalisation, noch haben sie Einsicht dafür, daß die Mutter von ihrem Bette weggeht. Vielfach sind Maßnahmen aufgezeigt worden, die gerade Kleinkindern die seelische Not erträglicher machen können:

– Die Indikation für eine Einweisung muß streng gestellt werden. Sehr viele Abklärungen und Behandlungen lassen sich mit dem Ausbau einer ambulanten Diagnostik und Aufwachstation ohne Spitalaufenthalt durchführen.

– Vor dem Spitaleintritt muß ein Kind über das kommende Ereignis aufgeklärt werden. Behilflich sind die Vorbereitungsbüchlein, die von verschiedenen Kinderkliniken abgegeben werden. Hervorragend eignet sich das kleine Buch «Elisabeth wird gesund» von Alfons WEBER, das die Erkrankung, Operation und Gesundung eines kleinen Mädchens schildert und auf das Leben in einer kinderchirurgischen Abteilung eingeht.

– Der freundliche und für die Sorgen eines Kindes verständnisvolle Ton beginnt bereits an der Spitalpforte und setzt sich über die ganze Hospitalisationszeit fort. Dem Kind muß die Gelegenheit eines Abschiedes von der Mutter gegeben werden. Es soll auch wissen, wann sie wieder kommt. Es zeugt von herzlosem Unverstand, das Kind in «Empfang zu nehmen» und die Mutter wegzuschicken.

– Die Mitaufnahme der Mutter ist für besondere Fälle günstig. Eine großzügige Regelung der Besuchszeiten und freier Zutritt für die Eltern während des ganzen Tages gestattet es, den besonderen Bedürfnissen des Kindes besser nachzukommen.

– Der Umgang mit Kindern gelingt nicht allen Schwestern gleich gut. Durch fortgesetzte psychologische Weiterbildung mit Hilfe von Literatur und Kursen kann manche Lücke geschlossen werden.

– Wesentlich sind alle Einrichtungen, die dem Kinde helfen, das Spital für Stunden zu vergessen. Dazu gehören Kindergärtnerin und Kindergarten, und für größere Kinder ein kurz dauernder Schulbetrieb. Wer die Kinder zeichnen und basteln läßt, wird oft besser erfahren, welche seelische Not sie bedrückt.

– Die schwersten Stunden, die ein Kind in einem Spital erlebt, sind die der unmittelbar postoperativen Phase. Es ist wohltuend, wenn das Kind aus der Narkose erwachend von der Hand der Mutter gehalten wird. Mit der Einladung an alle Eltern, nach der Operation bei ihrem Kinde zu weilen, haben wir während vieler Jahre nur beste Erfahrungen gemacht. Auch für die Eltern ist es beruhigend, sich nach dem Eingriff selbst davon überzeugen zu können, daß alles gut gegangen ist.

– Ein Kompliment für die richtige psychologische Führung ist z. B. die spontane Äußerung eines Knaben, es habe ihm «gut gefallen», oder die eines Mädchens, daß es Kinder-Krankenschwester werden möchte.

II. Zeitliche Indikationen der wichtigsten Eingriffe beim Kind

Die Eingriffe lassen sich klassifizieren nach dem *Dringlichkeitsgrad:*

1. notfallmäßiger Eingriff,
2. Eingriff ohne Aufschub, aber nicht notfallmäßig indiziert,
3. elektiver Eingriff.

1. Beispiele für einen notfallmäßigen Eingriff

- Unfallverletzungen,
- akute chirurgische Infektionen (Osteomyelitis),
- akutes Abdomen (Appendizitis, Peritonitis, Invagination)
- akute Skrotalschwellung (Hodentorsion),
- *im Neugeborenenalter:* Ileus, Zwerchfellhernie, Omphalozele, Spannungs-Pneumothorax, inkarzerierte Hernie usw.

2. Beispiele für Eingriffe oder Behandlungen ohne Aufschub

- *im Neugeborenenalter:* Ösophagusatresie, Analatresie, lobäres Emphysem,
- jede Art von Schwellung oder Massenzunahme bei Verdacht auf Malignität,
- Hüftgelenksluxation (konservativ),
- Klumpfuß (konservativ),

– Intersexabklärung (evtl. Laparotomie),

– Pylorusstenose,

– sakrokokzygeales Teratom,

– Hernia inguinalis mit wiederholten Einklemmungen,

– Myelomeningozele,

– Epiphyseolyse.

3. Elektive Eingriffe

Hämangiom, stark wachsend	ohne Aufschub
übrige Hämangiome	nach dem 2. Lebensjahr
Nävi	so früh als möglich, vor der Pubertät
Epidermoidzyste	sobald erkannt
Kraniosynostose	vor dem 6. Monat
abstehende Ohren	5.–7. Lebensjahr
Lippenspalte	3.–8. Monat
Gaumenspalte	6.–16. Monat
Halszysten, -fisteln	sobald erkannt
Ohrfisteln	sobald erkannt
Schiefhals	ab dem 1. Lebensjahr
Trichterbrust	ab dem 6., meist ab 12. Lebensjahr
Hernia umbilicalis, groß	jederzeit
– klein	nach dem 4. Lebensjahr
Hydrocele testis	ab dem 6. Monat
Kryptorchismus	ab dem 2. Lebensjahr
Epispadie	7.–9. Lebensjahr
Hypospadie	2.–6. Lebensjahr
Phimose, mit Symptomen	ohne Aufschub
– ohne Symptome	1.–4. Lebensjahr
Megakolon (Durchzug)	3.–12. Monat
rektoanale Agenesie (Durchzug)	3.–12. Monat
Klumpfuß, Operation	ab dem 3. Monat
Hüftgelenksluxation, Operation	je nach Fall

In dieser Gruppe sind einige Mißbildungen aufgeführt, die u. U. eine spontane Heilungstendenz haben (Hydrozele, Hernia umbilicalis, Schiefhals, Hämangiom). Bei diesen Fällen ist die Beurteilung individuell auf den klinischen Befund abzustellen.

III. Allgemeine Transportprobleme

Bei einer Anzahl von Kindern mit Mißbildungen oder Unfällen kann der rasche und sachgemäße Transport ins Spital für das Überleben und für die Prognose entscheidend sein. Zu diesen Patienten gehören Neugeborene mit schweren Mißbildungen (z. B. Zwerchfellhernie, Laparoschisis) und Kinder mit Verletzungen und ausgedehnten Verbrennungen. Wenn ein Transport wirklich gut klappen soll, muß er längst vor dem Eintreten des Notfalls geplant sein. Alle Utensilien müssen bereitliegen; die Ambulanz und Begleitperson haben ein «Trockentraining» zu bestehen.

1. Ausstattung für den Transport

Neugeborene werden in der Regel in einem Inkubator transportiert. Für den Erhalt der *Körpertemperatur* sind warme Decken oder Wärmeflaschen bereitzuhalten. Besonders Frühgeborene sind in Wattepolster zu wickeln und mit Aluminiumfolie zu umgeben. Die Temperatur wird in kurzen Abständen mit dem Thermometer oder mit Elektrosonden überwacht. Bei Zeichen von Atemnot muß der Inkubator mit Sauerstoff beschickt werden können.

Eine gut arbeitende Absaugvorrichtung mit entsprechenden Kathetern kann entscheidend sein.

Patienten mit Schock, Blutverlust und drohender Azidose müssen unbedingt mit einer Infusion auf den Weg geschickt werden. Nur auf diese Weise lassen sich eine Hypovolämie und ein Blutdruckabfall korrigieren. Wenn nötig, kann eine Azidose bereits auf dem Transport medikamentös mit Natrium-Bikarbonat oder ein Herzstillstand mit Adrenalin oder ähnlichen Mitteln behandelt werden.

Besondere Umsicht ist beim Transport von bewußtseinsgestörten Patienten angezeigt. Bei manifester Atemstörung oder Bewußtlosigkeit darf mit einer Intubation nicht gezögert werden. Ein noch so schneller Transport ist sinnlos, wenn der Patient auf dem Wege erbricht oder aspiriert. Beim Bestehen eines Darmverschlusses wird eine Aspiration durch eine Magensonde verhindert.

2. Kontrollen während des Transportes

Die Begleitperson hat sich an eine Reihe von Kontrollmaßnahmen zu halten. Dazu gehören:

- Atemwege, Atemrhythmus,
- Puls, Herzaktion, Blutdruck,
- Temperatur,
- Farbe und Aussehen,
- neurologische Zeichen,
- Veränderungen der Bewußtseinslage,
- Überwachung der Infusion.

3. «Mitbringsel»

Der Notfallarzt im Spital wird dankbar sein für sämtliche Angaben, die ihm zur Verfügung gestellt werden können. Dazu gehört die Anamnese über den Unfallhergang oder bei einem Neugeborenen über Schwangerschaft und Geburtsvorgang, evtl. Mekoniumabgang.

Sämtliche Unterlagen wie Krankengeschichte, Kurven und Röntgenbilder sind mitzubringen, damit keine Zweigleisigkeit und wiederholte Belastung des Patienten durch diese Abklärungen erfolgt. Wenn immer möglich, sollen sich die Eltern des Kindes so rasch als möglich mit dem Spital in Verbindung setzen. Werden Neugeborene in ein Kinderspital eingewiesen, sollte der Vater den Transport evtl. begleiten, damit der behandelnde Arzt so rasch als möglich mit ihm das geplante Vorgehen besprechen kann.

IV. Allgemeine prä- und post-operative Behandlung

Ein Kind, sei es im Neugeborenen-, Säuglings- oder Vorschulalter, bedarf einer ganz besonderen Pflege, die von einer Schwester erst innert Jahren erlernt und beherrscht wird. Nur mit einer fortgesetzten Überwachung durch Erfahrene gelingt es, Routineverrichtungen und Notfallsituationen meistern zu lernen. Bedenken wir, daß ein Neugeborenes mit einer chirurgischen Affektion es noch schwieriger hat, sich an die postnatale Umgebung anzupassen. Sein Gewebe braucht genügend Sauerstoff, Störungen des Flüssigkeits-, Elektrolyt- und Säure-Basen-Haushaltes verlangen eine rasche Korrektur. Infektionen gilt es zu verhüten oder zu behandeln, die Körpertemperatur muß kontrolliert und stabilisiert und eine Entgleisung des Glukose- oder Kalzium-Stoffwechsels rasch behoben werden. So gesehen hängt das Endergebnis einer Behandlung ebenso von der Pflege und Überwachung ab wie vom operativen Geschick des Chirurgen.

1. Temperatur

Das Kind besitzt eine relativ große Körperoberfläche und einen hohen Grundumsatz; daher kann Körperwärme schnell verloren gehen. Ein Temperaturabfall führt zu einer Einengung (Vasokonstriktion) der peripheren Gefäße, zu einer verminderten Herzleistung, einer metabolischen Azidose, zunächst zu einer forcierten Atmung und schließlich zu Atemstillstand (Apnoe) und Herzstillstand. Umgekehrt verstärken Fieber (Hyperthermie) den Sauerstoffbedarf und Flüssigkeitsverlust.

2. Atmung

Die Erhaltung einer normalen Atemtätigkeit ist besonders in der postoperativen Phase von zentraler Bedeutung. Der Hustenreflex ist oft unwirksam und schwach. Sekrete, Blut oder Erbrochenes abzusaugen, gehört zu den Reanimationsmaßnahmen wie die Zufuhr von Sauerstoff. Bedeutungsvoll zur Atelektase- und Pneumonieprophylaxe ist eine intermittierend durchgeführte Atemhilfe mit positivem Druck (Atem-Apparat mit CPAP-System, bei dem der Ausatmungswiderstand erhöht wird).

3. Dekompression des Magen-Darm-Traktes

Erbrechen oder bloß eine abdominelle Distension bedarf der Entlastung mit einer Magensonde. Die Maßnahme ist bei Ileus-Zuständen ebenso wichtig wie bei Bewußtseinsstörungen (Sepsis, Hirnschädigung).

4. Flüssigkeits- und Elektrolyttherapie

a) Allgemeines

– Ein Säugling besteht zu etwa einem Drittel seines Körpergewichtes aus fester Grundsubstanz und zu zwei Dritteln aus Wasser. Die Hälfte davon befindet sich intrazellulär, die andere im Extrazellulärraum.

– Das Blutvolumen macht ungefähr 8 bis 10 % des Körpergewichtes aus.

– Die Flüssigkeitsbilanz ist dann gewährleistet, wenn die Zufuhr (Essen, Trinken) den Abgängen an Urin, Stuhl und dem insensiblen Verlust an Wasser gleichgesetzt werden kann. Als Kontrolle dient die Messung der Flüssigkeitsmengen und des Körpergewichts.

Flüssigkeitsbilanz			
Zufuhr		**Ausfuhr**	
Essen	1800 ml pro m^2	Urin	40 ml pro kg ($= 1000$ ml pro m^2)
Trinken		Stuhl	100 ml pro m^2
		insensibler Verlust	300 ml pro m^2

b) Berechnung des täglichen Flüssigkeits- und Elektrolytbedarfs

nach der Körperfläche	$1500 – 1800$ ml pro m^2

nach dem Körpergewicht	
$1 – 10$ kg	100 ml pro kg Körpergewicht
$10 – 20$ kg	1000 ml + 50 ml pro kg Körpergewicht
20 kg und mehr	1500 ml + 20 ml pro kg Körpergewicht

c) Besonderheiten

– 1 Grad Temperaturerhöhung erfordert 10 % der berechneten Flüssigkeitsmenge mehr.

– Der Elektrolytbedarf von 30 bis 50 mmol Kochsalz ist in einer Mischlösung von $2/3$ 5 %iger Glukose und $1/3$ Kochsalz- oder Ringer-Laktatlösung enthalten. Diese Lösung ist nach dem Säuglingsalter als Basislösung verwendbar. Kleinere Kinder bedürfen einer 5 % Glukose- / $1/5$ Kochsalz – resp. Ringer-Laktatlösung.

– Der Kaliumbedarf beträgt 30 mmol pro m^2 oder 1 mmol pro kg Körpergewicht. Kalium wird der Basislösung als Konzentrat (KCl) zugesetzt, sobald die Urinproduktion gesichert ist. Die Zufuhr an Kalium darf 30 mmol pro Liter oder 3 mmol pro kg Körpergewicht und Tag nicht übersteigen.

d) Korrekturbehandlung eines Wasser- oder Elektrolytdefizites

– Bei einer *Hypovolämie* (= mangelndes zirkulierendes Flüssigkeitsvolumen) muß eine rasche Zufuhr von Flüssigkeit bis zur Besserung der Zirkulation und dem Einsetzen der Nierenfunktion erfolgen.

– Intrazelluläre Defizite werden sehr langsam ersetzt.

– Die Korrekturbehandlung setzt sich aus drei Komponenten zusammen:
  – aus dem Erhaltungsbedarf an Wasser und Elektrolyten,
  – aus dem Ersatz bereits verlorener Flüssigkeit (Erbrechen, Durchfälle),
  – aus dem Ersatz laufender Verluste (Magensonde, Fisteln).

– Die Therapie richtet sich stets nach klinischen Kriterien (Turgor, Blutdruck, Puls, Urinproduktion) und nach Laborbefunden (Hämatokrit, Natrium, Chlor, Kalium und Kalzium).

– Bei Blut- oder Plasmaverlusten wird die Auffüllung des Kreislaufes mit Vollblut oder Erythrozyten-Konzentrat, resp. PPL durchgeführt.

5. Säure-Basen-Haushalt

Ein normaler Zellstoffwechsel ist nur gewährleistet, wenn das Verhältnis zwischen sauren und basischen (= alkalischen) Substanzen unverändert

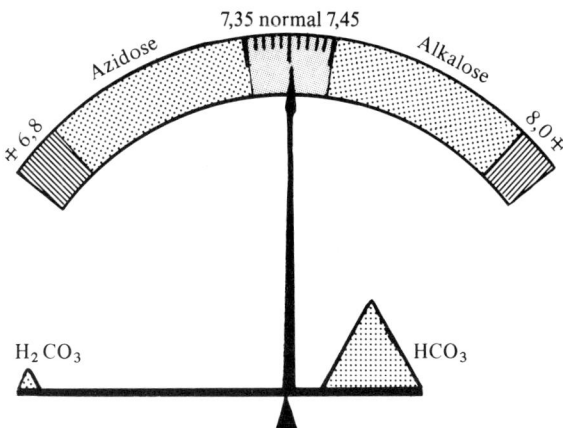

Abbildung 1: Der Säure-Basen-Haushalt ist mit einem pH von 7,40 ausgeglichen, wenn ein Verhältnis von 20 Bikarbonat [HCO_3]: 1 Kohlensäure [CO_2] besteht. Ein Säurenüberschuß oder ein Bikarbonatmangel führen zu Azidose, die umgekehrte Kräfteverschiebung zu Alkalose.

bleibt. Dieses Normverhalten ist gewährleistet mit einer Verteilung von einem Teil Kohlensäure und 20 Teilen Bikarbonat. Das Serum reagiert dann leicht alkalisch und weist einen pH-Wert von 7,35–7,40 auf (pH 7,0 = neutral. Werte unter 7,0 = sauer, über 7,0 = alkalisch) (**Abb. 1**).

Ein Abweichen von der normalen Gleichgewichtslage kann in die saure oder in die basische Richtung erfolgen. Auf dem Modell der «Säure-Basen-Waage» kann abgelesen werden, daß ein pH-Abfall (= Säurezunahme = Azidose) entsteht durch einen Mangel an Bikarbonat oder eine Zunahme von Kohlensäure. Umgekehrt steigt der pH-Wert an (= Alkalose), wenn zu viel Säuren verloren gehen oder das Bikarbonat ansteigt.

Die Messung des pH-Wertes (pH, Bikarbonat, Basenüberschuß) im Serum ist für die Diagnostik unentbehrlich.

– Im Abbauprozeß von Kohlehydraten, Fetten und Eiweiß fallen im Stoffwechsel Säuren an. Diese werden als Kohlensäure (CO_2) über die Lungen oder als Wasserstoffionen (H^+) durch die Nieren ausgeschieden.

– Der Erhalt eines normalen Säure-Basen-Gleichgewichtes mit einem Serum-pH von 7,35–7,4 ist abhängig von drei Faktoren:

a) Pufferung

Puffersubstanzen bauen Säuren oder Basen in ihrem Molekül ein und neutralisieren diese. In der neutralen Form werden Säuren und Basen im Stoffwechsel transportiert und an Nieren und Lunge abgegeben. Die wichtigsten Puffersubstanzen sind das Natrium-Bikarbonat, das Hämoglobin, die Proteine und die Phosphate.

b) Lungenfunktion

In der Lunge erfolgt die Abgabe von überschüssiger Kohlensäure oder die Retention, falls der Stoffwechsel es erfordert.

c) Nierenfunktion

In der Niere werden bei saurer Stoffwechsellage Wasserstoffionen, saure Phosphate und Ammoniak ausgeschieden. Bei alkalischer Reaktion des Serums erfolgt die Elimination von Bikarbonat und Phosphat.

d) Störungen des Säure-Basen-Haushaltes

Die Störung des Säure-Basen-Haushaltes ist möglich bei einem übermäßigen Verbrauch von Puffersubstanzen, durch einen hohen Anfall von Säuren oder Basen aus dem Stoffwechsel oder durch eine Fehlleistung der Lungen oder Nieren. Daher unterscheidet man *vier Grundstörungen:*

1. Respiratorische Azidose. Als Folge einer alveolären Unterbelüftung (Atelektase, Pneumonie usw.) wird Kohlensäure retiniert. Als Kompensation scheiden die Nieren vermehrt Wasserstoffionen und Ammonika aus, um Bikarbonat zu sparen. Die Therapie der respiratorischen Azidose besteht in der Herstellung einer normalen Lungenfunktion.

2. Respiratorische Alkalose. Zu viel Kohlensäure geht wegen Hyperventilation verloren (zentrale Ursachen, Aufregung, falsch eingestellter Respirator). Die Nieren versuchen, den Säuremangel im Stoffwechsel durch vermehrte Bikarbonatausscheidung zu kompensieren. Damit bleiben Wasserstoff und Ammoniak erhalten. Die Therapie der respiratorischen Alkalose richtet sich nach der Grundursache (Ein- und Ausamtung in Plastiksack, Respiratorkorrektur).

3. Metabolische Azidose. Sie resultiert aus einer Retention von Säuren im Stoffwechsel (Diabetes, Schock) oder aus einem erhöhten Verlust an Bikarbonat (Durchfälle). Hier versucht die Lunge, den gestörten pH-Wert durch Hyperventilation wiederherzustellen. Die Therapie der metabolischen Azidose besteht in der intravenösen Zufuhr von mangelndem Flüssigkeitsvolumen und Natrium-Bikarbonat.

4. Metabolische Alkalose. Zu viel Säure geht dem Körper verloren (z. B. Erbrechen bei Pylorus-Stenose) oder zu viel Bikarbonat wird zugeführt (falsche Berechnung). Die Kompensation wird durch eine Hypoventilation und durch eine erhöhte Bikarbonat-Ausscheidung durch die Nieren vorgenommen. Die Therapie der metabolischen Alkalose besteht in der Korrektur der Grundstörung und in der Zufuhr von genügend Chlorionen (Kochsalzlösung).

Begleiterscheinungen von Störungen des Säure-Basen-Haushaltes

a) Bei einer Azidose wandern Wasserstoffionen in die Zellen und stoßen Kalium aus. Dadurch wird der normale Zellstoffwechsel zusätzlich gestört. Umgekehrt wandert bei Alkalose Kalium in die Zelle ein.

b) Eine Alkalose senkt den Bestand an ionisiertem Kalzium und kann zu Tetanie führen (Krämpfe, Pfötchenstellung der Hände).

c) Ein Chlormangel führt zu metabolischer Alkalose, ein Chlorüberschuß zu metabolischer Azidose.

6. Parenterale Ernährung

Unter einer gewöhnlichen Salz-Glukose-Mischinfusion werden ungenügend Kalorien und keine Stockstoffmoleküle zugeführt. Der Stoffwechsel des Kindes bleibt daher katabol (abbauend). Wann immer eine orale Ernährung nach drei bis vier Tagen nicht möglich oder voraussehbar ist, wird eine parenterale Ernährung durchgeführt. Damit soll der Energiebedarf des Kindes gedeckt und ein Anbau und Aufbau von Eiweiß erreicht werden.

Infusionslösungen

– Die Glukosekonzentration wird auf 15 bis 20 % gesteigert (vgl.: 1 Liter 5 %ige Glukose = 200 Kalorien, 1 Liter 20 %ige Glukose = 800 Kalorien). Bei besonderem Bedarf ist eine Steigerung der Glukosekonzentration auf 30 bis 40 % möglich. Solche hochkonzentrierten Lösungen dürfen nur über einen zentralen Venenkatheter verabreicht werden.

– Der Stickstoffbedarf wird durch synthetische kristalline Aminosäuren-Lösungen gedeckt. Plasma oder PPL® ist zur parenteralen Ernährung ungeeignet, da diese Eiweiße zunächst bis zur Aminosäure-Stufe abgebaut werden, ehe sie in körpereigene Proteine aufgebaut werden können.

– Fettemulsionen dienen als Kalorienspender (1 Liter Intralipid® 20 % = 2000 Kalorien). Der Bedarf an Phosphaten und essentiellen Fettsäuren wird mit diesen Fettemulsionen gleichzeitig gedeckt.

- Elektrolyte werden ausschließlich als konzentrierte Zusatzlösungen verwendet.
- Spurenelemente (Zink, Mangan, Kobalt usw.) werden meist in der Form von PPL® oder von Spurenelement-Konzentrationen ersetzt.
- Eine parenterale Ernährung umfaßt zusätzlich das gesamte Spektrum an wasserlöslichen (Vit. B, C) und fettlöslichen (Vit. A, D, E, K) Vitaminen.
- Die Mischung einer Infusionslösung bedarf der besonderen Erfahrung. Zur Verhinderung von Infektionen erfolgt die Präparation im Laminarflow oder wird unter strengen Asepsiskriterien in Spitalapotheken durchgeführt.

Durchführung der parenteralen Ernährung

- Wegen der hohen Konzentration an verschiedenen Stoffen müssen für diese Lösungen in der Regel zentrale Venen verwendet werden.
- Für die bessere Ausnützung der Aminosäuren sind diese Gemische über den ganzen Tag verteilt zu infundieren.
- Der Erfolg der parenteralen Ernährung ist überprüfbar durch die Bestimmung des Körpergewichtes, durch den Erhalt eines normalen Eiweißspiegels im Serum und besonders durch die Bestimmung der Stickstoffbilanz im Urin.
- Da die Hauptgefahr einer langzeitigen parenteralen Ernährung über das zentrale Venensystem in der Infektion und Sepsis liegt, werden wöchentlich Blutkulturen gemacht.

7. Katheter, Drainagen

Für eine in Kinderchirurgie nicht gewandte Schwester sind die zahlreichen Katheter oft ein großes Ärgernis. Wird dem Erhalt und der Pflege dieser «Schläuchlein» nicht die notwendige Beachtung geschenkt, entsteht andererseits leicht der Verdacht eines Pflegeschadens, und die so wichtige Zusammenarbeit zwischen Arzt und Schwester erhält den Anstrich eines Mißtrauens.

Es ist unvermeidlich, Kinder im Säuglings- und Kleinkindesalter an Armen und Beinen leicht zu fixieren, damit Drainaen und Infusionsschläuche unerreichbar bleiben. Dasselbe gilt für größere Kinder in den ersten Stunden nach einer Narkose oder bei getrübtem Bewußtsein.

Für die verschiedenen Katheter sind einige Grundsätze zu erwägen:

a) Venenkatheter

– Lagerung des Armes oder des Beines auf einer immobilisierenden Schiene. Zu viel Bewegung führt zu Schmerzen und zu frühzeitiger Phlebitis.

– Mit einer guten Heftpflasterfixation wird der Katheter zusätzlich gesichert.

b) Blasen-, Nephrostomiekatheter, Ureterschienen

– Die Drainage des Urins erfolgt unter leichtem Sog (hängender Sack).

– Die Durchgängigkeit wird täglich zweimal durch Injektion von wenig Kochsalzlösung geprüft.

c) Magensonden, Gastrostomie

– Auf eine sehr gute Fixation ist besonders zu achten.

– Jegliche Art von Magensonden neigt zu Verstopfung und Knickungen. Die zweistündige Spülung und Aspiration ist im Kindesalter ergiebiger als eine Drainage unter Dauersog.

d) Thoraxdrains

– Die Durchgängigkeit des Schlauches kann an der atemsynchronen Bewegung des Flüssigkeitsspiegels in der Saugflasche oder im Schlauch abgelesen werden.

– Eine Verstopfung des Pleuradrains kann eine Ansammlung von Luft (Pneumothorax), Exsudat oder Blut (Hämatothorax) bewirken und den Patienten in eine lebensbedrohliche Lage bringen. Eine rechtzeitige Spülung und Kontrolle durch Röntgenuntersuchung des Thorax verhindert diese Komplikationen.

– Zur besseren Drainage und Entfaltung der Lungen wird ein Pleuradrain vorteilhaft unter einen Sog von 10 bis 20 cm Wassersäule gesetzt.

e) Tracheostomie

– Die Tracheostomie dient der Freihaltung der Luftwege zur Erhaltung der Spontanatmung oder zur Durchführung einer langen künstlichen

Beatmung. Dank den Möglichkeiten einer intratrachealen Langzeitintubation ist die Notwendigkeit zur Tracheotomie selten geworden.

- Sekrete lassen sich leichter aus dem Bronchialraum absaugen. Ihre Förderung wird vorwiegend durch die Gabe feuchter Luft gewährleistet.
- Sekreteindickungen führen zu Inkrustationen und Einengungen des Katheterlumens. Ein Tracheostomietubus bedarf einer peinlichen Hygiene, zu der ein regelmäßiges Absaugen und Kochsalz-Instillationen gehören.

f) Wunddrains, Redondrainage

Diese Drains dienen dem freien Ausfluß von Wundsekreten oder retiniertem But. In der Regel werden sie nach einem bis zwei Tagen entfernt.

8. Laborkontrollen

Wegen des Blutverlustes und Blutersatzes, wegen der postoperativen Elektrolyttherapie und evtl. eines gestörten Säure-Basen-Haushaltes sind regelmäßige Laborkontrollen unumgänglich. Sie umfassen in der Regel:

- Hämoglobin, Hämatokrit,
- Elektrolyte (Natrium, Kalium, evtl. Chlor, Kalzium)
- Blutgase (Kohlensäure-, Basenüberschuß, Sauerstoffsättigung).

9. Postoperative Ernährung

Die orale Ernährung kann erst aufgenommen werden, wenn der Magen-Darm-Trakt funktioniert (Luftabgang, galliger Stuhl, normale Darmgeräusche). Am besten beginnt man mit Glukoselösung, gesüßtem Tee, evtl. Fruchtsäften. Eine allmähliche Steigerung der Milchmenge unter gleichzeitiger Reduktion der Infusion ist beim Neugeborenen und Säugling notwendig. Bei größeren Kindern fährt man mit pürierter, später leichter Kost weiter.

Da die Operationen am Magen (Pylorusstenose, Hiatushernie) eine Normalisierung der Peristaltik erst nach 24 Stunden vorhanden ist, erscheint es sinnvoll, die Ernährung erst am zweiten postoperativen Tag aufzunehmen.

V. Anästhesiologie

Narkoseart und Medikamente sind beim Kind gleich wie beim Erwachsenen. Unterschiedlich sind die Anästhesietechnik und die Physiologie des Patienten.

1. Unterschiede im Kindesalter

– Erhalt einer konstanten Temperatur ist zwar für alle Lebensalter wesentlich. Besonders Neugeborene und Säuglinge sind wegen der großen Körperoberfläche und der geringen Muskelmasse Hypothermie-gefährdet. Die Fähigkeit zu schwitzen ist reduziert. Beim älteren Kind steigt die Gefahr der Hyperthermie als Folge der größeren Muskelmasse und der relativ kleinen Oberfläche. Auslösend wirken Dehydration, Infektion, Aufregung oder zu starkes Zudecken.

– Der Flüssigkeitsumsatz des kleinen Kindes beträgt das Mehrfache von dem des Erwachsenen. Der insensible Wasserverlust und die Urinproduktion sind hoch. Bei Erbrechen, Durchfüllen und Fiebern ist der Wasser- und Elektrolythaushalt bald gestört.

– Das Hämoglobin sollte im altersentsprechenden Normwert liegen, damit während der Anästhesie und dem folgenden Eingriff genügend Sauerstoff transportiert werden kann.

– Einem zerebralen Reifemangel des Neugeborenen ist es zuzuschreiben, daß auf Kälte, Infektionen und Sauerstoffmangel leichter ein Atemstillstand eintreten kann. Krämpfe sind zudem im Säuglingsalter häufiger als später.

– Der Kreislauf ist beim Kind erstaunlich stabil. Auch bei starker Blutung bleibt er lange kompensiert. Eine Schocksymptomatik setzt jedoch plötzlich ein und ist von einem raschen Kreislaufzusammenbruch gefolgt.

2. Abklärungen vor einer Narkose

– Zu den Hauptaufgaben der pflegenden Schwester und des Anästhesiearztes gehört die psychische Einfühlung und das Eingehen auf die spezifischen emotionellen Probleme des Patienten. Das Kind ist nie ein «Fall», sondern ein beinahe solitäres und für sich dastehendes Wesen, das auf die Rücksicht und das Verständnis seiner neuen Umgebung völlig angewiesen ist.

– Für die sichere Durchführung einer Narkose bedarf der Anästhesist einiger wichtiger Hinweis, die sich aus den folgenden Fragen ableiten lassen:

  – Welches ist die Grundkrankheit? Eine schlechte Ausgangslage besteht besonders bei Ileus, Azidose und respiratorischen Störungen.

  – Ist das Kind nüchtern? Ein voller Magen bedeutet immer Aspirationsgefahr!

  – Bestehen Atemstörungen oder Luftwegsinfektionen?

  – Bestehen kardiovaskuläre Störungen, Herzvitium, Schock?

  – Ist das Hämoglobin normal? Ein Mangel würde den Sauerstofftransport nicht genügend gewährleisten.

  – Steht das Kind unter Medikamenten (z. B. Barbiturate, Analgetika)?

  – Bestehen Stoffwechselerkrankungen, z. B. Diabetes, Urämie, Lebererkrankungen?

  – Besteht eine allergische Diathese (Asthma, Ekzem)?

  – Hatte das Kind (oder ein Verwandter) bei früheren Narkosen Schwierigkeiten, z. B. hohes Fieber, verlängerte Apnoe?

3. Prämedikation

a) Psychische Vorbereitung

Von einer guten Vorbereitung und Aufklärung hängt es ab, ob der postoperative Verlauf emotionell ausgeglichen erlitten wird. Schon sehr kleine Kinder haben eine erstaunliche Einsicht in ihre Krankheit und den chirurgischen Behandlungsablauf, wenn sie von Eltern, Schwester und Arzt gut aufgeklärt werden. Wesentlich ist besonders, daß immer die Wahrheit gesagt wird. Die Aufklärung kann einmal nicht alle Details betreffen, sie darf aber in keiner Einzelheit falsch sein.

b) Nahrungskarenz

Klare Flüssigkeit verläßt den Magen viel schneller als Milch oder feste Nahrung. Tee und Sirup sind zwei bis drei Stunden vor der Operation immer noch erlaubt, während für Milch und feste Nahrung eine längere Karenzzeit gilt (siehe Tab.). Bei Schmerzen, Aufregung und Angst ist zudem die Magenentleerung verzögert.

Alter	Feste Nahrung Milch	Klare Flüssigkeit (Tee, Apfelsaft)
< 6 M.	4 h	2 h
6 M.–3. J.	6 h	3 h
> 3 J.	8 h	3 h

c) Medikamentöse Narkosevorbereitung

Es werden beruhigende und angstlösende Medikamente, am häufigsten Dormicum®, per os oder rektal verabreicht. Es gibt keine Gründe, solche Medikamente intramuskulär zu spritzen. Wichtig! Eine Dauermedikation von Steroiden und antiepileptischen Mitteln darf präoperativ nicht abgesetzt werden.

4. Postoperative Verordnungen

Zu den Routinemaßnahmen gehören die regelmäßige Überwachung von Atmung und Kreislauf, sowie die Kontrolle von Lagerung, Wundverbänden und Ausscheidung.

Flüssigkeitszufuhr

Während Kinder nach kleineren Eingriffen, sobald sie genügend wach sind, sofort trinken und bald danach wieder essen können, ist nach größeren Eingriffen eine genau bemessene Infusionsbehandlung erforderlich. Wichtig ist, daß nur salzreiche Infusionslösungen (z. B. Ringerlösung) verwendet werden.

Schmerzbehandlung

Vielfach wird schon während der Operation versucht, durch die Verwendung von Lokalanästhetika die postoperativen Schmerzen gering zu halten. Beispiele sind die Wundinfiltrationen, der Peniswurzelblock sowie die Kaudalanästhesie. Bei kleineren Eingriffen genügt meist die zusätzliche Gabe von Paracetamol (z. B. Tylenol®, Dafalgan® oder Voltaren®). Bei größeren Eingriffen sind Morphin oder morphinähnliche Medikamente (Dipidolor®, Tramal®, Nubain®) meist unerläßlich. Diese Medikamente werden bei Bedarf intravenös verabreicht. Bei größeren Kindern, ab sechs bis acht Jahren, hat sich die patientenkontrollierte Verabreichung mittels einer PCA-Pumpe bewährt; durch Knopfdruck kann das Kind die benötigte Menge an Schmerzmittel anfordern.

Antiemetika

Brechreiz und Erbrechen sind unangenehm für den Patienten. Sie lassen sich meist unterdrücken durch Itinerol B6®, in schweren Fällen durch Zofran®, Navoban® oder DHB.

5. Anästhesiearten

a) Regionalanästhesie

Lokalanästhetika (Xylocain®, Scandicain®, Xylonest®, Carbostesin®) blockieren die Leitung der Nervenfasern, wenn sie in deren Nähe gebracht werden. Die Nervenleitung vom Operationsgebiet zum Gehirn wird unterbrochen. Bei der Infiltrationsanästhesie werden die feinen Nervenfasern im Wundgebiet, bei der Plexusanästhesie die Nervengeflechte im Bereich der Schulter und bei der Kaudalanästhesie die Nervenwurzeln blockiert.

Wegen Angst und Unruhe sind diese Verfahren für kleine Kinder meist ungeeignet. Die Kombination einer oberflächlichen Allgemeinnarkose mit Nervenblockaden wird jedoch immer häufiger verwendet, weil so auch nach der Operation noch viele Stunden Schmerzfreiheit besteht.

b) Medikamente für die Allgemeinnarkose

Pentothal® bewirkt nach intravenöser Injektion einen wenige Minuten dauernden Schlaf. Es wird zur Narkoseeinleitung gebraucht.

Disoprivan® wirkt ähnlich wie Pentothal; es kann auch zum Narkoseunterhalt verwendet werden und vermindert den postoperativen Brechreiz.

Ketalar® bewirkt Schmerzausschaltung und Schlaf. Der Muskeltonus sowie die Schluck- und Hustenreflexe bleiben erhalten. Ketalar ermöglicht allein verabreicht kurzdauernde Operationen, die keine Muskelerschlaffung erfordern. Nachteilig sind bei älteren Kindern die oft als unangenehm empfundenen Träume in der Aufwachphase. Die Patienten sollen in Ruhe ausschlafen können.

Fentanyl, Rapifen® und Ultiva® sind Opiate (morphinartige Medikamente). Sie werden während der Narkose zur Schmerzausschaltung verwendet. Wenn die Dosis zu hoch gewählt wird, besteht postoperativ die Gefahr der Atemdepression. Eine langsame und tiefe Atmung ist das Zeichen eines Opiatüberhangs. Die Pupillen sind dann sehr eng.

Lachgas (N_2O) wird heute noch bei fast allen Narkosen als Basisanästhetikum verwendet. Es ist ein gutes Schmerzmittel, genügt aber, allein verabreicht, nicht, um einen Narkosezustand zu erreichen. Sevorane®, Fluothane® (= Halothane®, Ethrane®, Forene® und Suprane®) sind die modernen hochwirksamen Inhalationsanästhetika. Durch Einatmung bewirken sie Schlaf, Schmerzausschaltung und eine gewisse Muskelerschlaffung. Die Nebenwirkungen auf Herzkreislauf und Atmung sind nicht unerheblich.

Muskelrelaxantien bewirken eine Muskelerschlaffung, indem sie die Übertragung der Nervenimpulse von der Nervenfaser zur Muskelzelle blockieren. Nach ihrer Gabe setzt die Atmung aus, der Patient muß beatmet werden. Am Ende der Narkose muß die Wirkung abgeklungen oder aufgehoben sein. Mivacron®, Tracrium®, Nimbex®, Esmeron®, Norcuron® und Pavulon® bewirken eine Relaxation für 15 bis 60 Minuten. Succinylcholin (Lysthenon®) ist kurzwirkend und wird wegen den Nebenwirkungen nur noch ausnahmsweise zur Intubation verwendet.

c) Unterschiedliche Narkosetypen

Bei einer Allgemeinnarkose wird der Patient operationsbereit gemacht durch

– Ausschaltung des Bewußtseins und der Schmerzempfindung,

– Muskelerschlaffung

– Dämpfung und Reflexe.

Während man früher versuchte, alle drei Ziele mit einem Medikament (z. B. Äther) zu erreichen, setzt man heute gezielt verschiedene Medikamente ein.

Beispiel einer Ketalnarkose: Injektion von Ketalar®, der Patient atmet spontan.

Beispiel einer Maskennarkose: Das Kind atmet spontan. Lachgas, Sauerstoff und Sevorane® mit der Maske. Geeignet für kürzere Eingriffe bei nüchternen Patienten. Anstelle der Gesichtsmaske kann auch eine Kehlkopfmaske verwendet werden.

Beispiel einer Intubationsnarkose: Narkoseeinleitung mit Disoprivan®, Muskelerschlaffung mit Tracrium, Intubation, Beatmung durch den Tubus mit Lachgas, Sauerstoff und Sevorane®.

VI. Der «Zwischenfall»

Das oberste Prinzip jeder Notfallversorgung besteht darin, die vitalen Funktionen – Atmung und Kreislauf – zu erhalten. Notfälle dieser Art treten hauptsächlich bei Unfällen im postoperativen Verlauf und auch bei inneren Erkrankungen auf. Die häufigsten Zwischenfälle stehen im Zusammenhang mit einer Atemstörung.

1. Atemstörungen und Atemstillstand

a) Atemstörung

Zeichen einer Atemstörung sind: Tachypnoe, Zyanose, sternale und kostale Einziehungen, stöhnende Exspiration und Nasenflügeln.

Eine sichtbare Zyanose bedeutet einen erheblichen Abfall der Sauerstoffspannung im arteriellen Blut. Andere Zeichen des Sauerstoffmangels, wie eine rasche Atmung, Unruhe, Schweißausbrüche und Tachykardie, sind besonders bei Neugeborenen und Säuglingen schwierig zu erkennen.

Bei einer Atemstörung müssen die Atemwege durch häufiges Absaugen des Rachenraumes, evtl. durch Bronchialtoilette, freigehalten werden. Neugeborene mit Dyspnoe atmen oft in Bauchlage besser als in Rückenlage. Sobald Zeichen einer Erschöpfung eintreten oder die Sauerstoffspannung sich trotz Sauerstoffzufuhr nicht bessert, muß das Kind intubiert und beatmet werden.

Durch konstantes Absaugen des Mageninhaltes läßt sich eine freiere Zwerchfellexkursion erzielen.

Bei jeder Dyspnoe sind unbedingt eine Röntgenaufnahme des Thorax (Pneumothorax! Atelektasen!) und wiederholte Gasanalysen vorzunehmen.

b) Atemstillstand

Ein *akuter Atemstillstand* verlangt ein sofortiges Freimachen der Atemwege und eine Mund-zu-Mund-Beatmung, oder besser eine Beatmung mit Beutel und Maske.
Die sicherste Form der Beatmung ist auch hier die Intubation. Auf diese Weise sind Aspirationen vermeidbar.

2. Herzstillstand

Entscheidend für die schnelle Diagnose sind die klinischen Zeichen:

– grau-bläuliche Hautblässe,

– fehlender Puls (auch in den Halsschlagadern),

– fehlende Herzaktion,

– fehlender Blutdruck,

– weite, nicht-reagierende Pupillen (bereits eine Minute nach Sauerstoffmangel des Gehirns),

– tiefe Bewußtlosigkeit,

– fehlende Atmung,

– falls durchführbar: fehlende Herzaktion im EKG.

Unbeachtet der Ursache des Kreislaufstillstandes sind die Erstmaßnahmen immer dieselben. Sie bestehen in der kombinierten Anwendung von extrathorakaler Herzmassage und Beatmung.
Die Wiederbelebung ist aussichtsreich, wenn der Herzstillstand nicht länger als drei Minuten bestanden hat. Bei längerem Kreislaufunterbruch können zwar einzelne Organe die Funktion wieder aufnehmen, doch sind schwerste Restschäden des Gehirns die Folge.
Für eine effektive Austreibung des Blutes aus dem Herzen ist es notwendig, daß ein Drittel des Thoraxdurchmessers eingedrückt wird.
Bei größeren Kindern muß der Massierende sein ganzes Körpergewicht mit einsetzen, bei Säuglingen genügt die Kompression durch zwei Finger. Auf je fünf Massagestöße soll eine Atemspende erfolgten (d. h. Verhältnis 5:1).
Der Effekt der Herzmassage wird beurteilbar am palpablen Karotis- und Femoralispuls. Sie wird fortgesetzt, bis normale Herzaktionen im EKG und ein meßbarer Blutdruck vorhanden sind.

Zusätzliche Maßnahmen bei Herzstillstand

Da die Hypovolämie rasch ein Sekundärversagen des Herzens infolge ungenügendem venösem Blutrückstrom eintreten kann, werden die Beine hochgelagert und das Kreislaufvolumen durch eine rasch laufende Infusion hergestellt.

Stellt der Arzt im Laufe der Wiederbelebung ein Kammerflimmern fest, so wird er eine Defibrillierung oder die Injektion von Xylocain (1 mg pro kg Körpergewicht) vornehmen. Zur Tonisierung des Herzmuskels wird Adrenalin 0,01 mg/kg intravenös oder in den *Tubus* verabreicht.

Während noch die Herzmassage im Gange ist, muß die rasch einsetzende metabolische Azidose durch Natrium-Bikarbonat (15–20 mmol) gepuffert werden.

Nach erfolgreicher Reanimation wird das Kind auf die Intensivstation gebracht. Die Intubation bleibt zunächst meist bestehen. Atmung, Herz und Kreislauf und übrige Organfunktionen werden genau überwacht (Nieren, Gehirn, Leber). Die Körpertemperatur wird reguliert und der Säure-Basen-Haushalt unter wiederholten Laborkontrollen kontinuierlich ausgeglichen.

3. Krämpfe

Bei Säuglingen sind Fieber häufig die Ursache für Krämpfe. Trotz bestehender Temperaturerhöhung muß man bei jedem Krampfanfall klären, ob nicht eine andere Ursache dahintersteckt. Falls der Arzt den Anfall nicht persönlich sieht, wird er Auskunft brauchen über:

- frühere Krampfanfälle,

- bestehende zerebrale Leiden (Hydrozephalus)

- Unfallanamnese,

- Art, Ausbreitung, Lokalisation der Krämpfe,

- Dauer der Krämpfe,

- Begleitsymptome wie Urinabgang, Zungenbiß usw.

- Körpertemperatur.

Am besten läßt sich der Krampf unterbrechen durch eine intravenöse Gabe von Valium®. Chloralhydrat hat eine Anlaufzeit von 10 bis 15 Minuten und eignet sich für den akuten Anfall nur bedingt.

Besteht eine Zyanose, soll Sauerstoff mit der Maske zugeführt werden.

Fieber werden durch kalte Kompressen und Paracetamol beeinflußt.

4. Akute Verschlechterung des Bewußtseins-zustandes

Veränderungen des Bewußtseins werden bei Kindern mit bekanntem Schädel-Hirn-Trauma beobachtet. Die Ursachen liegen meist in einem Fortschreiten einer intrakraniellen Blutung (Epiduralhämatom, Intrazerebralhämatom) oder in der Progression eines Hirnödems.

Bewußtseinsstörungen treten ferner im Verlaufe einer Meningitis, einer viralen Infektion (Varizellen, Mumps, Masern oder als Komplikation eines Diabetes) auf. Stets ist bei Kleinkindern auch an eine Vergiftung durch Toxineinnahme zu denken.

Jede Veränderung der Bewußtseinslage und neurologischen Zeichen (z. B. Pupillenreaktion) verlangt eine sofortige Orientierung des Notfallarztes und eine konsequente kausale Therapie.

5. Schock

Die auslösenden *Ursachen* für einen hypovolämischen Schock können sehr unterschiedlich sein:

– Blutungen,

– ausgedehnte Verletzungen (Blut-, Plasmaverlust),

– Verbrennungen (Wasser, Elektrolyte, Plasma),

– langdauerndes Erbrechen (Wasser und Elektrolyte),

– Ileus (Verlust von Elektrolyten, Wasser in den Darm),

– Peritonitis (Verlust von Wasser, Elektrolyten im Darm und Bauchraum),

– Durchfälle (Verlust von Wasser und Elektrolyten),

– Sepsis (Toxineffekte auf Gefäße),

– Asphyxie und Atemnot (bes. bei Neugeborenen).

Die *Symptome* sind klassisch und werden dennoch oft verkannt:

– Die Haut ist kühl, blaß oder marmoriert (Vasokonstriktion),

– das Kind hat Angst und ist unruhig, später apathisch,

– der Puls steigt,

– der Blutdruck sinkt allmählich,

- die Atmung wird rasch, evtl. stoßend,

- die Urinproduktion geht zurück oder fehlt,

- der zentrale Venendruck fällt unter 4 cm H_2O,

- die Gasanalyse zeigt eine metabolische Azidose als Folge der peripheren Mangeldurchblutung an.

Die Schockbehandlung umfaßt eine Reihe von *Maßnahmen:*

- Sicherstellung der Atmung, evtl. durch Sauerstoffzugabe von 40 bis 50 %, evtl. durch Intubation,

- Hochlagerung der unteren Extremitäten; Flachlagerung des Körpers,

- Blutstillung durch Druckverband, Tamponade, Klemme,

- Einführen eines (zentralen) Venenkatheters. Messung des zentralen Venendruckes.

- Volumenersatz bis zur Stabilisierung des zentralen Venendruckes, des arteriellen Blutdruckes, der peripheren Durchblutung und zum Einsetzen der Urinproduktion. All diese Werte sind im Laufe der Infusionstherapie häufig zu kontrollieren,

- Korrektur der Azidose durch Natrium-Bikarbonat.

Seltener sind notwendig:

- Behandlung einer Herzinsuffizienz durch Digitalispräparate,

- Therapie eines Lungenödems durch Intubation und Überdruckbeatmung. Förderung der Wasserelimination der Nieren durch Lasix®.

Aus diesen Aspekten leiten sich die notwendigen *Verlaufskontrollen* ab, die während der Schockbehandlung durchzuführen sind:

- Überwachung der Atmung, Sauerstoffzugabe, Absaugen der Atemwege, Tubuslage, evtl. Röntgenbild des Thorax,

- Kontrolle von Verbänden, Zirkulationsverhältnisse der Peripherie besonders nach Anlagen von Kompressionsverbänden und Tamponaden,

- Wiederholte Messung des zentralen Venendruckes (Norm: 4 cmH$_2$O),

- Kontrolle des arteriellen Blutdruckes, am besten kontinuierlich an einem Monitor (systolischer, diastolischer, arterieller Mitteldruck),

- Kontinuierliche Registrierung des Pulses und der Pulsfrequenz,

- Kontinuierliches Monitoring der Sauerstoffsättigung (pO$_2$) und der Kohlensäure (pCO$_2$),

- Stündliche Messung der Urinausscheidung (Menge, spez. Gewicht); dafür ist immer ein Blasenkatheter notwendig,

- Beurteilung der Bewußtseinslage (Bewußtlosigkeit, Bewußtseinstrübung, Ansprechbarkeit, adäquate Ausführung von Befehlen),

- Wiederholte Durchführung der Blutgasanalyse (pH, Basenüberschuß, pCO$_2$),

- Ständige Überwachung der Infusionswege und Infusionsgeschwindigkeit.

Spezieller Teil

Mißbildungen des Schädels

Kraniosynostose

Unter einer Kraniosynostose versteht man einen vorzeitigen Verschluß einer oder mehrerer Schädelnähte. Die Form- und Größenentwicklung des Gehirnschädels verläuft daher fehlerhaft. In den meisten Fällen ist die Ursache nicht ersichtlich. Die Mißbildung kommt sporadisch und nur selten familiär vor. Gelegentlich tritt eine vorzeitige Verknöcherung der Nähte nach Liquordrainage bei Hydrozephalus oder bei primärer Mikroenzephalie auf. In einigen Fällen stellt die Kraniosynostose eine Begleitmißbildung anderer Anomalien dar (z. B. beim Morbus Apert = Akrozephalosyndaktylie, bei Gaumenspalten, bei Morbus Crouzon, usw.).

1. Wachstum des Schädels

Das Dickenwachstum geht vom Periost aus, das Längen- und Breitenwachstum erfolgt an den Schädelnähten und in senkrechter Richtung zu ihnen **(Abb. 2)**.

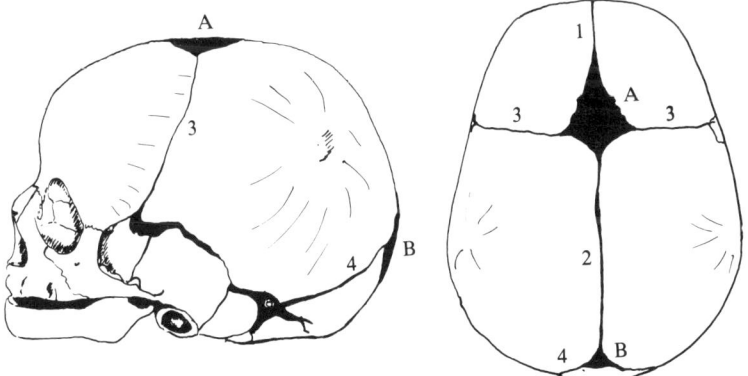

Abbildung 2: Knochenschuppen und Schädelnähte beim Neugeborenen. An der großen Fontanelle A münden die Frontal- (1), Sagittal- (2) und die beiden Koronarnähte. An der kleinen Fontanelle (3) sind es die Sagittal- (2) und die Lambdanaht (4). Die Nähte begrenzen die Frontal-, Parietal-, Temporal- und Okzipitalschuppen.

Der normale Kopfumgang beträgt bei der Geburt 35 bis 36 cm, mit dem ersten Lebensjahr 45 cm und im Erwachsenenalter 56 bis 58 cm.

2. Wachstum an den einzelnen Nähten

Frontal- und Sagittalnaht sind für das Breitenwachstum des Schädels verantwortlich, währenddem an der Koronar- und Lambdanaht das Längenwachstum erfolgt. Von der Temporalnaht und der Sagittalnaht wird das Höhenwachstum gewährleistet.

Aus dem vorzeitigen Verschluß einer bestimmten Schädelnaht entsteht eine charakteristische Kopfform **(Abb. 3)**:

– die vorzeitige Verknöcherung der Sagittalnaht führt zum Skaphozephalus oder Dolichozephalus (Langschädel),

– aus einer beidseitigen Synostose der Koronarnaht resultiert der Brachyzephalus (Quadratschädel). Ist die Verknöcherung nur einseitig, so bildet sich ein Plagiozephalus (Schiefschädel),

– die meist pränatale Synostose der Frontalnaht zieht einen Trigonozephalus (Kiel-, Kahnschädel) nach sich,

– werden alle Nähte vorzeitig geschlossen, entsteht der Mikrozephalus,

– bleiben hingegen die fontanellennahen Bezirke der Nähte offen, kann sich eine Oxyzephalie (Spitz- oder Turmschädel) entwickeln.

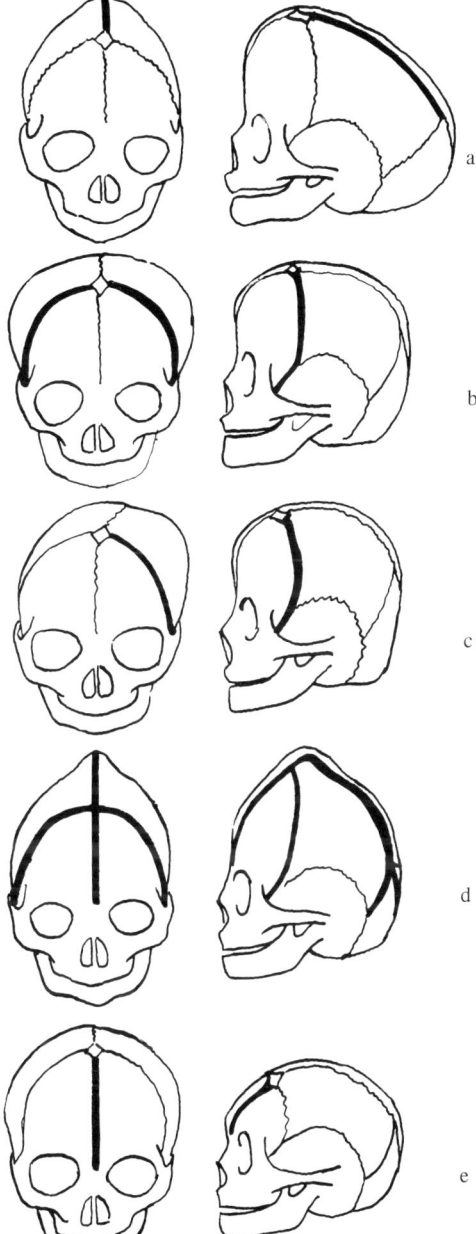

Abbildung 3:
a) Synostose der Sagittalnaht
= Skaphozephalus, Dolichozephalus,
b) der Koronarnähte beidseits
= Brachyzephalus,
c) einseitig = Plagiozephalus,
d) aller Nähte = Oxyzephalus,
Akrozephalie,
e) Frontalnaht = Trigono-
zephalus.

3. Folgen der Kraniosynostose

Da das Gehirn in den ersten 18 Monaten besonders intensiv wächst, bewirkt ein vorzeitiger Nahtverschluß eine Einschränkung für das normale Hirnwachstum. Die Folgen sind: lokale oder allgemeine Verminderung der Hirnzirkulation, Hirndruck, Stauungspapillen, Sehnervenschädigung, evtl. Krampfzustände und eine geistige Retardierung.

4. Diagnose

Die *Diagnose* wird klinisch gestellt aufgrund der typischen Schädelform, evtl. des verminderten Kopfumfanges und eines palpablen Knochenkammes im Bereiche der befallenen Naht **(Abb. 4)**.

Röntgenologisch sind die Schädelnähte verdickt: Hirndruckzeichen äußern sich im Röntgenbild durch fleckenweise Rarifizierung der Knochensubstanz und durch Lückenschädel **(Abb. 5a und 5b)**.

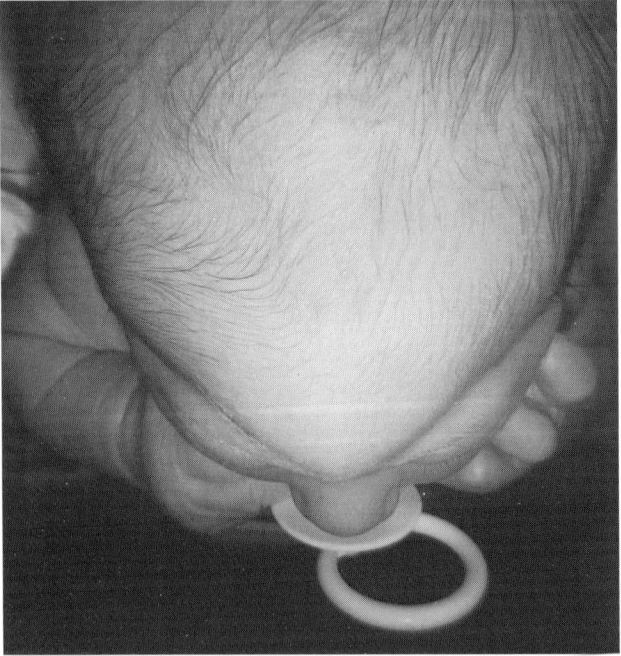

Abbildung 4: Trigonozephalus: Prämature Synostose der Frontalnaht. Als Folge der fehlenden Breitenentwicklung erscheint die Supraorbitalgegend eingefallen.

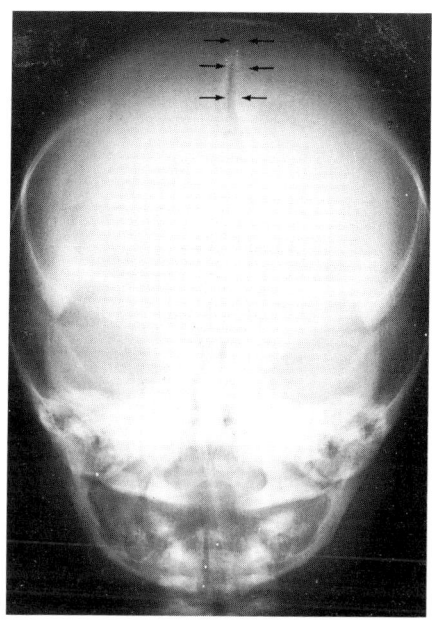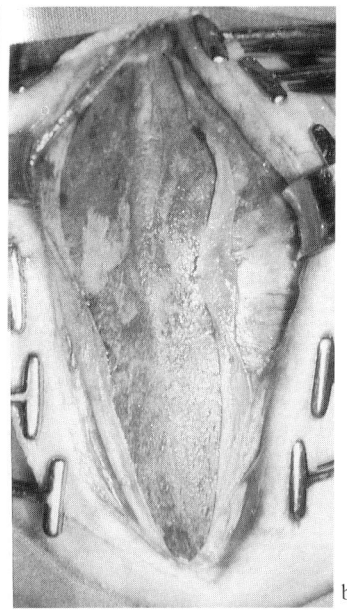

a   b

Abbildung 5:
a) Kraniosynostose der Sagittalnaht. Radiologisch ist die Naht im hinteren Abschnitt vollständig durchgebaut.
b) Prämature Synostose der Sagittalnaht. Diese ist durch einen wulstförmigen Knochenkamm ersetzt.

Abzugrenzen von einer einfachen Kraniosynostose sind:

a) die Mikroenzephalie (offene Nähte, kleines, oft mißgebildetes Gehirn),

b) vorzeitige Nahtverknöcherung nach Liquordrainage bei Hydrozephalus,

c) das Apert-Syndrom. Man erkennt es an der Stenose der Koronarnähte, den vorstehenden Augen, dem typischen Gesichtsausdruck und der Syndaktylie von Fingern und Zehen (**Abb. 6**). Die Mißbildung entsteht durch eine chromosomale Anomalie als eine neue Mutation.

d) Der Morbus Crouzon: Verwandt mit Apert-Syndrom, aber ohne Syndaktylie (**Abb. 7**). Meist ist hier ein Oxyzephalus ausgebildet. Auch hier liegt eine Chromosomenstörung zugrunde. Typisch sind die Akrozephalie, der Exophthalmus, ein Hypertelorismus mit Strabismus, sowie eine Papageien-Schnabelnase und ein unterentwickelter Oberkiefer.

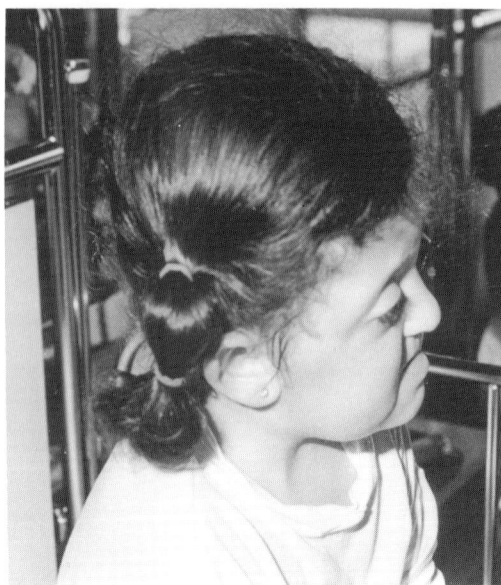

Abbildung 6: Morbus Apert: Typischer Gesichtsausdruck bei Synostose der Koronarnähte und Basalnähte (vgl. Abb. 179).

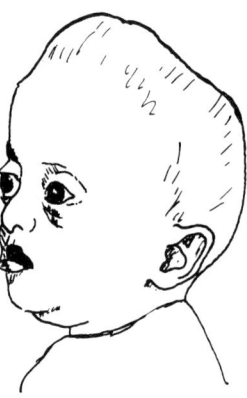

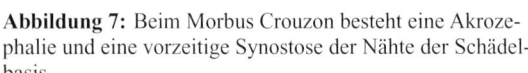

Abbildung 7: Beim Morbus Crouzon besteht eine Akrozephalie und eine vorzeitige Synostose der Nähte der Schädelbasis.

5. Behandlung

Sie soll vorzugsweise nach dem ersten Lebensmonat, möglichst aber vor dem sechsten Lebensmonat erfolgen und ist immer vorzunehmen bei einer Synostose der Sagittal-, Koronar- und Lambdanaht oder bei kombinierten Nahtverschlüssen.

a) Präoperativ

Wegen der gelegentlich starken Blutung während und nach der Operation ist unbedingt eine sicherlaufende Infusion anzulegen. Blut wird in Reserve bereitgestellt.

b) Operation

Sie besteht in der Exzision der verknöcherten Naht. Die neugeschaffenen Knochenränder werden mit einer Duralamelle oder synthetischem Material eingefaßt. Besondere chirurgische Ansprüche stellen Rekonstruktionen des Frontalschädels dar (**Abb. 8a + b**) (Synostose von Frontal-, Koronarnaht, Morbus Apert, Morbus Crouzon). Neben der Eröffnung der betroffenen Nähte werden die supraorbitalen Knochenpartien gleichzeitig nach vorne verlagert, um eine Überdachung der Augen zu bewirken und für die Augenstellung und -entwicklung Platz zu schaffen (frontales Advancement) (**Abb. 9a + b**).

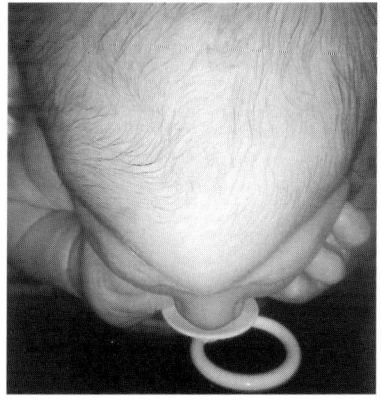 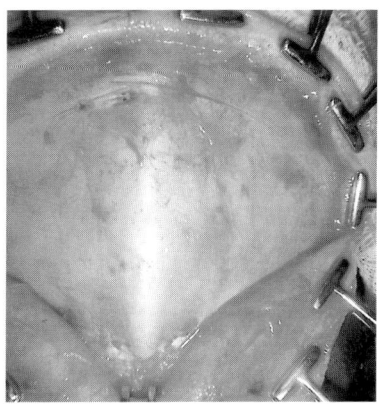

a   b

Abbildung 8 a + b: Kraniosynostose der Frontalnaht. Als Folge der prämaturen Synostose ist der Frontalschädel schmal, kielförmig, und die Supraorbitalpartie ist zurückversetzt.

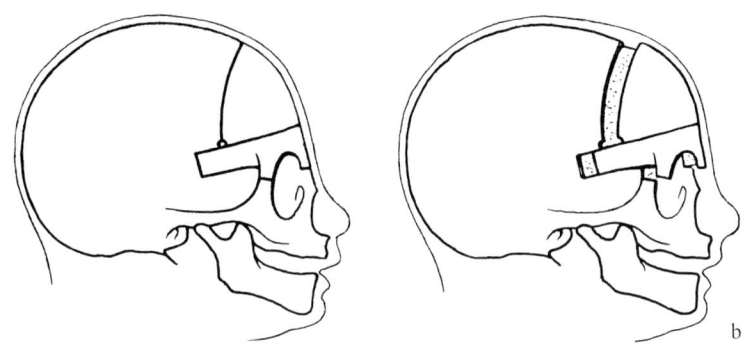

a   b

Abbildung 9 a + b: Frontales Advancement. Bei Synostosen der Frontal- und Koronarnaht wird die frontale Schädelpartie isoliert und nach vorne verlagert. Dadurch entsteht eine Abflachung der Stirn und eine Überdachung der Augenhöhlen.

c) Postoperativ

Von vornehmlicher Bedeutung ist die Kontrolle der vitalen Zeichen. Besonders ist auf ein Hirnöden zu achten, evtl. muß postoperativ das Blutvolumen aufgefüllt werden. Ein kontinuierlicher Ersatz der durch die Redondrainage verlorenen Blutflüssigkeit ist vorzunehmen. Die orale Ernährung kann in der Regel schon am Operationstag erfolgen. Eine erhebliche Gewebsschwellung entwickelt sich besonders nach Operationen des Frontalschädels.

6. Prognose

– Die Hirnentwicklung ist gewährleistet durch die Operation.

– Eine kosmetische Korrektur der abartigen Schädelform tritt nur ein, wenn die Operation in den ersten Lebensmonaten durchgeführt wird.

– Beim Morbus Apert liegt gelegentlich gleichzeitig eine Hydrozephalie vor, die eine Drainage notwendig macht. Eine geistige Retardierung ist hier trotz der Operation zu erwarten.

– Für eine Mikro-Enzephalie ist keine Therapie indiziert.

Zentralnervensystem

Allgemeines

Mißbildungen des Zentralnervensystems werden bei drei bis sieben Kindern unter 1000 Geburten beobachtet. Es ist nachgewiesen, daß genetische Faktoren eine ursächliche Rolle spielen können. Bei einigen Kindern sind intrauterine Infektionen verantwortlich (Toxoplasmose, Rubeolen). In den meisten Fällen bleibt die Ursache einer fehlerhaften Hirnentwicklung jedoch unbekannt.

Dank der routinemäßigen pränatalen Ultraschall-Diagnostik werden die meisten Fälle mit Hydrozephalus bereits vor der Geburt erkannt.

I. Hydrozephalus

Ein Hydrozephalus ist eine Aufstauung von Liquor im Ventrikelsystem des Gehirns. Unter dem erheblichen Überdruck (20–45 cm H_2O) wird das Gehirn an die Seitenwände des Schädels gepreßt. Die Folgen sind ein allmählicher Hirnschwund, Bewußtseinsstörung, Krämpfe und ab und zu eine Schädigung der vitalen Zentren im Hirnstamm (Atem-, Kreislaufzentrum). Nur bei wenigen tritt ein spontaner Stillstand des Hydrozephalus ein, während bei den meisten ein Fortschreiten der Dilatation der Hirnventrikel beobachtet werden muß. In selteneren Fällen ist der Hirndruck nur leicht erhöht, und der Hydrozephalus entwickelt sich nur langsam.

1. Liquorproduktion und Liquorzirkulation

Im Inneren des Gehirns befindet sich ein Hohlraumsystem, das im Bereich der beiden Hemisphären als Seitenventrikel bezeichnet wird. Im vorderen Abschnitt fließen die Hirnkammern zusammen und bilden den III. Ventrikel. Von hier führt ein enger Gang (Aquaeductus Sylvii) zur Basis des Kleinhirns, wo der IV. Ventrikel liegt. Ein feiner Kanal führt hierauf im Rückenmark nach unten, während drei Ausgänge am Dache

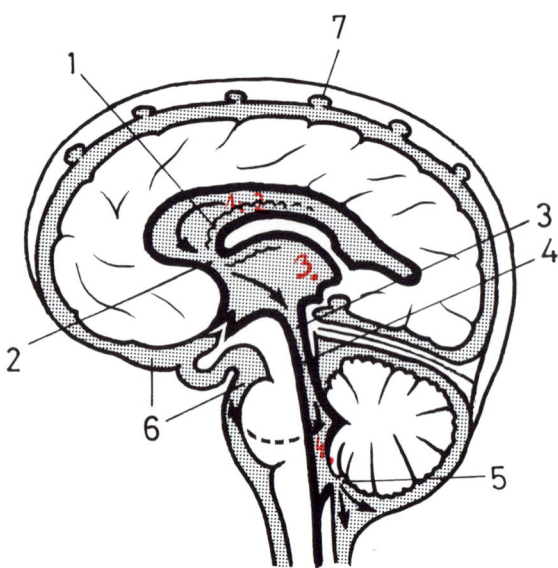

Abbildung 10: Stätte der Liquorproduktion ist das Ventrikelsystem. Der Liquor umfließt das Gehirn im Subarachnoidalraum und wird an den Pacchionischen Gruben resorbiert.
Ursachen des Hydrozephalus:
1   = Plexuspapillom (Überproduktion)
2 – 5 = Stellen von Zirkulationsstörungen (Stenose, Tumor, Entzündung)
6 – 7 = Resorptionsstörungen (Entzündungen, Verklebungen)

des IV. Ventrikels eine Verbindung mit dem Subarachnoidalraum herstellen (**Abb. 10**).

Die Hauptmenge des Liquors wird im Bereich der beiden Seitenventrikel vom Plexus chorioideus gebildet und zirkuliert über den III. zum IV. Ventrikel, fließt gegen das Rückmark hinunter oder umfließt das Gehirn im Subarachnoidalraum. Von den Pacchionischen Gruben wird der Liquor wieder rückresorbiert.

Täglich werden 50 – 250 ml Liquor produziert, die diesen Kreislauf durchmachen. Der normale Liquordruck liegt zwischen 5 bis 18 cm H_2O.

2. Ursachen des Hydrozephalus

Eine Zunahme des Liquorraumes kann erfolgen durch eine Überproduktion an Liquor selbst, durch eine Blockierung der Liquorzirkulation oder durch eine ungenügende, resp. fehlende Rückresorption von Liquor (**Abb. 11**).

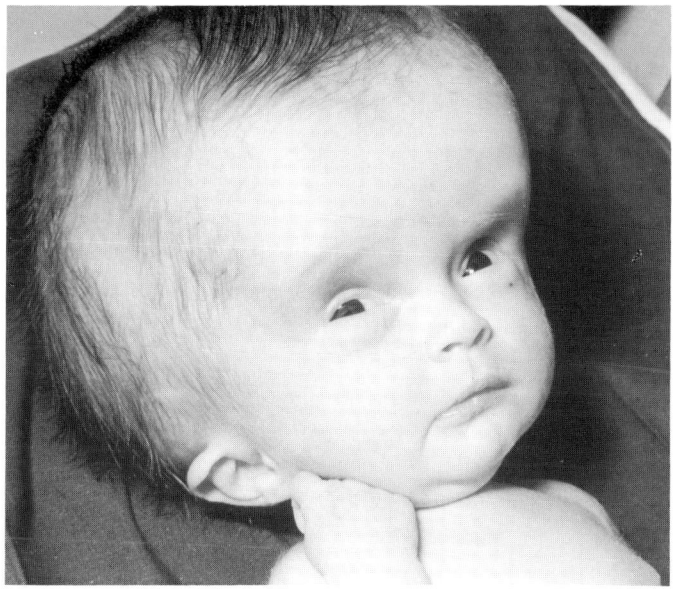

Abbildung 11: Hydrozephalus: Angedeutetes Phänomen der untergehenden Sonne, tiefstehende Ohren, Kopfumfang 48 cm bei der Geburt.

1. Liquorüberproduktion   → Plexuspapillom, Entzündung

2. Blockierung der
   Liquorzirkulation   → kongenitale Aquäduktstenose
      → kongenitale Verlegung der Austrittsöffnungen in den Subarachnoidalraum
        – Arnold-Chiari-Mißbildung bei Myelomeningozele
        – Meningitis
      → Tumoren in der hinteren Schädelgrube

3. Fehlende Resorption   → Mißbildung der Pacchionischen Gruben, fehlende Ausbildung der Gruben
      → Verlegung der Gruben durch meningitische Narben, Fibrinbeläge
      → Verlegung durch Blutungen, Fibrin

4. Kombination einer blockierten Zirkulation und mangelhafter Resorption

Am häufigsten sind die kongenitalen Ursachen (Arnold-Chiari-Mißbildung, Aquäduktstenose). An zweiter Stelle folgen Infektionen und Blutungen. Seltener sind Tumoren und das Plexuspapillom.

3. Klinische Befunde

a) Symptome

- Vorgeschichte von Myelomeningozele, Infektionen in der Schwangerschaft, Geburtstrauma, pränatale Diagnose eines Hydrozephalus.

- Hirndrucksymptome: Größenzunahme des Kopfes, Vergrößerung und Ausweitung der Fontanelle, Klaffen der Schädelnähte, Erweiterung der Schädelvenen, Phänomen der untergehenden Sonne, glänzende Haut und spärlicher Haarwuchs (**Abb. 11**).

- Neurologische Störungen: Antriebsarmut, Schläfrigkeit, Spasmus der Extremitäten, gesteigerte Reflexe, Bradykardie, Blutdruckabfall, Schluckstörungen und Erbrechen. Krampfneigung oder epileptische Anfälle, Opisthotonus, Schluckstörungen.

- In einigen Fällen lassen zunehmende Wesensveränderungen an einen permanenten Liquorüberdruck denken.

b) Untersuchungsbefunde

- Spannung der Fontanelle,

- Schädelumfang über der 97. Perzentile,

- Schädelknochen dünn und pergamentartig,

- Aufleuchten des Kopfes bei Durchleuchtung mit starker Lichtquelle,

- erhöhter Druck bei der Ventrikelpunktion (>18 cm H_2O),

- Stauungspapille,

- blutiger oder xanthochromer Liquor nach Blutungen und Entzündungen,

- erhöhter Eiweißgehalt des Liquors,

- Bakterien- und Leukozytennachweis bei Infektionen.

c) Ultraschall-Untersuchung

Bei Neugeborenen und Säuglingen mit offener Fontanelle gelingt eine ausgezeichnete Darstellung der Ventrikel und der Hirnsubstanz durch

Ultraschall-Aufnahmen. Der Vorteil dieser Untersuchung liegt in der geringen Belastung des Patienten und in der beliebigen Wiederholbarkeit.

d) Röntgenbefunde

– Schädel ap und seitlich: klaffende Nähte, weite Fontanelle, intrazerebrale Verkalkung bei Toxoplasmose,

– PEG = Luftfüllung des Ventrikelsystems zur Darstellung einer Verminderung der Hirnmanteldicke und Vergrößerung des Ventrikelraums ist heute ebenso wie die Arteriographie fast vollständig durch die Ultraschall-Untersuchung und Computer-Tomographie ersetzt worden.

– Computer-Tomogramm: Zeichnet die Größe der Ventrikel und die Hirnmanteldicke ab (**Abb. 12 a + b**).

– Durch die MRI-Untersuchung (magnetic resonance imaging) gelingt die Darstellung von Hirnventrikeln und Hirnsubstanz. Dabei lassen sich die Hirnstrukturen, die Differenzierung in graue und weiße Hirnsubstanz ohne Röntgenbelastung erkennen. Die Untersuchung ist besonders geeignet für den Nachweis eines Arnold-Chiari-Syndroms.

– In seltenen Fällen und besonders zur Prüfung der Durchgängigkeit von Ventrikelkathetern eignet sich die röntgenologische Prüfung mit Kontrastmittel.

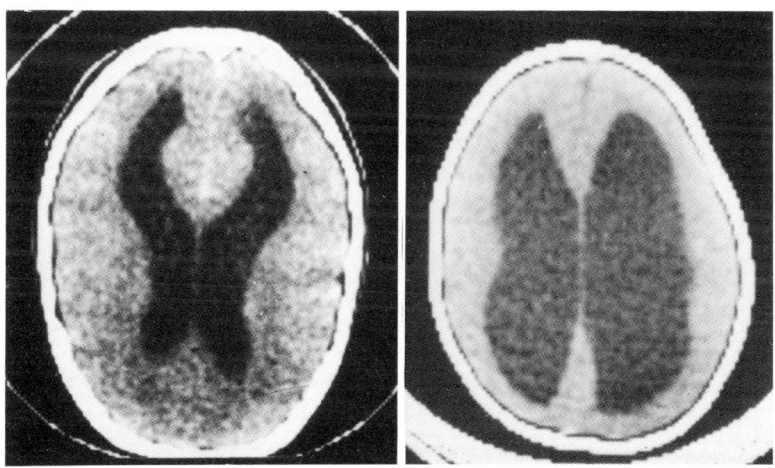

a · b

Abbildung 12: Computer-Tomogramm:
a) Hydrozephalus mit mäßiger,
b) mit starker Erweiterung des Ventrikelsystems.

4. Behandlung

Eine Zunahme des Kopfumfanges und die fortgesetzte Schädigung des Gehirns verlangen so rasch als möglich eine operative Behandlung.

a) Präoperativ

Vor der Operation wird in der Regel eine Ultraschall-Untersuchung oder Computer-Tomographie durchgeführt, um die Ventrikelweite, die Hirnmanteldicke und zusätzliche Mißbildungen zu erkennen. Als Indikation zur Operation gelten:

– ein Schädelumfang über der 97. Perzentile,

– ein Liquordruck, der im Steigrohr 25 cm H_2O übersteigt,

– riesige Hydrozephali bedingen gelegentlich eine Operation aus sozialen oder pflegerischen Gründen.

Kontraindikationen stellen eine Ventrikelblutung, ein hoher Eiweißgehalt des Liquor oder eine ventrikuläre Infektion dar (Gefahr der Ventilverstopfung). Für diese Fälle ist eine temporäre Liquorableitung nach außen durchzuführen, bis der Liquor klar resp. steril geworden ist.

b) Operation

Durch ein Bohrloch in der rechten Temporalgegend wird ein Katheter in den rechten Seitenventrikel eingeführt und mit einem Einwegventil (Holter, Pudenz usw.) verbunden. Dieses kommt subkutan hinter dem Ohr zu liegen. In den meisten Fällen wird der Liquor mit einem subkutanen Katheter in den Bauchraum geleitet **(Abb. 13)**. In einigen Fällen führt die Drainage über einen abführenden Katheter in die Vena jugularis und in den rechten Vorhof. Durch zusätzlichen Einbau einer sog. Rickham-Kammer wird eine Punktion zur Liquorentnahme und zur Druckmessung ermöglicht.

c) Postoperativ

Die Operation wird meist sehr gut ertragen. Die Ernährung kann nach sechs Stunden wieder einsetzen:
Für die *Kontrolle der Funktionstüchtigkeit* des Drainagesystems stehen drei Verfahren zur Verfügung.

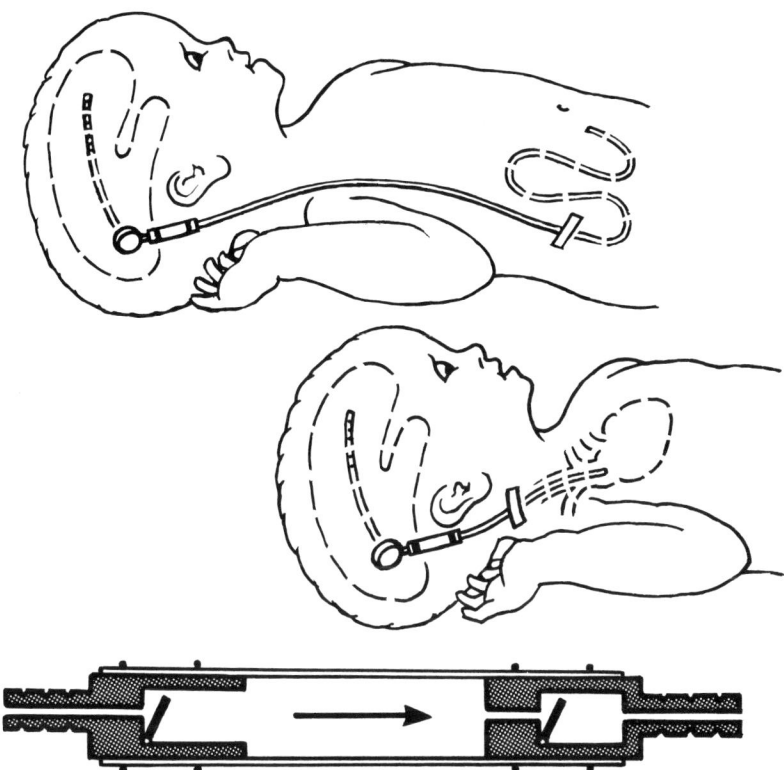

Abbildung 13: Lage des Holterventils und Verlauf der Drainage vom Seitenventrikel bis zum rechten Vorhof und in das Abdomen. Vergrößert ist das Funktionsschema des Ventils dargestellt. Dieses einfache mechanische System ist seit der Erstentwicklung im Jahre 1957 durch eine Reihe weiterer Ventilsysteme ergänzt worden.

– *Klinisch:* Zunächst wird der Kopfumfang täglich, später wöchentlich gemessen. Die Werte werden laufend in einer Normkurve eingetragen. Die Fontanellenspannung wird ebenso häufig durch Betasten überprüft.

– *Ventilfunktion*
  Entleert sich das Ventil auf Druck leicht, so ist der abführende Katheter offen; füllt es sich leicht wieder nach, so funktioniert der Ventrikelkatheter zum Ventil. Bei der Blockierung des Vorhofkatheters ist das Ventil nicht komprimierbar und hart. Ist der obere Katheter verstopft (meist Plexusaspiration), so läßt sich das Ventil ausdrükken, füllt sich aber nicht oder nur sehr langsam auf.

– *Druckmessung*
Exakte Hinweise über den aktuellen Liquordruck können nur durch Punktion der Rickham-Kammer oder besser des Ventrikelraumes gewonnen werden.

5. Prognose

Bis vor 20 Jahren waren die Aussichten eines Kindes mit Hydrozephalus sehr schlecht. Seit der Entwicklung von Holter- oder Pudenz-Ventilen hat sich die Prognose erheblich gebessert, weil das Gehirn sich ohne Druckschäden entwickeln kann. 50 bis 60 % der Kinder mit Hydrozephalus sind schul- und bildungsunfähig.

6. Komplikationen

Sie sind leider nicht selten. Bis zum vierten Lebensjahr müssen mehr als die Hälfte aller Drainagesysteme mindestens einmal revidiert werden.

a) Verstopfungen des Drainagesystems

Sie machen eine Revision unmittelbar notwendig. Zu den Symptomen einer Ventilblockade gehören:

– neue Hirndruckzeichen (Fontanellenspannung, Klaffen der Nähte, rasche Zunahme des Schädelumfanges),

– Kopfschmerzen,

– Erbrechen, Blässe,

– Würgen oder Schluckstörungen,

– Apathie und Somnolenz,

– Opisthotonus, Krampfanfälle,

– Stauungspapillen,

– Visusstörungen. Sie sind besonders bei älteren Kindern oft das erste Zeichen eines Ventilversagens,

– zunehmende Wesensveränderungen, Abfall intellektueller Schulleistungen.

Abbildung 14: Die Ingraham-Drainage ist ein offenes Ableitungssystem für Liquor. Mit der Flaschenhöhe kann der Ausflußwiderstand variiert werden.

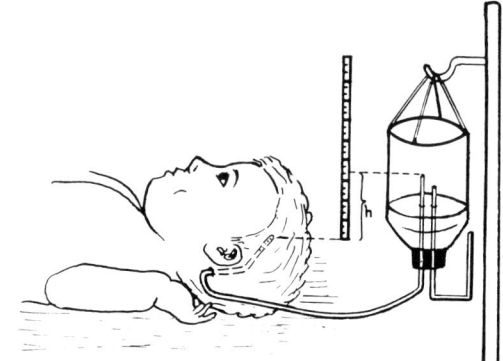

b) Infektionen

Sie werden bei 5 bis 10 % der Fälle beobachtet. Bei diesen ist eine Entfernung des Ventils unumgänglich. Die alleinige Antibiotikagabe kommt meist nicht zum Ziel. Damit das Gehirn in der Zwischenzeit nicht geschädigt wird, muß der Liquor temporär über eine geschlossene Ingraham-Drainage nach außen abgeleitet werden (**Abb. 14**), bis der Liquor steril geworden ist.

Nach Abheilung des Infektes wird eine neue Ventildrainage – meist in den Bauchraum – installiert.

c) Verkürzung der Schläuche

Blockierungszeichen des Ventils treten auch dann in Erscheinung, wenn die ableitenden Katheter infolge des Wachstums zu kurz werden. Nach zwei, vier, manchmal erst nach sieben Jahren müssen die distalen Schläuche durch längere ersetzt werden.

d) Vorzeitige Nahtsynostose nach Operationen

Eine vorzeitige Nahtsynostose nach Operationen eines Hydrozephalus ist eine seltene Komplikation.

e) Unverträglichkeiten oder Druckwirkungen des Ventils

Sie führen zu lokalen Nekrosen, Schmerzen und häufig zu einer sekundären Infektion des Drainagesystems.

f) Überdrainage

Durch Sogwirkung im distalen Schlauchabschnitt kann eine allzu starke Entleerung der Hirnventrikel entstehen. Die Patienten klagen über Apathie, Schwindel und Kopfschmerzen im Sitzen der Stehen. Eine rasche Besserung tritt beim Liegen ein. Die Überdrainage kann durch den Einbau eines sog. Anti-Siphon-Stückes verhindert werden. In einzelnen moderneren Systemen ist ein Schutzmechanismus gegen Überdrainage bereits eingebaut.

II. Enzephalozele

1. Klinik

Die *Enzephalozele ist eine hernienartige Ausstülpung von Haut und Hirnhaut.* Darin kann eine große Menge von Liquor und Hirnsubstanz liegen, so daß die Zele größer als der Kopf des Kindes werden kann (**Abb. 15**). Alle Enzephalozelen liegen entlang der Mittelinie und sind am häufigsten okzipital, seltener frontal oder nasal zu finden. In vielen Fällen ist gleichzeitig ein Hydrocephalus internus vorhanden (**Abb. 15**).

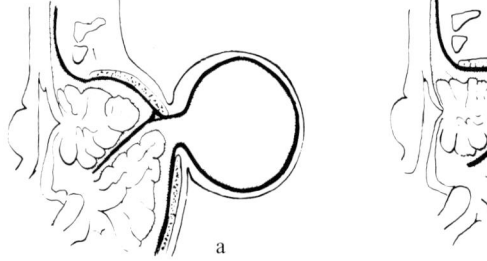

Abbildung 15:
a) Okzipitale Meningozele: Hirnhaut prolabiert aus einem Schädeldefekt. Sie ist von Liquor gefüllt.
b) Enzephalozele: zusätzliche Ausstülpung von meist mißgebildetem Gehirn. Meist von großem zystischem Liquorraum umgeben.

Abbildung 16:
Meningoenzephalozele.

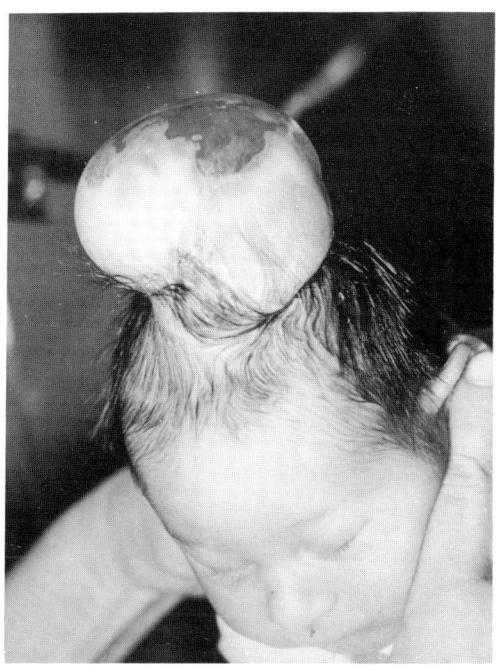

2. Behandlung

Die Enzephalozele wird unter Schonung des vitalen Hirngewebes exzidiert. Der Haut- und Hirnhauteffekt wird primär geschlossen. Fehlt über eine weite Strecke die Knochensubstanz, so ist zusätzlich eine Schädeldachplastik notwendig. Falls ein Hydrozephalus gleichzeitig vorliegt, muß eine Liquordrainage vorgenommen werden.

3. Prognose

Die meisten Kinder mit großer Enzephalozele sind geistig hochgradig retardiert. Einige haben Sehstörungen oder neigen zu epileptiformen Krämpfen. Die Prognose ist nur bei kleinen Enzephalozelen und bei reinen Meningozelen günstiger.

III. Chronisches subdurales Hämatom des Neugeborenen- und Säuglingsalters

Als Folge eines Geburtstraumas, frühkindlicher Stürze oder von Kindsmißhandlungen kann sich eine Blutung zwischen der Dura und dem Gehirn entwickeln. Durch Flüssigkeitsresorption wird das Blut eingedickt und die Erythrozyten hämolysieren. Daraus resultiert ein osmotischer Sog, so daß immer wieder Flüssigkeit in die Blutungshöhle einfließt. Aus diesem Grunde kommt es zu einem langsamen Wachsen des Hämatoms, welches das Gehirn mehr und mehr verdrängt.

1. Klinische Befunde

a) Symptome

- Allmählicher Beginn mit Erbrechen und zunehmender Entwicklungsstörung. Krämpfe werden gelegentlich beobachtet.
- Die Schädelnähte werden mehr und mehr auseinandergedrängt und der Kopfumfang nimmt zu.

b) Diagnose

Die Diagnose wird durch Ultraschall-Untersuchung oder Computer-Tomographie gestellt. Bei der subduralen Punktion wird Blut oder xanthochrome Flüssigkeit mit hohem Eiweißgehalt aspiriert.

2. Behandlung

Zunächst wird versucht, die Flüssigkeitsansammlung im Subduralraum zu aspirieren und die Höhle mit Kochsalzlösung zu spülen.

Falls sich die Blutungshöhle immer wieder füllt, wird ein Bohrloch am Schädel (Trepanation) angelegt. Dabei wird die Blutungsmembran größtenteils entfernt und der Subduralraum vorübergehend drainiert.

In schweren Fällen stellt sich ein Hydrozephalus externus ein, der eine Dauerdrainage über ein Holter- oder Pudenz-Ventil notwendig macht.

3. Prognose

Die Prognose bei frühzeitig behandelten Subduralhämatomen ist gut. Häufige Punktionen können zu einer Infektion führen. Wird eine notwendige Operation verzögert, sind oft Virusstörungen, epileptiforme Krämpfe und Intelligenzdefekte zu beobachten.

IV. Spina bifida

Die Bezeichnung Spina bifida beschreibt eine Mißbildung der Wirbelsäule, bei der sich der Wirbelbogen über dem Rückenmark nicht geschlossen hat. Bei der leichtesten Form ist nur der knöcherne Teil gespalten, bei der schwersten liegt auch das Rückenmark als offene Platte an der Oberfläche.

Embryonale Entwicklung

Hirn- und Rückenmark entwickeln sich aus dem Ektoderm des Rückens. Beidseits entlang der Mittellinie erscheint durch vermehrtes Zellwachstum eine kleine Falte; diese wird ständig höher und schließt eine Rinne ein (Neuralrinne) (**Abb. 17**).

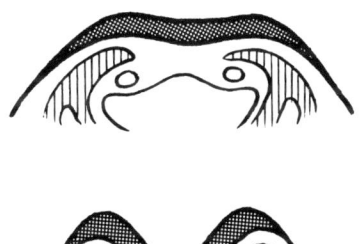

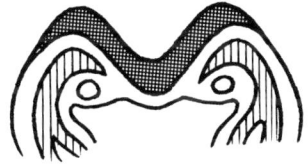

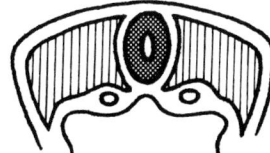

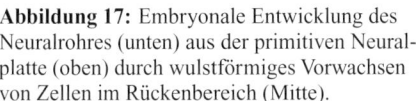

Abbildung 17: Embryonale Entwicklung des Neuralrohres (unten) aus der primitiven Neuralplatte (oben) durch wulstförmiges Vorwachsen von Zellen im Rückenbereich (Mitte).

Durch Vereinigung der beiden Falten in der Mittellinie entsteht ein Rohr, aus dem im obersten Abschnitt das Gehirn, im unteren das Rückenmark gebildet wird. Nachdem sich das Neuralrohr unter die Haut gesenkt hat, wird mesodermales Gewebe ausgebildet, aus dem die Hirnhäute, Wirbelknochen und die Muskulatur entstehen. Eine fehlerhafte Entwicklung dieses Vorganges führt zu einer Spina bifida unterschiedlichen Schweregrades. Solche Defektbildungen sind im Lumbosakralbereich am häufigsten und kommen bei zwei unter 1000 Neugeborenen vor.

Arten von Spina bifida

1. Spina bifida occulta

Nur der Wirbelbogen ist gespalten. Das Neuralrohr hat sich normal entwickelt und ist von Haut bedeckt. Gelegentlich wird diese Stelle an der Haut durch eine vermehrte Pigmentierung oder Haarbildung auffällig. Die seltenen neurologischen Ausfälle äußern sich als Urininkontinenz oder Fußanomalien.

2. Meningozele

Das Rückenmark ist normal gebildet, der Wirbelbogen ist gespalten, und die Hirnhäute wölben sich zystenartig am Rücken vor. Diese Zele kann von Haut bedeckt sein (**Abb. 18**). Vielfach liegt sakralwärts der Meningo-

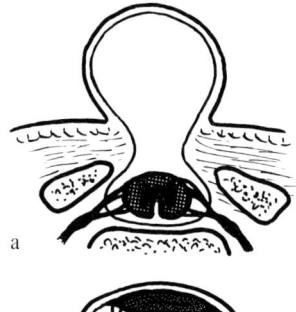

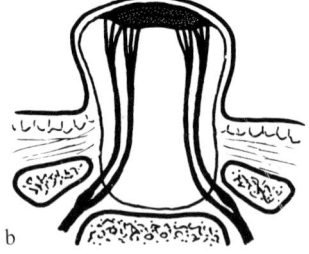

Abbildung 18:
a) Bei der Meningozele ist das Rückenmark normal entwickelt, die Hirnhäute wölben sich aber zystisch vor. Ein Dornfortsatz fehlt.
b) Die Myelozele ist zwar von Haut bedeckt und normal formiert, wird aber als Ganzes zystisch vorgewölbt.

zele ein Lipom. Eine dringende Operation ist nur angezeigt, wenn eine Hautbedeckung fehlt oder neurologische Ausfälle vorhanden sind. In den anderen Fällen wird eine operative Korrektur elektiv nach dem dritten Monat durchgeführt.

3. Myelomeningozele (oder Meningomyelozele)

Prävention

Es ist gut dokumentiert, daß die Zahl der Neuralrohrdefekte durch Einnahme von Folsäure, einem Vitamin aus der B-Gruppe, verringert werden kann. Die Prophylaxe hat aber vor einer allfälligen Schwangerschaft einzusetzen. Dies bedeutet, daß alle Frauen im gebährfähigen Alter ohne sicheren Verhütungsschutz Folsäure zu sich nehmen müßten. Benötigt werden *0,4 mg pro Tag.* Diese Dosis ist allein durch vermehrte Einnahme von Gemüse (Spinat, Broccoli, Endivie), Kalbsleber oder Eiern kaum zu erreichen. Deshalb ist die Verabreichung in Tablettenform zu empfehlen, bis einmal Folsäure angereichertes Mehl allgemein zur Verfügung steht. Das Brot müßte dadurch um weniger als 0,1 % des Kaufpreises verteuert werden.

Diese schwerste Spaltbildung ist zugleich auch die häufigste. Wirbelbogen, Muskulatur, Hirnhäute und Rückenmark sind gespalten. Die Marksplatte liegt im zentralen Abschnitt offen zutage. Seitlich davon sind die Hirnhäute zu erkennen, an die sich die Rückenhaut anschließt (**Abb. 19**).

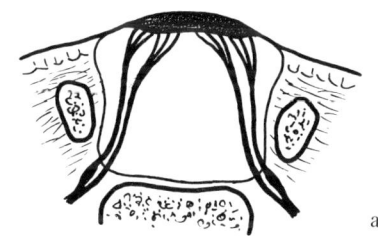

a

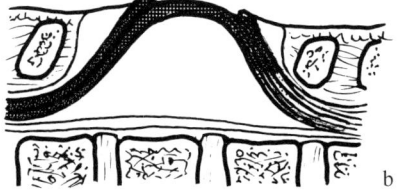

b

Abbildung 19: Myelomeningozele:
a) = Querschnitt
b) = seitliche Ansicht. Die Marksplatte ist gespalten und liegt direkt an der Oberfläche.

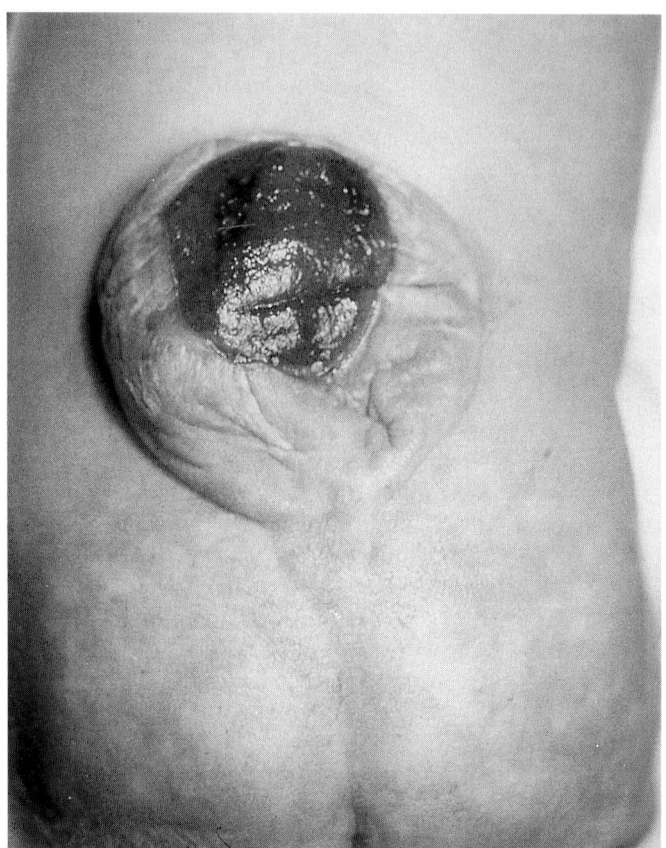

Abbildung 20: Myelomeningozele. Im Zentrum liegt die gespaltene Rückenmarksplatte offen zutage.

Liquor fließt aus dem Zentralkanal oder aus rupturierten Hirnhäuten aus. Schwere neurologische Ausfälle resultieren zum Teil als Folge einer Fehlentwicklung der Marksplatte (Dysplasie), zum Teil durch den Zug und die Zerreißung von Nervenwurzeln an der Basis der Neuralplatte **(Abb. 20)**.

Pränatale Diagnostik

Dank der beinahe obligaten Ultraschalluntersuchung während der Schwangerschaft lassen sich sehr viele Fälle bereits pränatal diagnostizieren. Sehr oft veranlaßt besonders die Existenz eines Hydrozephalus eine wiederholte und eingehende Suche nach der Mißbildung des Rückenmarks. In Zweifelsfällen wird eine α-Fetoprotein-Bestimmung aus dem Fruchtwasser durchgeführt, dessen Wert bei offenem Rückenmark erhöht ist. Vor dem Termin ist zu entscheiden, ob die Geburt durch natürliche Entbindung oder durch Kaiserschnitt erfolgen soll.

Vorgehen bei Myelomeningozele

Es ist bei der Geburt nie möglich, die Prognose und das Ausmaß einer Schädigung genau festzulegen. Ebenso ist die zu erwartende geistige Entwicklung ungewiß. Unbehandelt wird die Nervenschädigung aber innerhalb von Stunden zunehmen und die Gefahr einer Infektion steigen. Daher ist es wichtig, das Neugeborene so rasch als möglich in eine kinderchirurgische Klinik zu verlegen.

a) Transport ins Spital

Da die Gefahr einer weiteren Ausbuchtung der Myelomeningozele und einer Austrocknung der Rückenmarksplatte besteht, wird die Mißbildung mit einer sterilen, mit Kochsalz befeuchteten Kompresse abgedeckt und mit einer Nabelbinde sanft eingebunden. Der Transport erfolgt in einem heizbaren Inkubator, der mit Sauerstoff beschickt wird. Die begleitende Schwester ist dafür besorgt, daß ein Absaug- und Beatmungsgerät mitgeführt wird. Wenn immer möglich, sollte auch der Vater des Kindes zugleich in die kinderchirurgische Klinik mitkommen, damit ihm der behandelnde Arzt die Schwere der Mißbildung, die Art des Vorgehens und die vermutliche Prognose erklären kann. Damit wird bereits der wichtige und unentbehrliche Kontakt zwischen Eltern und Klinik hergestellt.

b) Behandlung

Präoperativ: Vor einer Operation wird ein genauer neurologischer Status erhoben und die Höhe der neurologischen Schädigung und allenfalls eine Analsphinkter- und wenn möglich eine Blasenlähmung festgehalten. Insbesondere ist auf Hindruckzeichen (Hydrozephalus!) zu achten. Sicherheitshalber wird 100 ml Blut getestet. 1 mg Konakion verbessert die Blutgerinnung, die beim Neugeborenen reduziert ist.

Operation: Zunächst wird die periphere Hirnhaut sorgfältig von der Rückenmarksplatte abgetragen und die Platte selbst zu einem Rohr formiert.

Die seitliche Muskulatur und Haut werden unterminiert und über dem Defekt vereinigt.

Postoperativ: Vier Hauptprobleme stellen sich an ein Kind mit operierter Myelomeningozele:

– *Hydrozephalus:* Die Ursache hierfür liegt meist in einer Liquorblockade in der hinteren Schädelgruppe, der sog. Arnold-Chiari-Mißbildung. Bei dieser Anomalie ist das Kleinhirn und das verlängerte Rückenmark verlängert und abgeflacht und stülpt sich durch das Hinterhauptsloch aus. Diese Zweitmißbildung ist bei über 90 % der Myelomeningozelenträger vorhanden. Sie macht eine Liquordrainage bereits in den ersten Lebenswochen notwendig.

– *Lähmungen von Blase und Urethralsphinkter.* Bei einer Lähmung der Sphinktermuskulatur fehlt die Fähigkeit, diese aktiv zu öffnen. Die Blase wird daher überfüllt, überdehnt und es resultiert eine Überlaufinkontinenz.
In zwei- bis dreistündigen Abständen soll die Blase zunächst ausgedrückt werden. Andernfalls entsteht eine allmähliche Hypertrophie der Blasenmuskulatur und ein vesiko-ureteraler Reflux. Die Folgen sind ein ständiger Resturin und eine chronische Urininfektion sowie schließlich der Untergang des Nierenparenchyms.
Wird der Widerstand des gelähmten Sphinkters zu groß, oder sind bereits Komplikationen als Folge der Überdehnung der Blasenwand (Muskelverdickung, Pseudodivertikel) entstanden, so wird ein *intermittierender Katheterismus* unumgänglich. Dabei wird unter sauberen Bedingungen die Blase drei- bis viermal täglich vollständig mit dem Katheter entleert. Diese Maßnahme ist von den Eltern leicht lernbar.
Regelmäßige Kontrollen dieser Kinder sind unvermeidlich: Urinuntersuchungen, Resturin, Serumharnstoff, Ultraschall-Untersuchungen der Niere und Blase, intravenöse Pyelogramme und Miktionszystourethrogramme, evtl. Zystoskopie, sind in regelmäßigen Abständen vorzunehmen.

– *Lähmung der Analmuskulatur.* Trotz vollständiger Lähmung der willkürlichen Kontinenzmuskulatur ist die Stuhlinkontinenz meist das geringste Problem. Durch diätetisch geleitete Obstipation gelingt es, die älteren Patienten zu einer zweitäglichen Entleerung von trockenem Stuhl zu bringen. Wegen der Gefahr einer rektalen Überdehnung ist aber jede Verstopfung im Säuglingsalter zu verhüten.

– *Orthopädische Probleme.* Bei den meisten Myelomeningozele-Patienten besteht eine partielle Lähmung der Beine. Wegen unkoordinierter Muskelaktivität im Hüftbereich tendiert der Femurkopf dazu zu luxie-

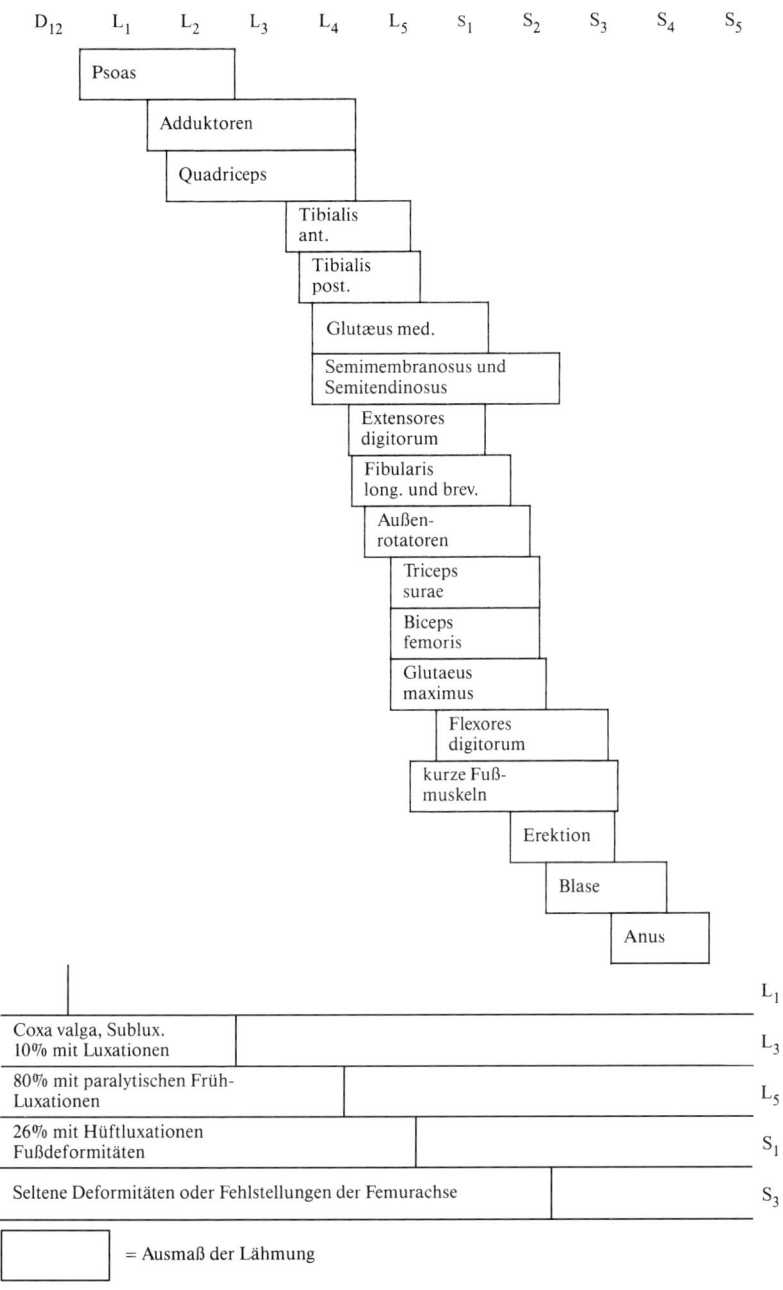

D_{12}	L_1	L_2	L_3	L_4	L_5	S_1	S_2	S_3	S_4	S_5

Psoas

Adduktoren

Quadriceps

Tibialis ant.

Tibialis post.

Glutæus med.

Semimembranosus und Semitendinosus

Extensores digitorum

Fibularis long. und brev.

Außenrotatoren

Triceps surae

Biceps femoris

Glutaeus maximus

Flexores digitorum

kurze Fußmuskeln

Erektion

Blase

Anus

L_1

Coxa valga, Sublux. 10% mit Luxationen
L_3

80% mit paralytischen Früh-Luxationen
L_5

26% mit Hüftluxationen Fußdeformitäten
S_1

Seltene Deformitäten oder Fehlstellungen der Femurachse
S_3

☐ = Ausmaß der Lähmung

Abbildung 21: Innervations-Störungen und orthopädische Konsequenzen bei Myelomeningozele.

ren. Durch frühzeitige Gymnastik, breites Wickeln, evtl. operativ durch Psoasverlagerungen und Adduktorendurchtrennung gelingt es, ein normales Hüftgelenk zu erhalten.

Nicht selten bestehen schwere Klumpfüße, die physiotherapeutisch oder durch Gipsverbände korrigiert werden. Auch hier sind später evtl. operative Korrekturen notwendig. Das Ausmaß der Innerverations-Störungen steht in direkter Beziehung zu den orthopädischen Ausfällen (**Abb. 21**).

Fixiertes Rückenmark (tethered cord)

Ein tethered cord entsteht durch Verwachsungen des Rückenmarks mit umgebendem Narbengewebe im Bereiche der früheren Myelomeningozele, seltener als Folge eines verkürzten Endausläufers des Marks (Filum terminale). Die Symptome entwickeln sich meist nach dem fünften Lebensjahr. Sie bestehen in Rückenschmerzen, einer Verschlechterung der Blasenfunktion und einer Abnahme der Sensibilität und motorischen Kraft der unteren Extremitäten. Gelegentlich wird zunächst eine vermehrte Spastizität der Beine und ein schlechteres Gangbild sowie eine rasche Zunahme der Skoliose beobachtet. Das Auftreten solcher Zeichen macht eine Operation notwendig. Dabei werden das Rückenmark und die Nervenwurzeln von allen Verwachsungen gelöst.

c) Prognose

Ein Viertel der Kinder mit Myelomeningozele erreicht das erste Lebensjahr nicht (Hirnschädigung, Infektion). Durch eine aktive operative Behandlung der Myelomeningozele und des Hydrozephalus sowie die ständige Kontrolle, besonders der gelähmten Organsysteme, haben diese Kinder aber bessere Aussichten bekommen. Es darf erwartet werden, daß über 50 % geh- und schulbildungsfähig werden.

Die Aufwendungen der Eltern für die tägliche Betreuung, geistige Förderung, Physiotherapie und orthetische Versorgungen sind sehr erheblich. Ohne diese Bemühungen, ohne eine fortgesetzte Krankengymnastik und Ergotherapie wären zahlreiche Fortschritte in motorischer und geistiger Hinsicht nicht denkbar.

Spezialisierte Schulen und Elternvereinigungen können zu einer wichtigen Stütze für die Betreuung dieser Kinder werden.

Latex-Allergie

Wohl als Folge des häufigen Gebrauchs von Latex-Produkten (Handschuhe, Katheter) entwickelt sich bei zahlreichen Patienten frühzeitig eine Latex-Allergie. Sie äußert sich durch zirkulatorische Störungen mit Blutdruck-Abfall, Unwohlsein, Fiebern und Kopfschmerzen. Der Nachweis erfolgt durch einen spezifischen Latex-Test. Entscheidend ist es, von Anfang an Latex-Produkte zu meiden und im Falle einer Allergie vollständig davon Abstand zu nehmen.

Gesicht

Mißbildungen des Gesichts zählen zu den häufigsten; ihre Korrektur gehört aus kosmetischen und funktionellen Gründen zu den bedeutendsten Aufgaben der Chirurgie im Kindesalter.

I. Mißbildungen von Lippen und Gaumen

Irgendeine Form einer Spaltbildung von Lippe, Kiefer oder Gaumen wird bei einem unter 800 Kindern angetroffen. Nur bei 30 % ist ein Erbgang nachzuweisen, während bei den übrigen Kindern wohl andere Faktoren eine auslösende Ursache haben müssen. Lippenspalten (Hasenscharten) sind mit oder ohne Gaumenspalten häufiger bei Knaben, isolierte Gaumenspalten mehr bei Mädchen anzutreffen.

1. Entwicklungsgeschichte

Das Gesicht wird aus mindestens fünf Teilen gebildet, die sich zwischen der vierten und achten Schwangerschaftswoche vereinigen (**Abb. 22**).

– Aus einer frontonasalen Portion entwickeln sich Stirne, Nase und die Mittelpartie der Lippe sowie der knöcherne Anteil des Zwischenkiefers.

– Aus zwei Maxillarportionen entstehen die Wangen und die äußeren Portionen der Lippe. Aus denselben Anteilen bilden sich ferner fast der gesamte harte und der weiche Gaumen sowie die seitlichen Kieferleisten.

– Aus zwei Mandibulaportionen wird der Unterkiefer gebildet. Vereinigt sich ein Bauelement mit dem anderen nicht, so entsteht die eine oder andere Spaltbildung.

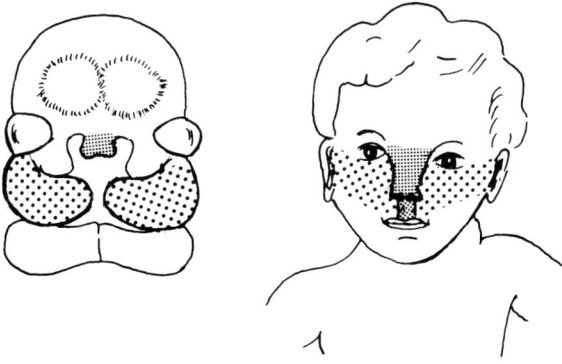

Abbildung 22: Gesichtsentwicklung: Aus einer frontonasalen Partie entwickeln sich Nase, Zwischenlippe, Zwischenkiefer, aus zwei maxillären Fortsätzen die Wange und die seitlichen Alveolarfortsätze, aus zwei mandibulären Partien der Unterkiefer.

2. Arten von Spaltbildungen

a) Lippenspalte

Der Defekt kann nur in einer kleinen Kerbe bestehen oder durchgehend bis zum Nasenboden reichen. Fast in allen Fällen ist das Nasenseptum gekippt, die Nase flacher und der Nasenflügel breiter. Gewöhnlich ist diese Mißbildung nur einseitig; bilaterale Formen kommen aber vor (**Abb. 23**).

b) Isolierte Gaumenspalte

Die Spalte variiert von einer geteilten Uvula über eine Teilung des weichen Gaumens bis zum völligen Fehlen des harten Gaumens. Bei all diesen Formen ist der Alveolarfortsatz normal ausgebildet.

c) Lippen-Kiefer-Gaumenspalte

Die Spaltbildung ist durchgehend durch Lippe, seitlichen Kieferbogen und Gaumen. Ist die Spaltung doppelseitig, so liegt der Zwischenkiefer zu weit vorn, und die Nase ist schwer deformiert.

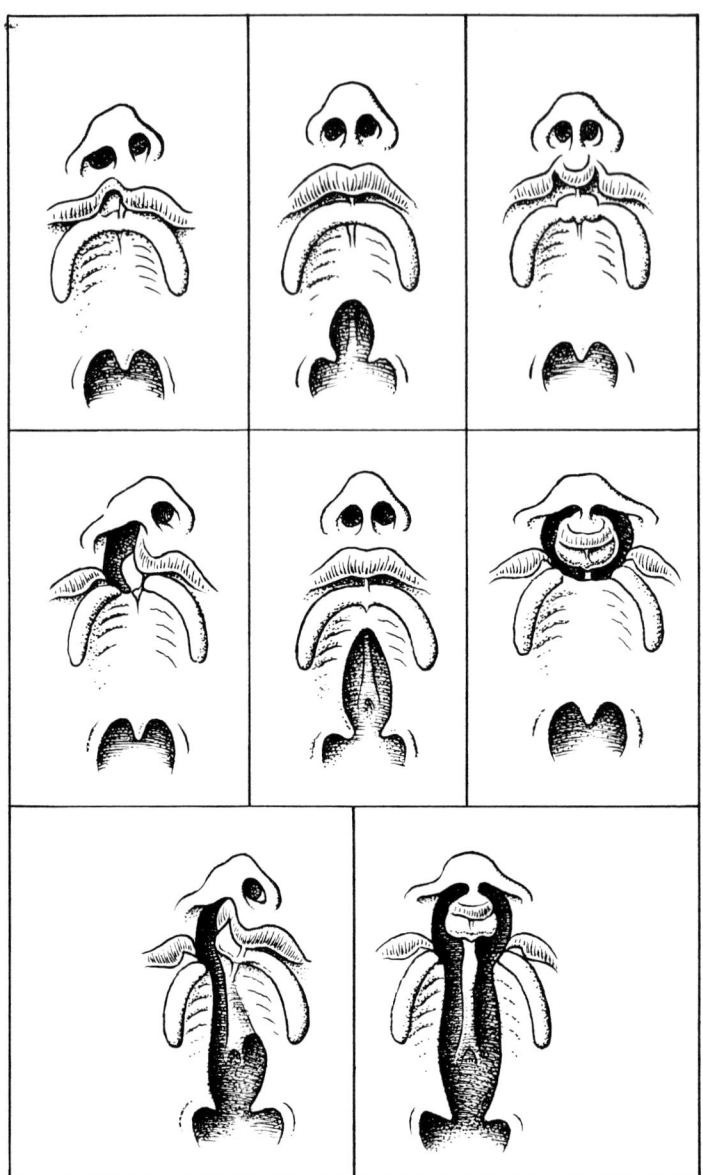

Abbildung 23: Lippen-Kiefer-Gaumenspalte. Obere Reihe: partielle Spaltbildung der Lippe und des Gaumens, mittlere Reihe: vollständige Spaltbildung von Lippe und Gaumen, untere Reihe: durchgehende ein- und doppelseitige Lippen-Kiefer-Gaumenspalte.

3. Folgen der Spaltbildung

Eine Lippenspalte bedeutet eine schwere Veränderung des Aussehens eines Patienten, hat jedoch kaum Funktionsausfälle zur Folge. Jede Form einer Gaumenspalte zieht schwere Ausfälle nach sich. Saugen und Schlucken sind anfänglich erschwert oder unmöglich. Getrunkenes läuft leicht wieder zur Nase heraus. Eine chronische Schleimhautentzündung entsteht. Meist gelingt das Saugen von Milch aus einer Flasche mit einem speziellen, langen und flachen Lutscher, der den Gaumendefekt überdacht. In schweren Fällen ist die Ernährung zunächst mit einer Magensonde notwendig. Bei Gaumenspalten erleichtert eine Lutschplatte das Schlucken. Die Platte dient zudem zur Stabilisierung und Korrektur des Gaumens und der Alveolarfortsätze. Bei bilateraler Spalte soll sie die Reposition des Zwischenkiefers bewirken.

Am schwersten fällt die Sprachstörung ins Gewicht. Es besteht ein offenes Näseln, und die gutturalen Laute G, K, Ch können nicht, D, T, B, P, S, Sch mangelhaft gesprochen werden. Für viele wird diese Sprache Ursache einer sozialen Rückstellung; einige Berufe sind später nicht erlernbar.

4. Zeitplan der operativen Korrektur

Die Lippenspalte kann jederzeit nach der Geburt geschlossen werden. Es ist jedoch vorteilhaft, bis zum dritten oder vierten Monat zuzuwarten.

Der Gaumenschluß wird von einigen Schulen bereits mit sechs Monaten vorgenommen; die meisten Chirurgen führen die Operation jedoch im Alter zwischen 10 bis 14 Monaten, d. h. vor dem Sprechenlernen, durch **(Abb. 28)**. Einen allgemeingültigen Zeitplan gibt es nicht. Die Bestimmung des Behandlungszeitpunktes ist von der persönlichen Erfahrung des Chirurgen und seines Teams abhängig.

a) Operation

Eine Anzahl von Techniken ist entwickelt worden, um Lippe und Gaumen möglichst normgetreu und funktionell günstig zu gestalten. Es obliegt dem Chirurgen, die jeweils günstigste Methode zu wählen **(Abb. 24, 25, 26, 27)**. Besonders bei schweren Spaltbildungen sind operative Nachkorrekturen die Regel.

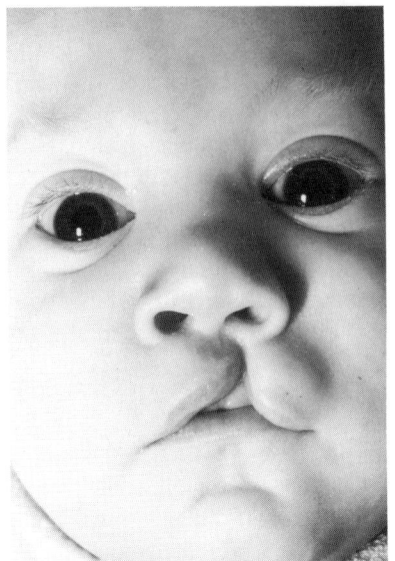
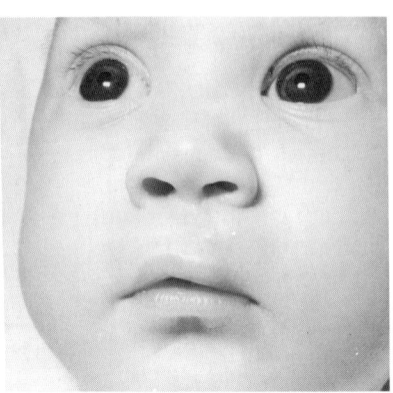

a

b

Abbildung 24: a) Lippenspalte mit erhaltener Hautbrücke, b) Zustand nach Operation.

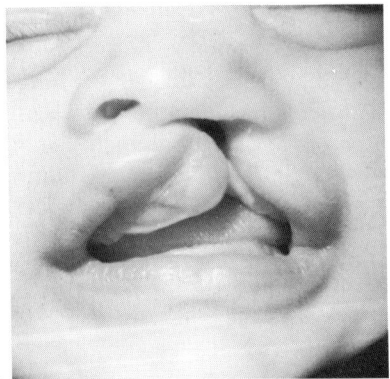
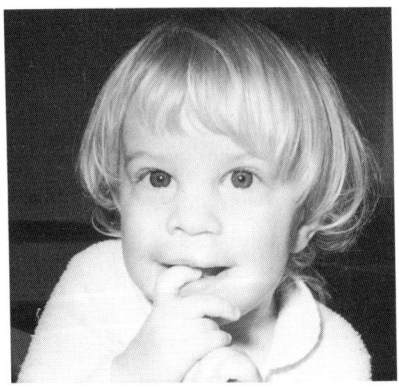

a

b

Abbildung 25: a) Lippen-Kiefer-Spalte einseitig, b) Zustand ein Jahr nach Operation.

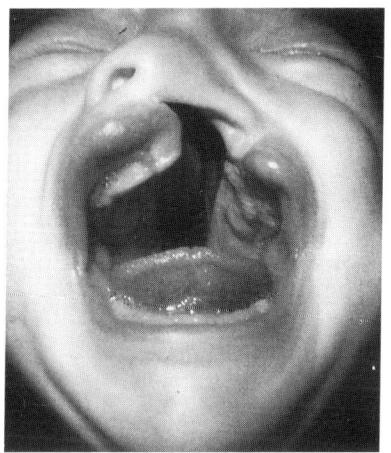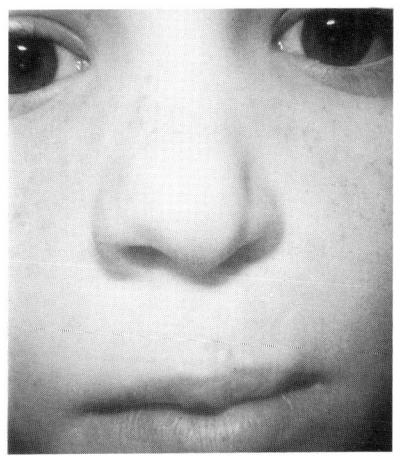

a   b

Abbildung 26: Linksseitige totale Lippen-Kiefer-Gaumenspalte. a) präoperativ, b) im Alter von acht Jahren

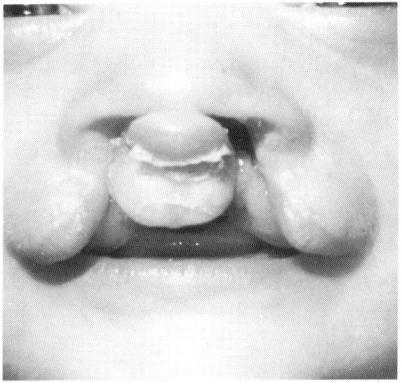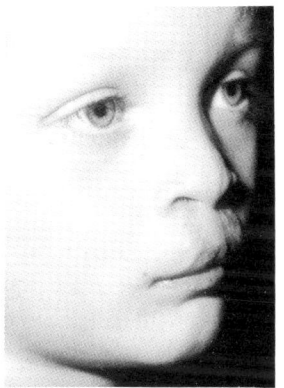

a   b

Abbildung 27: Beidseitige Lippen-Kiefer-Gaumenspalte. a) präoperativ, b) Zustand vier Jahre nach Operation.

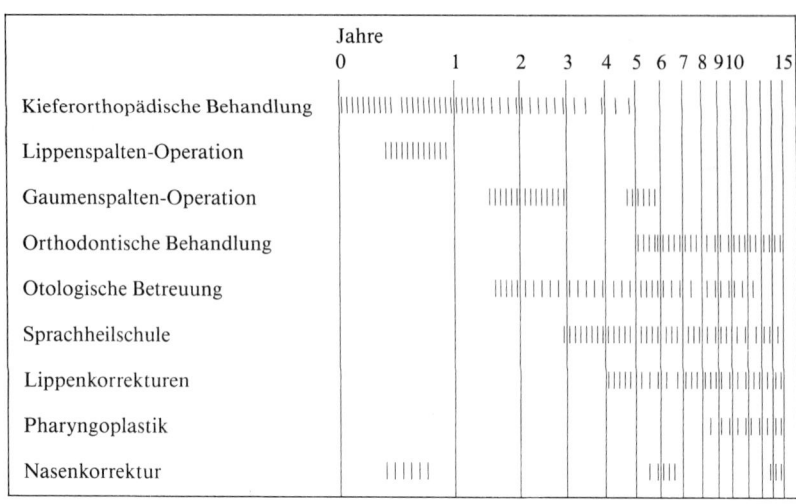

	Jahre 0	1	2	3	4	5	6	7	8	9	10		15
Kieferorthopädische Behandlung	‖‖‖‖‖‖ ‖‖‖‖‖‖‖‖‖‖‖‖ ‖ ‖ ‖ ‖												
Lippenspalten-Operation	‖‖‖‖‖‖‖												
Gaumenspalten-Operation			‖‖‖‖‖‖‖‖‖		‖‖‖‖								
Orthodontische Behandlung							‖‖‖‖‖‖‖‖ ‖ ‖ ‖‖‖‖‖‖						
Otologische Betreuung				‖‖‖‖‖‖‖‖ ‖‖‖‖‖ ‖‖‖‖‖‖ ‖ ‖ ‖ ‖									
Sprachheilschule					‖‖‖‖‖‖‖‖ ‖‖‖‖ ‖‖ ‖‖‖ ‖‖‖ ‖ ‖‖								
Lippenkorrekturen						‖‖‖‖‖ ‖ ‖‖ ‖‖‖‖‖‖ ‖‖ ‖‖‖‖‖							
Pharyngoplastik									‖ ‖ ‖‖ ‖‖ ‖‖‖				
Nasenkorrektur		‖‖‖‖‖					‖ ‖‖‖				‖‖		

Abbildung 28: Zeitplan für die Behandlung von Lippen-Kiefer-Gaumenspalten.

b) Postoperativ

Zunächst bedürfen die Kinder der genauen Überwachung. Mund und Pharynx müssen regelmäßig abgesaugt werden, um eine unbehinderte Atmung zu gestatten. Armstulpen werden angelegt, um das Kind zu hindern, mit seinen Fingern Lippe und Gaumen zu berühren. Die Ernährung mit einem Löffel kann bereits vier bis sechs Stunden nach der Operation wieder begonnen werden. Die Operationswunde an der Lippe wird mit einer feinen Schicht Salbe bedeckt und nach jeder Nahrungszufuhr mit Kochsalz abgetupft. Nach einer Gaumenoperation wird der Mund und Rachen im Anschluß an das Essen durch Nachtrinken gereinigt.

Zusätzliche Maßnahmen

– Nachkorrekturen: In einigen Fällen ist später (meist ab dem fünften bis zwölften Lebensjahr) eine Korrektur der Nase angezeigt. Korrekturen der Lippennarbe werden bereits zwischen dem vierten und siebten Jahr gemacht. Häufig sind Lippenkorrekturen bei schweren, durchgehenden oder doppelseitigen Spalten notwendig.

– Die Stellung der Alveolarfortsätze und des Zwischenkiefers setzt bereits kurze Zeit nach der Geburt durch kieferorthopädische Maßnahmen ein. Mit dem Vollzug der Zahnung (ab dem dritten Lebensjahr) erfolgt die Stellungskorrektur der Zähne durch orthodontische Behandlung.

- Während einige Kinder normal zu sprechen lernen, ist bei anderen eine langdauernde Sprachbehandlung notwendig. Diese sollte spätestens im Alter von drei Jahren begonnen und über Jahre fortgesetzt werden. Sprachstörungen wegen verkürztem Gaumensegel können durch operative Verlängerung des weichen Gaumens (Velopharyngoplastik) gebessert werden.

- Nachsorge und Kontrolluntersuchungen von Kindern mit Lippen- oder Gaumenspalten erfolgen periodisch bis ins Erwachsenenalter. Die Aufgabe wird in einem Teamwork, bestehend aus Kinderchirurg, Zahnarzt, Ohrenarzt, Sprachtherapeut und Fürsorgeinstitution, gelöst.

II. Pierre-Robin-Syndrom

Diese Kinder weisen einen typischen Gesichtsaspekt auf (**Abb. 29**). Der Unterkiefer ist sehr kurz und nach rückwärts verlagert. Der Gaumen ist schmal, hoch, und weist meist eine mediale Spalte auf. Die Zunge ist klein, fällt wegen des fliehenden Unterkiefers leicht zurück und kann in der Gaumenspalte eingeklemmt werden. Dadurch kann eine akute Erstik-

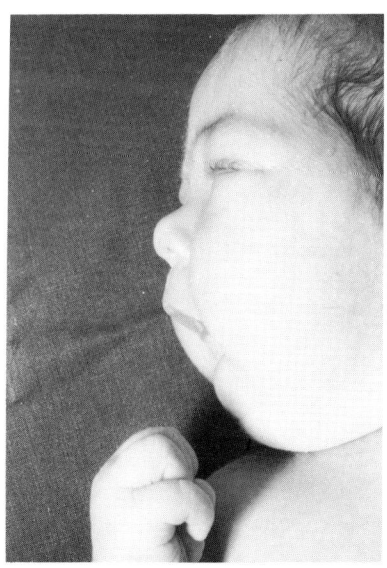

Abbildung 29: Pierre-Robin-Syndrom

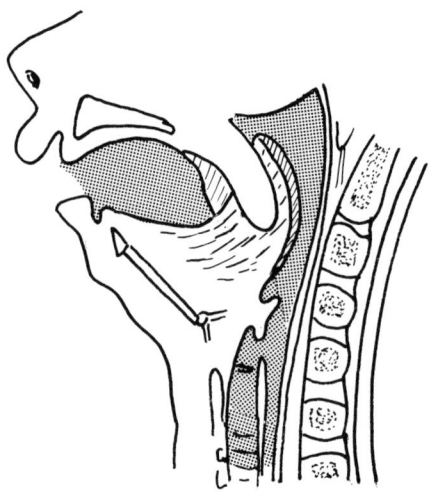

Abbildung 30: Das Pierre-Robin-Syndrom besteht aus einer Mikrognathie (kurzer Unterkiefer), einer Hypoglossie (kleine Zunge) und einer medianen Gaumenspalte. Komplikationen entstehen hauptsächlich durch das Zurückfallen der Zunge. Sie wird leicht von der Spalte eingeklemmt.

kungsgefahr entstehen. Unbeaufsichtigt erleidet das Kind durch Aspirationspneumonien und wiederholte Atemnotkrisen zusätzliche, besonders zerebrale Schädigungen **(Abb. 30)**.

Behandlung

Ein Kind mit Pierre-Robin-Syndrom gehört in Spitalbehandlung. Durch Bauchlagerung und vorsichtiges Trinkenlassen muß verhütet werden, daß die Zunge in den Rachen zurückfällt. In einigen Fällen ist das Einpassen einer Gaumenplatte sinnvoll. Sie erleichtert das Trinken und hält die Zunge in richtiger Position. Nur selten sind Maßnahmen wie ein permanenter Zungenfaden oder die Fixation der Zunge an die Unterlippe notwendig.

Mit zunehmendem Alter werden die Atem- und Ernährungsschwierigkeiten geringer; die Gaumenspalte wird je nach operativer Erfahrung zwischen dem 8. und 14. Monat geschlossen.

III. Ranula

Eine Ranula ist eine bläulich schimmernde Zyste des Mundbodens, die einseitig oder beidseitig neben dem Zungenbändchen liegt und von Schleim gefüllt ist. Sie ist durch den Verschluß des sublingualen Drüsenganges entstanden und kann bereits bei der Geburt vorhanden sein **(Abb. 31)**.

Die Behandlung besteht in einer Entfernung der gesamten Zystenvorderwand.

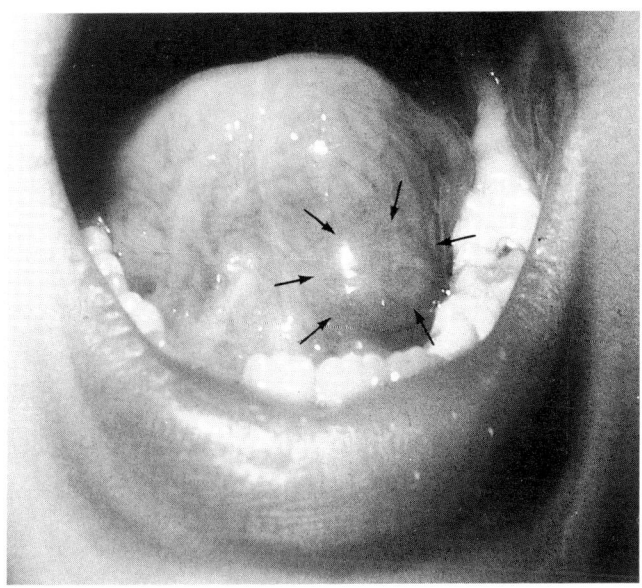

Abbildung 31: Ranula: Zystische Verwölbung unter der Zunge, bedingt durch Schleimretention.

IV. Makroglossie

1. Ursachen

Eine Vergrößerung der Zunge kommt zustande durch:

– eine Muskelhypertrophie (Hypothyreose, mongoloide Idiotie),

– ein Lymphangiom, das sich jeweils aus zahlreichen kleinen Zysten zusammensetzt,

– ein Hämangiom.

– Kombinations-Mißbildung von Omphalozele, Vergrößerung von Nieren und Leber und Makroglossie (Beckwith-Wiedermann-Syndrom).

2. Klinik

Der Mund bleibt ständig geöffnet. Die Zunge hängt aus Platznot aus dem Munde heraus. Atem- und Trinkschwierigkeiten bestehen jedoch kaum.

3. Behandlung

Eine Zungenverkleinerung ist für eine normale Kieferentwicklung vorzunehmen. Kleinzystische Lymphangiome bedürfen oft der lokalen Exzision. Hämangiome haben eine spontane Rückbildungstendenz.

V. Zungenbändchen

Ein verkürztes Zungenbändchen reicht von der Zungenbasis bis an ihre Spitze. Nur selten wird die Zungenbewegung eingeschränkt. Noch seltener sind Sprachstörungen.

Die Behandlung – falls erforderlich – besteht in einer einfachen Inzision des Bandes (**Abb. 32**), selten in einer zusätzlichen Schleimhaut.

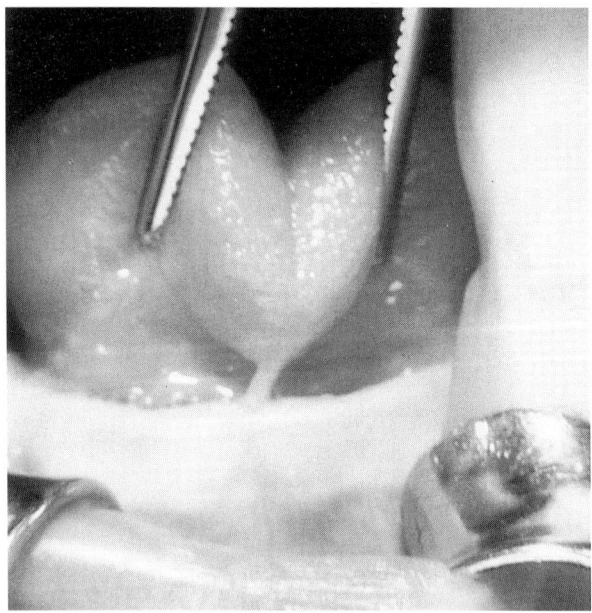

Abbildung 32: Zungenband.

VI. Oberlippenbändchen

Eine Fehlstellung der Schneidezähne ist nur denkbar, wenn das Lippenband bis an den Alveolarfortsatz reicht. In solchen Fällen wird das Band reseziert und der Schleimhautdefekt genäht.

VII. Tumoren des Gesichts

Zu den häufigsten Tumoren zählen die Hämangiome und Epidermoidzysten.

Hämangiome

Sie sind bei der Geburt oft noch kaum sichtbar und nehmen innerhalb von wenigen Monaten an Größe zu. Trotz der spontanen Regressionstendenz ist eine chirurgische Entfernung dann indiziert, wenn die Funktion eines Organs (Auge) beeinträchtigt wird **(Abb. 33)** oder die ästhetische Störung für Eltern und Kind unzumutbar wird **(Abb. 34)** (vgl. auch Seite 462).

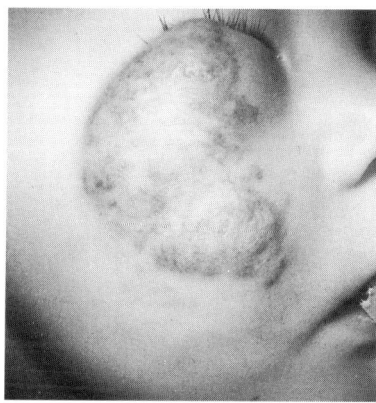

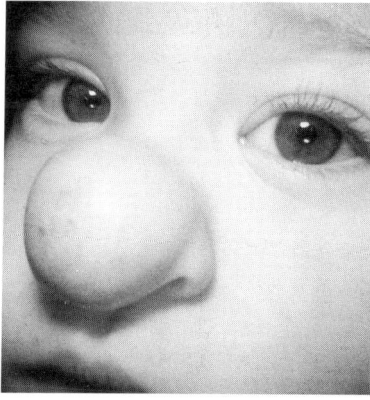

Abbildung 33: Kavernöses Hämangiom der rechten Wange. Augenöffnung nicht mehr möglich.

Abbildung 34: Schwere Verstellung eines Kindes durch ein kavernöses Hämangiom der Nase.

Epidermoidzyste

Sie haben ihre Prädilektionsstelle über dem Supraorbitalbogen und auf dem Nasenrücken. Wegen der langsamen Größenzunahme und der Infektionsgefahr ist eine operative Entfernung notwendig.

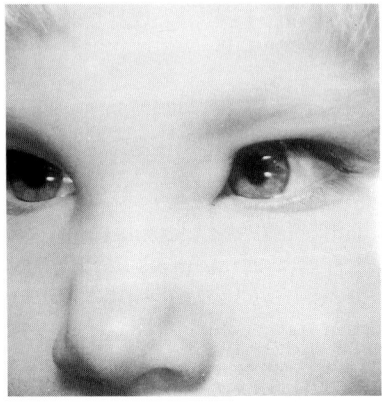

Abbildung 35: Epidermoidzyste medial über dem linken Auge.

Erkrankungen und Mißbildungen der Ohren und des Nasenrachenraumes

I. Präaurikuläre Hautanhängsel

Ein oder mehrere Hautgebilde mit Knorpel liegen vor dem äußeren Ohr. Sie sind bedeutungslos, aber kosmetisch störend. Vor dem Abbinden mit einem Seidenfaden muß streng gewarnt werden. Durch chirurgische Exzision läßt sich in allen Fällen ein sehr gutes Resultat erzielen (**Abb. 36**).

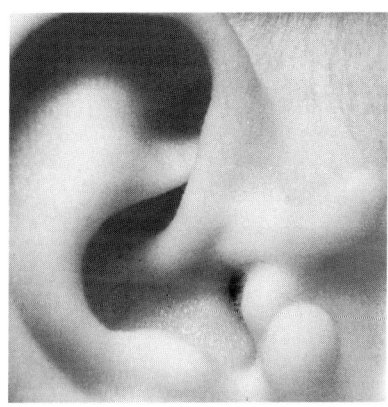

Abbildung 36: Präaurikuläranhängsel.

II. Präaurikuläre Fistel

Am oberen Ansatz der Ohrmuschel kann ein Grübchen entdeckt werden, aus dem von Zeit zu Zeit etwas Talg oder Flüssigkeit, evtl. Eiter, ausfließt. Da dieses Grübchen mit einem blind endenden Gangsystem vor dem Ohr in Verbindung steht, ist es wichtig, das ganze Gebilde operativ herauszupräparieren, noch ehe eine Infektion und Abszedierung entstanden ist (**Abb. 37**).

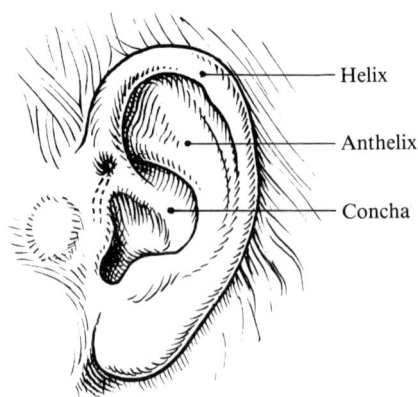

Abbildung 37: Lage von Fisteln und Zysten des äußeren Ohres.

Helix

Anthelix

Concha

III. Mißbildungen des äußeren Ohres

Am häufigsten wird ein- oder beidseitig eine fehlende Faltenbildung der Anthelix gefunden. Dadurch steht nur der obere Anteil des Ohres weit nach außen. Die Behandlung besteht in der retroaurikulären Bildung der fehlenden Falte. Seltener sind schwere Defektbildungen des Ohrmuschelskelettes, Anhängsel oder gar das Fehlen der Ohrmuschel **(Abb. 38)**.

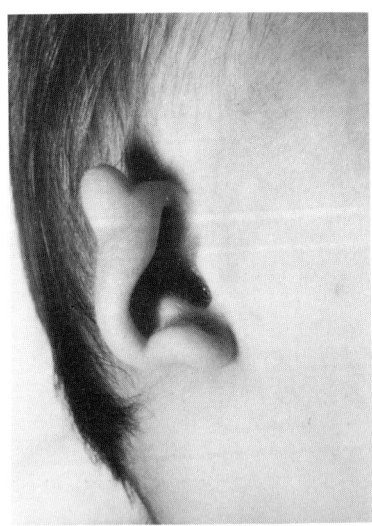

Abbildung 38: Anomalie des Ohrmuschelskelettes und Bildung eines Ohranhängsels.

IV. Abstehende Ohren

Dieser kosmetisch störenden Ohrenstellung liegt meist eine Hyperplasie der Concha zugrunde. Die Indikation zur Operation wird aus kosmetischen Gründen gestellt. Sie besteht in einer ellipsenförmigen Resektion von Haut hinter dem Ohr und evtl. einer Verkleinerung der knorpeligen Concha. Eine fehlende Falte wird auf der Ohrrückseite eingeschliffen. Im Anschluß an die Operation ist ein gut sitzender Verband zu tragen. Selbst nach vollständiger Wundheilung ist während der Nacht noch einige Wochen lang ein Stirnband anzuziehen, um das operative Resultat nicht zu gefährden **(Abb. 39)**.

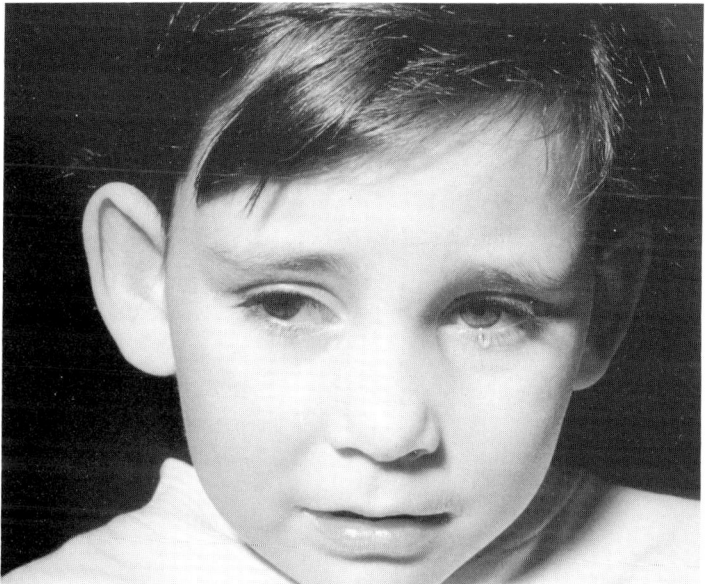

Abbildung 39: Abstehendes Ohr rechts. Die kleine Ohrmuschel (Concha) ist hypertrophisch, die Fältelung ist rudimentär.

V. Choanalatresie

Bei dieser seltenen Mißbildung ist die Verbindung zwischen Nase und Rachenraum verschlossen. Die Verlegung durch eine Schleimhaut- oder eine knöcherne Membran kann ein- oder beidseitig vorkommen **(Abb. 40)**.

Während bei Stenosen oder einseitigen Verschlüssen die Diagnose oft erst nach Monaten aufgrund eines chronischen eitrigen Nasenausflusses

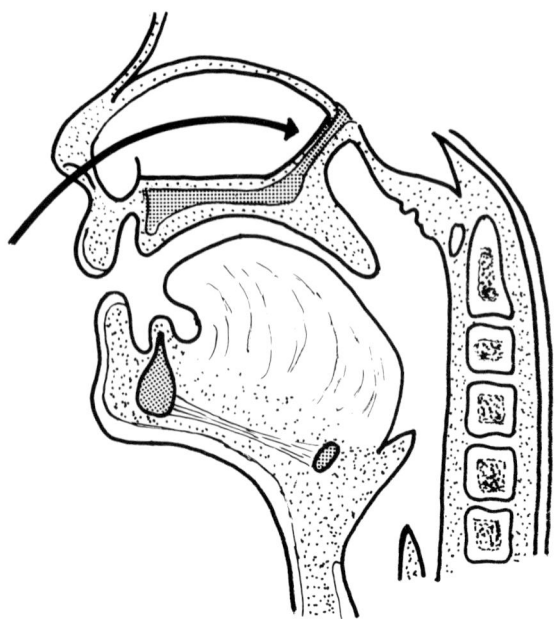

Abbildung 40: Die häutige oder knöcherne Choanalatresie stellt eine schwere Atembehinderung dar, weil das Neugeborene nur schlecht durch den Mund atmen kann.

gestellt wird, bedeutet die doppelseitige Atresie bereits beim Neugeborenen eine Notfallsituation. Das Neugeborene hat noch nicht die Möglichkeit, instinktiv durch den Mund zu atmen, und entwickelt daher rasch eine Atemnot.

Die Diagnose läßt sich leicht durch Einträufeln von gefärbten NaCI-Tropfen in die Nase stellen, die nicht im Rachen abgetupft werden können. Eine andere Möglichkeit besteht in der Sondierung oder in der Röntgendarstellung des vorderen Nasenraumes mit einem Kontrastmittel.

Die Notfalltherapie besteht im Offenhalten des Mundes und schließlich in der Perforation der atretischen Membran. Während mehrerer Wochen muß die Nase intubiert bleiben, bis die Perforationsöffnung epithelisiert ist.

VI. Tonsillen

Die Tonsillen und Adenoide stellen ein wichtiges lymphatisches Organ dar. Ihre Funktion besteht in einer unmittelbaren Abwehr von Infektionserregern im Pharynx. Daher sind sie auch für Entzündungen anfällig.

1. Tonsillitis acuta

Eine akute Tonsillitis verursacht Hals- und Schluckbeschwerden und Fieber bis 39 und 40°. Diese sind begleitet von Schweißausbrüchen, Kältegefühl, Appetitverlust, Schmerzen im Bauch und in den Gelenken und oft von Erbrechen.

Bei der Untersuchung sind die Tonsillen geschwollen, gerötet und von Exsudat oder Stippchen bedeckt. Die Halslymphdrüsen sind vergrößert und schmerzhaft.

Als Erreger fungieren meist Streptokokken und Viren. Bei Verdacht auf bakterielle Infektion ist eine Antibiotikabehandlung notwendig. Im übrigen erhält das Kind reichlich Flüssigkeit zu trinken; fiebersenkende Mittel sind in der Anfangsphase der Erkrankung nützlich.

2. Peritonsillarabszeß

Im Anschluß an eine akute Tonsillitis kann das umgebende Gewebe von einer Infektion mitergriffen werden. Eine große Schwellung erscheint gaumenwärts und verdrängt die Uvula auf die Gegenseite. Schlucken ist kaum mehr möglich. Die zervikalen Lymphdrüsen werden stark geschwollen und schmerzhaft.

Die Therapie besteht in der Inzision des Abszesses in Narkose. Der Eiter wird entleert und abgesaugt und eine Antibiotikabehandlung über mindestens zwei Wochen fortgesetzt.

3. Tonsillitis chronica

Nach mehreren Schüben einer akuten Entzündung vernarben die Tonsillen und verlieren ihre Schutzfunktion. In tiefen Krypten werden jedoch pathogene Erreger beherbergt, die jederzeit zu einer weiteren Komplikation Anlaß geben können (Tonsillitis acuta, Peritonsillarabszeß, zervikale Lymphdrüsenabszesse, Otitis media, Glomerulonephritis usw.). Wegen der Vergrößerung der Tonsillen atmen die Kinder durch den Mund, und bei gleichzeitiger Hyperplasie der Rachenmandeln (Adenoide) entsteht ein Näseln.

a) Indikationen zur Tonsillektomie

Die Entfernung der Tonsillen und Adenoide soll nur unter bestimmten Voraussetzungen empfohlen werden. Die alleinige Vergrößerung eines sonst

gesund aussehenden Organes ist noch lange kein Grund für eine Mandel-
operation. Die *Operation* ist aber indiziert:

- wenn während eines Jahres drei bis vier akute Tonsillitiden aufgetreten sind,
- nach Abheilen eines Peritonsillarabszesses,
- bei chronisch vergrößerten, zerklüfteten und belegten Tonsillen,
- wenn die Tonsillenhyperplasie zu Mundatmung, Schnarchen und
  Sprachstörungen führt,
- bei wiederholter eitriger Otitis media,
- wenn wiederholt beta-hämolysierende Streptokokken nachgewiesen
  wurden,
- wenn im Anschluß an eine Tonsillitis eine Gelenksschwellung oder
  Glomerulonephritis aufgetreten ist.

b) Tonsillektomie und Adenektomie

Die Operation wird in Intubationsnarkose grundsätzlich nur in Spitalbehandlung vorgenommen. Die Tonsillen werden aus ihrem Bett herauspräpariert und etwaige Blutungsquellen umstochen. Die Adenoide werden
von der Rachenhinterwand abkürettiert, die Blutung durch Tamponade gestillt.

c) Postoperativ

Da die Hauptkomplikationen in der Aspiration von Blutgerinnseln und in
der Nachblutung liegen, ist postoperativ besonders auf freie Atemwege
und die Zeichen eines Blutverlustes zu achten (Seitenlagerung, Puls-,
Blutdruckkontrolle). In der postoperativen Phase wird ein Eisbeutel um
den Hals gelegt. Der Patient erhält zunächst nur wenig Flüssigkeit zu trinken. Bei leichteren Nachblutungen gelingt es meist ohne Narkose, die
Blutung zu stillen. Bei massiver Nachblutung, die noch bis zum zehnten
postoperativen Tag erwartet werden kann, hilft meist nur die chirurgische
Tamponade der Tonsillenloge oder des Adenoidbettes. Gleichzeitig ist
Blut für eine Transfusion bereitzustellen.

Erkrankungen und Mißbildungen des Halses

Am Hals können vielerlei Schwellungen beobachtet werden, deren Ursachen ganz verschiedener Art sind.

I. Lymphadenitis

1. Unspezifische Lymphadenitis

Eine unspezifische Vergrößerung der Halslymphknoten wird bei Kindern vor dem achten Lebensjahr häufig beobachtet, ohne daß dadurch Besorgnis aufkommen muß. Meist sind es virale Infektionen von Nase und Rachen, die während Wochen eine indolente Vergrößerung der Lymphknoten, besonders im Kieferwinkel, bewirken. Diese bleiben aber verschieblich, derb, und sind ohne Zusammenhalt mit der Haut.

2. Abszedierende Lymphadenitis

Kinder unter drei Jahren neigen besonders zu akuten Infektionen des Rachenraumes (Kokken, Virusinfektionen). Innert ein bis zwei Tagen erscheint rasch eine akute Lymphadenitis. Während die Krankheit in den meisten Fällen durch Antibiotika beherrscht werden kann, kommt es bei einigen zu einer Abszeßbildung mit Fluktuation, Hautrötung und enormer Druckempfindlichkeit. Unter Antibiotikaschutz wird dann eine Inzision und Drainage notwendig.

3. Spezifische Lymphadenitis

Glücklicherweise ist die sogenannte spezifische Lymphadenitis tuberculosa seltener geworden. Relativ langsam entwickelt sich eine einseitige

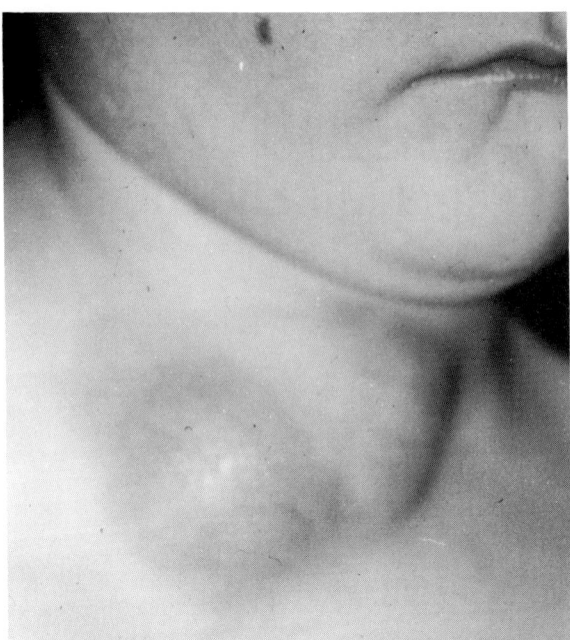

Abbildung 41: Hals-
tuberkulose vor dem
Hautdurchbruch.

Lymphknotenschwellung. Der Knoten ist zunächst beweglich, in späteren
Stadien aber mit der Umgebung, der Haut und den übrigen Lymphknoten
verbacken **(Abb. 41)**. Nach völliger Verkäsung des Lymphgewebes bricht
der tuberkulöse Eiter nach außen durch und unterhält eine ständig sezer-
nierende Fistel. In der weiteren Abklärung sind ein Thoraxröntgenbild,
eine Blutuntersuchung und ein Tuberkulinhauttest unerläßlich.

Therapeutisch sind Tuberkulostatika zu verabreichen, doch ist die fortschreitende Verkäsung nur zusammen mit der chirurgischen Entfernung
der Knoten aufzuhalten.

4. Seltene Lymphadenitisursachen

Vor einer spezifischen Lymphadenitis schwer abzugrenzen sind große,
derbe und antibiotikaresistente Lymphdrüsenschwellungen, wie sie bei
Toxoplasmose oder Katzen-Kratz-Krankheit vorkommen. Eine chirurgische Entfernung dieser Lymphdrüsen ist allein schon aus diagnostischen
Gründen gerechtfertigt.

II. Tumoren des Lymphgewebes

Eine schmerzlose, langsam wachsende Schwellung von Halslymphknoten muß immer an einen Tumor denken lassen. Ein Morbus Hodgkin, ein Retikulosarkom oder Lymphosarkom, evtl. eine Leukämie, können dafür in Frage kommen (**Abb. 42**). Neben der allgemeinen Tumorabklärung ist der Lymphknoten ohne Verzögerung bioptisch zu untersuchen. Beim Morbus Hodgkin ist der palpatorische Befund auffällig. Die vergrößerten Lymphdrüsen sind indolent und miteinander verbacken («Nüsse im Sack»). Die Patienten leiden an erhöhter Temperatur, Nachtschweiß und Gewichtsverlust. *Diagnostisch* ist eine Lymphdrüsenbiopsie zur histologischen Untersuchung vorzunehmen. Nach weiteren Drüsenvergrößerungen im Mediastinum und Abdomen ist zu fahnden. *Therapeutisch* wird je nach Stadium der Erkrankung eine Röntgenbestrahlung, Chemotherapie, evtl. Milzentfernung durchgeführt. Die *Prognose* ist besonders für Frühstadien gut.

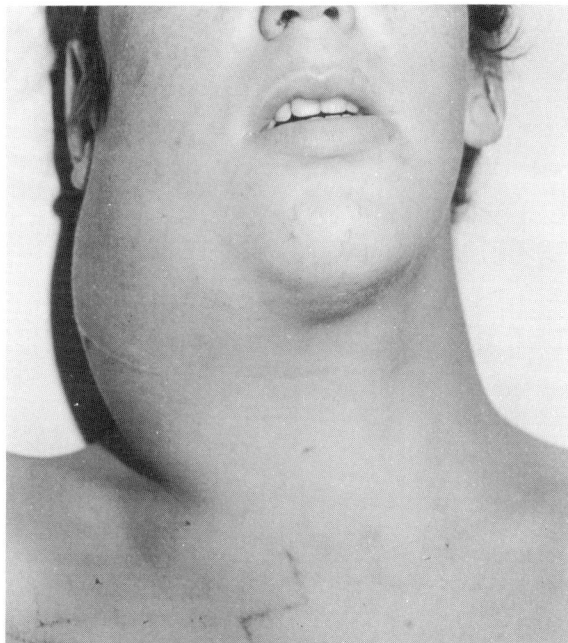

Abbildung 42:
Retikulumzellsarkom
der Halslymphdrüsen.

III. Entwicklungsmißbildungen (Abb. 43)

1. Branchiogene Fisteln und Zysten (Kiemengangsfisteln und Zysten)

Sie entspringen aus Überbleibseln der ehemaligen Kiementaschen. Vor dem Sternocleidomastoideus liegt eine Zyste oder eine kleine Hautöffnung, aus der sich gelegentlich etwas Schleim entleert **(Abb. 43)**. Eine Gangverbindung verläuft zwischen den beiden Halsschlagadern und mündet in der hinteren Tonsillengegend. Diese Fisteln und Zysten müssen samt dem Gang bis an ihre Basis präpariert und reseziert werden, da sie leicht zu hartnäckigen und schwer bekämpfbaren Infektionen führen.

2. Thyreoglossus-Zysten

Während der Entwicklung der Schilddrüse kann eine Gangverbindung zur Drüse und dem Foramen coecum am Zungengrund zurückbleiben. Dieser Gang ist von respiratorischem Epithel ausgekleidet und steht immer mit dem Zungenbein (Os hyoideum) in Verbindung. Die eigentliche Zyste

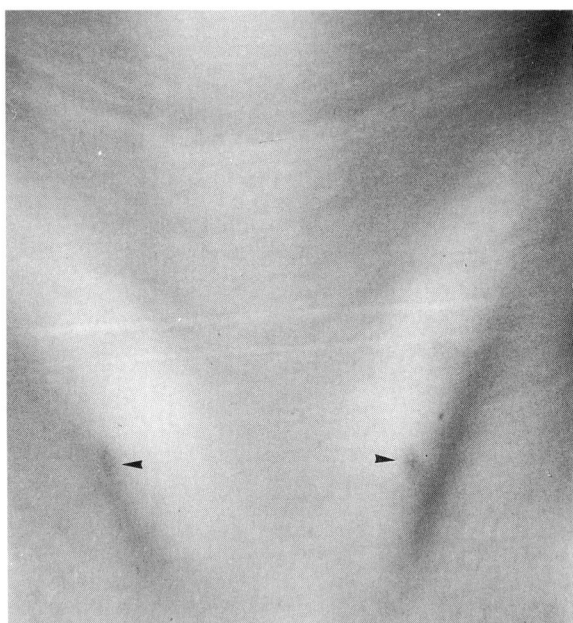

Abbildung 43: Beidseitige Kiemengangsfisteln neben dem Musculus sternocleidomastoideus.

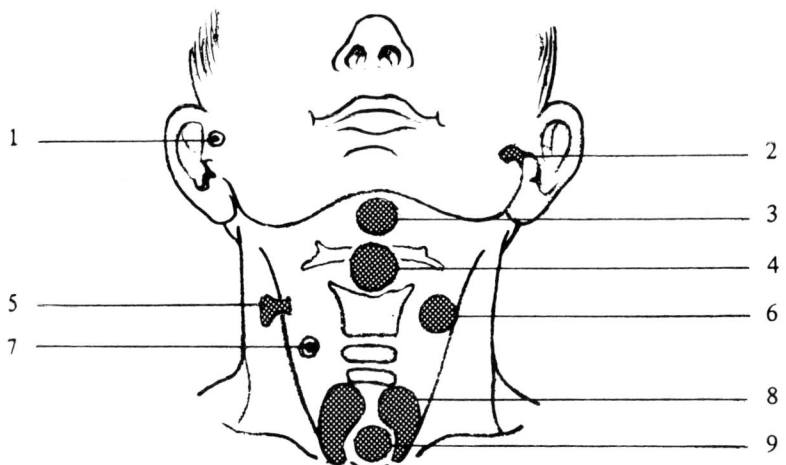

Abbildung 44: Zysten und Fisteln im Halsbereich. 1 Präaurikuläre Fistel, 2 Präaurikulär-anhängsel, 3 und 9 Dermoidzyste, 4 Thyreoglossuszyste, 5 Branchiogener Knorpel, 6 Kie-mengangszyste, 7 Kiemengangsfistel, 8 Struma.

wird besonders beim Schlucken vor dem Adamsapfel in der Mittellinie sichtbar. Da auch diese Zysten leicht infiziert werden, ist eine frühzeitige Operation samt dem Gang und einem Teil des Zungenbeines notwendig.

3. Lymphangioma colli (= zystisches Hygrom)

Dabei handelt es sich um ein multizystisches, schlecht abgrenzbares Ge-bilde, das wasserklare Flüssigkeiten enthält. Die Hohlräume haben die Tendenz, während der ersten Lebensmonate an Größe zuzunehmen, beste-hen aber bereits bei der Geburt. Der Füllungszustand der Zysten kann so-gar innert Stunden variieren **(Abb. 45)**.

Bei der Untersuchung ist der Tumor weich bis prall-elastisch und läßt sich mit einer starken Lichtquelle durchleuchten. Durch eine Ultraschall-Untersuchung sind traversierende Gefäßstrukturen und die Abgrenzung gegen gesundes Gewebe möglich.

Kompressionserscheinungen auf Trachea, Ösophagus und Mundboden sind selten; sie machen eine Notfalloperation notwendig. Findet eine Blu-tung in eine Zyste statt, so fühlt sich diese beinahe hart an und ist druck-empfindlich.

Die Operation ist immer ein schwieriges Unterfangen, da meist die Halsarterien, Venen und Nerven das Lymphangiom traversieren und ein-

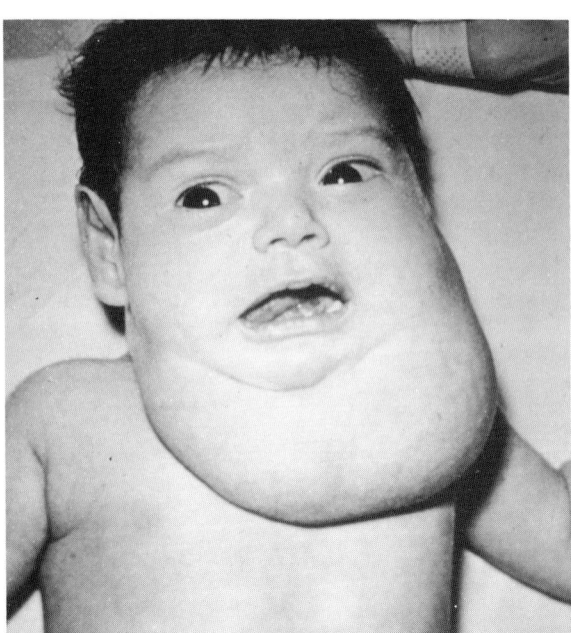

Abbildung 45: Angeborenes Lymphangiom des Halses.

zeln herauspräpariert werden müssen. Falls eine Radikaloperation nicht möglich ist, drängen sich wie bei Rezidiven Nachoperationen auf.

4. Dermoidzysten

Sie haben ihren Ursprung aus Hautkeimen, die während des embryonalen Wachstums versprengt wurden. Ihre Hauptlokalisation ist die Mittellinie unter dem Kinn, seltener sublingual oder über dem Jugulum. Gleichartige talggefüllte und langsam an Größe zunehmende Zysten kommen auch entlang der Augenbrauen und Schädelnähte vor. Die Behandlung besteht immer in der totalen chirurgischen Entfernung.

5. «Tumor des Sternocleidomastoideus»

Wohl als Folge einer intrauterinen Zirkulationsstörung des Muskels (fixierte Kopfneigung?) besteht beim Neugeborenen eine tumorartige Verhärtung im mittleren Abschnitt des Sternocleidomastoideus **(Abb. 46)**. Dieses Fibrom bildet sich innert weniger Monate spontan zurück. Unter

Abbildung 46: Torticollis congenita: Die tumorartige Veränderung des Musculus sternocleidomastoideus bildet sich innert Wochen spontan zurück.

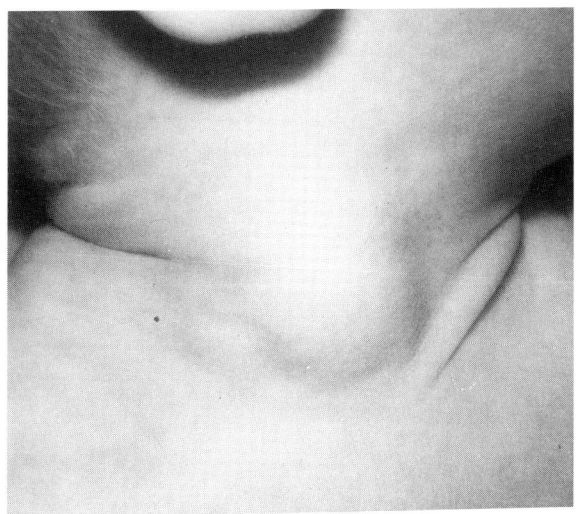

leichter Physiotherapie und geeigneter Kopflagerung gelingt es in 90 % der Fälle, eine Verkürzung des Muskels und einen späteren Schiefhals (Torticollis) zu vermeiden. Für die übrigen Fälle ist zur Vermeidung einer fixierten Fehlhaltung der Wirbelsäule und der Kopfstellung nach dem ersten Lebensjahr eine Verlängerung oder Durchtrennung der Sternocleidomastoideus-Sehne notwendig.

IV. Vergrößerung der Schilddrüse

1. Neonatale Struma

Sie wird fast nur bei Neugeborenen beobachtet, deren Mütter während der Schwangerschaft Jodpräparate einnehmen mußten. Selten verursacht diese Struma respiratorische Symptome. Eine Normalisierung der Schilddrüse tritt spontan ein, wenn das Kind der erhöhten Jodzufuhr nicht mehr ausgesetzt ist.

2. Struma colloides

Sie tritt bei Mädchen im Pubertätsalter auf, ist aber unter der heutigen Jodzufuhr im Kochsalz seltener geworden. Sie geht spontan zurück. Nur selten sind Schilddrüsenpräparate indiziert.

3. Adenome, Zysten oder Karzinome

der Schilddrüse sind seltene Vorkommnisse. An eine dieser Krankheiten muß aber gedacht werden, wenn bei einem Mädchen zwischen zehn und 15 Jahren ein einzelner, derber Knoten in der Schilddrüse erscheint. Bei all diesen Fällen ist die chirurgische Entfernung der Knoten samt dem angrenzenden Teil der Schilddrüse indiziert. Bei Karzinomen erfolgt die Metastasierung gerne in regionale Lymphknoten. Nach radikaler Entfernung von Karzinom und Metastasen ist die Prognose günstig.

Thoraxwand

Bildungsfehler der Brustwand sind meist kongenitaler und oft familiärer Natur. Erworbene Störungen kommen aber vor.

Kongenitale Mißbildungen

- Sternale Knickbildungen nach innen = Trichterbrust = Pectus excavatum,
- sternale Fehlstellungen nach außen = Hühnerbrust = Pectus carinatum,
- fehlende Fusion des Sternums in der Mittellinie,
- Defektbildungen der seitlichen Thoraxwand,
- Anomalien der Rippen (Fehlen von Rippen, Gabelrippen).

Erworbene Störungen

Die selteneren, erworbenen Brustwandveränderungen werden als Folgen von Unfällen, Röntgenbestrahlungen oder Rachitis im frühen Kindesalter gesehen.

I. Kongenitale Mißbildungen

Die Ursache ist nicht klar. Ein Erbfaktor kann gelegentlich eine Rolle spielen (familiäre Formen). Diskutiert wird auch eine abnorme Zwerchfelltätigkeit als auslösender Faktor. Andere Deformitäten werden als Folge einer zusätzlichen Krankheit oder Mißbildung angesehen (Herzmißbildungen, Zwerchfellhernie, laryngialer Stridor, Asthma).

1. Trichterbrust

Sie ist häufiger als die Hühnerbrust und wird mehr bei Knaben gefunden
(**Abb. 47**). Sie ist charakterisiert durch eine grubenförmige Einsenkung des Sternums, meistens nach dem Ansatz der zweiten Rippe. Die knorpeligen Rippenanteile sind nach innen verbogen.

a) Klinische Befunde

– Oft besteht eine Schlaffheit der Thorakalmuskulatur,

– die tiefste sternale Impression liegt am Übergang zwischen Sternum
  und Schwertfortsatz,

– die obere Thoraxhälfte ist normal,

– die Rippenknorpel zeigen eine prominente Rundung,

– in asymmetrischen Fällen ist das Sternum rotiert.

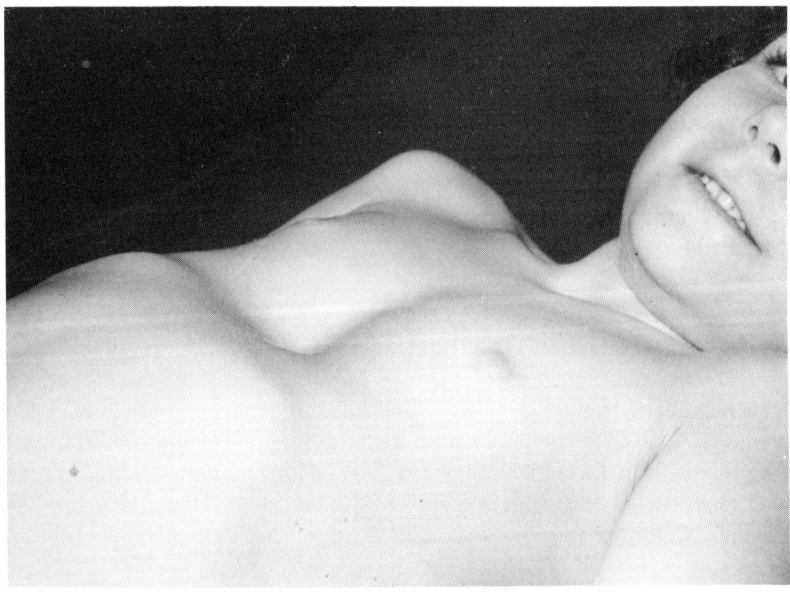

Abbildung 47: Trichterbrust, Knickbildung im oberen Sternalanteil.

Begleiterscheinungen sind die glockenartige Eversion des unteren Rippenbogens, eine Kyphose und gelegentlich auch eine Skoliose der Wirbelsäule.

Die Trichterbrust kann bei der Geburt vorhanden sein oder aber zu irgendeiner Zeit bis zum sechzehnten Lebensjahr erscheinen. In jedem Alter besteht die Tendenz zu einer Verschlimmerung.

Symptome

– Psychologische Störungen: Das Kind sieht anders aus, es geht nicht mehr schwimmen, wird gehänselt und bekommt Übernamen,

– es besteht eine verminderte körperliche Leistungsfähigkeit, wahrscheinlich bedingt durch einen Druck auf den rechten Ventrikel,

– selten sind präkordiale Schmerzen,

– einzelne Kinder neigen zu vermehrtem Husten und zu Erkältungen.

Abklärungsbefunde

– die Diagnose wird aus dem Aspekt der Mißbildung gestellt,

– röntgenologisch: die Lage des Herzens ist links; der Abstand zwischen Sternum und Wirbelsäule ist verringert,

– EKG: hier sind selten Anomalien festzustellen,

– Doppler-Sonographie: dient dem Nachweis von Strömungsstörungen,

– Angiogramm: diese Untersuchung ist selten indiziert. In schweren Fällen kann ein Füllungsdefekt des rechten Ventrikels festgestellt werden.

b) Therapie

Die *konservative* Therapie ist ohne Erfolg. Eine chirurgische Behandlung ist jedoch nur indiziert, wenn schwere Symptome vorhanden sind oder eine erhebliche ästhetische Beeinträchtigung besteht.

Präoperativ

Die Eltern sind darauf aufmerksam zu machen, daß es sich um eine schwere Operation handelt. Für diesen Eingriff ist Blut bereitzustellen.

Die Operation wird von einigen Chirurgen nach dem vierten Lebensjahr durchgeführt, wenn das Kind postoperativ mit der Physiotherapeutin kooperieren kann. Zur Vermeidung von Rezidiven halten wir aber das Alter von 12 bis 15 Jahren am günstigsten. Sie besteht in der Resektion der pathologisch geformten Rippenknorpel sowie in der Spaltung des Sternums an der Stelle der Knickbildung. Das Sternum wird hierauf in normaler Position, oft mit Metallspangen, stabilisiert. Falls eine Pleuraverletzung auftritt, muß ein- oder beidseitig eine Pleuradrainage eingelegt werden.

Postoperativ

Atemübungen sind notwendig. Prophylaktisch erhalten die Patienten zudem Antibiotika. Die Pleuradrains werden nach ein bis zwei Tagen entfernt. Nach einem bis drei Jahren können in einem meist kleinen Eingriff die Metallspangen wieder entfernt werden.

c) Prognose

Die Resultate nach operativer Intervention sind leider nicht immer befriedigend. Bei ungenügender Fixation des Sternums kann es noch Jahre nach dem Eingriff zu einem Rezidiv kommen.

2. Hühnerbrust (Pectus carinatum)

Diese Mißbildung ist immer angeboren; das Sternum ist nach vorne gewinkelt, die Knickbildung beginnt meist auf der Höhe der dritten Rippe.
Die Bedeutung der Hühnerbrust ist nicht funktionell, sondern rein kosmetisch. Eine operative Behandlung ist daher lediglich aus diesen Gründen indiziert. Die Therapie besteht in der Knorpelresektion und Fixation des Sternums in normaler Lage. Der Eingriff verläuft ähnlich wie bei der Trichterbrust.

3. Fehlende sternale Fusion

Dabei handelt es sich um eine Spaltung des Sternums in der Längsachse, die meist nur im proximalen Anteil des Brustbeins ausgebildet ist. Die Therapie wird etwa im ersten Lebensjahr durchgeführt. Sie besteht in der Annäherung der sternalen Anteile durch Cerclage.

4. Defektmißbildungen von Rippen

Am häufigsten kommt, zusammen mit einem Fehlen der Pektoralismuskulatur der einen Seite, auch eine Hypoplasie von Rippenknorpeln vor (dritte und vierte Rippe). Gelegentlich ist damit auch eine Hypoplasie der oberen Extremität und eine Syndaktylie der Finger verbunden. Der Thorax ist zuweilen unstabil.

Die Therapie besteht in einer Transplantation von Rippenanteilen. Sie sollte nicht vor dem vierten Lebensjahr vorgenommen werden.

Fehlt eine freie Beweglichkeit der Schulter, so wird eine Verlagerung von Rückenmuskulatur in die Pektoralisgegend vorgenommen. Physiotherapeutische Übungen sind notwendig, um die Beweglichkeit der Schulter und Thoraxwand zu gewährleisten.

Störungen durch Gabelrippen können in der Form von Protrusionen vorhanden sein. In diesen Fällen wird wie bei der Trichterbrust der Knorpel reseziert, die Knochenhaut jedoch belassen. Eine neue Rippe kann sich hierauf in normaler Form aus dem bestehenden Perichondrium bilden.

II. Erworbene Störungen

– Hypoplasien der Rippen, Einbuchtungen einer Thoraxwand usw. werden besonders nach Bestrahlungen, wie sie früher für die Hämangiomtherapie in der Säuglingsperiode vorgenommen wurden, gesehen. Die Behandlung dieser Deformitäten ist schwierig und besteht in der Resektion der geschädigten Rippen und in der Transplantation von Teilrippen.

– Die Beeinträchtigungen der Thoraxform nach Rachitis sind kaum behandlungsbedürftig.

Brustdrüse

Mißbildungen und Erkrankungen der Brustdrüse sind im Kindesalter selten und meist nicht von schwerwiegender Natur.

I. Mißbildungen

1. Agenesie der Mamilla

Sie kommt meist zusammen mit einer Somitenaplasie (Poland Syndrom) vor, bei der auch die Pektoralismuskulatur und einzelne Rippen fehlen können. Der gleichseitige Arm und die Hand sind gelegentlich unterentwickelt. Eine Aufbauplastik der Mamma wird erst nach der Pubertät durchgeführt.

2. Polythelie

Entlang der Mamillarlinie der Säugetiere und gegen die Axilla können noch weitere Mamillen ausgebildet sein. Diese sollten bereits im Kindesalter mitsamt dem Drüsengewebe entfernt werden.

II. Erworbene Affektionen

1. Mastitis der Neugeborenen («Hexenbrüste»)

Unter Einwirkung von mütterlichen laktogenen Hormonen können sich die Brustdrüsen entwickeln und bei Knaben wie bei Mädchen Milch sezernieren. Nach einer Woche sistiert der Milchfluß und die Hyperplasie bildet sich ohne Zutun zurück. Auf strikte Hygiene und Asepsis ist zu achten, damit eine Infektion der Brüste vermieden wird. Im Falle einer abszedierenden Mastitis mit phlegmonöser Ausbreitung wird die Hautinzision möglichst radiär gemacht, um die spätere Drüsenentwicklung nicht zu stören.

2. Pubertas praecox

Die vorzeitige Entwicklung der Brustdrüsen im Alter von zwei bis sechs Jahren veranlaßt zu einer Suche nach Ovarialtumoren oder nach Erkrankungen der Hypophyse. *Cave:* Nicht selten kann schon im siebenten Lebensjahr eine leicht schmerzhafte Brustknospe palpiert werden, die ein Frühzeichen der oft Jahre später einsetzenden Pubertät sein kann. Gleiche Brustknospen treten auch bei pubertierenden Knaben auf und geben oft zu Besorgnis Anlaß. Eine Biopsie ist bei Mädchen immer zu unterlassen. Persistierende schmerzhafte Hyperplasien des Mamillargewebes können bei Knaben hingegen operativ entfernt werden.

3. Gynäkomastie

Die ein- oder doppelseitige hyperplastische Entwicklung der Mamma bei Knaben ist meist ungeklärter Natur **(Abb. 48)**. Ihr Auftreten muß aber an ein Klinefelter-Syndrom, an einen Hodentumor oder an eine genitale Anomalie denken lassen. Solche Drüsenkörper sind aus kosmetischen Gründen von einem kleinen, halbmondförmigen Schnitt vom Mamillarrand aus zu entfernen. Natürlich ist der Patient vorher in Hinsicht auf eine Anomalie der Sexualorgane zu untersuchen (Genitale, Hoden, hormonaler Haushalt, evtl. Chromosomen, Gonadenbiopsie).

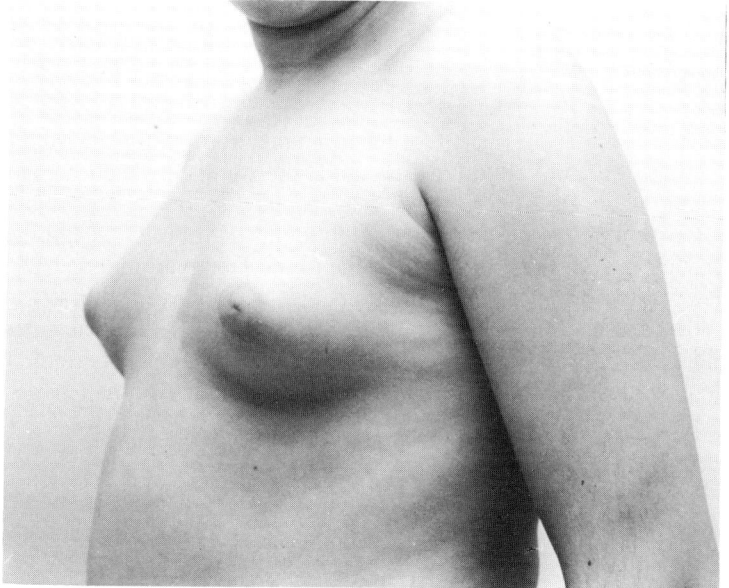

Abbildung 48: Gynäkomastie bei 14jährigem Knaben.

Mißbildungen und Erkrankungen der Speiseröhre

I. Ösophagus-Atresie

1. Embryologie

Ösophagus und Trachea entwickeln sich aus dem embryonalen Vordarm. Gegen Ende der dritten Schwangerschaftswoche erscheint bereits eine knospenartige Ausstülpung des Darmes, die sich ständig weiter verzweigt und sich schließlich vom Vordarm vollständig abtrennt. Wenn diese Trennung fehlerhaft abläuft, kann ein kongenitaler Verschluß der Speiseröhre oder eine persistierende Fistelbildung zwischen Ösophagus und Trachea entstehen.

2. Pathologie

In 90 % der Fälle endet der obere Ösophagusanteil blind, der distale Anteil der Speiseröhre steht in Verbindung mit der Hinterwand der Trachea nahe der Bifurkation. Die Distanz zwischen den Ösophagusenden beträgt meist 1–4 cm. Bei selteneren Varianten der Mißbildung fehlt die Fistelverbindung vollständig. Bei anderen Formen liegt eine Gangverbindung zwischen dem proximalen Ösophagusanteil und der Trachea vor (**Abb. 49**).

Etwa 30 % dieser Kinder leiden an zusätzlichen Mißbildungen, oder es handelt sich um Früh- oder Mangelgeburten. Am häufigsten werden Fehlbildungen des Herzens oder andere Magen-Darm-Anomalien gefunden.

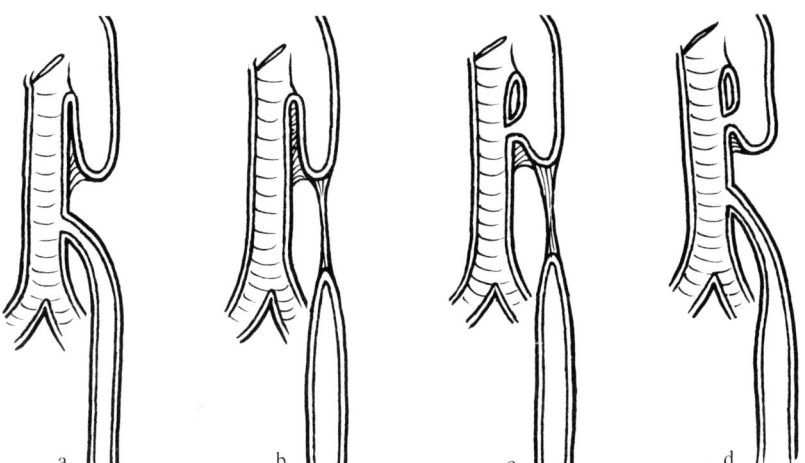

a b c d

Abbildung 49: a) Ösophagusatresie mit tracheo-ösophagealer distaler Fistel, b) ohne Fistel, c) mit proximaler Fistel, d) mit proximaler und distaler Fistel.

3. Klinische Befunde

a) Symptome

Die Diagnose sollte schon wenige Stunden nach der Geburt gestellt werden. Charakteristisch sind (**Abb. 50**):

– Hydramnion der Mutter,

– übermäßiger Speichelfluß,

– «Schaum» vor Mund und Nase,

– wiederholtes Husten (besonders bei Ernährungsversuchen),

– respiratorische Schwierigkeiten,

– zyanotische Krisen (bessern sich nach Absaugen),

– Blähung des Magens infolge Luftzutritt durch die tracheo-ösophageale Fistel,

– das Überfließen von Speichel in die Trachea führt rasch zu einer Aspirations-Pneumonie,

– die Pneumoniegefahr ist erhöht, wenn das Kind über die tracheoösophageale Fistel direkt in die Lunge erbricht.

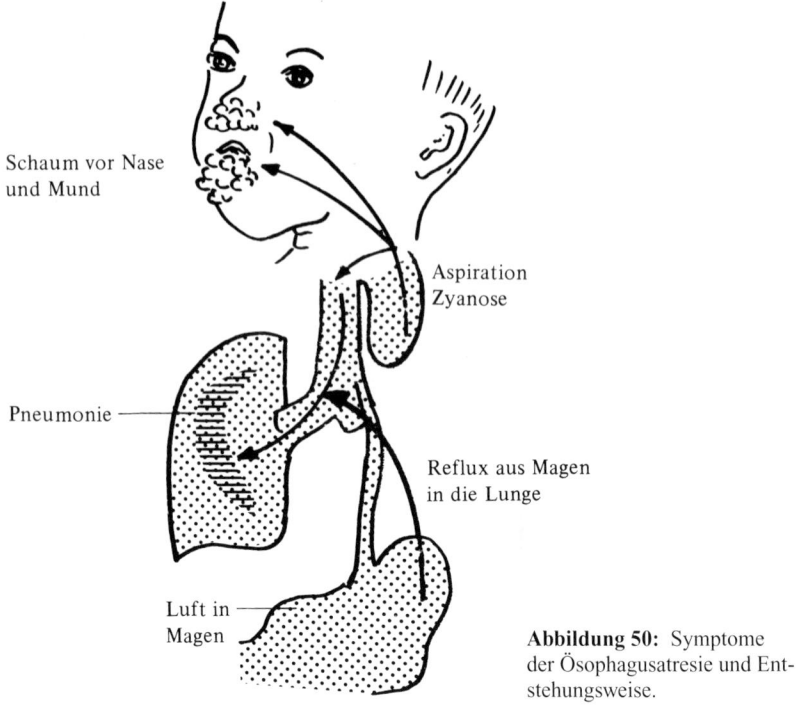

Schaum vor Nase
und Mund

Aspiration
Zyanose

Pneumonie

Reflux aus Magen
in die Lunge

Luft in
Magen

Abbildung 50: Symptome
der Ösophagusatresie und Ent-
stehungsweise.

b) Abklärung

- eine Magensonde kann nur 10–11 cm vorgeschoben werden, bis sie an der Kuppe des Blindsacks anstößt,
- durch Lufteinblasen durch die Sonde entsteht ein gurgelndes Geräusch.

c) Röntgenbefunde

- bereits bei der Übersichtsaufnahme kann manchmal der luftgefüllte proximale Ösophagus gesehen werden,
- ein röntgendichter Katheter gibt die Länge des proximalen Ösophagus an (**Abb. 51**).

Abbildung 51: Ösopha-
gusatresie (Blindsack
mit Kontrastmittel
gefüllt) mit tracheo-
ösophagealer Fistel (Luft
im Magen!). Dextrokar-
die bei Situs inversus.

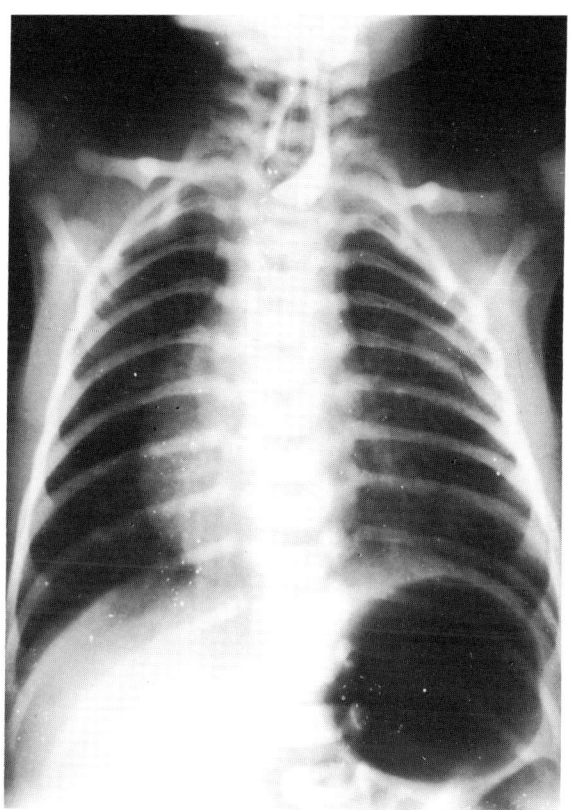

– Luft im Abdomen weist auf eine bestehende tracheo-ösophageale Fistel
hin,

– eine Darstellung des proximalen Ösophagus gelingt sehr schön durch
Instillation von 1 ml Gastrographin oder Urographin durch die Sonde.
Diese Untersuchung ist wegen der möglichen Aspiration riskant und
nur dann notwendig, wenn eine proximale Fistel vermutet wird.

– Bei fehlender Fistel gelingt die Darstellung des distalen Ösophagus
durch die Gastrostomie **(Abb. 52)**.

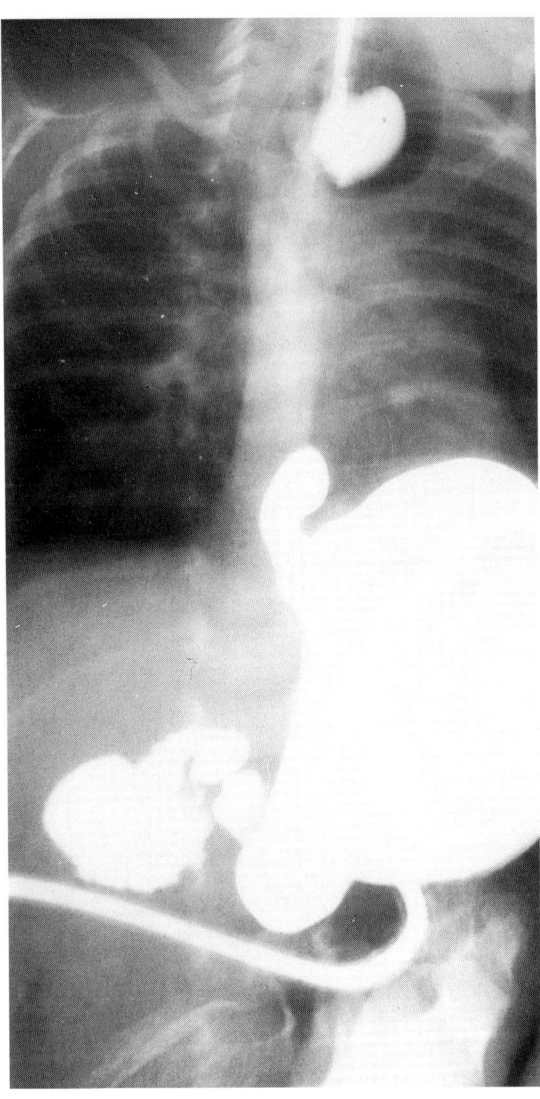

Abbildung 52: Ösophagusatresie ohne tracheoösophageale Fistel. Erweiterter proximaler Blindsack. Füllung des Magens und rudimentären distalen Ösophagusstumpfes durch Kontrastmittel über eine Gastrostomie.

4. Behandlung

a) Präoperativ

– Beobachtung des Kindes rund um die Uhr (Flüssigkeitszufuhr intravenös, Urinmengenkontrolle usw.),

– Sauerstoffzufuhr, Feuchtigkeit und Wärme am besten im Inkubator verabreicht,

– erhöhte Seiten- oder Bauchlage zur Verhinderung einer Aspiration,

– vorsichtiges Absaugen in viertelstündlichen Abständen durch Mund und Nase,

– intravenöse Zufuhr von 10 %iger Glukose. Keine orale Ernährung,

– Korrektur einer etwaigen Azidose,

– Antibiotika,

– Vitamin K (1 mg intramuskulär).

b) Operation

Sie erfolgt erst nach sorgfältiger präoperativer Vorbehandlung und erstrebt eine primäre Anastomose zwischen proximalem Blindsack und distaler ösophagealer Fistel. Der Eingriff wird durch eine rechtsseitige Thorakotomie vorgenommen. Die Trachealhinterwand wird nach Abtrennung der distalen ösophagealen Fistel verschlossen. Nach erstellter Anastomose wird der Thorakalraum unter Drainage zugenäht. Bei besonderen Fällen (Frühgeburten) wird gleichzeitig eine Gastrostomie angelegt, die der abdominalen Entlastung und der Ernährung dienen soll.

Liegen die Ösophagusenden zu weit auseinander, wird die tracheo-ösophageale Fistel einfach durchtrennt, die Trachealhinterwand und der distale Ösophagus geschlossen und eine Gastrostomie zur Ernährung angelegt. Der proximale Blindsack wird an den Hals abgeleitet, damit der Speichel ausfließen kann. Nach mehreren Monaten wird in diesen Fällen ein Ersatz-Ösophagus mit Kolon oder Magen konstruiert.

c) Postoperative Maßnahmen

– die Pflege erfolgt im Wärmebett oder Inkubator mit Zufuhr von Sauerstoff und feuchter Luft,

- der Pharynx wird anfänglich in 15–30minütlichen Abständen, später zweistündlich, abgesaugt,

- das Aushusten wird durch Physiotherapie (Vibrieren, Ausklopfen) gefördert,

- die Flüssigkeitszufuhr erfolgt zunächst intravenös (10–15%ige Glukose),

- die Ernährung beginnt durch die Magensonde oder Gastrostomie am zweiten Tag (Beginn mit 10%iger Glukose in zweistündlichen Abständen, Milchzufuhr vom dritten oder vierten Tag an),

- die orale Ernährung wird versucht, wenn das Kind Speichel schlucken kann (meist um den zehnten Tag),

- die Gastrostomie wird für eine spätere Bougierungsbehandlung der Anastomose belassen,

- das Pleuradrain kann nach zwei Tagen entfernt werden,

- falls keine primäre Anastomose gemacht werden konnte, ist ein Scheinfüttern dringend notwendig, damit der Saug- und Schluckreflex des Kindes erhalten bleibt.

5. Verlauf

Die Prognose ist um so besser, je früher die Diagnose gestellt wird. Sie ist abhängig vom Reifegrad des Kindes und vom Zustand der Lungen. Früh- oder Mangelgeburten, Kinder mit Begleitmißbildungen oder mit einer bereits bestehenden Pneumonie haben eine eingeschränkte Lebenschance. Es darf heute angenommen werden, daß ein normal gewichtiges Kind ohne Begleitmißbildungen und ohne Pneumonie in über 90% der Fälle eine gute Prognose hat.

6. Komplikationen

- Eine *Nachblutung* in den Thorakalraum ist möglich und wegen der schlechten Gerinnungsverhältnisse des Neugeborenen schwierig zu stillen.

- Ein Leck in der Anastomose kann infolge großer Spannung oder schlechter Durchblutung der Ösophagusenden zustande kommen. Klinisch ist ein Temperatur- und Pulsanstieg festzustellen. Durch Speichelaustritt in den Pleuraraum entsteht ein Empyem und eine Pneumonie. Die Behandlung besteht in einer Re-Thorakotomie, Ableitung des Ösophagus an den Hals und einer Gastrostomie. Später wird eine Ösophagus-Ersatzplastik notwendig.

– Eine *Stenose* äußert sich durch Würgen und Erbrechen. Mit mehreren Bougierungsbehandlungen gelingt es in den meisten Fällen, die Stenose dauernd zu beheben.

– Eine Infektion der Wunde verlangt eine Spreizung und Drainage.

– Pneumonie und Atelektase sind durch geeignete Pflege und Physiotherapie meist vermeidbar.

– Eine Neubildung einer tracheo-ösophagealen Fistel entsteht im Zusammenhang mit einer lokalen Infektion. Eine Reoperation und Fistelligatur sind immer notwendig.

II. Die isolierte tracheo-ösophageale Fistel

Meist kommt eine tracheo-ösophageale Fistel zusammen mit einer Ösophagusatresie vor; seltener sind die Fälle mit isolierter Fistel ohne Ösophagusverschluß.

1. Symptome

Sie äußern sich durch wiederholte pulmonale Infekte, die besonders den rechten Oberlappen betreffen. Die Respiration ist rasch und unregelmäßig. Da ständig Atemluft durch die Fistel in den Magen gelangt, sind Blähungen des Magens und Erbrechen häufig. Besonders auffällig ist ein starkes Husten beim Trinken.

2. Diagnose

Die Diagnose ist sehr schwierig. Es muß versucht werden, durch eine Ösophagusdarstellung mit einem Kontrastmittel die Fistel zu finden. Evtl. kann die pathologische Gangverbindung ösophagoskopisch oder bronchoskopisch eingesehen werden.

3. Therapie

a) Präoperativ

Der Magen wird durch eine Sonde entlastet. Eine Pneumonieprophylaxe schließt eine Physiotherapie und die Gabe von Antibiotika ein.

b) Operation

Bei hohen tracheo-ösophagealen Fisteln wird eine Fistelspaltung vom Hals her vorgenommen. Bei tiefen Fisteln ist eine Thorakotomie notwendig.

c) Postoperativ

Das Hauptgewicht in der postoperativen Pflege liegt in der Überwachung der Respiration und einer Pneumonieprophylaxe. Während der ersten fünf Tage wird die Ernährung über eine Magensonde gewährleistet.

III. Ösophagusstenosen

1. Ätiologie

Die Ursachen einer Speiseröhrenverengung sind vielfältig:

- kongenitale Stenosen gehören zu den Seltenheiten. Sie sind bedingt durch einen fehlerhaften Wandbau (Fibrose, Knorpeleinlagerung),

- selten sind auch Passagestörungen des Ösophagus als Folge von Kompressionserscheinungen durch mediastinale Tumoren oder durch Gefäßimpressionen,

- nach einer Operation einer Ösophagusatresie mit End-zu-End-Anastomose ist in über 50% der Fälle eine Narbenstenose zu erwarten,

- peptische Stenosen des unteren Ösophagusabschnittes entstehen als Folge einer langdauernden Refluxösophagitis,

- Stenosen treten nach Laugen- und Säurenverätzungen im narbigen Heilungsstadium auf,

- verschluckte Fremdkörper (Münzen, Nadeln) führen zu akuten Verschlußsymptomen.

2. Klinik

a) Symptome

Die Symptome äußern sich durch:

- Regurgitation von Nahrungsstoffen (besonders von festen) und Herauswürgen von Speichel und Schleim,

- Respirationsstörungen entstehen durch Aspiration und pulmonale Infekte,
- Blutungen gehören zu den seltenen Vorkommnissen, werden aber bei der Refluxösophagitis, bei Verätzungen und Verschlucken von Fremdkörpern gesehen.

b) Diagnose

Die Diagnose wird radiologisch gestellt. Durch ein Barium- oder Gastrographinschluck gelingt es, die Verengung direkt sichtbar zu machen. Die zusätzliche Untersuchung auf Magenreflux ist immer notwendig, wenn die Einengung im unteren Speiseröhrenabschnitt liegt.

c) Ösophagoskopie

Eine Ösophagoskopie ist notwendig für die genaue Lokalisation der Stenose. Die Natur der Einengung und Rückschlüsse auf die Ätiologie sind auf diese Weise oft ersichtlich. Unter Umständen können gleichzeitig Fremdkörper entfernt und Bougierungsbehandlungen durchgeführt werden.

3. Therapie der Ösophagusstenosen

Sie ist je nach der Ursache verschieden:

- kurzstreckige Stenosen (nach Ösophagusatresieoperation, Laugenverätzungen) werden bougiert.

- Bei Laugenverätzungen muß eine Verweilsonde eingelegt werden. Eine Gastrostomie zur Ernährung ist oft notwendig. Zu Anfang werden Cortison und Antibiotika verabreicht. Eine Bougierungsbehandlung erfolgt nicht vor dem zehnten Tag (Perforationsgefahr!).

- Eine Resektion ist ab und zu bei Stenosen nach Ösophagusatresieoperation und Verätzungen notwendig. Die meisten Refluxstenosen bei Hiatushernie heilen nach Korrektur des gastroösophagealen Refluxes unter Bougierungsbehandlung oder spontan aus.

Lunge und Pleura

Das Atemnotsyndrom des Neugeborenen

Meist gehört die Behandlung der Atemnot des Neugeborenen in die Domäne des Pädiaters. Weitaus an erster Stelle steht das Syndrom der hyalinen Membranen als Ursache neonataler Ateminsuffizienz. Eine Reihe von Mißbildungen lassen sich aber – frühzeitig erkannt – chirurgisch behandeln. Für die Erkennung solcher Anomalien ist ein Röntgenbild des Thorax und Abdomens Voraussetzung, da die klinischen Zeichen für die ursächliche Erklärung der respiratorischen Insuffizienz unzureichend sind.

1. Klinische Zeichen der Atemnot

– *Aussehen:* Das Neugeborene ist blaß oder zyanotisch. Eine rasche Beserung unter Sauerstoffgabe tritt besonders bei Herz- und Zwerchfellmißbildungen ein.

– *Lungenzeichen:*
  – Die Atmung ist erschwert,
  – die Atemfrequenz steigt über 60 pro Minute,
  – bei Raumluft besteht eine Zyanose,
  – Nasenflügeln begleitet die forcierte Atmung,
  – inspiratorisch besteht eine Einziehung der Rippen und des Sternums,
  – exspiratorisch ist ein Stöhnen vorhanden.
  Zwei dieser Symptome sind bereits für eine Atemnot beweisend.

– *Kardiale Zeichen:* Die Herzaktion ist erhöht, seltener besteht eine ominöse Bradykardie, eine Fehllage des Herzens und ein Herzgeräusch.

– *Abdominale Zeichen:* Das Abdomen ist bei Zwerchfellhernien eingefallen, bei Ileus und Peritonitis aufgetrieben.

– *Zerebrale Zeichen:* Dazu gehören Fieber und Bewußtseinstrübungen. Dabei ist immer an eine intrazerebrale Blutung zu denken.

– *Metabolische Zeichen:* Sie bestehen in einer faßbaren respiratorischen Azidose, später zusätzlich in einer metabolischen Azidose und in Schocksymptomen.

– *Chirurgische Ursachen von Atemstörungen:*

– zerebral (Meningitis, Tumor, Blutungen, Hydrozephalus),

– Hals, Mund (Lymphagiom, Makroglossie, Pierre-Robin-Syndrom),

– Trachea, Ösophagus (Epiglottitis, Laryngitis, Ösophagusatresie, Tracheastenose),

– kardial (Dekompensation),

– abdominal (Darmperforation, Ileus, Tumor),

– pulmonal (Pneumothorax, Lobäres Emphysem, Zwerchfellhernie),

– alveolär (Atelektase, Pneumonie, Emphysem).

2. Pflege der Respirationsstörungen

– Die Überwachung umfaßt die Aktivität des Kindes, die Beurteilung der Atemmuskulatur, der Pulsfrequenz und der Temperatur. Regelmäßige Gasanalysen sind vorzunehmen. Für Neugeborene empfiehlt sich ein Atemmonitor.

– Das Kind ist bequem und wenig erhöht zu lagern,

– die Sauerstoffzufuhr wird auf 40 % oder mehr gesteigert, wenn eine Zyanose vorliegt,

– genügend Feuchtigkeit (Nebulizer) verbessert die Expektoration,

– die Ernährung erfolgt intravenös,

– Sekrete werden mit einem sterilen Katheter abgesaugt,

– eine insuffiziente Eigenatmung macht eine Respiratoratmung notwendig. Der Übergang zur Normalatmung wird oft vorteilhaft durch eine Atmung mit endexspiratorischem Überdruck gewährleistet. Damit sollen eine alveoläre Unterbelüftung und Atelektasen verhütet werden.

– Intervallweise wird nach Bedarf der Gehalt an Kohlensäure (pCO_2) und Sauerstoff (pO_2) im Blut bestimmt. Eine Azidose wird laufend korrigiert.

Spezielle chirurgische Erkrankungen der Lunge und der Pleura

I. Mißbildungen der Lungen

1. Agenesie eines Lappens oder Segmentes

Die Mißbildung ist selten und wird gut ertragen, wenn die restliche Lunge normal entwickelt ist. Oft handelt es sich um einen Zufallsbefund, der zusammen mit anderen Mißbildungen entdeckt wird. Bildungsstörungen der Lunge sind oft mit Nierenmißbildungen kombiniert.

2. Dysplasie der Lunge

Sie ist besonders bei Zwerchfellhernien bekannt. Wahrscheinlich unter dem Druck der in den Thorakalraum verlagerten Eingeweide resultiert eine Mangelentwicklung von Bronchien, Alveolen und Gefäßen. Die Dysplasie besteht ab und zu auch auf der Gegenseite der Zwerchfellhernie. Die Lebensaussichten eines solchen Kindes sind beschränkt.

3. Situs inversus

Zwei Lungenlappen sind rechts, drei links entwickelt. Es besteht kein spezielles Lungenproblem. Häufig ist aber eine Dextrokardie mit einem Herzvitium vorhanden.

4. Lungensequestration

Ein Lungensequester ist ein begrenzter Lungenteil, der außerhalb der Lunge oder im Lungenverband existieren kann. Die Blutversorgung geht aber aus einem Aortengefäß und nicht von der Lungenarterie aus. Meist

ist dieser Lungenbezirk unterentwickelt und anfällig für Infekte und Abszedierung. Die Therapie besteht in einer Resektion, falls klinische Komplikationen auftreten.

5. Lungenzysten

Dabei handelt es sich um Mißbildungen des Lungengewebes mit zystischen, mehrkammrigen Lufträumen, die sich leicht füllen, aber schwerlich entleeren. Wegen der Verdrängung normalen Lungengewebes und der Anfälligkeit für Infektionen ist eine Resektion indiziert (**Abb. 53**).

6. Lobäres Emphysem

Als Folge einer mangelhaften Entlüftung eines Lungenlappens im Exspirium kommt es zu einer massiven blasigen Erweiterung der Alveolen. Meist sind Knorpeldefekte in einem Lappenbronchus oder der Kollaps eines Bronchus bei der Exspiration dafür verantwortlich.

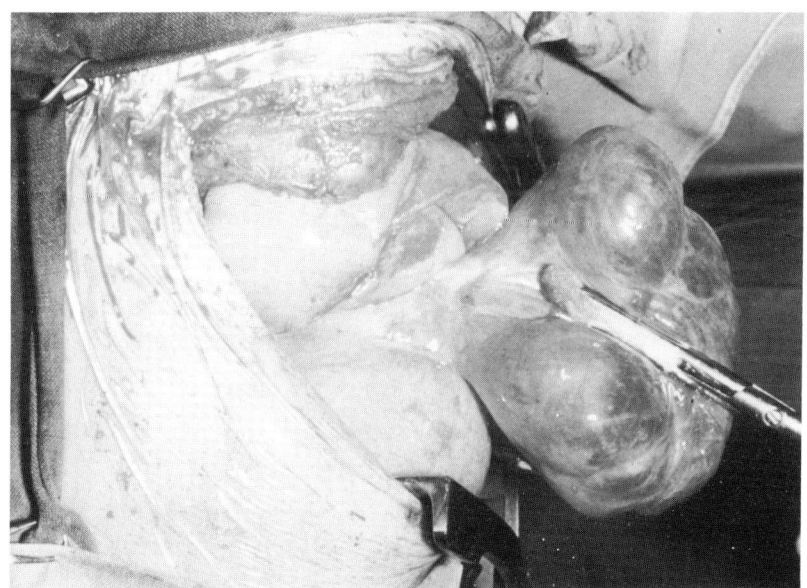

Abbildung 53: Kongenitale Lungenzyste des rechten Unterlappens.

a) Symptome

Bereits im Neugeborenenalter besteht eine akute Atemnot. Zusehends wird die Respiration mühsamer und die Atemarbeit verstärkt. Die Lappenüberdehnung führt zu einer Herzverlagerung nach der Gegenseite. Das Röntgenbild zeigt einen hellen, stark vergrößerten Lappen. Die übrigen Lungenanteile sind komprimiert und das Mediastinum nach der Gegenseite verlagert (**Abb. 54**).

b) Therapie

Präoperativ: Sauerstoffzufuhr, Magensonde zur Entlastung.
Operation: Diese muß u. U. notfallmäßig durchgeführt werden. Sie besteht in einer Thorakotomie mit Resektion des überblähten Lappens. Der Thorakotomieverschluß erfolgt unter Saugdrainage.
Postoperativ: Die Zufuhr von Sauerstoff und Feuchtigkeit ist notwendig; Belüftung und Expektoration werden durch Physiotherapie gefördert. Die Pleuradrainage wird nach zwei bis drei Tagen entfernt.

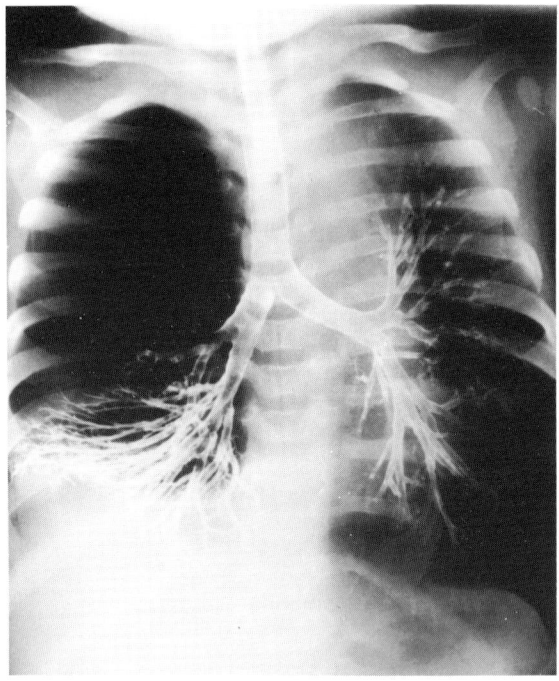

Abbildung 54: Lobäres Emphysem des rechten Oberlappens. Der Mittel- und Unterlappen sind vollständig komprimiert (Bronchogramm).

Die *Prognose* ist gut, wenn die Diagnose frühzeitig gestellt wird. Das Risiko erhöht sich durch vorbestehende Infekte oder eine länger dauernde Hypoxie.

II. Erworbene Affektionen

1. Atelektase

Durch einen vollständigen Bronchialverschluß entsteht eine fehlende Belüftung des zugehörigen Lungenanteils und schließlich ein vollständiger Kollaps der Alveolen.

a) Ursachen

Als auslösende Faktoren kommen Verlegungen des Bronchuslumens durch Schleim oder Blut in Frage. Bei Kleinkindern ist besonders an die Aspiration von Fremdkörpern (Erdnüsse) zu denken. Bei älteren Kindern kann eine Atelektase auch nach einer Bronchuskompression von außen entstehen (Tumor, Lymphknoten).

b) Symptome

Oft bestehen ein Husten, Zeichen einer Atemnot oder einer Pneumonie. Auskultatorisch ist das Atemgeräusch abgeschwächt, und eine gleichzeitige Bronchitis oder Pneumonie verursachen Rasselgeräusche.

c) Untersuchungsbefunde

Radiologisch erscheint die Atelektase als luftleerer Bezirk und ist besonders häufig im Ober- und Mittellappen anzutreffen. Das Mediastinum wird gegen die erkrankte Seite verlagert.

d) Therapie

Bei einfachen Schleimverlegungen der Bronchien kommt man meist durch physiotherapeutische Maßnahmen zum Ziel (forcierte Inspiration, Aushusten, Ausklopfen). Bei resistenten Fällen oder bei Fremdkörpern muß bronchoskopiert und endoskopisch abgesaugt werden. Besonders bei

Sekundärinfektionen der Atelektase und Abszeßbildung kann sich einmal eine Resektion des betroffenen Lungenanteils aufdrängen.

2. Pneumonie

Die meisten Pneumonien treten im Säuglingsalter auf. In dieser Altersstufe stehen sie als Todesursache an zweiter Stelle. Als häufigster Erreger werden nachgewiesen: Staphylokokken, Streptokokken, Hämophilus influenzae. In den letzten Jahren sind Pneumonie- und Influenzaviren häufige Ursachen einer Pneumonie geworden.

a) Symptome

Sie entwickeln sich sehr rasch und äußern sich durch plötzlich ansteigende Fieber, rasche Atmung, trockenen Husten und bei größeren Kindern durch Frösteln. Erbrechen und Durchfall können die Anfänge der Pneumonie bedeuten. Bei kleineren Kindern treten gelegentlich Meningismus und Krämpfe auf.

b) Untersuchungsbefunde

Sie äußern sich durch eine Reihe von charakteristischen Zeichen:

- Dyspnoe,
- Nasenflügeln,
- sternale Einziehungen,
- Zeichen von Fieber,
- Rasseln über dem Thorax,
- gelegentlich Zyanose, Bauchschmerzen und Nackensteifigkeit.

In *Laboruntersuchungen* findet man:

- hohe Leukozytenwerte,
- eine positive bakterielle Kultur (Nase, Sputum, Blut),
- Nachweis von Viren durch Komplementbindungsreaktionen.

In den *Röntgenaufnahmen* besteht anfänglich eine Verschattung eines Lungenfeldes, später eine totale Verschattung eines Lungenlappens.

c) Therapie

Antibiotika sind besonders für bakterielle Infekte wirksam. Bei viralen Infektionen werden sie zur Vermeidung eines Superinfektes eingesetzt. Zu den Routinemaßnahmen gehören Sauerstoff und Feuchtigkeit sowie Physiotherapie und wiederholte Röntgenkontrollen.

d) Komplikationen (Abb. 55)

- Pneumonien, die durch Staphylokokken hervorgerufen werden, neigen zu *Lungenabszessen.* Brechen diese pleurawärts durch, so entsteht zunächst ein Erguß, später ein Empyem in der Pleurahöhle.

- Bei Säuglingen können unter dem Einfluß von Staphylokokkentoxinen die interalveolären Septen einreißen. Es entstehen großblasige Lufträume *(Pneumopathie bulleuse),* die gelegentlich rupturieren und zu einem Pneumothorax führen.

- Als Folge chronischer Bronchialwandentzündungen resultieren sackartige Erweiterungen der Bronchien. Die Krankheit wird als *Bronchiektasie* bezeichnet.

- Durch Streuung der Erreger (Bakteriämie, Sepsis) entstehen *lungenferne Infektionen,* die sich manifestieren können als

  - septische Arthritis (Staphylokokken),

  - Meningitis (bakteriell oder viral),

  - Peritonitis (Pneumokokken),

  - Osteomyelitis (Staphylokokken).

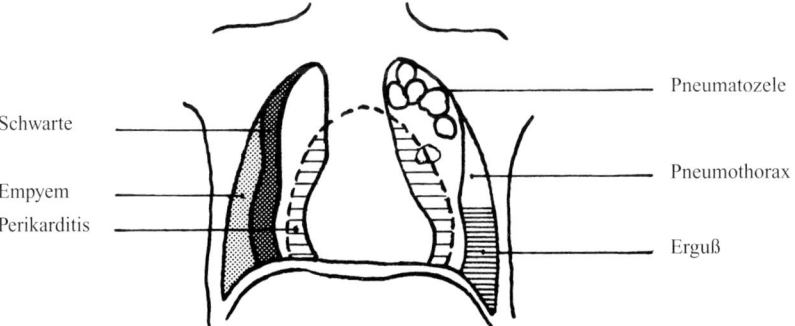

Schwarte
Empyem
Perikarditis

Pneumatozele
Pneumothorax
Erguß

Abbildung 55: Komplikationen der Staphylokokken-Pneumonie.

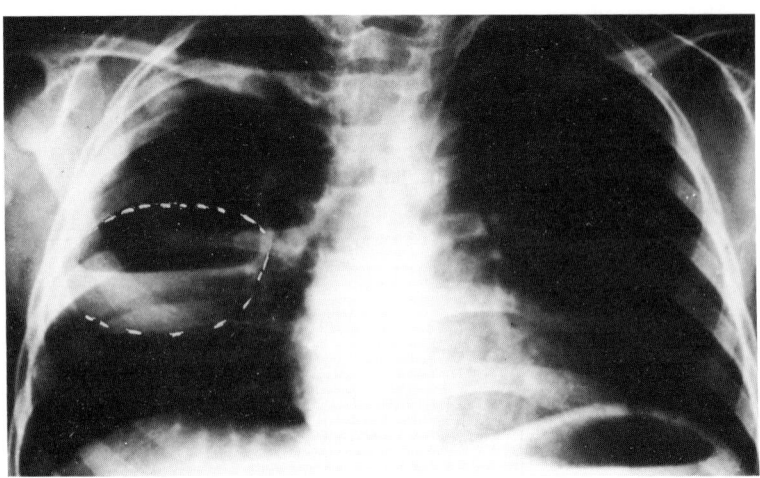

Abbildung 56: Lungenabszeß im rechten Oberlappen.

e) Prognose

Seit der Antibiotikatherapie ist die Prognose bei frühzeitigem Behandlungsbeginn besser geworden. Abortive Formen kommen aber besonders bei Neugeborenen und Säuglingen vor. Schwierig zu behandeln sind alle Komplikationen der Pneumonie. So ist es gelegentlich notwendig, daß eine Pneumatozele operiert werden muß, wenn sie spontan nicht verschwindet oder noch nach Tagen oder Wochen ein Pneumothorax besteht. Operativ müssen auch Abszesse angegangen werden, falls ein spontaner Rückgang unter der konservativen Therapie nicht eintritt oder eine Abkapselung oder Empyembildung erscheint (**Abb. 56**).

Sekundäre Pneumonien

Gefürchtet sind besonders Lungeninfektionen nach einer Operation. Meist wird diese Pneumonie durch gramnegative Erreger verursacht. Wenn wegen eines Wundschmerzes eine Atembehinderung vorliegt und die Kinder resistenzgeschwächt sind, wird der Verlauf besonders schwer und die Prognose reserviert.

3. Pneumothorax

Pneumothorax bedeutet einen Austritt von freier Luft in den Pleuralraum. Da diese Luft nicht mehr ins Bronchialsystem zurückgelangen kann, entwickelt sich eine zunehmende Kompression der Lunge (Spannungs-Pneumothorax), eine Verlagerung des Mediastinums und schließlich eine Kompression der Gegenlunge.

a) Ursachen

– besonders bei unreifen Lungen kann eine spontane Ruptur von Alveolen eintreten,

– als Komplikation von Pertussis, Staphylokokken-Pneumonie oder Überdruckbeatmung sind besonders bei Neugeborenen und Säuglingen Einrisse möglich,

– eine direkte oder stumpfe Verletzung der Lunge zieht einen Hämato-Pneumothorax nach sich,

– beim Durchbruch eines Lungenabszesses mit gleichzeitiger Bronchialeröffnung resultiert ein Pyopneumothorax.

b) Symptome

Das führende Symptom ist eine *plötzlich auftretende und rasch zunehmende Dyspnoe und Tachypnoe.* Mit der Entwicklung eines Spannungs-Pneumothorax treten Blässe und Zyanose auf. Schmerzen werden besonders bei älteren Kindern geäußert.

c) Untersuchungsbefunde

Die Atemexkursionen sind asymmetrisch, das Atemgeräusch fehlt auf der betroffenen Seite. Bei Verletzungen des Bronchialsystems entwickelt sich ein Mediastinal- und Hautemphysem.

Das *Röntgenbild* ist charakteristisch: die ausgetretene Luft ist im Pleuralraum sichtbar. Das Herz ist verlagert und die gegenseitige Lunge komprimiert.

d) Therapie

Die Aspiration und Saugdrainage des Pleuralraumes stellt eine Notfallmaßnahme, besonders bei Neugeborenen und Unfallverletzten, dar. Eine Verbindung mit einem Unterwasserverschluß (Bülau-Drain) ist herzustel-

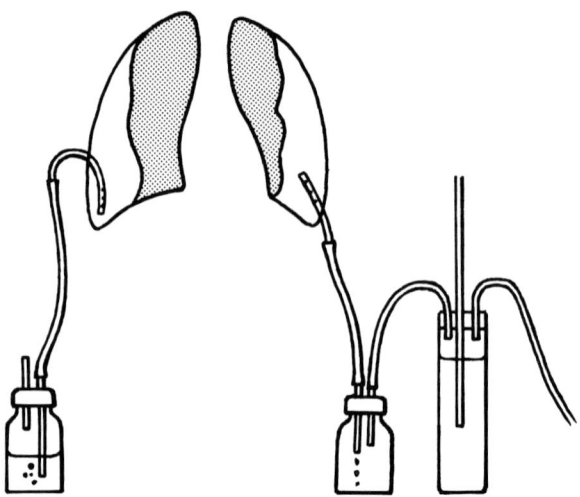

Abbildung 57: Bülau-Drainage: Unter Sog wird Luft, Eiter oder Exsudat in eine unter Wasser geführte Drainage abgeleitet.

len (**Abb. 57**). Auf diese Weise tritt Luft aus dem Thorax aus. Der Wasserspiegel verhindert jedoch ein Eindringen von Luft oder Flüssigkeit. Unter ständiger Drainage expandiert die Lunge rasch und der Pulmonaldefekt heilt meist spontan. Eine operative Therapie ist indiziert, wenn der Luftaustritt mehr als drei Tage andauert oder eine normale Lungenbelüftung wegen eines pulmonalen Lecks nicht gewährleistet ist.

4. Pleuraerguß

Der Pleuraerguß stellt eine Komplikation einer akuten oder chronischen Pneumonie oder einer Tuberkulose dar. Gelegentlich wird er auch bei rheumatischem Fieber, bei Metastasen oder entzündlichen Oberbauchprozessen beobachtet.

a) Klinische Befunde

Symptome: Schmerzen sind besonders beim Husten auf der betroffenen Seite vorhanden. Größere Ergüsse bewirken eine Atemnot, evtl. eine Zyanose. Die Thoraxexkursionen sind vermindert.
   Röntgenologisch besteht eine Verbreiterung des Pleuraschattens und eine Verlagerung des Mediastinums.

In den *Laboruntersuchungen* des Pleuraergusses findet man Zeichen einer Infektion bei beginnendem Empyem. Bei rheumatischem Fieber, bei intrathorakalen Tumoren und evtl. auch bei Tuberkulose ist der Erguß steril. Nach Pleura- oder Lungenverletzung sowie nach Tumordurchbrüchen kann Blut in der Pleuraflüssigkeit nachgewiesen werden.

b) Behandlung

Sie richtet sich nach der Grundkrankheit (z. B. Pneumonie, Tuberkulose usw.). Der Pleuraerguß wird abpunktiert oder mit einem Pleuraschlauch drainiert. Eine bakteriologische und zytologische Untersuchung des Punktates ist unerläßlich.

5. Pleuraempyem

Das Empyem ist eine Komplikation einer akuten oder chronischen Pneumonie, die mit einer Abszeßbildung einhergegangen ist. Als Erreger werden meist Staphylokokken oder Streptokokken nachgewiesen. Seit der Behandlung mit Antibiotika ist das Empyem seltener geworden.

a) Klinische Befunde

Die *Symptome* sind die einer Pneumonie. Sie äußern sich durch Dyspnoe, Blässe, Zyanose und eine verminderte Atemexkursion. Der Patient macht jedoch einen schwerkranken Eindruck. Eine plötzliche Verschlechterung des Zustandes erfolgt bei Abszeßdurchbruch in der Pleurahöhle (Pyopneumothorax).

Röntgenologische Zeichen sind:

– eine Verdickung der Pleura,

– ein sichtbarer Erguß oder

– eine Abszeßhöhle mit Luft- und Flüssigkeitsspiegel.

Laboruntersuchungen: Es besteht eine Leukozytose von oft über 30 000 Leukozyten. Die Blutkultur ist erregerpositiv. Ebenso können positive Kulturen im Punktat nachgewiesen werden.

b) Therapie

Konservativ: Die Antibiotikatherapie richtet sich spezifisch nach der Resistenzprüfung. Die Pleurahöhle wird kontinuierlich und unter Sog drainiert. Eine direkte Instillation von Antibiotika in den Pleuralraum ist oft wirkungsvoll. Bei Atemnot und Dyspnoe wird Sauerstoff und Feuchtigkeit der Atemluft zugesetzt.

Operativ: Eine Thorakotomie und Dekortikation ist indiziert, wenn ein Pyopneumothorax besteht, wenn eine Empyem länger als zwei bis drei Wochen besteht und auf die konservative Therapie unbeeinflußbar bleibt, wenn eine Einkesselung der Lunge durch Fibrin und Narbengewebe stattfindet.

Postoperativ: Die Zufuhr von Antibiotika ist über längere Zeit notwendig. Ebenso ist eine intensive Physiotherapie vorzunehmen. Eine Pleuradrainage, evtl. mit Spülung durch Antibiotika, wird während fünf bis acht Tagen durchgeführt.

c) Prognose

Das Pleuraempyem stellt eine schwere Erkrankung, besonders bei kleinen Kindern, dar. Der Verlauf unter der konservativen Therapie ist oft protrahiert und schwer. Eine rasche Besserung ist jeweils nach der Thorakotomie festzustellen. Der Eingriff wird trotz des infektiösen Zustandes sehr gut toleriert.

6. Bronchiektasen

Bronchiektasen sind sackartige und tubuläre Erweiterungen der Bronchien (besonders der Unterlappen). Da diese Bronchien zu chronischen Infektionen neigen, sind rezidivierende Pneumonien und Abszeßbildungen häufig. Als Ursachen für Bronchiektasen kommen eine Anzahl von Krankheiten in Frage: Pertussis, Pankreasfibrose, absteigende Infekte bei Sinusitis und Tonsillitis.

a) Symptome

An Bronchiektasen lassen ein chronischer Husten, der besonders nachts und frühmorgens ausgeprägt ist, sowie ein massiger, eitriger, meist morgendlicher Auswurf denken. Es besteht oft eine Anstrengungsdyspnoe. Appetitverlust und Gewichtsabfall sind obligate Zeichen bei chronischem Infektionsverlauf.

b) Untersuchungsbefunde

Subfebrile abendliche Temperaturen oder eine Anämie weisen auf den chronisch infektiösen Prozeß hin. Nach Jahren treten Trommelschlegelfinger, wohl als Folge des chronischen Sauerstoffmangels, auf. Im Sputum sind Eitererreger kultivierbar.

Röntgenbefunde: Die Unterlappen zeigen eine vermehrte Streifenzeichnung und im Bronchogramm werden sackartige Erweiterungen der Bronchien dargestellt (**Abb. 58**).

c) Therapie

Konservativ

– Antibiotikatherapie und gleichzeitige Mitbehandlung einer Sinusitis oder Tonsillitis. Unter Umständen ist eine Tonsillektomie vorzunehmen,

– Inhalationstherapie,

– Physiotherapie und regelmäßiges Ausklopfen des Thorax in Kopftieflage (Quinken).

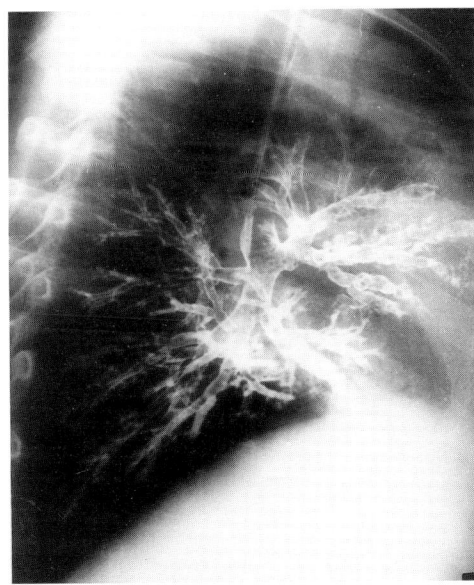

Abbildung 58: Bronchiektasen des linken Unterlappens. Die Bronchien sind zylindrisch und unregelmäßig erweitert.

Chirurgisch

- Eine Tonsillektomie und Adenotomie sind indiziert, wenn eine chronische Infektion als Ursache für die Bronchiektasen diskutiert werden muß.

- Eine chirurgische Entfernung der befallenen bronchiektatischen Unterlappen oder Segmente wird dann vorgenommen, wenn rezidivierende Komplikationen vorhanden sind und das Leiden progressiv ist.

Kongenitale Herzmißbildungen

F. Stocker

Allgemeine Gesichtspunkte

Mißbildungen des Herzens und der großen Gefäße sind bei einem von hundert lebendgeborenen Kindern zu erwarten (1 %). Als Ursachen kommen genetische und exogene Faktoren (z. B. Infektionen, Medikamente) in Frage. Man spricht von multifaktorieller Genese. Bei etwa 30 % der Kinder finden sich auch andere angeborene Störungen wie Chromosomenanomalien, urogenitale Mißbildungen, usw. 80 bis 90 % der angeborenen Herzfehler werden im Laufe des ersten Lebensjahres festgestellt. Die Auswirkungen der einzelnen Herzfehler sind unterschiedlich: bis zum Schuleintritt kann etwa ein Drittel aller Kinder als herzgesund entlassen werden (nach einer Herzoperation, nach Spontanverschluß eines Ventrikelseptumdefektes, eines Vorhofseptumdefektes oder eines offenen Ductus Botalli). Ein Sechstel aller Kinder stirbt bis zum Schuleintritt, meist bereits im ersten Lebensjahr. Wie zeigt sich ein Herzfehler? Zyanose und Herzinsuffizienz, evtl. beides kombiniert, stehen bei den gefährlichen Auswirkungen im Vordergrund. Rhythmusstörungen sind selten. Häufig zeigt aber ein Herzfehler keine auffallenden Auswirkungen und wird nur zufällig wegen eines Herzgeräusches entdeckt.

Diagnostische Gesichtspunkte

Für die genaue Diagnosestellung angeborener Herzfehler stehen verschiedene Methoden zur Verfügung. Die wichtigsten sind:

a) Klinische Untersuchung

Erfassung der Zyanose: Blaue Nägel und Lippen, bei schwerer Zyanose Blaufärbung des ganzen Körpers, bei langdauernder Zyanose zusätzlich

Trommelschlegelfinger und Uhrglasnägel. Verstärkung der Blaufärbung bei Anstrengung oder Weinen. Erfassung einer *Herzinsuffizienz:* Rasche Atmung in Ruhe, in leichten Fällen evtl. nur Atemnot bei Anstrengung (die Anstrengung des Säuglings ist das Trinken), verstärktes Schwitzen, grau-blasse kühle Haut, Tachykardie, Unruhe und Reizbarkeit, Müdigkeit. Ödeme (beim Säugling oft zuerst nur als steiler Gewichtsanstieg erkennbar), Lebervergrößerung. Untersuchung der peripheren *Pulse und Blutdruckmessung:* Hoher Blutdruck und sehr kräftige Pulse an beiden Armen mit tiefem Blutdruck und nicht oder nur schwach fühlbaren Pulsen an den Beinen bei der Isthmusstenose der Aorta. *Auskultation des Herzens:* Herzfrequenz, Rhythmusstörungen, Abnorme Herztöne. Herzgeräusche. Laute Herzgeräusche gehen mit einem mit der Hand fühlbaren Schwirren einher.

b) Thorax-Röntgenbild und Durchleuchtung

Diese Untersuchung erteilt Auskunft über Herzform und Herzgröße. Auch gibt sie Hinweise, ob die Lungendurchblutung vermehrt oder vermindert ist.

c) Elektrokardiogramm

Es ist die beste Methode für die Erfassung von Rhythmusstörungen. Zusätzlich gibt sie Auskunft über die Belastung von Vorhöfen und Kammern (sog. Hypertrophiezeichen) sowie über die Stoffwechsellage des Myokards (sog. Repolarisationsstörungen). Unter Umständen kann das Elektrokardiogramm während 24 Stunden kontinuierlich abgenommen werden (sog. Holter-EKG) oder während einer Arbeitsbelastung (sog. Ergometrie-EKG).

d) Ultraschall-Untersuchung

Die zweidimensionale Echokardiographie zeigt die Herzstrukturen, vor allem auch die intrakardialen Strukturen wie Herzklappen und Vorhof- und Ventrikelseptum, und ermöglicht eine anatomische Darstellung des Fehlers. Da das Herz nicht nur in einem einmaligen stehenden Bild gezeigt wird, sondern in Bewegung, kann auch die Funktion der einzelnen Herzteile beurteilt werden. Die Echokardiographie ist heute die beste und wichtigste nicht-invasive Untersuchungsmethode.

Mit Ultraschall läßt sich auch die Richtung und die Geschwindigkeit des Blutstromes zeigen und messen. Man nennt diese Untersuchungsart die «Doppler-Methode». Äußerst hilfreich ist der sogenannte «Farbdoppler», bei dem das fließende Blut je nach Richtung und Geschwindigkeit verschiedenartig im zweidimensionalen Bild dargestellt wird. Dies ist vor allem wichtig zur genauen Erfassung von Klappenstenosen und Insuffizienzen sowie von Septumdefekten mit Links-Rechts- oder Rechts-Links-Shunt. Meistens wird der Schallkopf an verschiedenen Stellen des Brustkorbes aufgesetzt (sog. transthorakale Echokardiographie), bei gewissen Fragestellungen, so z. B. bei einer intraoperativen Untersuchung, kann der Schallkopf wie eine Magensonde durch die Speiseröhre hinter das Herz eingeführt werden (sog. transösophagiale Echokardiographie).

e) Sauerstoffbestimmung im Blut

Die Messung des Sauerstoffpartialdruckes im arteriellen Blut (pO_2) und Messung der arteriellen, kapillären oder perkutanen Sauerstoffsättigung des Hämoglobins (%) sind bei zyanotischen Herzfehlern wichtig.

f) Herzkatheteruntersuchung

Bei dieser Untersuchung wird beim Kind meistens von der Leiste her ein Katheter über die Vene in die rechten Herzabschnitte bis und mit Pulmonalarterie vorgeschoben. Bei Vorhandensein von Öffnungen können von der rechten Seite her auch linke Herzanteile erreicht werden. Aorta und linker Ventrikel können sonst von einer Arterie her retrograd erreicht werden.

In den verschiedenen Herzabschnitten wird der *Druck* sowie die *Sauerstoffsättigung* gemessen.

Zusätzlich kann durch den Katheter ein Röntgenkontrastmittel in einen der verschiedenen Herzabschnitte injiziert werden. Gleichzeitig mit der Injektion wird ein Röntgenfilm aufgenommen, das sog. *Cinékardioangiogramm.* Dieses zeigt Septumdefekte, Klappenanomalien, Größe und Form der verschiedenen Herzteile, Lage und Form der großen Gefäße, usw.

Diese Untersuchung ist die aufwendigste Untersuchungsmethode, hat auch ein kleines Risiko, ist aber bei vielen Herzfehlern die unbedingte Voraussetzung für eine Herzoperation.

Neben der rein diagnostischen Seite wird in gewissen Situationen bei der Herzkatheteruntersuchung auch eine Therapie durchgeführt, die eine Operation ersetzt (sog. interventioneller Katheter, vgl. S. 158).

g) Weitere, weniger häufig angewandte Methoden

Isotopen-Untersuchungen, computerisierte Tomographie (CT) und Magnetresonanz-Untersuchungen (MRI). Herztöne und Herzgeräusche werden mit der *Phonokardiographie* graphisch dargestellt. Die *Ergometrie* (Laufband oder Fahrrad) für die Messung der körperlichen Leistungsfähigkeit.

Therapeutische Gesichtspunkte

Entsprechend dem großen Spektrum der Auswirkungen eines Herzfehlers gibt es bei der Therapie Unterschiede: keine Behandlung und keine Restriktionen, bis zu intensiver medikamentöser Behandlung und Herzoperation.

a) Antibiotische Prophylaxe der bakteriellen Endokarditis

Die Gefahr einer bakteriellen Endokarditis (bakterielle Entzündung von Herzklappen oder Herzwänden) besteht, wenn bei einem Herzfehler Bakterien ins Blut gelangen. Es ist wichtig, daß Ärzte, Schwestern und Eltern immer an die Prophylaxe denken.

Eine erste Bestrebung besteht in der Verhinderung einer Bakteriämie. Hier spielt eine gute und sorgfältige Zahnhygiene die Hauptrolle. Auch die Verhinderung von Wundinfektionen ist wichtig.

Sind Eingriffe notwendig, die eine Bakteriämie mit sich bringen, muß durch eine Antibiotika-Gabe kurz vor dem Eingriff (selten auch noch nach dem Eingriff) versucht werden, die Bakterien im Blut unschädlich zu machen. Diese antibiotische Prophylaxe ist u. a. notwendig bei zahnärztlichen Eingriffen (Zahnextraktionen, Zahnsteinentfernung usw.), bei Adeno- und Tonsillektomie oder bei verschiedenen diagnostischen Eingriffen wie Zystoskopie, Bronchoskopie usw. und schließlich bei allen nicht-kardialen chirurgischen Eingriffen.

Eine mögliche Bakteriämie bei bakteriellen Infektionen versucht man durch eine rasch einsetzende antibiotische Therapie zu verhindern.

b) Restriktionen der körperlichen Leistung

In der Regel muß man Kinder mit einem angeborenen Herzfehler in ihrer körperlichen Leistung nicht einschränken; es genügt, wenn man sie anhält, bei Ermüdung auszuruhen. Eine Ausnahme bilden Kinder mit gewissen Rhythmusstörungen mit Kardiomyopathien oder mit einer Aortenstenose. Hier muß zusätzlich ein Verbot für schwere Anstrengungen und vor allem für Wettkämpfe ausgesprochen werden. Das Mitmachen im Turnunterricht sollte – mit der erwähnten Einschränkung (Orientierung des Lehrers) – unbedingt angeraten und gefördert werden.

c) Behandlung einer Herzinsuffizienz

Die Behandlung einer Herzinsuffizienz erfolgt auf verschiedenen Ebenen, zum Teil gleichzeitig:

– *Einschränkung der körperlichen Leistung:* Bettruhe, Beruhigung (evtl. medikamentös mit Chloralhydrat, Valium oder Morphiumpräparaten), bei Säuglingen häufige kleine Mahlzeiten oder Sondenernährung, wenn nötig Normalisierung der Körper- und Umgebungstemperatur.

– *Verbesserung der Herzmuskelkontraktion:* Digitalispräparate (z. B. Digoxin). Im akuten Stadium unter Spitalbedingungen kommt auch die intravenöse Gabe von Katecholaminen (z.b. Dopamin) in Frage. Daneben Verbesserung des Myokardstoffwechsels durch Sauerstoffzufuhr sowie Korrektur einer Azidose (Natriumkarbonat).

– *Reduktion eines erhöhten Blutvolumens* durch Diuretika.

– Medikamentöse *Senkung* des peripheren oder pulmonalen *Gefäßwiderstandes.* Der Widerstand im Lungenkreislauf kann auch durch Sauerstoffgabe und NO-Gasverabreichung gesenkt werden.

– Bei Versagen der pflegerischen und medikamentösen Mittel muß eine *Herzoperation* durchgeführt werden.

d) Behandlung einer Zyanose

In der Regel ist eine Operation notwendig. Medikamentöse Maßnahmen dienen nur zur Überbrückung: Prostaglandin-Verabreichung zum Offenhalten eines Ductus bei Neugeborenen. Behandlung einer sog. Fallot-Krise oder Vorbeugung derartiger Krisen mit Morphium bzw. Betablokkern. Bluttransfusion bei tiefen Hämoglobinwerten. Sauerstoff hilft, von einigen Ausnahmen abgesehen, nur wenig.

e) Behandlung von Rhythmusstörungen

Viele Rhythmusstörungen müssen nicht behandelt werden. Wenn nötig medikamentöse Therapie. In schweren akuten Notfallsituationen kann eine elektrische Defibrillation oder ein Herzschrittmacher notwendig sein.

Selten ist ein permanenter Herzschrittmacher oder Defibrillator nötig. Gewisse tachykarde Rhythmusstörungen können auch mit Hilfe eines Herzkatheters definitiv behandelt werden (sog. Katheterablationen).

f) Interventioneller Herzkatheter

Gewisse Eingriffe können heute im Rahmen eines Herzkatheters ohne Herzoperation durchgeführt werden:

1. Ballonseptostomie: Kreation eines Vorhofseptumdefektes, indem ein am Katheterende aufgefüllter Ballon vom linken in den rechten Vorhof gezogen wird.

2. Ballondilatation von Herzklappen und Gefäßen: Sprengung von Klappen- oder Gefäßstenosen durch Füllen eines Ballons mit großem Druck.

3. Einlegen von sogenannten Stents bei Gefäßstenosen: Wenn mit der Ballondilatation eine Gefäßstenose nicht bleibend erweitert werden kann, wird durch das Einlegen eines durch den Ballon ausgedehnten Drahtgitters das Gefäß offen gehalten.

4. Verschluß von Septumdefekten, offenem Ductus Botalli und anderen Gefäßen mit Fremdmaterial, das über einen Katheter an den gewünschten Ort gebracht wird.

g) Herzoperationen

1. Operation mit extrakorporellem Kreislauf. Bei dieser Technik wird das Venenblut vom Kreislauf abgeleitet bevor es die rechte Herzkammer erreicht. Außerhalb des Körpers wird das Blut mit Sauerstoff gesättigt und mit einer Pumpe schließlich über das arterielle System (Femoralarterie oder bei Säuglingen und kleinen Kindern Aorta ascendens) wieder dem Körper zugeführt. So gelingt es, den Lungenkreislauf zu umgehen und ohne Pumpleistung des Herzens auszukommen, was diesem Verfahren den Namen «Herz-Lungen-Maschine» eingebracht hat. Mit dieser Methode lassen sich längere Operationen am offenen Herzen durchführen.

2. Hypothermie. Durch Erniedrigung der Körpertemperatur wird der Sauerstoffbedarf der Organe verringert. Bei einer Temperatur von $16-18°C$ kann ein Kreislaufstillstand von 45 bis 60 Minuten ertragen werden. Dieser Umstand wird bei kleinen Säuglingen benutzt. Heute wird dabei die Abkühlung sowie die Aufwärmung mit dem

extrakorporellen Kreislauf bewerkstelligt. Der intrakardiale Eingriff erfolgt zum Teil im hypothermen Kreislaufstillstand.

3. Eingriffe ohne extrakorporellen Kreislauf. Die meisten Eingriffe an den großen extrakardialen Gefäßen werden am schlagenden Herzen ohne Ersatzkreislauf durchgeführt.

h) Psychosoziale Betreuung

Auch in der kardialen Behandlung ist die psychische Betreuung der Kinder und deren Eltern und die Beachtung sozialer Aspekte wichtig. Die Rolle der Krankenschwester ist in diesem Bereich sehr groß und verantwortungsreich.

Einteilung der angeborenen Herzfehler

Die angeborenen Herzfehler können in drei große Hauptgruppen eingeteilt werden:

1. *Herzfehler ohne Shunt:* Am häufigsten: Pulmonalstenose, Aortenstenose, Isthmusstenose der Aorta.

2. *Fehler mit vorwiegendem Links-Rechts-Shunt:* Am häufigsten: Ventrikelseptumdefekt, Vorhofseptumdefekt, offener Ductus Botalli.

3. *Herzfehler mit vorwiegendem Rechts-Links-Shunt* (sog. zyanotische Herzfehler): Am häufigsten: Fallot'sche Tetralogie, Transposition der großen Gefäße.

Die aufgezählten acht Herzfehler machen ungefähr 80 % aller Herzfehler aus. Alle übrigen Fehler (zum Teil isolierte einfache Fehler, zum Teil komplizierte, aus verschiedenen Teilmißbildungen zusammengesetzte schwere Fehler) bilden die restlichen 20 %.

Das normale Herz

Das normale Herz kann schematisch folgendermaßen dargestellt werden:

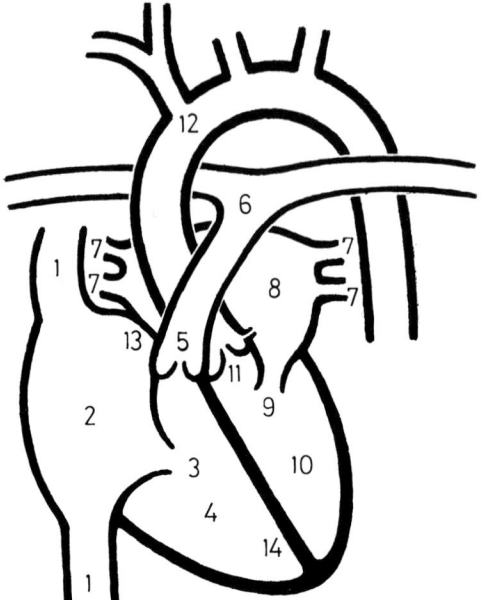

Abbildung 59:
1 Körpervenen
2 rechter Vorhof
3 Trikuspidalklappe
4 rechte Kammer (Ventrikel)
5 Pulmonalklappe
6 Lungenschlagader
  (Pulmonalarterie)
7 Lungenvenen
8 linker Vorhof
9 Mitralklappe
10 linke Kammer (Ventrikel)
11 Aortenklappe
12 Hauptschlagader (Aorta)
13 Vorhofscheidewand
  (Vorhofseptum)
14 Kammerscheidewand
  (Ventrikelseptum)

Funktionell können die Verhältnisse mit folgendem Kreislaufschema gezeigt werden:

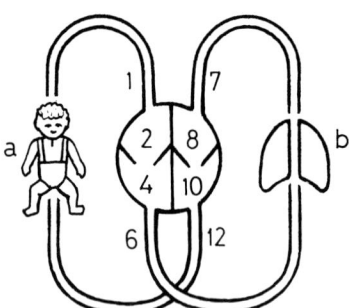

Abbildung 60:
a) Körperkreislauf
b) Lungenkreislauf

Besprechung der einzelnen Herzfehler

1. Herzfehler ohne Shunt

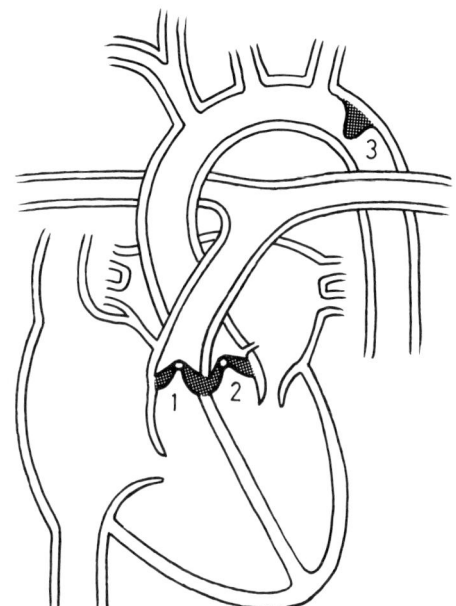

Abbildung 61: Herzfehler ohne Shunt.
1 Pulmonalstenose
2 Aortenstenose
3 Isthmusstenose der Aorta

a) Pulmonalstenose

Am häufigsten ist eine Mißbildung der Pulmonalklappe, manchmal kombiniert mit einer Einengung unterhalb der Klappe (sog. infundibuläre Pulmonalstenose). Selten besteht eine infundibuläre Stenose allein.
Die Folge ist eine Hypertrophie der Muskulatur der rechten Kammer. Wenn die Arbeit zur Überwindung des Hindernisses nicht mehr geleistet werden kann, entsteht eine sog. Rechtsherzinsuffizienz mit Rückstauung des Blutes in den rechten Vorhof und in die Körpervenen. Falls in dieser Situation das Foramen ovale noch nicht zugewachsen ist, tritt wegen der Druckerhöhung im rechten Vorhof ein Rechts-Links-Shunt durch das Foramen ovale mit Zyanose auf.
Wichtigstens klinisches Zeichen: systolisches Austreibungsgeräusch über der Pulmonalis. Elektrokardiogramm: Hypertrophie des rechten Ventrikels. Röntgenbild: Herzvergrößerung, vor allem der rechten Seite. Zweidimensionale Echokardiographie: Darstellung der stenotischen Klappe.

Doppler-Untersuchung: Schätzung des Schweregrades möglich. Herzkatheteruntersuchung: genaue Druckmessung. Angiokardiographie: vergrößerte rechte Kammer, Klappeneinengung und Pulmonalstenose.

Die Ballondilatation bei interventionellem Herzkatheter ist heute bei der valvulären Pulmonalstenose allgemein als Methode der Wahl anerkannt. Das Risiko ist klein und das Resultat sehr gut.

Die Operation einer Pulmonalstenose mit Hilfe des extrakorporellen Kreislaufes wird heute bei der Klappenstenose nur bei Versagen der Ballondilatation angewandt. Ist die Stenose nur infundibulär, ist praktisch immer die Operation notwendig. Das Operationsrisiko ist klein, der Erfolg im allgemeinen sehr gut.

b) Aortenstenose

Am häufigsten ist eine mißgebildete Klappe. Selten liegt die Einengung unterhalb der Klappe, sei es muskulär durch ein abnorm dickes Ventrikelseptum, das sich in den Ausflußtrakt vorwölbt, sei es eine fibröse simsähnliche Stenose.

Die Folge ist eine Hypertrophie der linken Kammer. Bei schwerer Stenose kann schon bei leichter Anstrengung die linke Kammer das Herzminutenvolumen nicht genügend steigern, und es treten Zeichen der Linksinsuffizienz auf. Bei forcierter Leistung kann selten eine Mangeldurchblutung des Hirnes mit Bewußtlosigkeit und eine Mangeldurchblutung des Herzmuskels selbst mit lebensgefährlicher Arrhythmie auftreten.

Klinische Untersuchung: Systolisches Austreibungsgeräusch über der Aorta. Elektrokardiogramm: Linkshypertrophie, in schweren Fällen zusätzlich eine Repolarisationsstörung. Röntgenbild: Herzgröße kann auch bei relativ schwerer Stenose lange normal bleiben und ist meistens nur bei sehr schwerer Stenose vergrößert. Zweidimensionale Echokardiographie: Darstellung der Stenose sowie die Linkshypertrophie. Doppler-Untersuchung: Schätzung der Gradienten. Herzkatheteruntersuchung: genaue Druckmessung. Angiokardiographie: Darstellung der Stenose, der linken Kammer und der Aorta.

Ballondilatation: Auch die valvuläre Aortenstenose wird heute im Kindesalter oft im Rahmen eines interventionellen Katheters dilatiert. Allerdings sind die Meinungen geteilt, und es gibt Zentren, die eine Herzoperation vorziehen.

Operation: Mit Hilfe des extrakorporellen Kreislaufes wird die verengte Klappe aufgeschnitten (sog. Valvulotomie). Das Einsetzen einer künstlichen Aortenklappe wird bei kleinen Kindern praktisch nie, bei Adoleszenten äußerst selten durchgeführt. Allerdings muß bei einer Valvulotomie im Kindesalter damit gerechnet werden, daß u. U. später im Erwachsenenalter das Einsetzen einer Kunstklappe notwendig wird. Das Risiko der Valvulotomie jenseits des Säuglingsalters ist relativ klein, der unmittelbare Erfolg gut. Als Komplikation der Operation kann eine Aortenklappeninsuffizienz auftreten.

c) Isthmusstenose

Hier besteht eine schwere, meist kurze Einengung der Aorta, unmittelbar nach Abgang der linken Arteria subclavia. Zusätzlich kann ein noch offener Ductus Botalli bestehen, der selten vor der Stenose, meistens jedoch vis-à-vis oder unterhalb der Stenose einmündet. Oft ist zusätzlich eine Mißbildung der Aortenklappe sowie ein etwas zu kleiner Aortenbogen ausgebildet. Besteht zusätzlich ein Ventrikelseptumdefekt, so spricht man vom sog. Koarktations-Syndrom.

Zur Überwindung der Einengung ist eine vermehrte Muskelleistung der linken Kammer mit hohem Blutdruck in der oberen Körperhälfte notwendig. Bei Neugeborenen und kleinen Säuglingen kann eine Herzinsuffizienz auftreten. Später steht die Hypertonie im Vordergrund. Die untere Körperhälfte wird über Kollateralgefäße in der Regel genügend versorgt. *Wichtigste klinische Zeichen:* gute Pulse an beiden Armen, schwache oder fehlende Pulse unten. Bei der Blutdruckmessung hoher Druck an beiden Armen mit klarem Unterschied zwischen Armen und Beinen. Elektrokardiogramm: normal oder linksbetont, beim Koarktations-Syndrom im Säuglingsalter meist rechtsbetont. *Röntgenbild:* bei Herzinsuffizienz, d. h. vor allem im Säuglingsalter eine Herzvergrößerung, später bei isolierter Stenose keine wesentliche Herzvergrößerung. Zweidimensionale *Echokardiographie:* Darstellung der Stenose. *Doppler-Untersuchung:* Schätzung des Gradienten. Falls die echokardiographische Darstellung nicht genügt, muß eine Angiokardiographie durchgeführt werden, sei es im Rahmen einer Herzkatheteruntersuchung, sei es mit Hilfe der sogenannten intravenösen digitalen Subtraktionsangiographie. Eine Alternativmöglichkeit zur Angiokardiographie bildet die Magnetresonanz-Bildgebung.

Operation: Eine signifikante Stenose muß operiert werden. Ohne Herzinsuffizienz und mit nur mittelschwerer Blutdruckerhöhung wartet man bis zum Alter von drei bis sechs Jahren. Bei unbehandelbarer Herzinsuffizienz oder sehr schwerer Hypertonie wird früher, evtl. schon in der Neugeborenenperiode, operiert. Die Operation wird am schlagenden Herzen, ohne extrakorporellen Kreislauf, durchgeführt. Jenseits des Säuglingsalters ist das Risiko der Operation klein, im Neugeborenen- und Säuglingsalter, vor allem wenn noch weitere Mißbildungen vorhanden sind, größer. Der unmittelbare Erfolg ist in der Regel sehr gut. Im Langzeitverlauf kann eine erneute Einengung auftreten, die eine Reoperation erfordert.

Ballondilatation: Eine Restenose bei einem schon operierten Kind wird heute meistens mit einem Ballon dilatiert. In bezug auf eine noch nie operierte, sogenannte native Aortenisthmusstenose sind die Meinungen geteilt, an sehr vielen Orten wird die Herzoperation vorgezogen.

2. Herzfehler mit vorwiegendem Links-Rechts-Shunt
(Abb. 62)

a) Ventrikelseptumdefekt

Die Öffnung im Ventrikelseptum kann verschieden groß und an verschiedenen Stellen sein; selten sind zwei oder mehr Defekte. Bei kleinem Defekt treten keine wesentlichen Auswirkungen auf. Bei großem Defekt entsteht ein Druckausgleich zwischen linkem und rechtem Ventrikel und ein großer Links-Rechts-Shunt. Als erste Folge tritt eine Herzinsuffizienz, als zweite, auf lange Sicht gefährliche Folge eine allmähliche Veränderung der Lungengefäße mit Erhöhung des Lungengefäßwiderstandes ein (sog. Eisenmangelreaktion). Dies kann zu einer Shuntumkehr führen; das Vitium ist inoperabel. Zwischen kleinem und großem Defekt gibt es alle Übergänge.

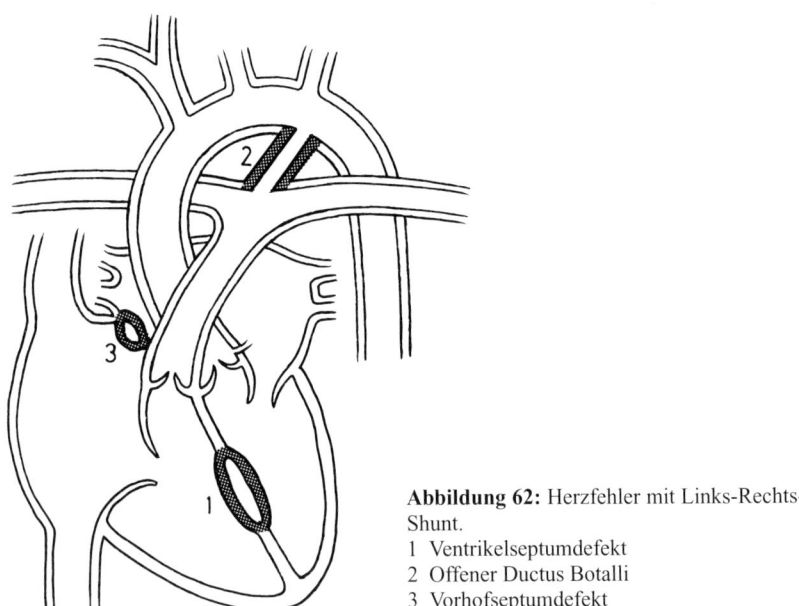

Abbildung 62: Herzfehler mit Links-Rechts-Shunt.
1 Ventrikelseptumdefekt
2 Offener Ductus Botalli
3 Vorhofseptumdefekt

Klinische Untersuchung: systolisches Herzgeräusch, Elektrokardiogramm: bei kleinem Defekt völlig normal, bei großem Defekt Hypertrophie beider Kammern. *Röntgenbild:* bei kleinem Defekt Herzgröße normal, bei großem Defekt Herzvergrößerung und vermehrte Lungendurchblutung. *Zweidimensionale Echokardiographie:* Defekt direkt dargestellt.

Doppler-Untersuchung: Mit Farbdoppler-Darstellung des Blutflusses durch Defekt und Schätzung des Druckes in der Pulmonalarterie durch Geschwindigkeitsmessung des Shuntflusses. Bei diagnostischer Unsicherheit evtl. präoperative Herzkatheteruntersuchung mit Kardioangiographie zur genauen Darstellung der Defekte und genauen Erfassung des Schweregrades.

Herzkatheteruntersuchung: mit Kardioangiographie: genaue Darstellung der Defekte sowie genaue Erfassung des Schweregrades.

Bei 30 bis 40 % der Patienten schließt sich im Laufe der Zeit der Ventrikelseptumdefekt von selbst. Kleine Defekte benötigen mit Ausnahme einer Endokarditis-Prophylaxe keine Behandlung. Große Defekte werden operiert. Mit Hilfe des extrakorporellen Kreislaufes wird der Defekt mit Nähten oder durch Einnähen eines Kunststoffstückes verschlossen. Das Risiko ist bei isoliertem Ventrikelseptumdefekt nicht sehr groß, der Erfolg ist im allgemeinen, auch auf lange Sicht, sehr gut. Der Katheterverschluß günstig gelegener Ventrikelseptumdefekte ist im Versuchsstadium.

b) Offener Ductus Botalli

Die Gefäßverbindung zwischen Pulmonalarterie und Aorta, intrauterin lebensnotwendig, wird in den ersten ein bis zwei Tagen nach der Geburt durch Kontraktion und innerhalb von zwei bis drei Wochen auch anatomisch geschlossen. Als Herzfehler wird ein offner Ductus Botalli nur angesehen, wenn der zeitgerechte Spontanverschluß nicht eintritt.

Wie beim Ventrikelseptumdefekt kann der Links-Rechts-Shunt sehr klein oder aber so groß sein, daß ein Druckausgleich zwischen linker und rechter Seite stattfindet. Die Folgen sind gleich wie beim Ventrikelseptumdefekt. *Klinisch:* kontinuierliches, systolo-diastolisches Geräusch, *Elektrokardiogramm und Röntgenbild:* wie Ventrikelseptumdefekt. *Zweidimensionale Echokardiographie:* Ductus Botalli kann dargestellt werden. *Doppler-Untersuchung:* Mit Farbdoppler kann der Blutfluß durch den Ductus dargestellt werden. Mit Hilfe der Geschwindigkeitsmessung dieses Flusses kann der pulmonalarterielle Druck geschätzt werden. Eine Herzkatheteruntersuchung für diagnostische Zwecke ist heute nur selten notwendig.

In der Regel wird jeder Ductus, der nach dem ersten Lebensjahr noch offen ist, verschlossen. Im ersten Lebensjahr ist der Verschluß nur bei Herzinsuffizienz oder bei Gefahr einer Erhöhung des Lungengefäßwiderstandes indiziert. Immer häufiger wird ein offener Ductus im Rahmen eines interventionellen Herzkatheters verschlossen. Die Operation, die ohne extrakorporellen Kreislauf durchgeführt wird, kommt vor allem noch in Frage, wenn der katheterinterventionelle Verschluß nicht möglich ist. Das Risiko beider Eingriffsarten ist sehr klein. In der Regel sind die Kinder nach erfolgreichem Eingriff herzgesund.

Ductus bei Frühgeborenen: Ein Ductus kann lebensgefährlich werden, und eine Operation muß unter Umständen schon in den ersten Lebenstagen durchgeführt werden. Unter gewissen Bedingungen besteht eine medikamentöse Alternativlösung zur Operation: durch Verabreichung von Prostaglandinsynthesehemmern (z. B. Indomethacin) kann ein Ductus-Verschluß bei frühgeborenen Kindern (später nicht mehr) herbeigeführt werden.

c) Vorhofseptumdefekt

Die Defekte im Vorhofseptum liegen an zwei Orten: zentral (sog. Vorhofseptumdefekt vom Sekundumtyp), im unteren Randgebiet (sog. Vorhofseptumdefekt vom Primumtyp).

Es besteht ein Links-Rechts-Shunt. Ein kleiner Defekt wird ohne Schwierigkeiten ertragen. Bei großem Defekt entsteht eine volumenbedinge Überlastung der rechten Kammer. Der Druck in der rechten Kammer und in der Pulmonalarterie ist im Kindesalter in der Regel normal. Diese Volumenbelastung wird im Kindesalter meist gut und mit nur leichter Leistungseinschränkung ertragen. Schwere Zeichen treten erst im Adoleszenten- und im frühen Erwachsenenalter auf (Rechtsherzinsuffizienz und Rhythmusstörungen).

Klinisch: In den ersten Lebensjahren schwierige Diagnose, da Herzgeräusch leise und leicht mit einem harmlosen Geräusch zu verwechseln ist.

Elektrokardiogramm: Unterscheidung eines Primum- von einem Sekundumdefekt (andere QRS-Achse) Röntgenbild: mit der Zeit zunehmende Herzvergrößerung, breite Pulmonalarterie und vermehrte Lungendurchblutung. Zweidimensionale Echokardiographie: Darstellung des Defektes.

Doppler-Untersuchung: Mit Farbdoppler-Darstellung des Blutflusses durch den Defekt. Eine präoperative diagnostische Herzkatheteruntersuchung ist oft nicht notwendig, muß aber bei diagnostischen Unklarheiten durchgeführt werden.

Operation: Bei Defekten mit einem mittelgroßen und großen Shunt wird die operative Korrektur im allgemeinen zwischen vier und sieben Jahren durchgeführt, ohne daß man auf das Auftreten schwerer Auswirkungen wartet. Die Operation erfolgt mit extrakorporellem Kreislauf. Der Defekt wird entweder direkt mit Nähten oder durch Einnähen eines Kunststoffstückes verschlossen. Das Risiko des Eingriffes ist klein, der Erfolg der Operation sehr gut. Der katheterinterventionelle Verschluß von Vorhofseptumdefekten vom Sekundumtyp ist im fortgeschrittenen Versuchsstadium. Er kommt nicht in Frage beim Vorhofseptumdefekt vom Primumtyp.

Der Vorhofseptumdefekt vom Primumtyp kommt meistens zusammen mit einer Mitralklappenspalte und mit Mitralinsuffizienz vor und kann auch mit einem Ventrikelseptumdefekt kombiniert sein; man spricht dann von einem atrio-ventrikulären Defekt (sog. AV-Kanal).

3. Mißbildungen mit vorwiegendem Rechts-Links-Shunt

a) Tetralogie von Fallot

Sie ist charakterisiert durch eine Kombination eines subaortal gelegenen Ventrikelseptumdefektes mit einer schweren infundibulären, oft auch zusätzlichen valvulären Pulmonalstenose.

Infolge der Erschwerung des Flusses gegen die Pulmonalarterie hin fließt ein Großteil des Blutes vom rechten Ventrikel über den Ventrikelsep-

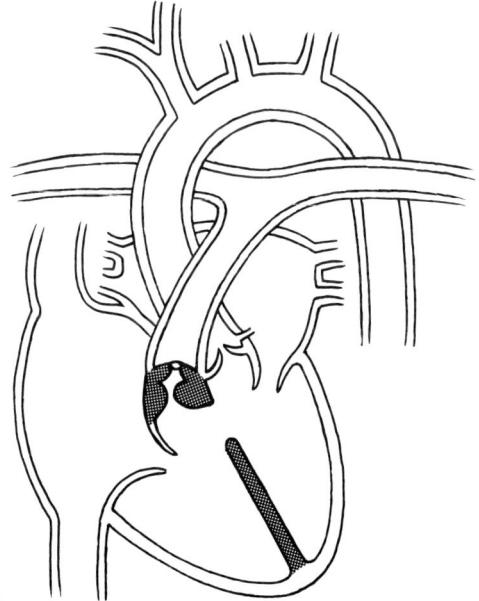

Abbildung 63: Tetralogie von Fallot.

tumdefekt direkt in die Aorta. Ein Rechts-Links-Shunt und somit eine Zyanose stehen im Vordergrund.

Klinisch: Zyanose, in den ersten Lebensmonaten manchmal nur bei Weinen und Anstrengung, im Laufe des ersten Lebensjahres deutliche Ruhezyanose. Später wegen chronischer Zyanose Trommelschlegelfinger und Uhrglasnägel, dazu typische Kauerstellung. Lautes systolisches Geräusch bei Auskultation.

Elektrokardiogramm: Rechtshypertrophie. *Röntgenbild:* leicht vergrößertes Herz mit abgerundeter Herzspitze und kleiner Pulmonalis (sog. Holzschuhform), Minderdurchblutung der Lungen. *Zweidimensionale Echokardiographie:* Darstellung des Defektes und der Pulmonalstenose. *Doppler-Untersuchung:* Darstellung des Flusses durch den Ventrikelseptumdefekt und der Pulmonalstenose mit Schätzung des Druckgradienten. *Herzkatheteruntersuchung und Kardioangiographie:* genaue Darstellung der einzelnen Defekte und der Pulmonalarterien.

Operation: Die Korrektur wird mit extrakorporellem Kreislauf vorgenommen. Der Ventrikelseptumdefekt wird mit einem Kunststoffstück verschlossen, die stenotische Klappe aufgeschnitten und die infundibuläre Stenose reseziert; manchmal ist bei sehr engen Verhältnissen die Erweiterung des rechtsventrikulären Ausflußtraktes ebenfalls mit einem Kunststoffstück (Patch) notwendig. Das Risiko des Eingriffs liegt bei 5–10 %. In der Regel bleibt eine leichte Restpulmonalstenose zusammen mit einer leichten Pulmonalklappensuffizienz bestehen, die meistens ohne schwere Symptome ertragen werden.

Bei schwerer Zyanose im frühen Säuglingsalter kann eine Voroperation (sog. Palliativeingriff) notwendig werden: Zwischen Aorta und Pulmonalarterie wird eine Verbindung hergestellt, die die Lungendurchblutung erhöht und somit die Zyanose vermindert (z. B. nach Blalock-Taussig: Verbindung der Arteria subclavia mit der Pulmonalarterie direkt oder durch Interposition einer Kunststoffgefäßprothese).

Sog. zyanotische Krisen: Bei vorübergehender Zunahme der infudibulären Stenose nimmt die Zyanose zu. Dies kann zu Krämpfen und Bewußtlosigkeit, im Extremfall zum Exitus führen. Akut werden Morphiumpräparate eingesetzt und eine Azidosebehandlung durchgeführt. Evtl. werden Betablocker sowie Sauerstoff eingesetzt. Die medikamentöse Vorbeugung weiterer Krisen bis zur Operation erfolgt mit Betablockern.

b) Transposition der großen Gefäße

Die Aorta entspringt dem rechten Ventrikel, die Pulmonalarterie dem linken. Anstelle der normalen Serieschaltung von zwei unabhängigen Kreisläufen fließt venöses Körpervenenblut ohne erneute Sauerstoffaufnahme wieder in den Körperkreislauf. Ohne Querverbindung zwischen den beiden Kreisläufen ist ein Überleben unmöglich. Mögliche Verbindungen: offener Ductus Botalli, offenes Foramen ovale, Ventrikelseptumdefekt. Schwerste Folgen treten vor allem bei der sog. einfachen Form ein, die nur mit einer Verbindung auf Vorhofebene ausgestattet ist. Eine schwere Zyanose ist von Geburt an vorhanden. Bei zusätzlicher Verbindung durch einen Ventrikelseptumdefekt ist die Zyanose weniger ausgeprägt, dafür tritt aber rascher eine Herzinsuffizienz auf.

Klinisch: Von Anfang bestehende, auf Sauerstoff nicht reagierende Zyanose, oft kein oder nur leises Herzgeräusch. *Elektrokardiogramm:* Rechtshypertrophie. *Röntgenbild:* leichte Herzvergrößerung, Lungenzirkulation vermehrt. *Zweidimensionale Echokardiographie:* abnormer Abgang der beiden großen Gefäße und Querverbindungen. *Doppler-Untersuchung:* Darstellung des Flusses durch Querverbindungen. Bei diagnostischer Unklarheit Herzkatheteruntersuchung mit Kardioangiographie.

In therapeutischer Hinsicht muß beim zyanotischen Neugeborenen notfallmäßig eine bessere Verbindung zwischen den beiden getrennten Kreisläufen hergestellt werden: Heute wird als erstes mit einer intravenösen Prostaglandin-Dauertropfinfusion der Ductus Botalli geöffnet. Falls dies keine genügende Verbesserung der Zyanose mit sich bringt oder falls nur ein sehr kleines offenes Foramen ovale vorhanden ist, muß ebenfalls notfallmäßig eine Katheterintervention (sog. Ballonseptostomie gem. Rash-

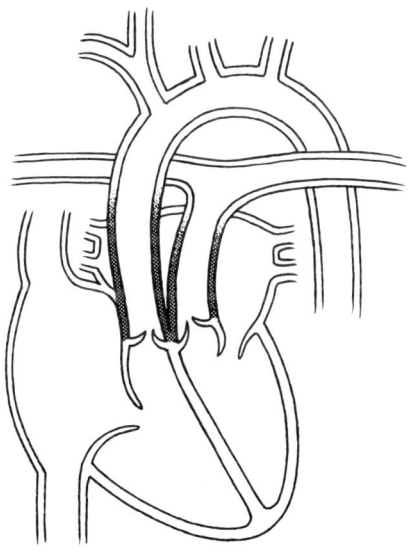

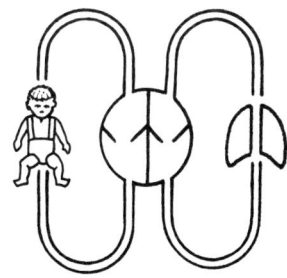

Abbildung 64: Transposition der großen Gefäße.

kind) durchgeführt werden, mit der eine größere Verbindung auf Vorhof-ebene geschaffen wird.

In der Folge wird im Laufe der ersten zwei Lebenswochen die chirurgische Korrektur mit Hilfe der extrakorporellen Zirkulation durchgeführt: sogenannte «arterial switch»-Operation, bei der die beiden großen Arterien oberhalb der Klappen durchtrennt und vertauscht werden, wobei die Koronararterien versetzt werden müssen. Die früher um einjährig herum durchgeführte Korrektur, bei der der körpervenöse und der pulmonalvenöse Zufluß auf Vorhofebene gekreuzt wurde (gem. Senning oder Mustard), wird heute in der Regel nur noch angewandt, wenn die «arterial switch»-Operation nicht möglich ist.

4. Hinweise auf einige seltene Herzfehler

Abnorme Lungenvenendrainage

Ein Teil oder alle Lungenvenen münden nicht in den linken Vorhof, sondern auf die rechte Seite, entweder in die Vena cava superior, in den rechten Vorhof oder unterhalb des Zwerchfells in Leber- oder Portalvenen.

Trikuspidalatresie

Die Trikuspidalklappe ist nicht ausgebildet. Vom rechten Vorhof besteht somit keine Verbindung zum rechten Ventrikel, das Blut muß über einen Vorhofseptumdefekt in den linken Vorhof und in den linken Ventrikel, von dort über einen Ventrikelseptumdefekt in den rechten Ventrikel und die Pulmonalarterie auf der einen Seite und über die Aorta in den Körper-kreislauf gelangen.

Pulmonalatresie

Hier ist die Pulmonalklappe nicht ausgebildet, das Blut kann vom rechten Ventrikel nicht direkt in die Pulmonalarterie gelangen. Falls zusätzlich ein Ventrikelseptumdefekt besteht, fließt das Blut vom rechten Ventrikel in die Aorta und von der Aorta über einen offenen Ductus Botalli oder über abnorme Gefäße von der Aorta descendens aus in die Lungen. Ist kein Ventrikelseptumdefekt vorhanden, muß das Blut wie bei der Trikuspidalatresie auf Vorhofebene auf die linke Seite fließen. In die Lungenzirkulation gelangt es nur über einen offenen Ductus, d. h. ein Spontanverschluß des Ductus ist lebensgefährlich. Meistens ist der rechte Ventrikel bei dieser

Form sehr klein, man spricht von Syndrom des hypoplastischen rechten Ventrikels.

Truncus communis

Anstelle von Pulmonalarterie und Aorta entspringt nur ein einziges großes Gefäß aus beiden Ventrikeln, das über einem großen Ventrikelseptumdefekt reitet. Die Lungenarterien kommen wie die großen Körperarterien aus diesem Gefäß.

Syndrom des hypoplastischen linken Herzens

Der linke Ventrikel ist nur etwa 3 bis 10 mm groß. Meist ist die Aortenklappe nicht ausgebildet. Die Aorta ascendens ist nur ein kleines Gefäß und die Mitralklappe sehr klein oder ebenfalls atretisch. Das Blut fließt vom linken Vorhof über einen Vorhofseptumdefekt in den rechten Vorhof und in den rechten Ventrikel und von dort in die Pulmonalarterie. Der gesamte Körperkreislauf wird von der Pulmonalarterie aus durch einen offenen Ductus in die Aorta gewährleistet. Bei einem Ductus-Verschluß besteht kein Körperkreislauf.

Pathologie des Zwerchfells

I. Pleuroperitoneale Zwerchfellhernien (= Bochdaleksche Hernie)

Das Zwerchfell entwickelt sich aus drei Einzelteilen, die von vorne, hinten und seitlich vorwachsen. Bleibt die Vereinigung dieser Segmente aus, entsteht eine Lücke zwischen Abdominal- und Thorakalraum. In 80 % der Fälle ist die Mißbildung links vorhanden. Am häufigsten liegt der Defekt im linken hinteren und seitlichen Abschnitt des Zwerchfells (pleuroperitoneale Lücke). Eine echte Zwerchfellhernie liegt dann vor, wenn diese Lücke von Pleura und Peritoneum überbrückt wird **(Abb. 65)**.

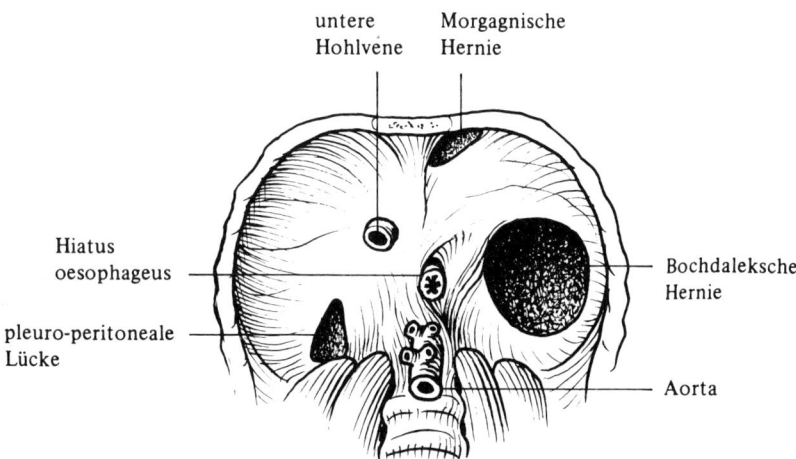

Abbildung 65: Arten von Zwerchfellhernien und Durchtrittsstellen im Zwerchfell (Ansicht von abdominal her).

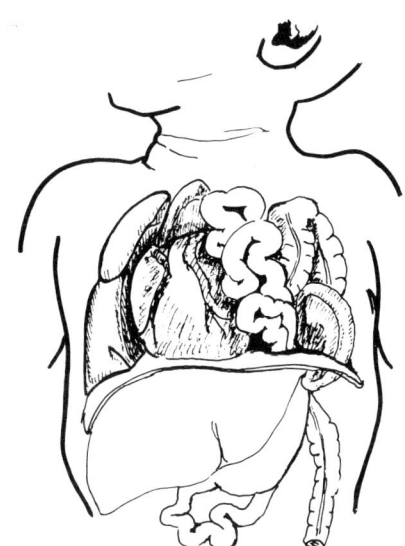

Abbildung 66: Verlagerung der Abdominalorgane (Milz, Darm) in den Thorakalraum bei Zwerchfellhernie. Dadurch Verdrängung des Herzens und der Lunge.

1. Pathologie

In der Embryonalzeit gelangen Colon transversum und ascendens, der gesamte Dünndarm und oft die Milz in den Thorakalraum. Die linke Lunge entwickelt sich ungenügend, das Herz wird nach rechts verdrängt und die rechte Lunge komprimiert. Intestinale Begleitmißbildungen sind häufig. Immer ist eine Malrotation des Darmes vorhanden (**Abb. 66**).

2. Klinische Befunde

Eine Zwerchfellhernie ist eine akute Notfallsituation im Neugeborenenalter. Sie bedarf einer spezialisierten Behandlung, da Minuten über Leben und Tod entscheiden können.

Die Schwere der Symptome hängt vom Grad der Verlagerung abdominaler Organe in den Thorax und von der Entwicklung funktionstüchtigen Lungengewebes ab. Dank zunehmender Erfahrung in der pränatalen Diagnostik werden Zwerchfellmißbildungen meist schon vor der Geburt erkannt.

a) Symptome

- Zyanose, Dyspnoe und evtl. Erbrechen können bereits im Gebärsaal eine intensive Reanimationsbehandlung notwendig machen.
- Atemnot und sternale Einziehung sind konstant oder verschlimmern sich beim Schreien oder bei der Ernährung.
- Atem- und Pulsfrequenz sind stark erhöht. Die Herzaktionen sind rechts festzustellen. Über dem linken Thorax kann die Darmperistaltik gehört werden. Das Atemgeräusch fehlt links. Das Abdomen ist weich und kahnförmig eingefallen.

Gelegentlich erscheinen die Symptome erst im Verlauf der ersten Monate. Chronische Lungeninfekte oder eine chronische Dyspnoe können auf das Vorliegen einer Zwerchfellhernie aufmerksam machen. Bei der Magen-Darm-Passage dieser Kinder ist der Dünndarm im linken Thorax dargestellt.

b) Röntgenbefunde

Im Thoraxbild werden Teile des Magen-Darm-Traktes im linken Thorax sichtbar. Das Herz ist nach rechts verlagert. Der rechte Lungenschatten ist daher oft klein. Im Holzknechteinlauf ist das Colon transversum und ascendens im Thorax sichtbar (**Abb. 67**).

3. Behandlung

a) Präoperativ

Zu den wichtigsten Maßnahmen gehören:

- hohe Sauerstoffzufuhr, wenn notwendig Intubation und Beatmung,
- Dekompression des Magens durch fortgesetzte Aspiration aus einer liegenden Sonde,
- rektale Spülung zur Entleerung des Mekoniums,
- sofortiges Anlegen einer, wenn möglich zentralen Infusion,
- Zufuhr von wenig 10 %iger Glukose und Natriumbikarbonat gegen die sich rasch einstellende metabolische Azidose,
- Wärmezufuhr, am besten im Wärmebett oder Inkubator,
- Einlegen eines arteriellen Katheters für die Gasanalyse.

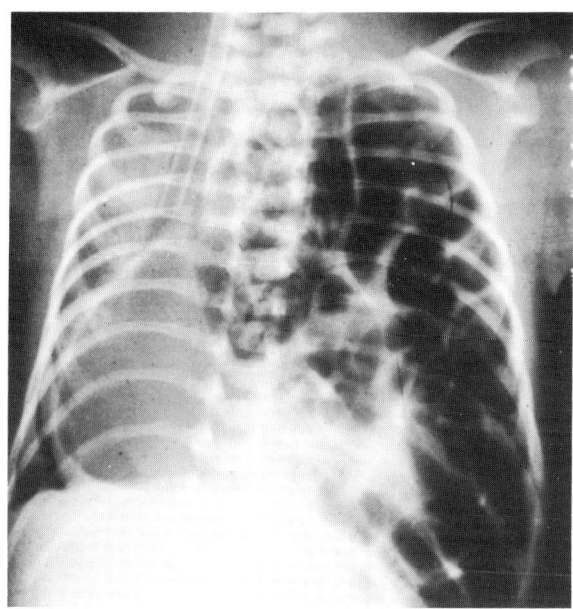

Abbildung 67: Zwerchfellhernie links. Der linke Thorakalraum wird durch Eingeweide vollständig ausgefüllt, das Herz ist nach rechts verdrängt und die rechte Lunge komprimiert.

b) Operation

Entscheidend ist nicht so sehr die rasche Operation, sondern die sofortige Stabilisation der Atmung und des Kreislaufes. Erst nachher ist an die Reposition der Abdominalorgane aus dem Thorakalraum und an den Verschluß der Zwerchfelllücke zu denken. Der Eingriff wird von abdominal her und unter Intubationsnarkose vorgenommen (**Abb. 68**). Eine Pleuradrainage für ein bis zwei Tage ist im Anschluß an die Operation notwendig.

c) Postoperativ

Oft ist über Tage oder Wochen eine Beatmung am Respirator notwendig. Es ist immer besser, das Kind bei Atemschwierigkeiten über einige Zeit intubiert zu belassen. Die spontane Atmung wird zunächst mit hohem exspiratorischem Widerstand gestattet.

Die Dekompression des Magen-Darm-Traktes mit einer Sonde wird fortgesetzt. Rektalspülungen fördern die Mekoniumentleerung und schaffen Raum für den reponierten Dünndarm.

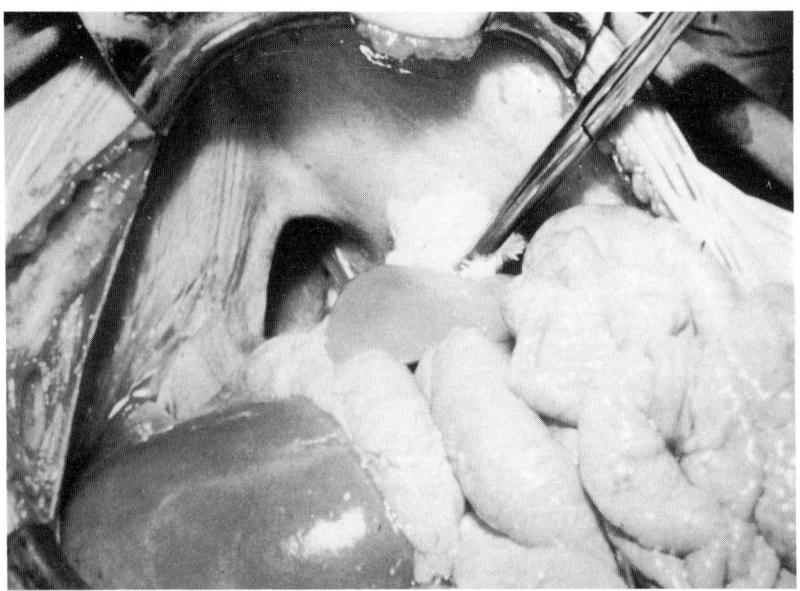

Abbildung 68: Pleuro-peritoneale Zwerchfellücke. Operationssitus nach Reposition der Därme, Leber und Milz.

Antibiotika werden wenige Tage prophylaktisch verabreicht. Eine parenterale Ernährung über mehrere Tage oder Wochen ist durchzuführen. Die orale Ernährung erfolgt anfangs stündlich über die Magensonde, wenn die Magen-Darm-Passage frei ist (galliger Stuhl).

4. Komplikationen

– Gelegentlich ist eine Erholung aus der respiratorischen und metabolischen Azidose nicht möglich, und die Hypoxie hält trotz 100%iger Sauerstoffgabe an. Die Ursache dafür liegt in einer Dysplasie des gesamten Lungengewebes. Der Tod würde sich binnen weniger Stunden unter ständiger Verschlechterung der Beatmung einstellen, falls nicht andere Maßnahmen ergriffen werden. Dies trifft etwa für die Hälfte aller Fälle zu.

– Bei manchen Kindern kann zunächst eine kurze Periode der Besserung festgestellt werden. Nach wenigen Stunden verschlechtert sich die pulmonale Zirkulation und Belüftung derart, daß ein Überleben nicht möglich ist. Dieser Verlauf ist auf die Ausbildung von arterio-venösen Kurzschlüssen unter der forcierten Beatmung zurückzuführen.

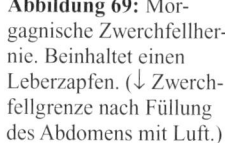

Abbildung 69: Morgagnische Zwerchfellhernie. Beinhaltet einen Leberzapfen. (↓ Zwerchfellgrenze nach Füllung des Abdomens mit Luft.)

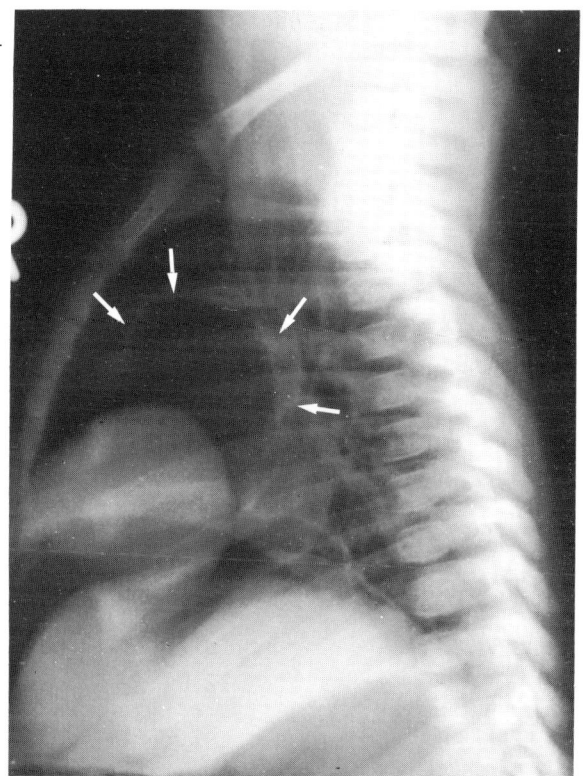

– Einrisse des dysplastischen Lungengewebes sind besonders unter Überdruckbeatmung möglich. Auf Symptome eines *Pneumothorax,* der sich ein- oder doppelseitig einstellen kann, ist zu achten. Wiederholte Röntgenaufnahmen sind aus diesem Grunde notwendig.

Eine Beatmung mit hohen Drucken kann zusätzlich zu einer Schädigung des Lungengewebes führen, die den Gasaustausch weiter verschlechtert (Barotrauma). Mit Hilfe einer speziellen Beatmungstechnik (high frequency ventilation) gelingt es, unter geringen Beatmungsdrucken aber mit sehr hoher Atemfrequenz, diese Komplikation zu umgehen.

5. ECMO (extrakorporelle Membran-Oxygenierung)

Diese Methode kann nur in spezialisierten Zentren durchgeführt werden. Sie beruht darin, daß das venöse Blut über die Vena jugularis interna aus dem rechten Vorhof abgeleitet und mit Hilfe eines Membran-Oxygenators außerhalb des Körpers (extrakorporell) von Kohlensäure befreit und mit Sauerstoff gesättigt wird. Das arterialisierte Blut wird über die Arteria carotis communis wieder dem Kreislauf zugeführt. Auf diese Weise wird die «Lungenarbeit» umgangen. Die ECMO wird nach einem bis mehreren Tagen reduziert, wenn sich die Lungenzirkulation normalisiert hat und ein Gasaustausch von Kohlensäure resp. Sauerstoff über die Lunge möglich ist.

Die ECMO-Behandlung ist für unreife Früh- und Mangelgeburten nicht möglich, da die Risiken zu hoch liegen (intrakranielle Blutung, schwerste Lungendysplasie ohne Erholungschance usw.).

Die Methode ist äußerst arbeitsintensiv und deshalb so teuer, daß sie für zahlreiche Zentren und sehr viele Länder nicht erschwinglich ist. Deshalb werden zusätzliche Möglichkeiten gesucht, um Kinder mit schwerer Lungenhypoplasie am Leben zu erhalten. (Pränatal intrauteriner Zwerchfellverschluß, Transplantation eines Lungenlappens.)

6. Prognose und Verlauf

Je länger das Kind unter normalen respiratorischen Bedingungen überleben kann, desto günstiger ist die Prognose. Erfahrungsgemäß reift das Lungengewebe in den ersten Tagen erheblich nach. Am schlimmsten sind jene Fälle zu beurteilen, die schon in den ersten sechs Lebensstunden eine schwere Zyanose oder Dyspnoe aufweisen.

Zeitweises Erbrechen, eine Entwicklungsstörung und chronischer Husten werden auch bei überlebenden Kindern häufig gesehen. Daß die Überlebensrate bei Zwerchfellhernien nur um 50 % liegt, ist nicht so sehr auf die Behandlungstechnik, sondern auf das Vorliegen von Begleitmißbildungen und auf die Unterentwicklung der Lungen zurückzuführen.

In Zentren mit der Möglichkeit einer ECMO-Behandlung liegt die Überlebenschance um 10 bis 20 % höher.

II. Morgagnische Zwerchfellhernie

Eine Hernie oder Lücke besteht im vorderen Mediastinum parasternal. Meist beinhaltet die Hernie einen Teil des Kolons oder einen Leberzapfen **(Abb. 70)**.

Abbildung 70: Operationssitus der Zwerchfellhernie, die Leber enthält.

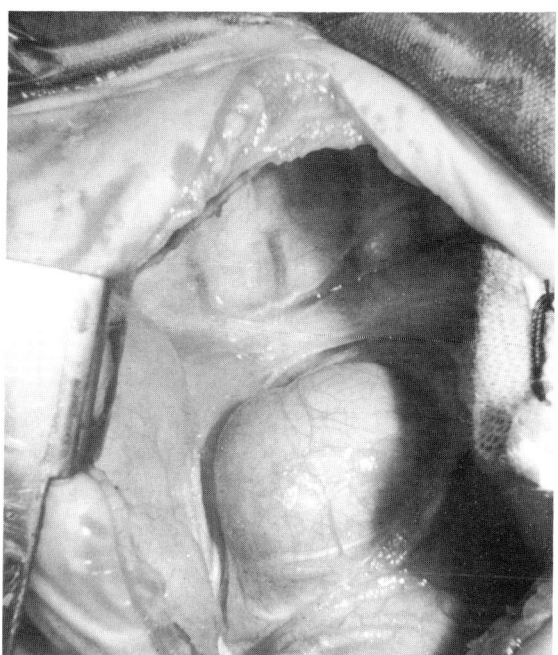

1. Symptome

Oft wird die Diagnose lediglich als Zufallsbefund entdeckt. Dyspnoische Beschwerden oder Einklemmungserscheinungen von Magen oder Darm sind selten.

2. Therapie

Die Therapie besteht in der Reposition des Hernieinhaltes und im Verschluß der Zwerchfellücke. Der Eingriff wird von thorakal her durchgeführt (Abb. 70).

3. Prognose

Die Prognose ist günstig.

III. Dysplasie des Zwerchfells, Eventration des Zwerchfells

Bei dieser kongenitalen Anomalie ist das fibröse und muskuläre Gerüst des Zwerchfelles sehr schwach ausgebildet, so daß mit dem Einsetzen der Spontanatmung das Zwerchfell buckelartig hochgedrängt wird.
Die Symptome sind gleich wie bei der Zwerchfellhernie. Sie können jedoch erst nach Stunden oder Tagen manifest werden.
Die *Behandlung* besteht in der Raffung des Zwerchfells, evtl. unter Verstärkung von eingelegtem synthetischem Gewebe.
Da auch hier gelegentlich Lungenanomalien vorhanden sind, darf die *Prognose* nicht in allen Fällen als günstig beurteilt werden.

IV. Geburtstraumatische Lähmung des Zwerchfells

Bei einer schweren Geburt, besonders im Verein mit einer schwierigen Entwicklung des Armes, kann der Zwerchfellnerv (Nervus phrenicus) zusammen mit dem Nervenplexus zum Arm geschädigt werden. Innert Stunden oder Tagen entwickelt sich eine fortschreitende Erschlaffung des Zwerchfells, die zu einer Kompression der Lungen führt. Später ist eine Herzverlagerung auf die Gegenseite festzustellen.

1. Symptome

Sie stellen sich frühzeitig ein und äußern sich innert Tagen in einer sich rasch verschlimmernden Dyspnoe. Während sie zunächst nur durch eine Anstrengungsdyspnoe beim Schreien und Trinken vorhanden ist, kommt es schließlich auch zu einer Ruhedyspnoe. Puls- und Atemfrequenz steigen an. Die Kinder werden blaß und bald zyanotisch. Auskultatorisch ist ein vermindertes Atemgeräusch auf der befallenen Seite vorhanden.

Röntgenbefunde

Charakteristisch ist eine Buckelung oder ein Hochstand des Zwerchfells. Die Zwerchfellbewegungen fehlen oder sind paradox.

2. Therapie

a) Konservativ

Man darf mit einer konservativen Therapie (Pneumonieprophylaxe, Physiotherapie usw.) nur so lange zuwarten, als keine Anstrengungsdyspnoe und Zyanose vorhanden ist.

b) Chirurgisch

In den anderen Fällen ist eine operative Raffung des gelähmten Zwerchfells indiziert. Wenn der Eingriff zu spät vorgenommen wird, ist oft bereits eine Fibrosierung der Lunge und eine chronische Pneumonie vorhanden. Diese behindert die Entfaltbarkeit der Lunge. Eine langdauernde Physiotherapie oder Respiratorbeatmung ist für diese Fälle indiziert.

Gelangen Kinder mit einer Zwerchfellähmung zu spät zur Operation, so sterben sie trotz der Zwerchfellraffung an den fortgeschrittenen Lungenveränderungen.

Abdominalwand

I. Omphalozele (Nabelschnurbruch)

Die Omphalozele ist eine schwere Defektmißbildung der Abdominalwand, die eigentlich eine echte Hernie darstellt. Ihre Wand ist zusammengesetzt aus einer Amnionschicht und dem Peritoneum. Die Nabelschnur sitzt meist am Unterpol der Zele. Anfänglich ist der Bruchsack durchscheinend, so daß Leber und Darm direkt gesehen werden können. Einige Stunden nach der Geburt wird die Oberfläche des Bruchsackes trüb und speckig (Abb. 71). Form und Größe der Omphalozelen variieren stark. Es muß erwartet werden, daß ein Kind unter 8000 Geburten mit dieser Mißbildung zur Welt kommt.

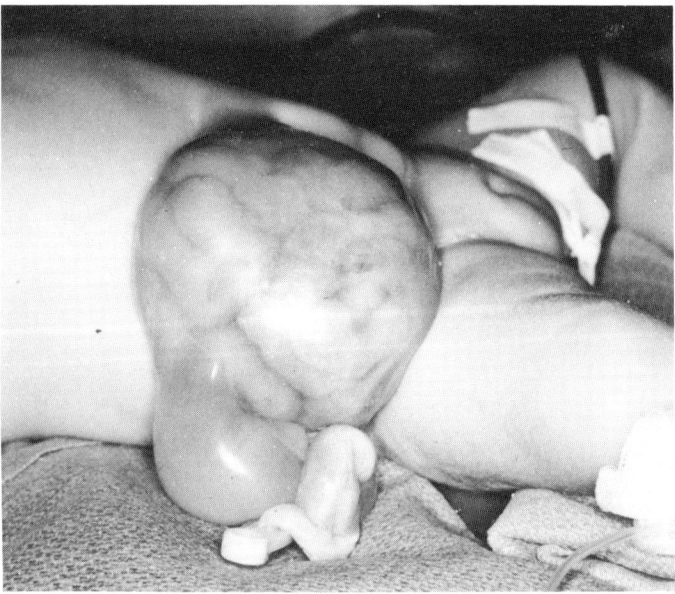

Abbildung 71: Omphalozele: Durch die dünne Amnionhaut scheint der Darm durch.

Die Hauptsorge um ein Kind mit Omphalozele besteht in der Vermeidung von Komplikationen und in der Erkrankung von Begleitmißbildungen. Gefürchtet sind:

– eine Ruptur des Bruchsackes,

– eine Durchwanderungs-Peritonitis,

– ein mechanischer Ileus (Strangulation des Darmes, Darmatresie, Volvulus).

Omphalozelen lassen sich pränatal durch Ultraschall-Untersuchung sicher diagnostizieren. In diesen Fällen wird eine Sectio caesarea durchgeführt, um eine Zelenruptur und Infektion zu vermeiden. Der Kinderchirurg hat dadurch Zeit, den notfallmäßigen Eingriff vorzubereiten.

Begleitmißbildungen, vorwiegend des Magen-Darm-Traktes, sind in über 50 % der Fälle zu erwarten (Strangileus, Atresien). Unter den extraabdominalen Mißbildungen sind die Herzvitien und Neuralrohrdefekte besonders bedeutungsvoll.

1. Therapie

a) Präoperativ

Eine Antibiotikaprophylaxe wird durchgeführt. Durch Kompressen oder eine Plastikfolie ist die Bauchdecke steril zu halten. Eine frühzeitige Reposition ist anzustreben, bevor die Därme mit Luft gefüllt sind und das Vorgehen verunmöglichen. Die früher geübte konservative Behandlung der Omphalozele durch Mercurochromanstrich wird heute nicht mehr durchgeführt.

b) Spezielle Therapie

Anatomie	Inhalt	Gefahr	Therapie
schmalbasig oder gestielt, Größe der Zele variabel	Dünn- und Dickdarm, evtl. Leberzapfen	Zirkulationsstörungen des Darmes, Mechanischer Ileus	Operative Reposition des Bruchinhaltes. Primärer Verschluß der Bauchwand

Anatomie	Inhalt	Gefahr	Therapie
sehr breite oder geplatzte Omphalozelen oder Zeichen eines Ileus	Dünndarm, Dickdarm, Leber	Ruptur, Peritonitis, Sepsis	Operation und Bauchdeckenverschluß – mit seitlich mobilisierter Haut – mit Silikonnetz, das alle zwei Tage gerafft wird, bis der Hautschluß möglich ist.

Bemerkungen zur Therapie

Das Ziel der Operation ist die Reposition der Darmanteile und der Schluß des Bauchmuskeldefektes. Dieser ist nicht immer in einer einzigen Operation zu erreichen. Eine Reposition unter Druck könnte zu Zirkulationsstörungen des Darmes und zur Abdrosselung der größeren Gefäße führen. Für große Hernien ein zwei- oder mehrzeitiges Verfahren zu wählen, wobei zunächst nur die Haut und später die Bauchmuskulatur adaptiert werden.

Für große, rupturierte Omphalozelen kommt praktisch nur eine Überdeckung mit einr Plastikfolie in Frage. Diese wird täglich durch Raffung verkleinert, bis der Hautschluß möglich wird.

c) Postoperative Behandlung

Sie besteht in der parenteralen Ernährung über lange Zeit, in der kontinuierlichen Absaugung von Luft und Magensaft und in der Zufuhr von Antibiotika.

2. Prognose

Sie ist gut für kleine Hernien, die primär geschlossen werden können. Wenn gleichzeitig eine Darmatresie oder ein Bridenileus vorhanden ist, beträgt die Überlebenschance nur noch 60%. Bei einer Ruptur des Zelensackes ist der Ausgang in einem Drittel der Fälle tödlich.

II. Laparoschisis

Bei der Laparoschisis handelt es sich um einen kleinen Bauchwanddefekt, der meist knapp seitlich rechts des Nabels liegt (**Abb. 72**). Die Därme pro-

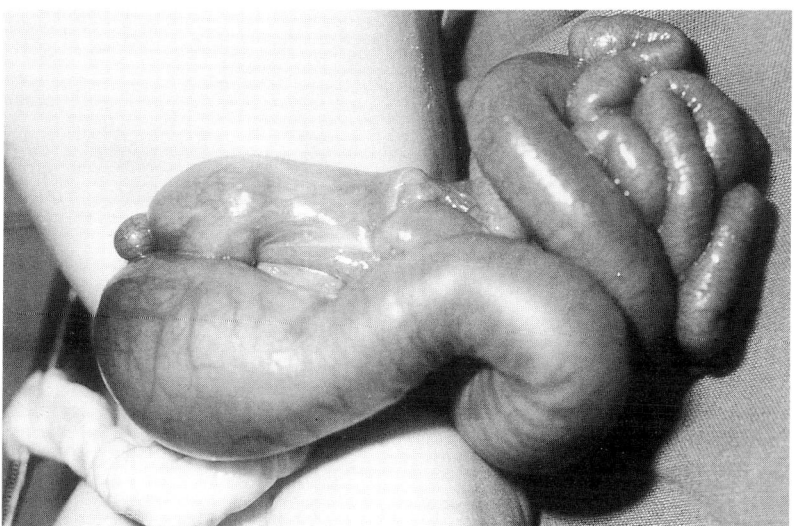

Abbildung 72: Laparoschisis: kleiner Bauchwanddefekt neben dem Nabel, ohne Bedeckung. Vollständiger Prolaps des Dünn- und Dickdarms.

labieren bereits in der Embryonalzeit. Die Häufigkeit liegt bei einem Kind mit Laparoschisis unter 10 000 Geburten. Begleitmißbildungen bestehen bei 20 % der Fälle (Darmatresie, Entwicklungsstörung des Darmes). Die pränatale Ultraschall-Untersuchung weist die Mißbildung in 90 % der Fälle nach. Nach der Geburt werden die offen liegenden Därme in einen Plastikbehälter gepackt, um sie vor Austrocknung, Infektion und Abkühlung zu schützen. Der operative Bauchdeckenverschluß soll so rasch wie möglich nach der Geburt erfolgen.

Dank der Vermeidung von Peritonitis und von Zirkulationsstörungen ist die Mortalität in den letzten 20 Jahren von 40 auf 15 % gefallen.

III. Epigastrische Hernie

In der medialen Faszie, die die beiden Rektusmuskeln verbindet, liegt ein Bindegewebsdefekt. In die kleine Faszienlücke wird Peritoneum, Netz oder Fettgewebe ausgestülpt. Bei Inkarzeration des Bruchinhaltes stellen sich heftige Schmerzen ein.

Palpatorisch ist ein kleines Knötchen in der Mittellinie zwischen Nabel und Brustbein festzustellen.

Behandlung

Der Fasziendefekt wird operativ dargestellt, der Bruchinhalt reponiert und die Faszie mit Nähten verschlossen.

IV. Rektusdiastase

Eine kongenitale Schwäche der Rektusfaszie führt zu einem starken Auseinanderweichen der beiden Rektusmuskeln bei jeder Kontraktion. So entsteht eine breite Spalte, in deren Ausdehnung oft mehrere epigastrische Hernien nachzuweisen sind.

Die *Therapie* besteht in einer Raffung und Doppelung der Faszie. Gleichzeitig werden dadurch die Hernien behoben.

V. Affektionen des Nabels

Der Nabel stellt eine Narbe dar, die nach Abheilung des Nabelschnurstumpfes geblieben ist. Dieser Heilungsprozeß kann Störungen unterliegen.

1. Nabelinfektion

Am häufigsten sind Staphylokokken dafür verantwortlich. Streptokokken, Coli und Enterokokken, ja sogar Tetanusbazillen sind gelegentliche Erreger.

Die Gefahr der Nabelinfektion liegt in der Ausbreitung des lokalen Infektes entlang der Nabelvene. Als Folge einer septischen Thrombophlebitis kann die Pfortader obliterieren und ein Blutrückstau in die Eingeweide und die Milz entstehen (portale Hypertension). Breitet sich die Infektion unter die benachbarte Bauchhaut aus, entsteht eine *Nabelphlegmone.*

Zur Verhütung einer Infektion ist es wesentlich, den Nabelstumpf mit einer antiseptischen Lösung zu pflegen. Anfänglich kann der Nabel leicht abgedeckt werden. Die noch heute üblichen Nabelbinden sind nur geeignet, wenn sie häufig gewechselt werden. Hat sich eine infektiöse Komplikation manifestiert, werden zusätzlich Antibiotika verabreicht.

2. Nabelgranulom

Nach einer lokalen Infektion bleibt Granulationsgewebe zurück, das ständig etwas eitrige Flüssigkeit abscheidet. Gestielte Granulome können

Abbildung 73: Infizier-
tes Nabelgranulom.

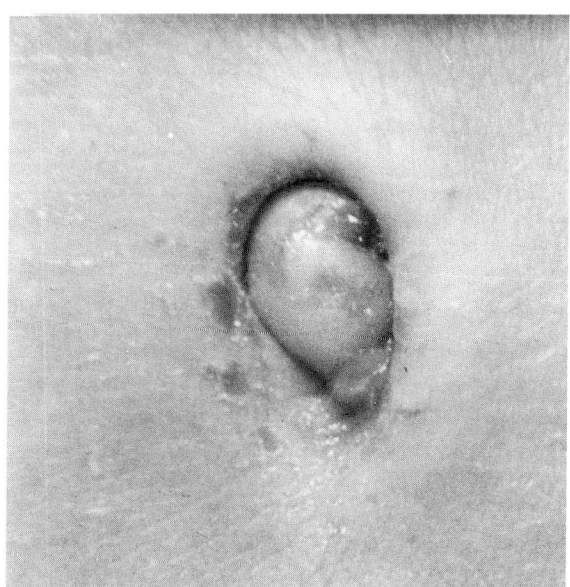

durch einfache Ligatur abgetragen werden, flächige werden mit Silber-
nitratstiften ätzend behandelt (**Abb. 73**).

3. Nabelhernie

Die Hernia umbilicalis ist die häufigste Heilungsstörung des Nabels.
Wenn sich die Faszienblätter nicht genügend um den Nabelschnurstumpf
schließen, resultiert eine Ausstülpung im Nabelzentrum, die von Kirsch-
kern- bis Pflaumengröße reicht. Durch Fingerdruck läßt sich die Hernia-
tion leicht reponieren. Dabei wird auch das Ausmaß der Faszienlücke erkenntlich. Da eine Inkarzeration so gut wie unbekannt ist, braucht die
Hernie nicht ständig reponiert zu werden.

Therapie

Normalerweise wird sich der Ring bereits im ersten Lebensjahr spontan
schließen. Das Anlegen eines Nabelpflasters ist unnötig. Es dient höch-
stens zur Beruhigung der Mutter. Eine *Operation* ist nur unter bestimmten
Voraussetzungen indiziert:

- wenn die Faszienlücke mehr als 1 cm Durchmesser hat (häufiger bei Frühgeburten, mongoloider Idiotie, Hypothyreose),
- wenn die Hernie nach zwei Jahren noch immer besteht,
- wenn durch eine große Protrusion ständig Darm ausgestülpt wird, (gurgelndes Geräusch bei der Reposition),
- wenn Schmerzen geäußert werden,
- wenn die Hernie nicht im Nabelzentrum, sondern oberhalb des Nabels aus einer Faszienlücke austritt (Supraumbilikale Hernie).

Bei der Operation wird von einem halbkreisförmigen Schnitt am Nabelrand aus die Fazienlücke geschlossen und die Nabelhinterwand an die Nahtstelle fixiert.

4. Der «feuchte Nabel»

- Die häufigste Ursache eines feuchten Nabels ist ein *Granulom,* das sich im Anschluß an eine Nabelinfektion gebildet hat.
- Seltener tritt Urin aus dem Nabel aus. Dieser Befund ist dann möglich, wenn sich in der Embryonalzeit der Allantoisgang (Verbindung zwischen Blase und Nabel) nicht geschlossen hat. Der Fistelgang wird als offener *Ductus urachus* bezeichnet und geht fast immer mit einer Stenose oder Atresie der Urethra einher.
- Beim *Offenbleiben des Dotterganges* (Ductus omphaloentericus) tritt hingegen Darmflüssigkeit, Stuhl oder Luft aus dem Nabel aus. Durch eine Katheterisierung der Fistel und eine Kontrastmittelinjektion kann die Länge und die Art der Fistel röntgenologisch dargestellt werden **(Abb. 74)**.

Die *Therapie* des Ductus urachus und des Ductus omphaloentericus ist immer chirurgisch. Nach Behebung des Urethralhindernisses wird der Ductus urachus abgetragen. Die Exzision des persistierenden Dotterganges erfordert eine Laparotomie. Dabei wird der Gang abgetragen, die Darmöffnung genäht und die Nabelhinterwand geschlossen **(Abb. 75)**.

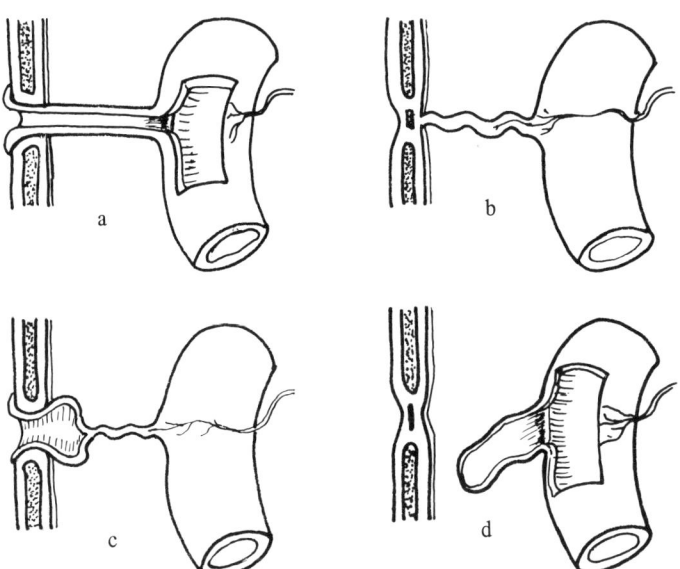

Abbildung 74: Rückbildungsstörungen des Dotterganges. a) offener Dottergang, b) narbiger Strang zwisehen Darm und Nabel, c) Nabelzyste, d) Meckelsches Divertikel.

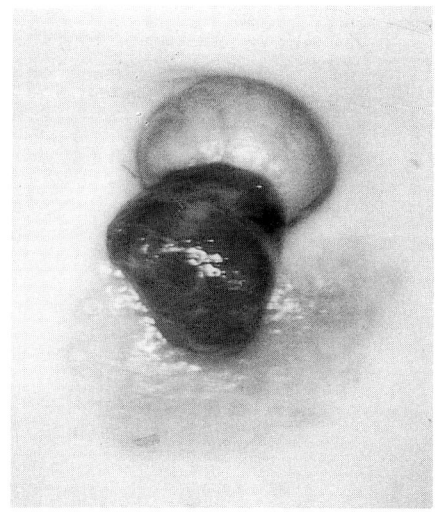

Abbildung 75: Offener Ductus omphaloentericus. Darmflüssigkeit tritt aus der zentralen Öffnung. Andauung der Haut durch Darmfermente.

Magen-Darm-Trakt

Erbrechen

In allen Lebensabschnitten ist Erbrechen ein Symptom, nie eine Krankheit. Dieses muß besonders in den ersten Lebensmonaten sehr ernst genommen werden, wenn es

- anhält,
- bogenförmig ist,
- gallig ist,
- Blut enthält,
- zu Gewichtsverlusten führt.

Als wichtigste *Ursachen* kommen in Frage:

	Ursache	Begleitsymptome	Therapie
1. «Physiologisches Erbrechen»	Unreife des Kardiamechanismus	–	keine
2. Nährfehler	unausgewogene Ernährung, schlechte Nährtechnik, Überfütterung	Erbrechen sofort nach der Ernährung, gelegentlich Durchfall, nervöse, unsichere Mutter	Ernährungsberatung
3. Gastroösophagealer Reflux	– Kardia-Chalasie – Hiatushernie	Erbrechen sofort nach und zwischen den Mahlzeiten, saures Erbrechen, Blutbeimengung	Hochlagerung Antazida, evtl. Operation

	Ursache	Begleitsymptome	Therapie
4. Behinderung der Magendarm-passage	a) Pylorusstenose	4 Wochen alt, männlich, bogen-förmiges Erbre-chen nach der Mahlzeit, «Pylo-rusolive» palpier-bar, metabolische Alkalose, Ge-wichtsverlust	Operation
	b) mechanischer Ileus (Atresien, Volvulus usw.)	– galliges Erbre-chen – abdominale Auftreibung – fehlender Me-koniumabgang	Operation
	c) paralytischer Ileus (z. B. Peri-tonitis)	Auftreibung des Abdomens, Dé-fense, Entlastungs-schmerz, Entzün-dungszeichen	Entlastung durch Magensonde Ope-ration und Antibio-tika
	d) funktioneller Ileus (z. B. Megakolon)	Auftreibung, Stuhlabgang selten, in Massen, evtl. Enterokolitis	Operation
5. Infektions-krankheiten	a) Sepsis	Schocksymptome, Krämpfe, evtl. Blässe, Zyanose, Hypothermie	Antibiotika Infusionen spezifische Thera-pie, je nach Grund-krankheit, Nah-rungskarenz
	b) Gastroenteritis, (viral, bakteri-ell)	Durchfälle, Dehy-dratation, Erbre-chen je nach Grundkrankheit	
	c) alle Infektions-krankheiten (z. B. Pertussis)	je nach Grund-krankheit	do.
6. Hirndruck	a) Hirntumor	okuläre Sym-ptome, Fundus-veränderungen, Ataxie, Kopf-schmerzen	Operation, evtl. Bestrahlung

Ursache	Begleitsymptome	Therapie
b) Meningitis	Nackensteifigkeit, Lasègue, Kernig	Lumbalpunktion, Antibiotika, Infusionen
c) Hydrozephalus	bombierte Fontanelle, vergrößerter Kopfumfang, Fundusveränderungen, Phänomen der untergehenden Sonne	Operation
7. Verschiedene – Vergiftungen	Anamnese!	Magenspülung, spezifische Maßnahmen
– psychogen	Rumination, Persönlichkeitsveränderungen	Sedativa, selten Operation
– Herzinsuffizienz	Zyanose, Herzgeräusch, Lebervergrößerung, Dyspnoe	Therapie der Herzinsuffizienz

In der Neugeborenenperiode ist jedes gallige Erbrechen zunächst für einen Darmverschluß suspekt. Die Diagnose wird erhärtet durch

- aufgetriebenes Abdomen (fehlt bei Duodenalverschluß),
- fehlenden Mekoniumabgang innert 24 Stunden,
- Spiegel und Luftsicheln im Röntgenbild.

In späteren Lebensabschnitten sind entzündliche Ursachen als Grund des Erbrechens vorherrschend (Gastroenteritis, Meningitis).

In allen Fällen ist eine vollständige klinische Untersuchung des Kindes und genaue Anamnese unerläßlich. Die Behandlung ist komplex und schließt immer eine Korrektur des Flüssigkeits- und Säure-Basen-Haushaltes, eine Bekämpfung der bestehenden oder drohenden Infektion und, wenn möglich, eine rasche konservative oder operative Behebung der Ursache ein. Über die Häufigkeit des akuten Abdomens in den verschiedenen Lebensabschnitten gibt die **Abbildung 76** Auskunft.

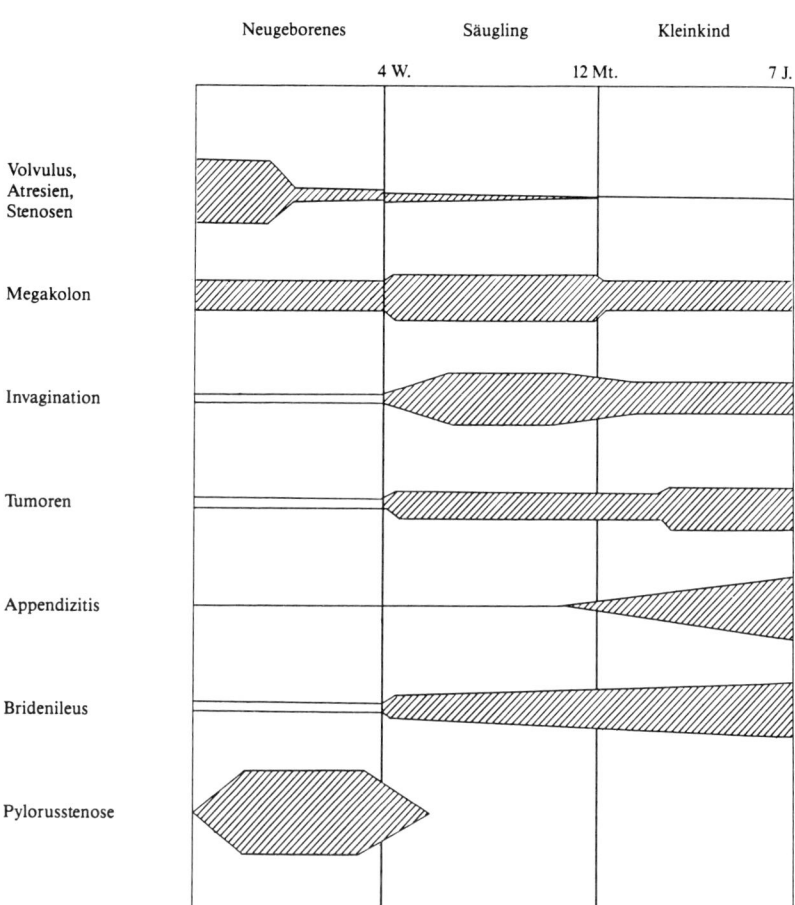

Abbildung 76: Zeitliches Auftreten der häufigsten Abdominalaffektionen.

Laparoskopie

Der Begriff bedeutet eigentlich das «Einsehen der Abdominalhöhle». In der Nabelgegend wird ein enger Zugang geschaffen, um das optische Instrument einzuführen. Dieses steht in Verbindung mit einerm Fernsehmonitor, auf den alle Befunde oder Manipulationen abgebildet werden. Die Abdominalhöhle selbst wird mit CO_2-Gas gefüllt, um das Arbeitsgebiet wesentlich weiter und übersichtlicher zu gestalten und Verletzungsgefahren zu reduzieren. Die eigentlichen Arbeitsinstrumente (Zangen, Schere,

Sonden usw.) werden über zwei bis drei zusätzliche Stichinzisionen eingeführt. Seit der ersten laparoskopischen Entfernung einer Gallenblase haben sich die chirurgischen Erfahrungen mit dieser Methode weltweit
enorm vergrößert. Mit zunehmender Fertigkeit ist auch das Gebiet mögli-
cher Operationen größer geworden. Die laparoskopische Entfernung der
Gallenblase hat sich zu einem eigentlichen Standardeingriff durchgesetzt.
Auch für das Kindesalter ist diese Methode für eine Reihe von Operationen und besonders zu diagnostischen Zwecken geeignet (**Abb. 77**).

Vorbereitung

Vorgängig der Operation sollte die Blase durch spontane Miktion entleert
sein. Eine prophylaktische Antibiotikagabe wird vor Organentnahme
empfohlen. Gewöhnlich erfolgt der Eingriff unter allgemeiner, endotra-
chealer Anästhesie. Nach der Intubation wird der Magen durch eine Magensonde entleert.

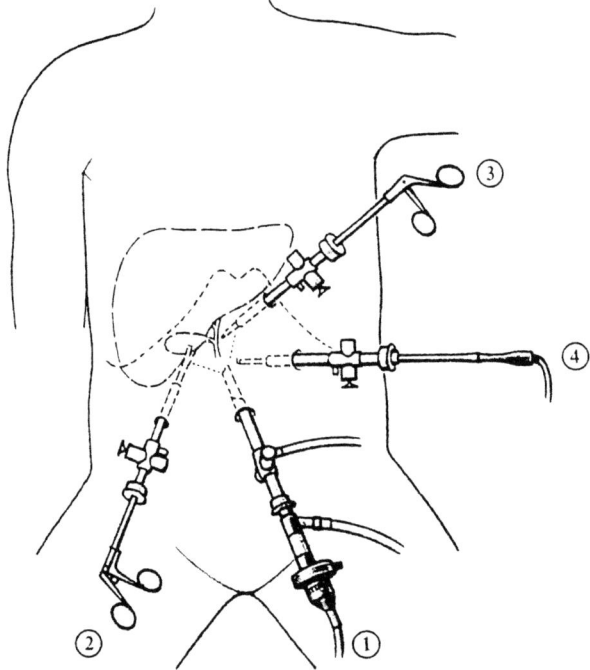

Abbildung 77: Plazierung des Laparoskopes (1) und der Arbeitskanäle (2–4) nach CO_2-In-
sufflation der Abdominalhöhle (aus Klaiber, Metzger: Manual der laparoskopischen Chirurgie, 2. A., Verlag Hans Huber, Bern, 1995).

Eingriff

Der Patient ist in Rückenlage. Der Chirurg hält sich seitlich oder zwischen den leicht gespreizten Beinen auf, um die beste Einsicht auf den Fernsehmonitor und das Gerät zur CO_2-Insufflation zu erhalten. Nach Einführung des Laparoskopes wird das Pneumoperitoneum angelegt (Füllung der Abdominalhöhle mit CO_2-Gas unter konstantem Druck). An den für den Operateur geeigneten Stellen können hierauf zwei bis drei Trokare für den Einsatz von Arbeitsinstrumenten eingeführt werden. Dem Operateur stehen heute eine Vielzahl von Gerätschaften zur Verfügung, mit denen die erforderlichen Eingriffe durchführbar sind (Klammern, Elektrokoagulation für die Blutstillung, spezielle Naht- und Fadenführungsinstrumente, sehr feine Stapler für Gefäß- und Organverschlüsse usw.).

Postoperativ

Vor der Instrumenten-Entfernung wird das CO_2-Gas aus der Bauchhöhle entfernt. Für den Schluß der einzelnen Stich-Inzisionen genügt meist ein einzelner Hautfaden. Die postoperative Überwachung folgt denselben Richtlinien wie nach jeder Operation. Je nach Allgemeinzustand des Patienten, nach Schwere des Eingriffes und den subjektiven Schmerzen erfolgt die Spitalentlassung nach ein bis fünf Tagen.

Indikationen zur Laparoskopie im Kindesalter

Absolute Indikationen für die eine oder andere Methode gibt es nicht. Im Vordergrund steht immer die Sicherheit für den Patienten. Mit zunehmender Erfahrung wird sich in Zukunft das Spektrum laparoskopischer Eingriffe erweitern.

Häufigere Indikationen:

- Diagnostische Laparoskopie zur Beurteilung verschiedener Abdominalbefunde:
  - Zysten und Tumoren (Punktion, Biopsie),
  - Leberbiopsie,
  - Lage abdominaler Hoden (evtl. gleichzeitiger Hodenverlagerung),
  - unklarer Genitalstatus (Intersex).

- Operative Laparoskopie:
  - Venenligatur bei Varikozele,
  - Appendektomie,

– Resektion eines Meckel'schen Divertikels,
– Cholezystektomie usw.,
– seltene Indikationen (nur vereinzelt von Chirurgen durchgeführt):
  – Pyloromyotomie,
  – Milz- oder Nierenentfernung,
  – Fundoplikatio bei gastroösophagealem Reflux usw.,
– Darmresektionen, Durchzugsverfahren.

Weitere endoskopisch-chirurgische Bereiche

Diagnostische und therapeutische endoskopische Techniken lassen sich auch im Thoraxraum (Thorakoskopie) durchführen. Diese Verfahren sind besonders geeignet für Biopsien und die Resektion peripherer Lungentumoren, ferner für Eingriffe am vegetativen Nervensystem.

Nachteile endoskopischer Verfahren

Bedeutungsvoll sind zur Zeit noch:

– eine (wesentlich) längere Operationszeit mit entsprechend längerer Narkosedauer,

– ein höheres Operationsrisiko bei einzelnen Eingriffen,

– höhere Kosten, besonders bei Verwendung von Einmalgebrauchsmaterial.

Chirurgische Erkrankungen des Magen-Darm-Traktes

I. Magen

Zwei Leiden stehen im Vordergrund des Interesses; sie betreffen den kardioösophagealen und den pylorischen Sphinktermechanismus.

1. Gastroösophagealer Reflux

Der gastroösophageale Verschlußmechanismus wird gewährleistet durch das Zusammenwirken verschiedener anatomischer Strukturen (**Abb. 78**):

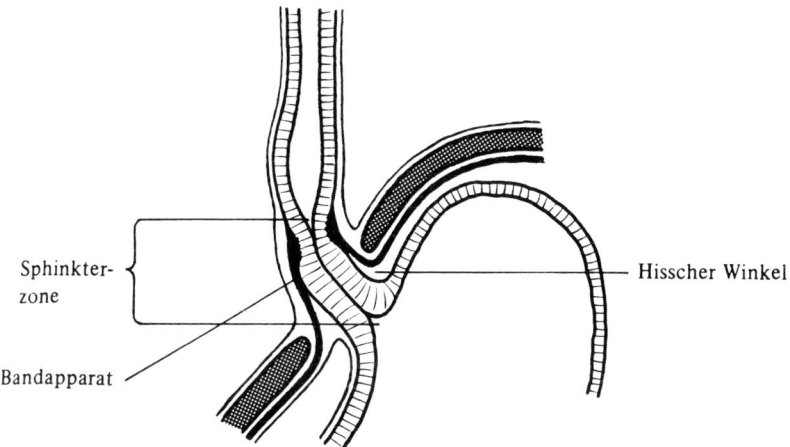

Sphinkterzone

Bandapparat

Hisscher Winkel

Abbildung 78: Der Schluß der Kardia wird gewährleistet durch den spitzen Hisschen Winkel, die Kardiamuskulatur und die Aufhängebänder zwischen Zwerchfell und Speiseröhre.

- durch den Hisschen Winkel (klappenartiger Muskelwulst, gebildet durch Ösophagusmündung und Magen),

- durch den Kardiamuskel,

- durch die Zwerchfellöffnung und die Aufhängebänder von Ösophagus und Magen.

Die Unfähigkeit des Sphinkterverschlusses erscheint unter drei anatomischen Formen:

- Kardia-Chalasie (stumpfer Hisscher Winkel = trichterförmiges Klaffen) **(Abb. 79)**,

- Hiatusgleithernie,

- fixierte Hiatushernie **(Abb. 80)**.

Da die Symptomatik und Therapie bei allen Formen gleichartig ist, können sämtliche Varianten gemeinsam besprochen werden.

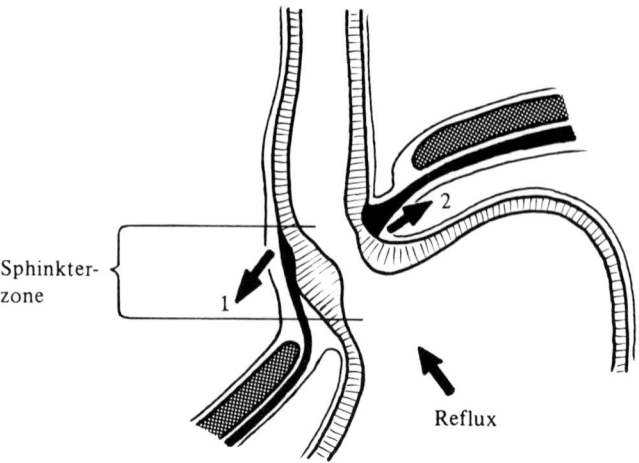

Abbildung 79: Gastroösophagealer Reflux: der Hissche Winkel ist stumpf, die Haltebänder (1, 2) ziehen nach lateral. Der Kardiamuskel ist offen, und die Magenschleimhaut liegt in der Sphinkterzone.

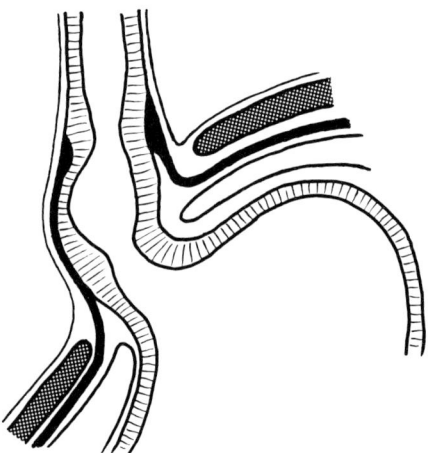

Abbildung 80: Hiatus-Gleitbruch: ein Magenteil prolabiert durch den Hiatus in den Thorax. Der Hissche Winkel ist verstrichen. Die Bänder sind ausgezogen, und die Zwerchfellücke weicht auseinander.

a) Ursachen des gastroösophagealen Refluxes

Es ist zu unterscheiden zwischen einem primären und sekundären Reflux.

– *Beim primären Reflux* besteht meist eine kongenitale Fehlanlage der gastroösophagealen Strukturen und des Verschlußmechanismus.

– *Beim sekundären Reflux* wird der Kardiamechanismus durch andere Störungen beeinträchtigt. Dies ist in einem Drittel der Fälle nach Operation einer Ösophagusatresie als Folge einer Zugwirkung an der Speiseröhre der Fall. Am häufigsten entwickelt sich ein Reflux sekundär bei Patienten mit schwerer geistiger Behinderung. Verantwortlich dafür sind die ständige Liegeposition, abdominale Muskelspasmen und eine gestörte Peristaltik des Ösophagus. Nächtliche Aspirationen und Säureschädigungen der Speiseröhre sind hier besonders häufig.

b) Klinische Befunde

Symptome

– Das Erbrechen beginnt meist im Neugeborenenalter,

– sein Auftreten ist zu jeder Zeit, während, nach oder zwischen den Mahlzeiten, zu erwarten,

– es ist nie gallig, meist sauer und enthält gelegentlich blutige oder kaffeesatzartige Beimengungen.

Untersuchung

Da Brechkinder oft nachgefüttert werden, sind schwere Gewichtsverluste selten. Entwicklungsstörungen und allgemeine Schwächlichkeit kommen jedoch vor.

Labor

Anämie als Folge chronischen Blutverlustes. Positive Blutreaktionen im Stuhl. Eiweißmangel bei schlechter Ernährungslage.

Röntgen

Bei der Bariumpassage kommt eine Chalasie oder eine Hiatushernie zur Darstellung. Wichtig ist der Nachweis des Refluxes. Es ist oft besser, bei gefülltem Magen und in Kipplage zu röntgen als bei leerem Magen (**Abb. 81**).

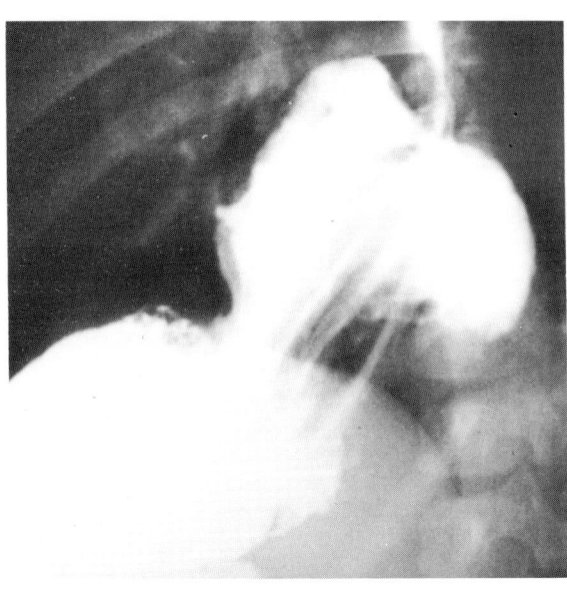

Nach länger dauerndem Reflux von saurem Magensaft kann evtl. eine Ösophagustriktur oder ein kurzer Ösophagus (Brachyösophagus) gefunden werden.

Manometrie

Durch gleichzeitige Messung des Druckes im Magen und an verschiedenen Stellen der Speiseröhre erhält man Einblick in die peristaltische Aktivität. Mit der Durchzugsmanometrie kann die Druckhöhe im Kardiabereich gemessen werden.

pH-Metrie

Die Länge und Intensität des Säurerefluxes und damit die Schädigungsmöglichkeit der Ösophagusschleimhaut durch die Magensäure wird durch die 24-Stunden-pH-Metrie bestimmt.

Szintigraphie

Wenn abends mit dem Essen eine Dosis radioaktiver Substanz (Technetium 99 m) getrunken wird, kann diese am nächsten Morgen als Aspirat über den Lungenfeldern gemessen werden. Diese Untersuchung ist besonders dann indiziert, wenn neben dem Erbrechen auch wiederholte Pneumonien oder eine asthmoide Bronchitis vorhanden sind.

Ösophagoskopie

Sie wird durchgeführt:

– wenn ein Bluterbrechen oder eine Anämie vorhanden ist,

– wenn eine Striktur im Röntgenbild sichtbar wird,

– wenn sich im Röntgenbild ein Ulkus darstellt,

– wenn in der pH-Metrie mehrere Episoden eines Säurerefluxes über fünf Minuten Dauer und ein anhaltender pH unter 4 gemessen wird,

– wenn im Szintigramm eine Aspiration von Mageninhalt nachgewiesen ist.

c) Komplikationen des gastroösophagealen Refluxes

– Ein Gewichtsverlust oder eine körperliche Schwäche des Patienten sind eher selten,

– eine Blutung entspricht einer Schleimhauterosion oder einem Ulkus des Ösophagus,

– Ösophagusstenosen entwickeln sich als Heilungsfolge chronischer Wandentzündungen oder Ulzerationen,

– Aspiration und chronische Pneumonien werden besonders bei nächtlichem Reflux gesehen.

d) Therapie

Für die meisten Fälle ist die Therapie zunächst konservativ. Sie besteht in

– Hochlagerung des Kindes im «Hiatusstuhl»

– Eindickung der Nahrung,

– Verabreichung von Antazida,

– Verschreibung leichter Sedativa.

Besonders bewährt hat sich die Verabreichung von Cisaprid (Prepulsid®), das gleichzeitig eine Verstärkung des gastroösophagealen Sphinkterverschlusses und eine verbesserte Magenentleerung bewirkt.

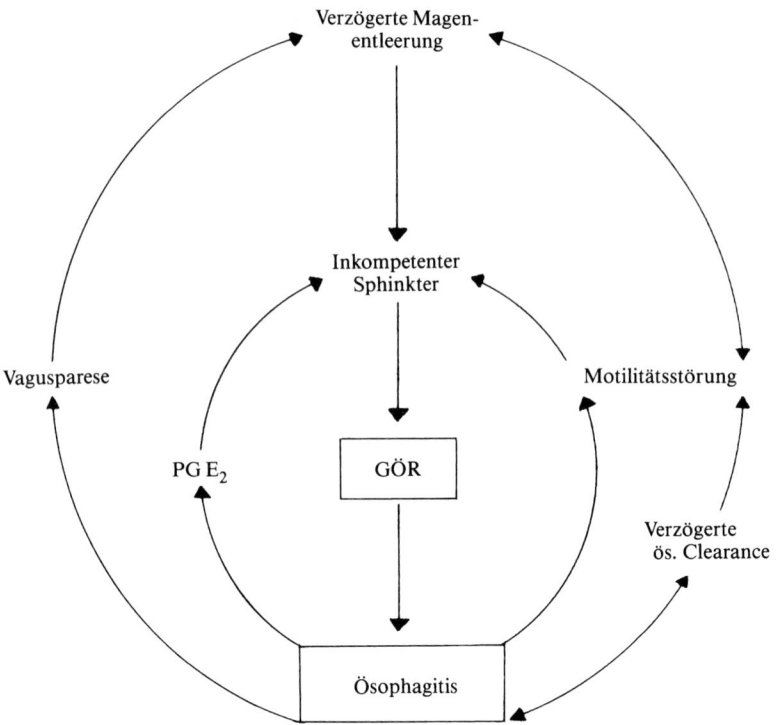

Abbildung 82: Ins Zentrum des pathologischen Geschehens setzt sich die Ösophagitis, die zum Ausgangspunkt eines Teufelskreises wird. Sie bewirkt zunächst eine Motilitätsstörung und eine verzögerte Reinigung des Ösophagus. Diese ziehen eine verzögerte Magenentleerung und ein zusätzliches Klaffen des Kardiasphinkters nach sich. Andererseits bewirkt die Ösophagitis eine Lähmung des Magens und eine Ausschüttung von Prostaglandin (PGE_2), was wiederum den Pylorus schließt und die Kardia offen hält. Erst recht wird nun ein gastroösophagealer Reflux gefördert und die Ösophagitis verschlimmert.

Eine **operative** Therapie ist indiziert, wenn folgende Umstände vorliegen:

– fixierte Hiatushernie,

– Verlagerung größerer Magenanteile in den Thorax,

– peptische Stenose des Ösophagus,

- Anämie und Blutnachweis im Stuhl trotz Hochlagerung des Kindes,
- keine Besserung nach sechswöchiger konservative Therapie,
- unbeeinflußbare Rumination.

In jedem Fall muß vermieden werden, daß sich eine peptische Stenose einstellt und das Kind aspirieren kann.

Operation

Über die Operationstechnik besteht noch keine Einhelligkeit. Die meisten Chirurgen bevorzugen eine Laparotomie. Die erweiterte Zwerchfellücke wird eingeengt und der Hissche Winkel entweder durch eine Fixation des Magenfundus an den Ösophagus oder durch eine Fundoplikatio rekonstruiert (**Abb. 83**). Wenige bevorzugen eine einfache Gastropexie (Fixation des Magens an die Abdomenvorderwand) oder eine Rekonstruktion des Hisschen Winkels durch eine Thorakotomie.

Nach unserer Erfahrung hat sich eine Semi-Fundoplicatio am besten bewährt. Dabei wird der Hissche Winkel wiederhergestellt, der Fundus bleibt als Ort des Druckausgleichs groß, und ein Erbrechen und Rülpsen bleibt ermöglicht (**Abb. 83**).

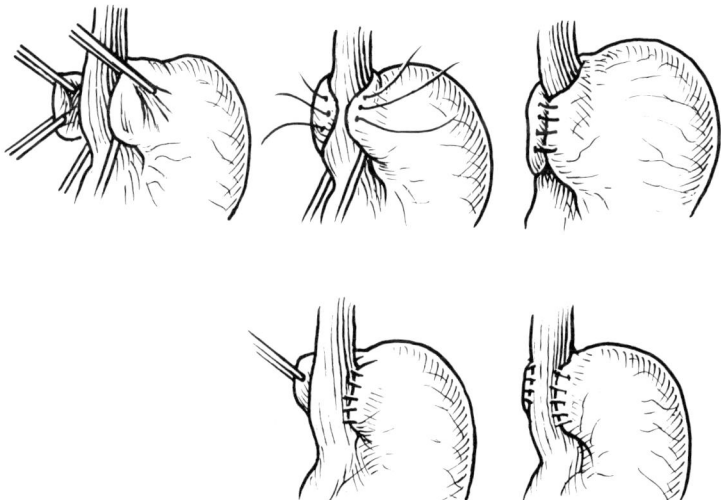

Abbildung 83: Oben: Fundoplikatio nach Nissen. Aus einem Magenteil (Fundus) wird eine Manschette gebildet und der Hissche Winkel wieder hergestellt.
Unten: Bei der Semi-Fundoplicatio umfaßt der Fundus nur die Hälfte des Ösophagus.

Operationsmethode	Vorteil	Nachteil
1. Gastropexie	Einfachheit der Methode	Rezidivhäufigkeit hoch, keine Rekonstruktion des Hisschen Winkels
2. Fundopexie	Hisscher Winkel rekonstruiert	Rezidiv möglich, aber geringer als bei 1.
3. Fundoplikatio durch Manschettenbildung	sehr starker Sphinkterverschluß	Erbrechen, Rülpsen nicht mehr möglich; Blähungen des Abdomens
4. Semi-Fundoplikatio	Hisscher Winkel und Fundus rekonstruiert	Erbrechen, Rülpsen möglich. Sehr gute Antirefluxwirkung

Alle diese Verfahren lassen sich bei entsprechender Operationserfahrung auch laparoskopisch durchführen. Dadurch wird die abdominale Inzision umgangen, und die postoperative Verweildauer im Spital ist meist kürzer.

Postoperativ

– Am ersten Tag erfolgt die Flüssigkeitszufuhr intravenös. Die orale Ernährung ist vom zweiten Tage an möglich, sofern die Darmperistaltik normalisiert ist.

– Eine Kontrolle der Magen-Darm-Passage wird spätestens nach sechs Monaten vorgenommen.

Sofern eine peptische Stenose vorhanden ist, muß wiederholt eine sorgfältige Bougierung durchgeführt werden. Bei sehr schweren Fällen wird der narbige Teil des Ösophagus reseziert und durch ein zwischengeschaltetes Kolonstück ersetzt.

Besondere Probleme

Eine spezielle Problematik stellen Patienten mit schwerer geistiger Behinderung dar. Ein wirksamer Schutz gegen Säurereflux und Aspiration von Mageninhalt stellt oft nur die operative Behandlung dar. Nach dem Eingriff heilt eine Ösophagitis meist spontan. Eine bereits bestehende Ösophagusstenose läßt sich erfolgreich bougieren. Falls jedoch die Eß- und Schluckfähigkeit gestört ist, wird zur besseren Ernährbarkeit eine *Gastrostomie* angelegt. Anfänglich erfolgt die Nahrungszufuhr über die Sonde in vier- bis fünfstündlichen Abständen. Der Katheter wird monatlich gewechselt.

2. Hypertrophische Pylorusstenose

Eine der häufigsten chirurgischen Erkrankungen des Säuglingsalters ist die Pylorusstenose. Durch eine progressive Zunahme der Muskelmasse des Pylorus wird die Nahrungspassage meist zwischen der dritten und vierten Lebenswoche nahezu verunmöglicht. Die Ätiologie des Leidens ist unbekannt, doch spielen genetische Faktoren eine Rolle (familiäres Vorkommen). Das Leiden ist fast ausschließlich auf die weiße Rasse beschränkt; Knaben sind fünfmal häufiger betroffen als Mädchen.

a) Klinische Befunde

Symptome

- Das Erbrechen ist zunächst leichter Natur. Es beginnt in der zweiten Lebenswoche und wird zunehmend heftiger, schließlich bogenförmig. Meist tritt es während oder gleich nach den Mahlzeiten auf. Eine Gallenbeimengung ist nie nachzuweisen.

- Entwicklungsstillstand und Gewichtsverlust sind obligate Folgen des Erbrechens.

- Der Urin wird konzentriert und es stellt sich eine Obstipation ein.

- Bauchschmerzen werden geäußert durch Stirnrunzeln, Anziehen der Beine, Schreien aus dem Schlaf und nach dem Erbrechen.

- Trotz alledem bleibt das Trinken gierig.

Untersuchung

- Auffällige Befunde sind die Zeichen einer Dehydratation (Verlust des Turgors, halonierte Augen, verlorener Blick, eingesunkene Fontanelle).

- Peristaltische Wellen verlaufen vom linken zum rechten Oberbauch; sie sind besonders nach einer Mahlzeit zu sehen.

- Die Palpation eines derben, olivenförmigen «Tumors» in der Tiefe des rechten Oberbauches ist das wichtigste diagnostische Zeichen.

- Bei der Ultraschall-Untersuchung kann der verdickte Pylorusmuskel dargestellt werden.

Laboruntersuchungen

– Hämokonzentration (Hämoglobin, Hämatokrit hoch),

– alkalischer Urin mit hohem spezifischem Gewicht,

– Hypochlorämie, Hypokaliämie, metabolische Alkalose (hohes Bikarbonat als Folge von Säureverlusten).

Röntgenuntersuchung

Sie ist nur indiziert, wenn eine Pylorusolive nicht palpierbar ist und der Ultraschallbefund unschlüssig bleibt. Sie soll nie mit Barium vorgenommen werden. Zu den charakteristischen Zeichen gehören:

– ein erweiterter Magen,

– eine verstärkte Peristaltik,

– ein enger und verlängerter Pyloruskanal,

– das Kontrastmittel erreicht das Duodenum frühestens nach 20 bis 30 Minuten.

Von einer Pylorusstenose sind immer abzugrenzen:

– gastroösophagealer Reflux (Chalasie, Hiatushernie). Das Erbrechen ist während und zwischen den Mahlzeiten vorhanden. Die Milch ist angesäuert.

– Darmverschluß (Duodenalstenose, Malrotation). Das Erbrechen ist gallig; die Röntgenbilder sind charakteristisch.

– Hirndruck (Hirnblutung, Meningitis). Deutliche Hirndruckzeichen sind vorhanden. Es besteht ein pathologischer Liquorbefund.

– Sepsis (z. B. bei Nierenmißbildungen). Es besteht eine Lebervergrößerung, eine Thrombozytopenie und eine positive Blutkultur.

b) Therapie

Es ist richtig, daß einige leichte Fälle nur einen Spasmus der Pylorusmuskulatur aufweisen und auf *konservative* Behandlung ansprechen. Zu den wichtigsten Maßnahmen gehören eine Nahrungseindickung, die Zufuhr häufiger kleiner Mahlzeiten und die Gabe von Spasmolytika.

Für die übrigen Fälle bringt die *operative* Behandlung eine sichere und rasche Heilung.

Präoperativ

- Mit einer Infusion wird 10 %ige Glukose verabreicht. Die Korrektur des tiefen Chlors und Kaliums wird mit einer Natriumchloridlösung unter Kaliumzusatz vorgenommen.

- Die Ernährung wird abgesetzt und der Magen mit einer Sonde entlastet; u. U. sind Milchreste aus dem Magen zu spülen.

Operation

Sie wird erst nach der Normalisierung der Elektrolyte und des Säure-Basen-Haushaltes durchgeführt und erfolgt in Intubationsnarkose. Bei der Operation nach *Ramstedt* wird die Pylorusmuskulatur längsgespalten und bis auf die Schleimhaut separiert. Auf diese Weise wird eine Erweiterung des Lumens geschaffen (**Abb. 84** und **85**).

Postoperativ

Da die Magenperistaltik erst nach 16 bis 24 Stunden wieder einsetzt, wird am Operationstag keine Nahrung zugeführt. Die Ernährung wird am folgenden Tag mit kleinen Mengen 5 bis 10 %iger Glukose in dreistündlichen Abständen begonnen. Bis zum vierten bis sechsten Tag wird die reguläre Ernährung langsam aufgebaut. Die Spitalentlassung erfolgt mit fünf bis sechs ertragenen Mahlzeiten pro Tag.

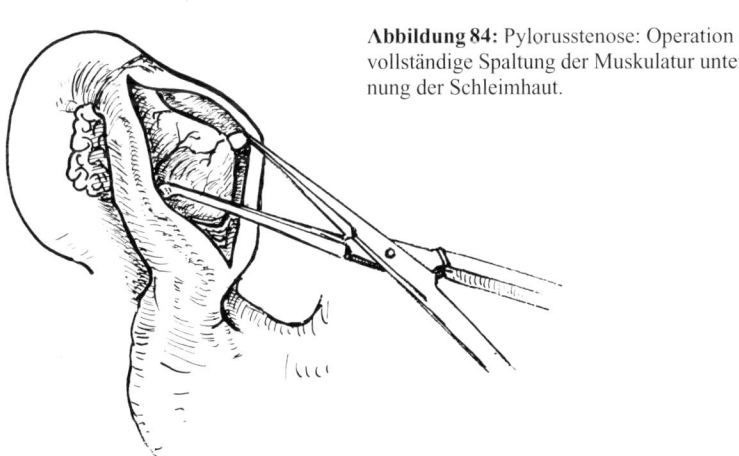

Abbildung 84: Pylorusstenose: Operation durch vollständige Spaltung der Muskulatur unter Schonung der Schleimhaut.

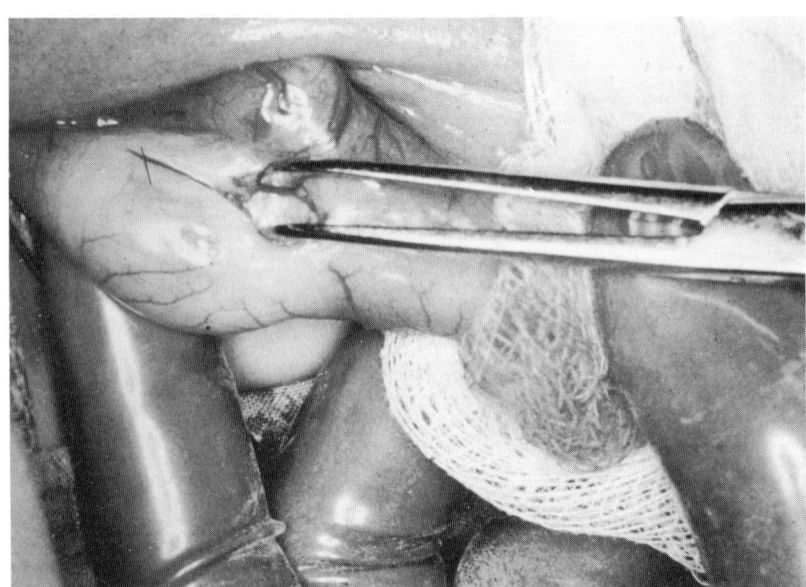

Abbildung 85: Spaltung der verdickten Pylorusmuskulatur bei Pylorusstenose. Schleimhaut zwischen dem Spreizinstrument zu erkennen.

c) Prognose

Nach der operativen Therapie ist die Prognose gut. Die Pylorusmuskulatur normalisiert sich; die operative Mortalität liegt weit unter 0,2 %.

3. Gastrostomie

Eine Gastrostomie wird gewöhnlich vewendet für eine langdauernde Dekompression des Magen-Darm-Traktes oder zur Ernährung von Patienten, die nur ungenügende Nährstoffe oral aufnehmen können. Solche Indikationen stellen Patienten mit Ösophagusstrikturen, Ösophagusfisteln oder Verätzungen der Speiseröhre dar. Häufig wird das Verfahren besonders bei Kindern angewandt, die wegen schwerer psychomotorischer Behinderung nicht genügend essen können oder das Gegessene wieder heraufwürgen oder erbrechen.

Operative Techniken

a) Stamm-Gastrostomie (offenes Verfahren)

Die Operation besteht im Anlegen einer eingestülpten Tabaksbeutelnaht, die gleichzeitig den Katheter dicht umfaßt. Dieser wird durch eine Hautinzision im linken oberen Quadranten des Abdomens herausgeleitet. Meist erfolgt der Eingriff als Teil eines anderen Abdominaleingriffes (z. B. Semifundoplicatio). Der Wechsel des Pezzer- oder Foleykatheters soll erst erfolgen, wenn die Magenwand dicht mit dem Peritoneum verklebt ist. Soll die Gastrostomie über lange Zeit bestehen bleiben, wird der Katheter nach ca. drei Monaten durch einen sogenannten gastrostomy button ersetzt **(Abb. 86)**. Der Vorteil dieses Systems besteht darin, daß der Katheterteil nicht rutschen und die äußere Öffnung durch einen Druckknopf verschlossen werden kann.

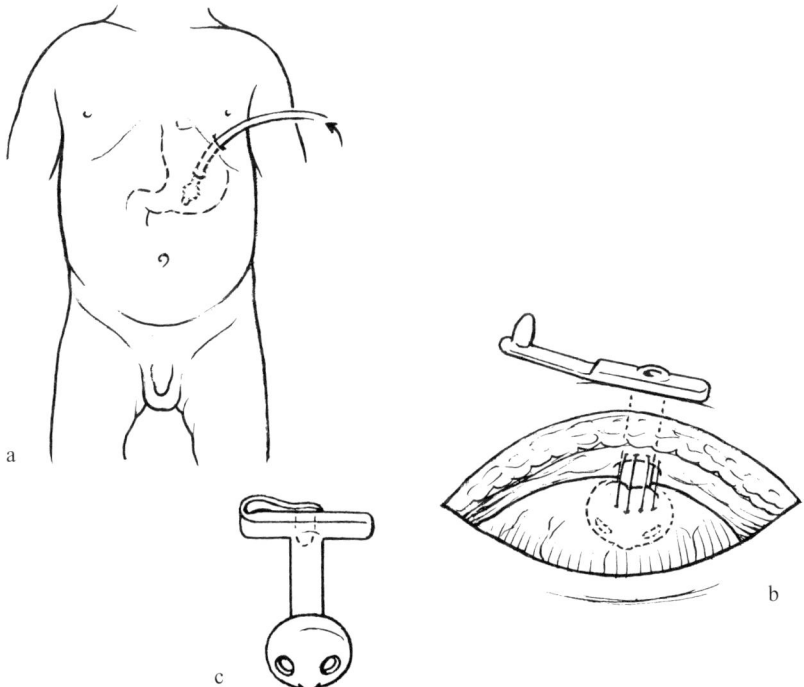

Abbildung 86: Gastrostomie: Plazierung einer Sonde durch die Vorderwand der Magenwand. Diese kann nach drei Monaten durch einen verschließbaren «Magenknopf» (Gastrostomy button) ersetzt werden.

b) Perkutane endoskopische Gastrostomie

In neuerer Zeit wurde eine Methode entwickelt, bei der der Magenkatheter unter endoskopischer Führung eingebracht werden kann. Eine Laparotomie erübrigt sich damit.

Pflege, Handhabung

Unabhängig von der verwendeten Technik ist es notwendig, den Katheter während mindestens drei Tagen offen zu lassen, damit keine Überblähung des Magens und kein Austritt von Magensaft in die freie Bauchhöhle passiert. Die erste Nahrungszufuhr beginnt nach zwei Tagen in kleinen Mengen. Bei der Katheter- und Wundpflege ist auf peinliche Sauberkeit und Asepsis zu achten. Nach einem Monat hat sich der Stomie-Kanal soweit gefestigt, daß ein Katheter ohne Schwierigkeiten gewechselt werden kann.

Komplikationen

– Wundinfekte ereignen sich durch Kontamination der Inzisionsstelle mit Magensaft oder Nährstoffen.

– Undichtes Stoma. Falls ich die Gastrostomieöffnung ausweitet, tritt kontinuierlich Nährflüssigkeit neben dem Katheter aus. Meist retrahiert das Stoma spontan, wenn der Katheter für einige Stunden entfernt wird.

– Kathetergleiten. Wird der Katheter nicht zuverlässig fixiert, kann seine Spitze ins Duodenum oder durch die Kardia in den Ösophagus gelangen. Eine Störung der Magenentleerung und Schmerzen können die Folge sein. Im Zweifelsfalle werden sich eine röntgenologische Lagekontrolle und eine Kontrastmittelapplikation aufdrängen.

– Intraabdominale Verlagerung des Katheters. Nach unsorgfältigem oder zu frühen Wechsel eines Katheters kann dieser über einen falschen Weg ins Abdomen gelangen. Eine Instillation von Nährlösung wäre deletär und führte zu Peritonitis und Sepsis. Durch Aspiration von Magensaft und einer Füllungs- und Entleerungsprobe mit Kochsalzlösung läßt sich diese schwere Komplikation vermeiden.

Aufhebung einer Gastrostomie

Wird die Gastrostomie nicht mehr benötigt, genügt es, den Katheter zu entfernen und das Stoma mit einem Kompressionsverband zu bedecken. Es schließt sich in der Regel spontan. Nur selten ist ein operativer Stomaverschluß indiziert.

II. Duodenum

Für einen vollständigen Verschluß oder eine Stenose des Duodenums können vier Ursachen gefunden werden (**Abb.** 87):

– ein membranöser Duodenalverschluß (oder Stenose),

– eine komplette Duodenalatresie,

– ein Pancreas anulare (oft nur mit Stenose),

– eine Obstruktion des Duodenums durch kongenitale Strangbildung (meist bei Malrotationen des Darmes).

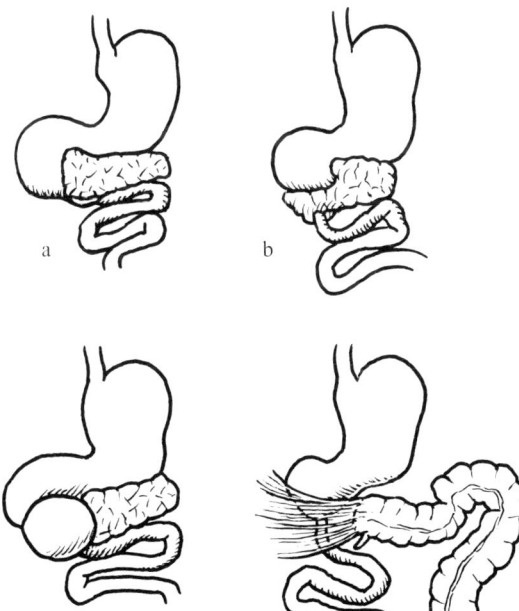

Abbildung 87: Ursache des Duodenalverschlusses.
a) Atresie
b) Pancreas anulare
c) Duplikatur des Duodenums (Kompression des Duodenums)
d) Obstruktion durch Bänder (Nonrotation)

Symptome

Für alle diese Affektionen sind einige Symptome gemeinsam:

- ein Hydramnion der Mutter, weil das Kind während der Schwangerschaft nicht genügend Fruchtwasser trinken und resorbieren kann,
- das Geburtsgewicht ist bei der Hälfte aller Kinder unter 2,5 kg,
- das Erbrechen ist mit wenigen Ausnahmen gallig und beginnt bereits innert 24 Stunden,
- der Mekoniumabgang ist fehlend oder sehr spärlich.

Gemeinsame Untersuchungsbefunde

- Der Oberbauch ist aufgetrieben, das übrige Abdomen kahnförmig eingefallen,
- peristaltische Wellen sind im Oberbauch festzustellen,
- mehr als 10 ml Magensaft kann aus der Magensonde aspiriert werden,
- es besteht eine Dehydratation.

Gemeinsame Röntgenzeichen

- Eine Doppelblasenbildung im Oberbauch ist bereits im Leerbild zu erkennen (**Abb. 88**),
- nach Kontrastmittelgabe erscheint das Duodenum sehr stark erweitert,
- eine Entleerung des Magens innert acht Stunden ist bei Stenosen nicht vollständig,
- im Bariumeinlauf wird ein Mikrokolon dargestellt (= enggestelltes Kolon), bei Malrotation besteht eine Fehllage des Kolons.

Komplikationen des Duodenalverschlusses

- Als Folge der fehlenden Ernährbarkeit und des Erbrechens treten rasch eine schwere Dehydratation und Elektrolytstörungen ein,
- eine Aspirationspneumonie verschlechtert die Aussicht solcher Kinder erheblich.

Abbildung 88:
Doppelblase bei
Duodenalverschluß.
Dünndarm völlig luft-
leer.

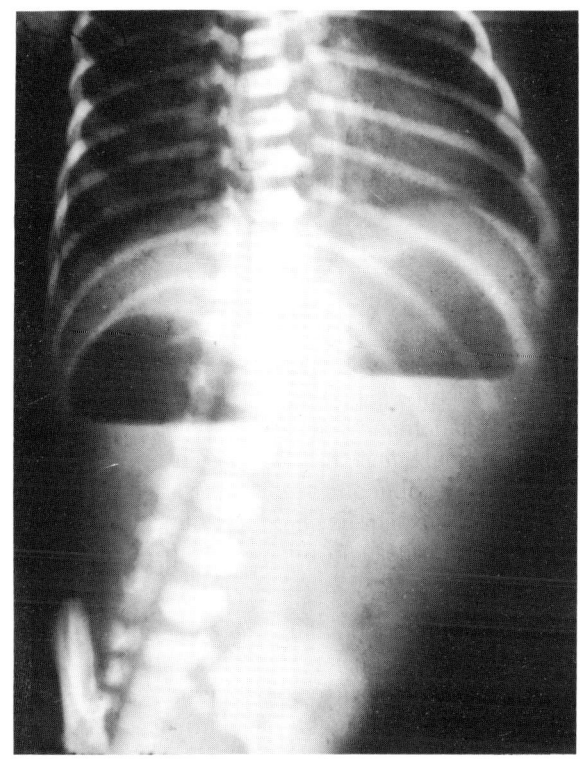

Arten und Behandlung des Duodenal-verschlusses

Präoperativ

– Die Dekompression des Magens und Duodenums erfolgt durch eine liegende Sonde,

– durch eine Infusion von 10 %iger Glukose und Elektrolytzusätzen wird
zunächst eine Korrektur des Wasser- und des Elektrolythaushaltes erstrebt,

– Antibiotika und Vitamin K werden prophylaktisch verabreicht.

1. Membranöser Verschluß oder Stenose

– Die Membran kann proximal oder distal der Mündung der Gallengänge liegen (Erbrechen ohne oder mit Galle),

– bei der Stenose ist eine exzentrische knopflochförmige Öffnung vorhanden.

Behandlung: Sie besteht in der Membranexzision nach Eröffnung des Duodenums.

2. Duodenalatresie

Der Unterbruch des Duodenums ist vollständig. Der Darm kann streckenweise fehlen. Diese Form ist besonders bei Mongolismus und zusammen mit anderen Mißbildungen häufig.

Die *Behandlung* besteht in einer Verbindung des Duodenums zum Jejunum unter Umgehung der Atresie (Duodenojejunostomie) oder, wenn möglich, in einer direkten Verbindung der Duodenalanteile (Duodeno-Duodenostomie).

3. Pancreas anulare

Durch eine Fehldrehung eines Pankreasanteils wird das Duodenum vollständig oder teilweise zusammengeschnürt.

Die *Behandlung* besteht wiederum in einer Duodenojejunostomie unter Umgehung des Pankreas.

4. Strangbildung bei Malrotation

Ein unvollständig gedrehter Dickdarm tendiert zu bindegewebiger Fixation an falscher Stelle. Durch solche Stränge kann das Duodenum obstruiert werden.

Bei der Abklärung lassen eine Fehllage des Duodenums, eine Volvulierung des Dünndarms und die falsche Position des Dickdarms an diese Anomalie denken.

Behandlung

Die Strangbildungen werden gelöst und der Darm so gelagert, daß die Passage unbehindert ablaufen kann.

Postoperativ

– Eine regelmäßige Aspiration des Mageninhaltes zur Verhinderung von Erbrechen ist notwendig.

– Eine intravenöse Ernährung und der Ersatz der abgesaugten Flüssigkeit ist über Tage fortzusetzen.

– Der Ernährungsbeginn mit Dextrose kann nach zwei Tagen versucht werden, falls Mekonium- oder Luftaustritt aus dem Rektum nachgewiesen ist. Wenn durch die Darmanastomose eine Sonde eingeführt wurde (geschiente Anastomose), gelingt ein Nahrungsaufbau meist rascher und aussichtsreicher.

Prognose

In der Regel haben die Kinder mit Duodenalstenosen oder Atresien eine gute Überlebenschance. Die Prognose ist jedoch abhängig vom Geburtsgewicht, von Begleitmißbildungen und von einer bestehenden Aspirationspneumonie. Derartige Begleiterscheinungen führen dazu, daß die Überlebensstatistik dieser Mißbildung gesamthaft nur bei 60% liegt.

III. Dünndarm

1. Atresien und Stenosen des Dünndarmes

Diese Mißbildungen entstehen als Folge einer intestinalen Durchblutungsstörung in der Embryonalzeit. Eine vollständige Verlegung des Darmlumens und ein Unterbruch des Darmzusammenhanges werden als Atresie, die Einengung der Darmöffnung als Stenose bezeichnet (**Abb. 89**).

a) Symptome

Eine Verlegung der Darmpassage verursacht zunächst eine Dilatation des Darmes proximal des Hindernisses und einen Rückstau von intestinaler Flüssigkeit (Darmsekrete, Pankreassaft, Galle, Magensaft). Erbrechen erfolgt bereits am ersten Lebenstag oder zumindest in den ersten Tagen. Das Erbrochene enthält bald Galle und später Dünndarminhalt. Ein Mekoniumabgang fehlt oder ist nur in sehr kleinen, schwärzlich-dicken oder graugelben Portionen vorhanden.

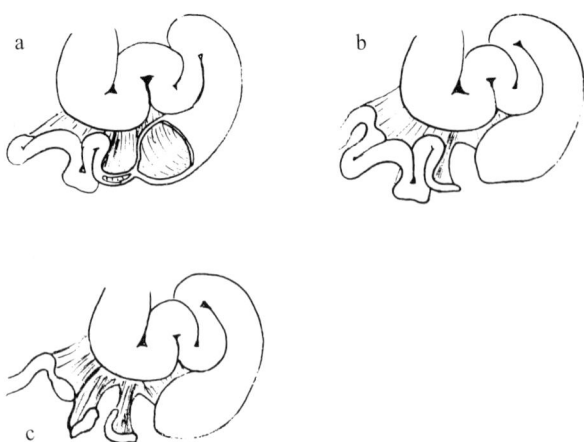

Abbildung 89: Darmatresie: a) septaler Verschluß, b) vollständiger Unterbruch des Darmes mit Mesolücke, c) mehrfache Atresie.

b) Untersuchung

- Es besteht eine Auftreibung des Abdomens, die um so ausgeprägter ist, je tiefer der Darmverschluß liegt. Die Distension verstärkt sich zunehmend.
- Über dem Abdomen erscheinen sichtbare Darmsteifungen und peristaltische Wellen.
- Mit dem galligen Erbrechen und dem Flüssigkeitseinstrom in den dilatierten Darm setzt rasch eine Dehydratation ein.

c) Röntgenbefunde

Leerbild des Abdomens hängend:

- Magen und Duodenum, sowie sämtliche Schlingen proximal der Obstruktion, sind erweitert und enthalten Flüssigkeitsspiegel mit Luftsicheln. Die distalen Darmabschnitte sind luftleer (**Abb. 90**).
- Freie Luft unter dem Zwerchfell weist auf eine Darmperforation hin.

Abbildung 90: Jejunalatresie: stehende Darmschlingen mit Luft gefüllt, Flüssigkeitsspiegel. Luftleerer Unterbauch.

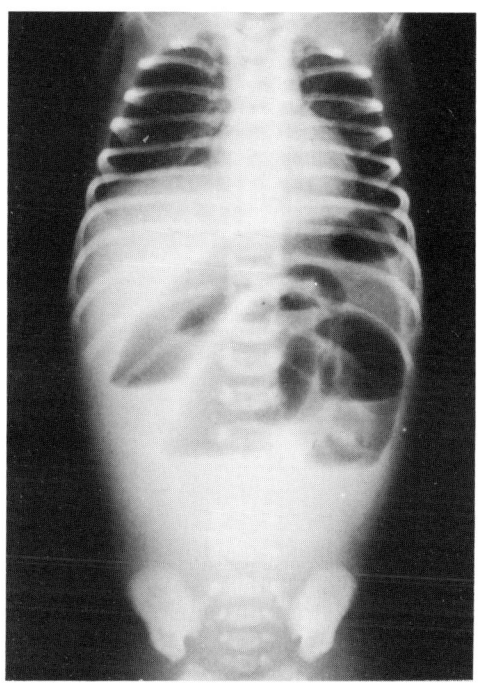

d) Therapie

Präoperativ

- Eine Dekompression der geblähten Darmschlingen wird durch eine Magensonde durchgeführt.

- Eine Dehydratation und Elektrolytstörungen sind unbedingt vor der Operation zu korrigieren.

- Zu den Routinemaßnahmen gehören eine Antibiotika-Prophylaxe und die Gabe von Vitamin K.

Operation

Eine Stenose oder Atresie wird zusammen mit dem funktionslosen Blindsack proximal der Obstruktion reseziert. Die geblähten Dünndarmschlingen werden abgesaugt. Wann immer möglich, wird der Chirurg eine End-zu-End-Anastomose durchführen **(Abb. 91)**. Eine Alternative besteht darin, die beiden Dünndarmenden als Ileostomie an die Bauchwand zu

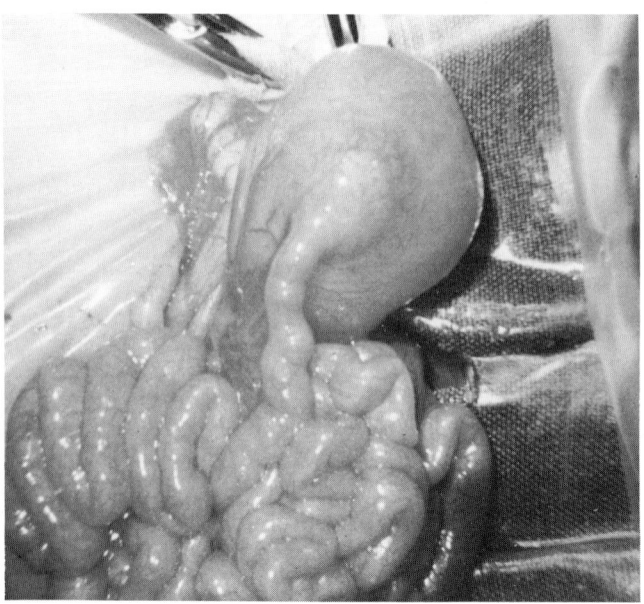

Abbildung 91: Membranöse Jejunalatresie: Dilatation des proximalen Darmes. Luftleeres Ileum.

verlagern. In den distalen Schenkel wird eine Nährsonde eingelegt. Dieser enggestellte Darm erweitert sich nach Nährstoffbelastung innert weniger Wochen, so daß eine End-zu-End-Anastomose leichter möglich wird.

Postoperativ

Die Dekompression des Magen-Darm-Traktes durch eine Sonde wird fortgesetzt,

– frühzeitig erfolgt eine hochkalorische parenterale Ernährung,

– eine Antibiotika-Prophylaxe ist für wenige Tage notwendig,

– mit der peroralen Ernährung kann begonnen werden, sobald galliger Stuhl und Luft ausgeschieden werden.

e) Komplikationen

– Die häufigsten Risiken bestehen im Auftreten einer Pneumonie, Peritonitis oder Sepsis.

- Besondere Infektionsrisiken sind vorhanden, wenn gleichzeitig ein Mekonium-Ileus oder eine Gastroschisis vorliegt.
- Revisionsbedürftig sind Verengungen der Anastomose oder eine undichte Anastomose.

f) Prognose

Die Mortalität liegt heute noch um 15 %. Die Hauptgründe dafür liegen in der Verzögerung bis zur Diagnosestellung und in einer gramnegativen Sepsis. Eine ungünstigere Prognose liegt bei Kindern mit mehrfachen Atresien oder mit Kurzdarm-Syndrom vor.

2. Mekonium-Ileus

Der Mekonium-Ileus ist die erste und schwerste Manifestation einer *Pankreasfibrose,* einem autosomal rezessiv vererbten Leiden. Infolge der fehlerhaften Zusammensetzung der Darm- und Pankreassäfte wird das Mekonium eingedickt und zähflüssig. Wegen seiner Klebrigkeit kann es nur bis in den unteren Dünndarmabschnitt vorgeschoben werden. In den letzten 20 cm des Ileums tritt schließlich eine vollständige Verlegung des Darmlumens ein. Das Ileum terminale und Kolon bleiben unterentwickelt und eng (Mikrokolon). In typischer Weise liegen perlschnurartig angeordnet kleine Knötchen im Ileum, die sich aus komprimiertem Mekonium und Darmschleim zusammensetzen **(Abb. 92)**.

a) Klinische Befunde

Symptome

Sie sind gleich wie bei einer tiefen Darmatresie. Die Dünndarmschlingen oberhalb des Mekoniumverschlusses werden aufgetrieben, und das Kind erbricht bereits am ersten oder zweiten Lebenstag gallige Flüssigkeit. Ein Mekoniumabgang fehlt.

Untersuchung

Das Abdomen ist gebläht, Darmsteifungen sind sichtbar. Durch die Schlingen lassen sich gelegentlich Mekoniummassen palpieren.

Labor

Im Mekonium ist kein Trypsin nachzuweisen; der Schweißtest ist pathologisch (Resultate ab dem 14. Tag verläßlich).

Röntgenuntersuchung

– Zahlreiche Spiegel und Luftsichelbildungen sind die Zeichen eines Verschlusses. Ein schneegestöberartiges Bild in einigen Darmschlingen deutet auf luftdurchmischtes Mekonium hin.
– Freie Luft unter dem Zwerchfell ist bei Dünndarmperforation zu sehen.
– Verkalkungen innerhalb des Peritoneums deuten darauf hin, daß bereits intrauterin eine Darmperforation und ein Austritt von Mekonium in den Bauchraum stattgefunden hat.
– Im Bariumeinlauf ist ein Mikrokolon zu sehen.

b) Behandlung

Präoperativ

Zu den wichtigsten Maßnahmen gehören:
– Infusion und Korrektur einer bestehenden Dehydration,
– Dekompression des Darmes durch eine Sonde,
– Verabreichung von 5–10 ml Gastrografin durch die Sonde oder rektal zur Verflüssigung des Mekoniums. In einzelnen leichteren Fällen kann auf diese Weise die Passage in Gang gebracht werden.
– Antibiotikaprophylaxe, da bei dieser Art Ileus die Gefahr einer Durchwanderungsperitonitis und Sepsis groß ist.

Operation **(Abb. 92)**

Verschiedene Verfahren stehen zur Verfügung:
– Eröffnung des Darmes (Enterotomie) und Spülung mit Kochsalz oder Gastrografin. Primärer Verschluß der Darminzision.
– Doppelläufige Ileostomie nach MIKULICZ. Die Spülung des proximalen und distalen Schenkels kann nach der Operation fortgeführt werden. Das distale Ileum erweitert sich durch fortgesetzte Instillationen.

– Resektion des dilatierten, funktionslosen Darmanteils. Seit-zu-End-Anastomose mit Ileostomie. Auch hier sind täglich wiederholte Spülungen mit Gastrografin notwendig. Eine frühzeitige Ernährung ist aber möglich **(Abb. 93)**.

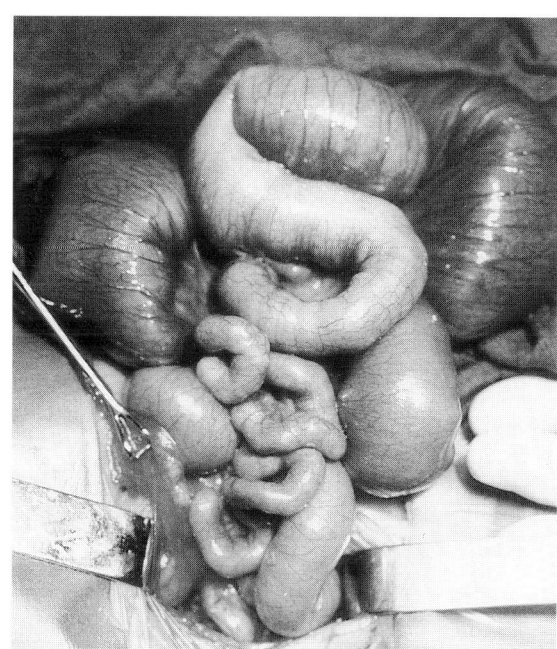

Abbildung 92: Mekoniumileus: Verstopfung des Darms durch das klebrige Mekonium. «Perlschnurartige» Darstellung des Ileums, bedingt durch eingedickten Schleim und Mekonium. Massive Dilatation der proximalen Darmabschnitte.

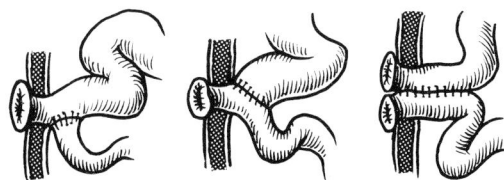

Abbildung 93:
Arten der Ileostomie.

Postoperativ

- Täglich werden mehrmalige Spülungen der Ileostomie mit Gastrografin (3 ml) oder Kochsalz durchgeführt.
- Sobald die Ernährung möglich ist, wird Pankrotanon zugesetzt.
- Antibiotika sind über mehrere Tage notwendig.
- Bei den meisten dieser Kinder besteht auch eine schwere pulmonale Form der Pankreasfibrose. Daher ist so bald als möglich mit einer intensiven Lungenpflege zu beginnen. Sie besteht in der Zufuhr von feuchter Luft, in Ausklopfen und Vibrieren des Thorax. Das zähe Bronchialsekret wird durch Azetylzystein verflüssigt.
- Die Ileostomie kann verschlossen werden, wenn die Ernährung und Stuhlpassage ungestört verlaufen.

c) Prognose

Die Mortalität dieser Kinder ist sehr hoch. Die Ursachen liegen in den infektiösen Komplikationen (Peritonitis, Sepsis), in häufigen abdominalen Komplikationen (Strangileus) und besonders in den pulmonalen Komplikationen. Kinder, die die postoperative Phase überleben, werden wegen ihrer pulmonalen Sekretretention einer fortgesetzten intensiven Therapie bedürfen und dennoch innert Jahren ihrem Leiden erliegen. Die Überlebenszeit eines Patienten mit Mukoviszidose liegt heute zwischen 15 und 30 Jahren.

d) Andere Ursachen für verzögerte Mekoniumentleerung

- Als Folge der peristaltischen Störung erfolgt beim M. Hirschsprung und bei anderen Innervationsstörungen des Darmes ein verspäteter Mekoniumabgang.
- Bei Darmhypoplasien entsteht ein Mekoniumpfropf, der oft durch eine Rektalspülung entfernt werden muß (z. B. nach Dünndarmatresie).

3. Rotationsstörungen des Darmes

a) Embryologie

Gegen Ende der sechsten Embryonalwoche befindet sich der Mitteldarmabschnitt noch in der Nabelblase. Hier erfährt er in den folgenden Wochen ein starkes Längenwachstum (**Abb. 94**). Um die achte Woche beginnt sich der Darm in gesetzmäßiger Weise zurückzuverlagern (**Abb. 95**). Zunächst legt sich der Dickdarm nach links, der Dünndarm nach rechts. Gleichzeitig dreht der Magen, der bis anhin in der Mittellinie lag, nach links und das Duodenum nach rechts. In den folgenden Wochen erfährt der Dickdarm eine Drehung im Gegenuhrzeigersinn um zusätzlich 180 Grad, bis er in der anatomisch normalen Lage angelangt ist. Das Duodenum, Colon ascendens und Colon descendens verwachsen am Retroperitoneum, während der Dünndarm und das Colon transversum beweglich bleiben (**Abb. 96**).

Diese komplizierte Rotation des Darmes und die Rückbildung der Nabelblase können eine ganze Anzahl Störungen erledigen:

– Eine große Omphalozele (siehe S. 182) beinhaltet gelegentlich die embryonale Darmlage, wie sie vor der Rückverlegung des Darmes ins Abdomen bestanden hat (fehlende Drehung und Fixation des Kolons, Hauptanteil des Dünndarms im Omphalozelensack). Gleichzeitig sind weitere Darmanomalien häufig.

– Ein Drehungsstillstand des Kolons nach seiner Rückverlagerung wird als Nonrotation bezeichnet. Das Colon ascendens, der Dünndarm und das Duodenum sind in der Bauchhöhle frei beweglich (**Abb. 97**).

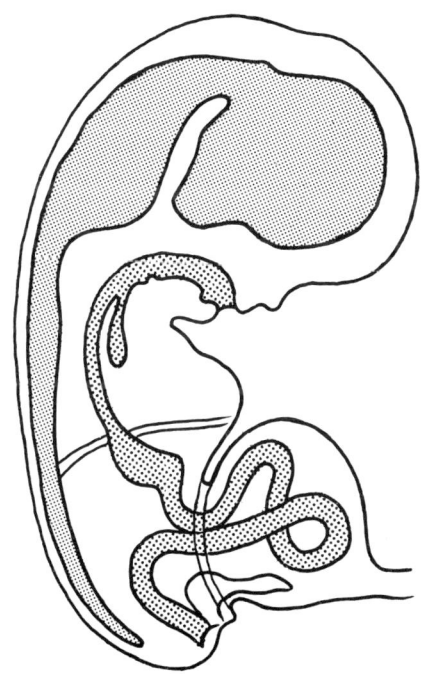

Abbildung 94: Beim Embryo von vier Wochen liegt ein Teil des Darmes in der Nabelblase. Nach seinem Eintreten in den Bauchraum beginnt die Darmdrehung.

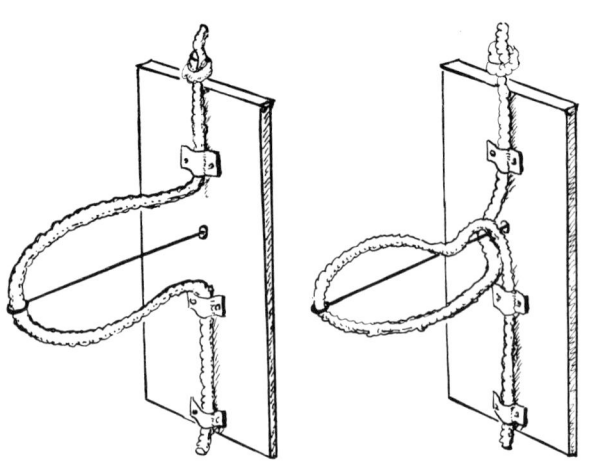

Abbildung 95: Zum besseren Verständnis der Rotationsbewegungen des Darmes ist ein Schnurmodell günstig. Die Drehachse entspricht der Mesenterialarterie.

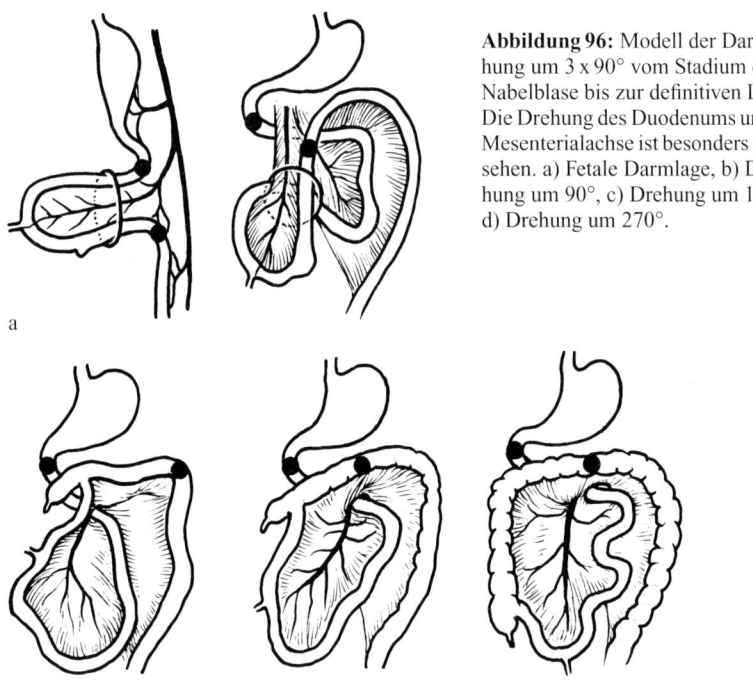

Abbildung 96: Modell der Darmdrehung um 3 x 90° vom Stadium der Nabelblase bis zur definitiven Lage. Die Drehung des Duodenums und der Mesenterialachse ist besonders gut zu sehen. a) Fetale Darmlage, b) Drehung um 90°, c) Drehung um 180°, d) Drehung um 270°.

a

b   c   d

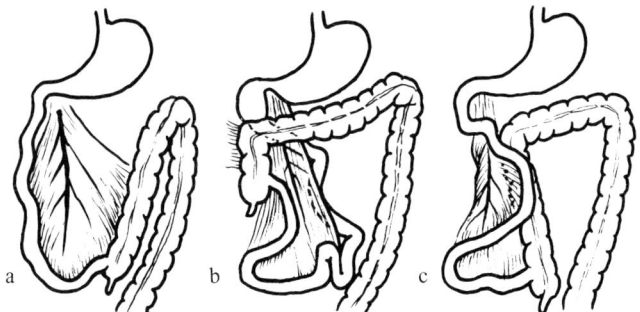

Abbildung 97: a) Stillstand der Drehung 90° = Nonrotation, b) bei 180° = Malrotation I, c) Drehung im Uhrzeigersinn = Malrotation II.

- Bleibt die Drehung um 180° stehen, so redet man von einer Malrotation I. Infolge der Verwachsungstendenz des Colons ascendens entstehen hier pathologische Strangbildungen, die gegen das Duodenum und die Leber hinziehen.

- Eine Drehung in umgekehrter Richtung (Kolon hinter dem Duodenum gelegen) wird als Malrotation II bezeichnet.

b) Klinische Bedeutung der Malrotation

Eine ganze Anzahl von Menschen trägt ein Leben lang eine Rotationsstörung in sich, ohne je von Störungen der Passage geplagt zu sein. Die Komplikationen einer Malrotation sind zweifacher Art **(Abb. 98)**:

- *Eine Obstruktion des Duodenums* durch Strangbildungen kommt besonders bei Malrotation I vor.

- *Ein Volvulus des Dünndarmes und des Dickdarmes* führt zu einer Ileussymptomatik. Die Symptome beim Volvulus stellen sich erst ein, wenn

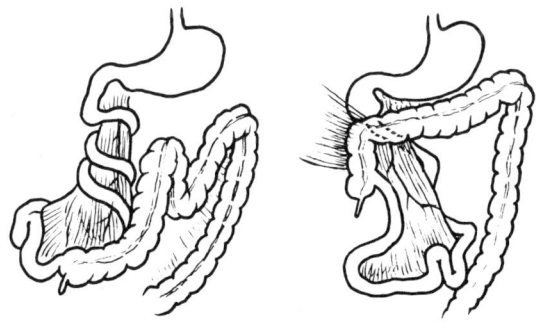

Abbildung 98: Komplikationen der Drehungsstörungen: Volvulus (links), Obstruktion durch falsche Bandfixation (rechts).

der Darm mit Luft gefüllt wird und eine aktive Peristaltik einsetzt. In einigen Fällen kann die Volvulierung sehr locker sein und sich über Monate hin zuschnüren und teilweise wieder lösen, so daß ein ständig wiederkehrendes Erbrechen die Folge ist (**Abb. 98**).

Ein vollständiger Volvulus aber verursacht einen totalen Passageunterbruch und eine Zirkulationsstörung des Darmes durch Abklemmung der Venen und Arterien (Infarkt des Dünndarmes). Ab und zu hat bereits eine pränatale Störung der Blutzufuhr stattgefunden, so daß einzelne Abschnitte des Darmes zugrunde gegangen sind. In diesen Fällen wird neben dem kongenitalen Volvulus zusätzlich eine Darmatresie bestehen.

c) Klinische Befunde

Symptome

- Bei Neugeborenen und Säuglingen ist das Erbrechen vorherrschendes Zeichen, dieses ist fast immer gallig.
- Bei größeren Kindern stehen wiederholte Brechattacken und Bauchschmerzen im Vordergrund.

Untersuchung

Der Oberbauch ist gebläht. Es besteht eine Dehydratation und Azidose. Blut im Stuhl ist ein ominöses Zeichen. Es deutet auf einen hämorrhagischen Infarkt des Darmes hin.

Röntgenuntersuchung

Im Leerbild sind Spiegelbildungen, evtl. eine Fehllage des Kolons sichtbar. In der Magen-Darm-Passage (Gastrografin®) liegt das Duodenum falsch, der Dünndarm ist völlig rechts gelegen; Zeichen einer Passagebehinderung können bestehen. Im Bariumeinlauf wird die Fehllage des Kolons im linken Abdomen dargestellt.

d) Therapie

Eine obstruierende Strangbildung zum Duodenum wird operativ gelöst. Wenn möglich, wird eine anatomische Lagekorrektur und Fixation des Colon ascendens am rechten Peritoneum durchgeführt.

Ein Volvulus wird durch eine sorgfältige Devolvulierung behoben (**Abb. 99**). Strangbildungen werden durchtrennt und der Darm in anatomisch richtiger Lage fixiert. Falls auf diese Weise eine Behinderung der Zirkulation eintritt, wird der Dickdarm völlig nach links, der Dünndarm nach rechts verlagert. Leider ist in vielen Fällen der Darm bei der Operation bereits nekrotisch und muß reseziert werden.

Postoperativ

- Eine Dekompression des Magen-Darm-Traktes durch eine Sonde ist über Tage indiziert.

- In dieser Zeit erhält das Kind eine parenterale Ernährung nebst Flüssigkeit und Elektrolytsubstitution.

- Die postoperative Ernährung setzt ein, wenn die Magen-Darm-Passage offen ist.

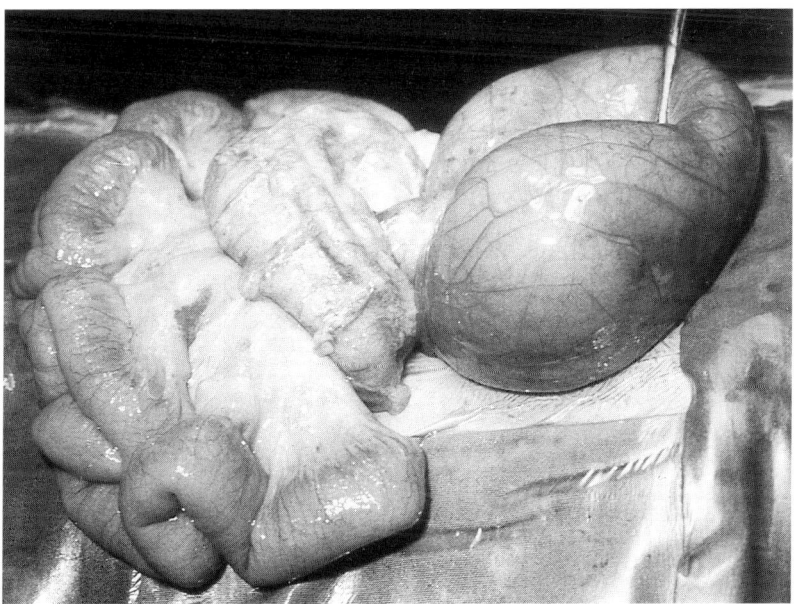

Abbildung 99: Volvulus des Dickdarmes und Dünndarmes um die Mesenterialgefäße bei Malrotation. Dilatation (Ileus) des proximalen Dünndarmes.

e) Prognose

– Sie hängt vom Ausmaß des erhaltenen Darmabschnittes ab. Größere Resektionen geschädigten Darmes führen zu einem Kurzdarm-Syndrom mit schweren Resorptionsstörungen.
– Eine erneute Volvulierung des Dünndarmes ist ein seltenes Ereignis. Ein Ileus durch erneute Strangformationen bildet aber eine gefürchtete Komplikation.

4. Meckelsches Divertikel

In der dritten Schwangerschaftswoche steht der Dünndarm noch mit dem Dottersack in Verbindung. Zu dieser Zeit bildet er sich langsam zurück. Bei 2 % aller Menschen jedoch bleibt eine sackartige Ausstülpung im mittleren Dünndarmabschnitt bestehen. Dieses sogenannte Meckelsche Divertikel besteht dann zeitlebens und macht in den meisten Fällen keine Beschwerden. Eine Anzahl von Komplikationen können jedoch eintreten **(Abb. 100)**:

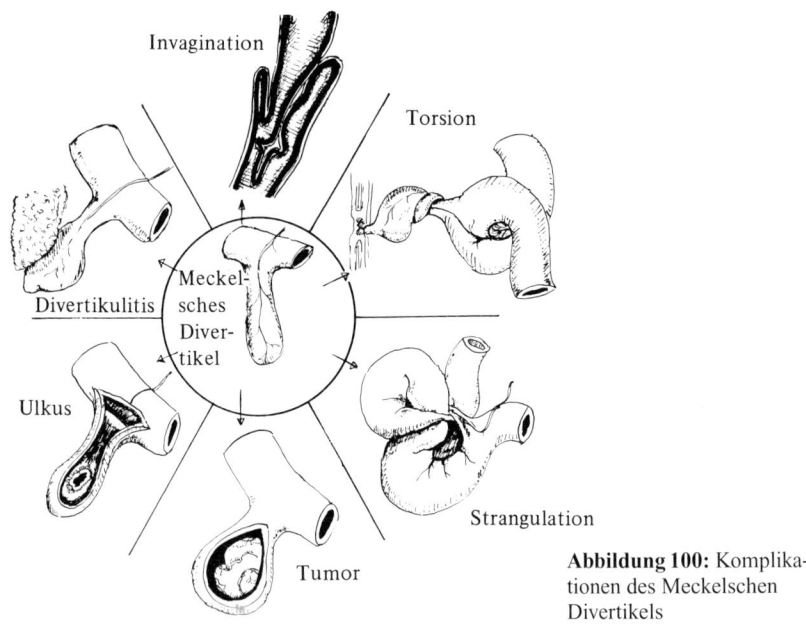

Invagination

Torsion

Divertikulitis

Meckel-sches Diver-tikel

Ulkus

Strangulation

Tumor

Abbildung 100: Komplikationen des Meckelschen Divertikels

a) Peptische Ulzera

Das Meckelsche Divertikel enthält oft Inseln von Magenschleimhaut. Die produzierte Säure schädigt das Ileum und führt zu einem Ulkus. Wird eine Arterie arrodiert, so erfolgt eine plötzliche, meist schmerzlose Blutung. Der Stuhl erscheint schwarz gefärbt. Bei massiver Hämorrhagie kann gar helles Blut aus dem Anus treten. Klinisch wird ein Pulsanstieg, Blässe und Unwohlsein festgestellt. In seltenen Fällen perforiert das Ulkus und verursacht eine schwere Peritonitis. In einigen Fällen gelingt der Nachweis eines blutenden Divertikels und von ektoper Magenschleimhaut durch eine Technetium-Szintigraphie. Bei den meisten Patienten erfüllt eine Laparotomie zunächst eine diagnostische und schließlich eine therapeutische Aufgabe. Das Meckelsche Divertikel wird entfernt und der Darm geschlossen.

b) Entzündung im Meckelschen Divertikel (Divertikulitis)

Die Symptome sind von einer akuten Appendizitis nicht zu unterscheiden. Der Chirurg wird daher stets das Ileum revidieren und nach einem Mekkelschen Divertikel suchen, wenn trotz typischer Zeichen einer Appendizitis ein entzündlicher Befund am Wurmfortsatz nicht nachzuweisen sind.

c) Invagination eines Meckelschen Divertikels

Gelegentlich stülpt sich das Divertikel ein und wird zur Ursache einer wandernden Invagination des Ileums. Durch die Kompression des invaginierten Darmteils wird die Blutzufuhr gedrosselt. Es besteht dann die Gefahr einer Infarzierung (**Abb. 101**).
Klinisch äußert sich diese Invagination durch einen meist plötzlichen Unterbauchschmerz, der gefolgt ist von kolikartigen Beschwerden. Der Bauch wird gebläht, Erbrechen tritt ein und mit dem Stuhl kann Blut abgehen.

d) Ileus durch Meckelsche Bride

Bleibt nach der fötalen Rückbildung des Dotterganges noch ein Strang zum Nabel bestehen, so kann Dünndarm aufgewickelt werden. Dadurch entsteht ein Volvulus mit mechanischer Obstruktion.

e) Persistenz des Dotterganges (Ductus omphaloentericus)

Bildet sich der Dottergang nicht zurück, so besteht eine Dünndarmfistel zum Nabel. Dünnflüssiger Stuhl erscheint meist schon bald nach der Ge-

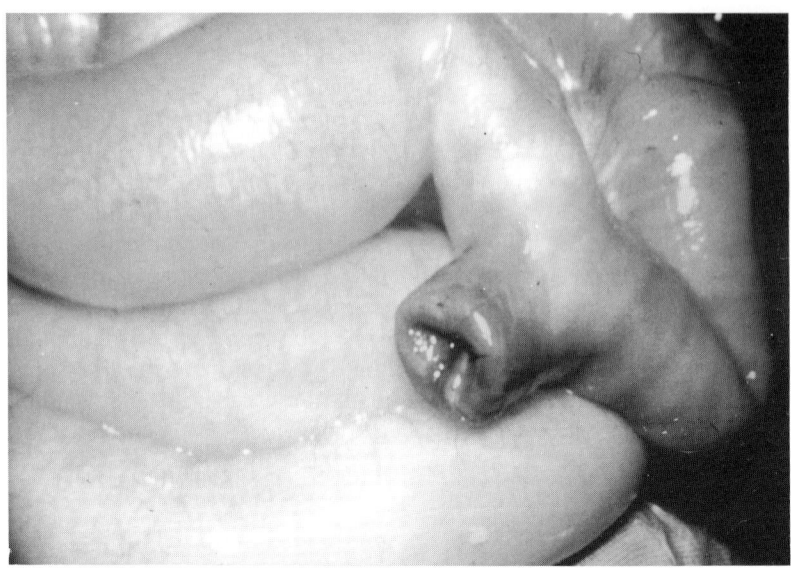

Abbildung 101: Eingestülptes Meckelsches Divertikel. Zustand nach Reposition einer Invagination. Ileus proximal des Divertikels.

burt und reizt die periumbilikale Haut. Die Operation besteht in der Resektion des Ductus omphaloentericus und im Verschluß der Darmöffnung am Nabel (vgl. Abb. 74).

5. Invagination

Die Invagination gehört zu den wichtigsten und gefährlichsten chirurgischen Notfällen im Säuglingsalter. Dabei wird ein *Darmanteil in den tiefer liegenden Darm eingestülpt.* Durch die peristaltische Kraft wird das Invaginat wie echter Darminhalt vorwärts geschoben. Am häufigsten liegt der Ursprungsort der Invagination im Ileum terminale. Von hier aus wandert das Invaginat durch die Ileozökalklappe und kann in einzelnen Fällen bis ins Rektum gelangen **(Abb. 102)**.

Da diese Erkrankung am häufigsten zwischen dem vierten und dem zwölften Lebensmonat auftritt, wurden ihre Ursachen in Zusammenhang mit der Ernährung gebracht (Übergang von flüssiger zu fester Kost). Es ist eher denkbar, daß durch bakterielle oder virale Erkrankungen die Peyerschen Platten (lymphatisches Lymphdrüsengewebe im Ileum) anschwellen und ins Darmlumen hineinragen. Eine solche Platte wird vom Darm als Fremdkörper empfunden und bildet dann den Kopf des Invaginates.

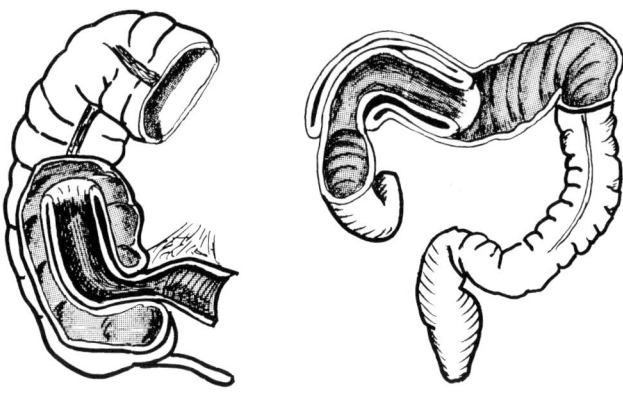

Abbildung 102: Ileookolische und ileozökokolische Invagination.

Letztlich aber ist die Ursache der ileozökalen Invagination nicht bekannt.

Komplikationen resultieren aus der gedrosselten Blutversorgung des Invaginates (hämorrhagische Infarzierung, Darmnekrose, Perforation des Invaginates oder des umgebenden Kolons).

a) Klinische Befunde

Symptome

Charakteristische Zeichen sind:

– Plötzliches Einsetzen eines heftigen Bauchschmerzes bei einem wohlernährten, bislang gesunden Kind im Alter von vier bis zwölf Monaten.

– Ständig sich wiederholende Schmerzen von kolikartigem Charakter, während denen der Säugling aufschreit, die Beine anzieht und blaß wird.

– Innert Stunden Verschlechterung des Allgemeinzustandes und des Aussehens («toxisches» Aussehen).

– Erbrechen ist anfänglich nicht obligat, es verstärkt sich jedoch zusehends.

– Der Abgang von himbeergeleeartigem Stuhl ist nach acht bis 24 Stunden zu erwarten und weist bereits auf eine Darmschädigung hin.

Untersuchung

– Innert Stunden treten Schocksymptome (Blässe, Tachykardie, Schweiß, Apathie, eingesunkene Augen), und eine Dehydratation und Fieber ein.

– Das Abdomen ist gebläht und Darmsteifungen erscheinen.

– Bei vorsichtiger Palpation kann das Invaginat als derbe Resistenz im rechten Ober- oder Mittelbauch getastet werden.

– Evtl. läßt sich das Invaginat bei der Rektaluntersuchung palpieren. Himbeergeleeartiger Stuhl ist am palpierenden Finger festzustellen.

Ultraschall-Untersuchung

Mit Ultraschall gelingt ein sicherer Nachweis des Invaginates und der Position der Invaginatspitze.
Das Verfahren eignet sich auch für den Nachweis einer erfolgreichen oder mißlungenen Reposition.

Röntgenuntersuchung

– Abdomenleerbild: Erweiterte Dünndarmschlinge, evtl. Darstellung des Invaginates als luftleere Masse im rechten Ober- und Mittelbauch.

– Bariumeinlauf: Negativdarstellung der Invaginatspitze in Sichel- oder Kokardenform **(Abb. 103)**. Cave! Eine ileo-ileale Invagination kommt mit dieser Methode jedoch nicht zur Darstellung.

b) Therapie

Konservativ: Für leichte Fälle ohne Zeichen eines Ileus oder Abgang von Blut im Stuhl ist die hydrostatische Reduktion durch Flüssigkeits- oder Lufteinlauf geeignet. In mehr als 90 % ist diese Maßnahme erfolgreich. Der Nachteil der Methode besteht aber darin, daß nicht immer festzustellen ist, ob die Reduktion vollständig ist. Zudem ist eine Perforationsgefahr durch den hydrostatischen Druck gegeben, und der Zustand des reponierten Invaginates ist nicht festzustellen. Die Rezidivgefahr bei hydrostatischer Reposition liegt bei 3 bis 10 %. Aus diesem Grunde ist es im Zweifelsfalle oder bei bestehendem Ileus immer notwendig, eine Invagination operativ zu reponieren.

Abbildung 103:
Ileozökale Invagination. Im Barium-Einlaufs-Bild wird die Spitze des Invaginates im Colon transversum sichtbar.

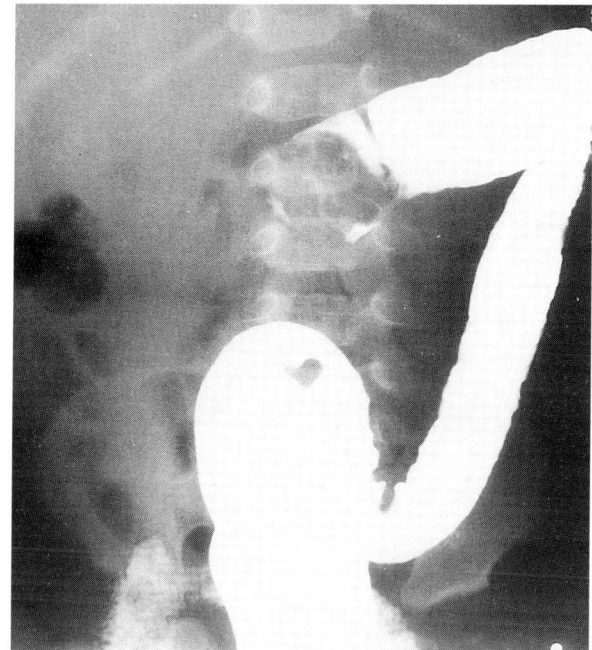

Präoperativ

Die Vorbereitung umfaßt:

– Flüssigkeits- und Elektrolyttherapie, evtl. Schockbehandlung,

– u. U. Bluttransfusion,

– Dekompression des Dünndarms durch Sonde,

– prophylaktische Antibiotikagabe.

Operation

Eine Operation ist dann indiziert, wenn eine pneumatische oder hydrostatische Reposition nicht gelingt oder wenn auch nach Bariumeinlauf (evtl. Ultraschall) unklar bleibt, ob die Reposition vollständig ist.

Die chirurgische Reposition gelingt in der Mehrzahl der Fälle. Sollte der reponierte Darm nicht mehr erholungsfähig sein, muß er reseziert werden. Bei der Operation ist immer festzustellen, daß mesenteriale Lymphdrüsen stark geschwollen sind.

Postoperativ

– Bei einfacher Reposition wird eine Infusion für einen bis zwei Tage aufrechterhalten; dann kann sorgfältig mit dem Nahrungsaufbau begonnen werden.

– Nach Resektion und ileokolischer Anastomose ist eine parenterale Ernährung notwendig, bis die Magen-Darm-Passage wieder frei ist (Abgehen von Luft oder galligem Stuhl).

– Der Dünndarm wird durch eine Sonde dekomprimiert.

– Nach Resektion werden prophylaktisch Antibiotika gegeben.

Prognose

– Bei Früherfassung der Symptome und rascher Therapie ist sie gut. Nicht selten sind jedoch Fieber, eine Leukozytose und eine Diarrhoe auch nach einfacher Reduktion des Invaginates vorhanden. Sie sind ein Hinweis für das Vorliegen einer intestinalen Infektion.

– Die Mortalität steigt mit zunehmender Verzögerung von Diagnose und Behandlung als Folge einer Peritonitis oder einer gramnegativen Sepsis.

6. Enterocolitis necroticans

Diese Krankheit ist die schwerste im Neugeborenenalter. Sie betrifft vorwiegend Frühgeburten mit niedrigem Körpergewicht. Es wird geschätzt, daß 25 000 Kinder jährlich an einer Enterocolitis necroticans (NEC) leiden und je nach geografischer Region zwischen 10 und 70 % sterben.

Ursachen

Die auslösende Ursache ist bis heute ungeklärt. Drei primäre Faktoren spielen eine Rolle:

– eine aggressive bakterielle Wirkung auf den Darm,

– eine Frühgeburtlichkeit. Hier ist die Schleimhautbarriere gegen Erreger besonders verletzbar,

– eine vorübergehende Mangelzirkulation der Darmschleimhaut.

Die Ernährung mit Muttermilch und die orale Gabe von Immunoglobulinen (IgA und IgG) scheinen das Auftreten von NEC zu reduzieren oder zu verhindern.

Pathologie

Der häufigste Ort einer Enterokolitis betrifft das terminale Ileum und in zweiter Linie das Kolon. Die Krankheit betrifft oft nur einzelne Darmsegmente, kann aber auch den gesamten Darm involvieren (Pan-Nekrose mit Mortalität von 100 %). Die hauptsächlichen Befunde bestehen in einer Überblähung des Darmes mit Gasblasen unter der Darmserosa. Die Darmwand selbst ist ausgedünnt und erscheint rötlich bis gräulich. Fibrinbeläge bedecken die Oberfläche. Die Schleimhaut ist schlaff und von Ulzerationen durchsetzt. Im Abdomen liegt blutige Flüssigkeit, die nach einer Darmperforation trüb wird. Trotz der Gegenwart von massenhaft Bakterien ist die entzündliche Reaktion von Darm und Peritoneum gering. Eine Spontanheilung ist möglich, wenn nicht die gesamte Darmwand nekrotisch wird. Eine Heilung hinterläßt oft fibrotische Bezirke mit der Möglichkeit zu Stenosenbildung.

Symptome

- Am häufigsten besteht eine Blähung des Abdomens.

- Dieses ist zunächst weich, wird mit der Krankheitsdauer aber hart und gespannt.

- Erweiterte Darmschlingen sind sichtbar und palpierbar.

- Die Abdominalwand ist ödematös und gerötet (Peritonitis).

- Die Magenentleerung sistiert und fauliges Erbrechen erscheint.

- Dem Stuhl ist Blut beigemengt.

Weniger charakteristisch sind die Zeichen einer Allgemeininfektion: Instabile Temperatur, Brachykardie, evtl. Apnoe-Episoden und Schock.

Labor

- Die Leukozytenzahl ist gering (Sepsis!) und liegt unter 6000 mm^3,

- die Thrombozyten fallen rasch unter 100 000 ab,

- die Blutgaswerte zeigen eine metabolische Azidose an (pH unter 7,2),
- im Stuhl wird Blut nachgewiesen,
- in den Blutkulturen werden Bakterien nachgewiesen.

Röntgen

- Das Abdomen-Leerbild zeigt erweiterte, gasgefüllte Darmschlingen mit verdickten Wänden,
- in der Darmwand und in der Vena portae werden Gasblasen nachgewiesen,
- im Bauchraum liegt freie Flüssigkeit,
- freie Luft erscheint nach Darmperforation.

Ultraschall

- Nachweis von verdickten Darmwänden und Darmkonvoluten,
- freie Flüssigkeit liegt in der Abdominalhöhle.

Therapie

Konservative Maßnahmen sind indiziert, wenn keine Darmnekrosen und Perforationen nachgewiesen sind. Sie bestehen in:

- Entlastung des Magens durch Sonde. Häufige Aspirationen mit einer Spritze!
- Intravenöse Korrektur von Hypovolämie und Elektrolytstörungen.
- Breite Antibiotika-Therapie mit Wirkung gegen gramnegative (Coli, Enterobacter, Pseudomonas) und grampositive Erreger (Staphylokokken).
- Gammaglobulin intravenös.
- Parenterale Ernährung.
- Eine orale Nahrungszufuhr ist zulässig, wenn das Abdomen weich ist, kein Magenrest gemessen wird und eine Stuhlentleerung einsetzt.

Operative Behandlung

Sie ist indiziert bei Zeichen einer Darmperforation (freie Luft), einer ausgedehnten Darmnekrose mit Peritonitis (indurierte Abdominalwand) und einer progressiven Verschlechterung des Allgemeinzustandes als Folge einer Sepsis. Ferner wenn bei einer Abdominal-Punktion trübe Flüssigkeit und Bakterien nachgewiesen sind.

Operation

- Lediglich perforierte Zonen und mit Sicherheit nekrotische Anteile werden reseziert.
- Gebiete mit fraglicher Vitalität werden belassen.
- Es ist sicherer, die Darmenden als Ileostoma an die Bauchwand abzuleiten, als primäre Darmanastomosen durchzuführen. Das Ziel muß sein, möglichst viel erholungsfähigen Darm zu erhalten.
- Der Verschluß der Ileostomie erfolgt vier bis sechs Wochen nach Krankheitsbeginn.

Komplikationen

- Darmstrikturen entwickeln sich nach fibrotischer Heilung einer Wandnekrose. Bei Ileussymptomen wird eine Strikturresektion und Darmanastomose notwendig.
- Ernährungsschwierigkeiten. Sie sind immer vorhanden, wenn größere Darmanteile reseziert werden mußten (vgl. Kurzdarm-Syndrom).
- Verzögerte körperliche und neurologische Entwicklung sind häufige Folgeerscheinungen nach überstandener NEC.

Prognose

Die Überlebenschance nach medikamentöser Behandlung liegt heute über 90 %, nach chirurgischer Therapie zwischen 50 bis 70 %. Mindestens die Hälfte dieser Kinder entwickeln sich völlig normal. Bei den übrigen sind Ernährungsstörungen sowie körperliche und neurologische Ausfälle bedeutungsvoll.

7. Kurzdarm-Syndrom

Darunter wird eine Symptomenfolge verstanden, die aus einer ungenügenden Länge funktionierenden Darmes resultiert, um Peristaltik, Verdauung und Resorption zu gewährleisten. Die Ernährung ist unzureichend, um ein normales Wachstum, eine hinreichende Entwicklung und Gesundheit zu gewährleisten. Charakteristisch sind Durchfälle, Fettverlust im Stuhl, Dehydratation, Unterernährung und Mangelerscheinungen verschiedener Nährstoffe.

Ursachen für Kurzdarm-Syndrom

Am häufigsten resultiert der Darmverlust als Folge von

- Enterocolitis necroticans,

- Volvulus des Dünndarmes,

- mehrfache Atresien,

- Innervations-Anomalien von Dickdarm und Dünndarm.

Seltener sind dafür verantwortlich

- Gastroschisis und Omphalozele,

- Tumoren,

- zirkulatorische Störungen des Darmes.

Behandlung

Die Ernährung eines Kindes mit ausgedehntem Darmverlust stellt eine der größten Herausforderungen an den Kinderchirurgen dar. Der Verlust des gesamten Ileums wirkt sich schwerer aus als des Jejunums oder des Kolons.

a) Parenterale Ernährung

Sie ist unmittelbar postoperativ notwendig und konzentriert sich auf den Erhalt des Flüssigkeits- und Elektrolythaushaltes. Zu beachten sind die folgenden Vorkehrungen:

- Plazierung eines zentral-venösen Katheters,

– Aufbau einer vollwertigen Ernährung mit Kalorien, Glukose, Aminosäuren und Fetten innerhalb von wenigen Tagen,

– Ersatz von Flüssigkeitsverlusten, die über Enterostomien, eine Magensonde oder als Diarrhoe ausgeschieden werden,

– Zufuhr von Kalzium, Magnesium, Spurenelementen (Zink) und Vitaminen.

b) Enterale Ernährung

Sie setzt ein, sobald die Magen-Darm-Funktion es gestattet.

– Zu Beginn erfolgt die Zufuhr meist über die Gastrostomie oder eine Magensonde.

– So früh als möglich wird auch Saugen und Trinken gefördert.

– Da die Schleimhautadaptation etwa zwei Wochen nach der Darmresektion beginnt, wird die enterale Zufuhr besonders bedeutungsvoll. Sie setzt nur unter Darmbelastung ein und fehlt immer, wenn nur parenteral ernährt wird. Grundsatz: Ernähre den Darm, nicht so sehr den Patienten!

Zu Beginn wird nur isotonische Lösung verabreicht.

– Nährlösungen bestehend aus Peptiden und komplexen Zuckern sowie MCT-Milch (medium chain triglyceride) sind zunächst wirksamer für den Darmaufbau als elementare Diäten.

– Mit der Steigerung der oralen Zufuhr wird die parenterale Ernährung reduziert, eventuell als Heim-parenterale Ernährung nach der Entlassung beibehalten.

– Elektrolyt- und Bilanzstudien werden zunächst zweimal, später einmal wöchentlich durchgeführt.

c) Medikamente

– Cimetidin blockiert die Bildung einer anfänglich hohen Magensäureproduktion.

– Somatostatin reduziert exzessive Verluste über Stomata oder als Diarrhoen.

– Imodium® verlangsamt die Darmperistaltik.

– Cholestyramin bindet Gallensalze im Darmlumen und wirkt Fett-Durchfällen entgegen.

– Cisapride (Prepulsid®) verbessert die Magenentleerung.

d) Chirurgische Maßnahmen

Verschiedene Methoden sind entwickelt worden, um den Darm zu verlagern oder die Passage zu verlangsamen. Sie mögen im Einzelfall indiziert sein. Leider ist eine Darmtransplantation zum heutigen Zeitpunkt noch nicht mit genügend sicheren Langzeitergebnissen durchführbar.

Prognose

Sie ist abhängig von der Länge des erhaltenen Dünndarmes (besonders Ileum) und von der Schwere und Häufigkeit infektiöser Komplikationen (enterale Infektionen, Kathetersepsis). Eine kritische Dünndarmlänge für ein Überleben dürfte bei 25 bis 50 mm liegen.

IV. Appendix

Die akute Appendizitis ist die häufigste und gleichzeitig eine der gefährlichsten Erkrankungen des Kindesalters. Da Bauchschmerzen bei Kindern eine häufige Klage darstellen, muß der Untersucher sich immer vergewissern, ob nicht eine Entzündung der Appendix schuld sein könnte.

Die Appendix liegt im kleinen Becken zwischen den beiden peritonealen Blättern und wird daher bei einer Entzündung einen besonders intensiven Schmerz der vorderen Bauchwand entstehen lassen. Eine Perforation und Auswanderung von Eitererregern wird andererseits rasch zu einer Peritonitis führen.

1. Ursachen der Appendizitis

Dafür kommen in Frage:

– eine Infektion im besonders reichlichen lymphatischen Apparat der Appendix im Rahmen einer allgemeinen Enterokolitis,

– eine Verlegung des Lumens der Appendix durch einen Kotstein,

– die Auslösung der Infektion durch Oxyuren,

– das Überhandnehmen einer Infektion bei einer verminderten allgemeinen Resistenz (z. B. bei Masern, Varizellen, unter Kortisontherapie).

2. Lokaler Ablauf der Entzündung

Die Infektion nimmt ihren Ausgang von den Lymphfollikeln der Appendix, die sich rasch vergrößern. Mit zunehmender Ausbreitung der Infektion werden sämtliche Wandschichten befallen und durch Ödem verdickt. Entzündliches Exsudat erscheint um die Appendix und bedeckt diese, wie auch das Peritoneum, mit einer gelblichen Membran. Das große Netz und die nächstgelegenen Dünndarmschlingen verkleben mit dieser Fibrinmembran und kapseln das Zentrum der Entzündung gleichsam ab. In günstigen Fällen kann die Appendizitis jetzt noch spontan ausheilen, um nach Monaten oder Jahren erneut aufzuflackern (chronisch rezidivierende Appendizitis).

Unoperiert würde aber in den meisten Fällen eine Perforation der Appendix eintreten. Dabei kommt es zunächst zu einer lokalen Abszeßbildung und einer lokalen Peritonitis. Strömen die Erreger schließlich in den ganzen Bauchraum ein (bei Abszeßdurchbruch, bei fehlender Abkapselung), so wird die Peritonitis generalisiert.

Diesem typischen Ablauf folgt auch eine klassische *Symptomen*folge, die am häufigsten zwischen dem vierten und zwölften Lebensjahr auftritt **(Abb. 104)**:

– Beginnt mit Lustlosigkeit und periumbilikalen, uncharakteristischen Bauchschmerzen. *Nabel*

– Nach vier bis acht Stunden Lokalisation der Beschwerden im rechten Unterbauch. Auftreten von Übelkeit und Erbrechen. Änderung der Darmtätigkeit (häufig Verstopfung, gelegentlich Durchfälle).

– Nach acht bis zwölf Stunden intensive Schmerzen im Unterbauch, Schmerzen beim Gehen, Erbrechen.

3. Untersuchung

– Die Temperatur liegt rektal zwischen 37,5 und 38,5° C, axillär zwischen 36,5 und 37,5° C. Hohe Temperaturen werden erst bei Perforation oder bei schwerer Gasteroenteritis mit Durchfall festgestellt.

– Die Zunge ist belegt, und es besteht ein übler Mundgeruch.

– Eine vermehrte Druckschmerzhaftigkeit und eine reflektorische Span-

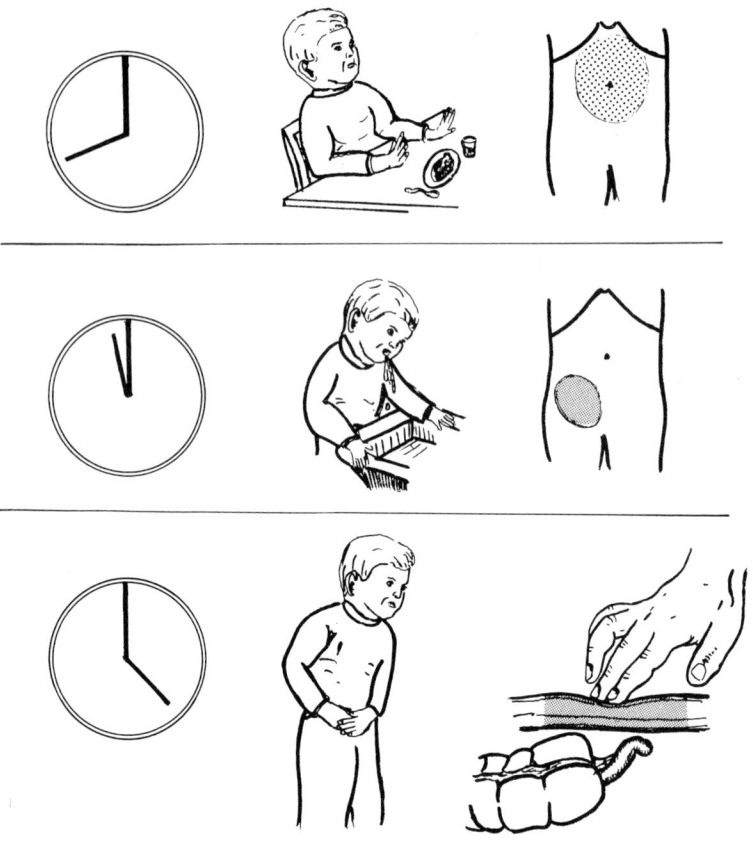

Abbildung 104: Entwicklung der Appendizitis: zunächst Nahrungsverweigerung und diffuse Bauchschmerzen. Später Erbrechen und lokaler Druckschmerz im rechten Unterbauch. Schließlich gebeugter Gang, Défense und Entlastungsschmerz.

nung der Bauchdeckenmuskulatur (Défense) ist im rechten Unterbauch zu erheben.

– Anziehen des rechten Knies bei Palpation des Abdomens und Unterbauchschmerzen bei Bewegen des rechten Beines (Psoaszeichen).

– Deutlicher Klopfschmerz im rechten Unterbauch und Loslaßschmerz nach tiefer Palpation (Entlastungsschmerz).

– Rektal besteht eine erhöhte Schmerzempfindlichkeit auf der rechten Seite. Eine palpable Vorwölbung des Douglasschen Raumes weist auf einen Abszeß hin.

Laboruntersuchungen

Meist liegen erhöhte Leukozytenzahl (8000 –15000) vor. Im Urin sind oft einzelne Leukozyten oder Erythrozyten als Begleitreaktion von Blase und Ureter vorhanden. Das CRP (C-reaktives Protein) steigt rasch an und ist für eine Entzündung charakteristischer als das Zählen von Leukozyten.

4. Therapie

Eine Appendektomie ist so rasch als möglich vorzunehmen. Falls noch Zweifel an der Diagnose bestehen, muß das Kind in stündlichen Abständen erneut untersucht, die Leukozytenbestimmung und die CRP-Reaktion wiederholt werden.

Die Appendix wird durch einen Wechselschnitt im rechten Unterbauch entfernt und die Wunde ohne Drainage verschlossen.

Mit zunehmender Erfahrung werden heute mehr Appendektomien auch laparoskopisch durchgeführt (vgl. Seite 195).

Postoperativ

Es ist günstig, eine Infusion über 24 Stunden laufen zu lassen, da die Kinder noch mehrere Stunden an Brechreiz leiden können. Der Nahrungsaufbau erfolgt vorsichtig, da anfänglich peristaltische Störungen bestehen.

Abarten der klassischen Verlaufsform

Durch eine atypische Lage der Appendix können die Symptome und Befunde variieren.

– Retrozökale Lage: Schmerzen mehr in der Flanke, Loslaßschmerz kann fehlen.

– Hoher Zökumstand: Schmerzen im Mittel- und Oberbauch.

– Malrotation des Darmes: Appendix im rechten, resp. linken Oberbauch gelegen.

– Merke: Bei sehr jungen Kindern kann der akute Verlauf sehr viel rascher gehen. Schon nach Stunden ist eine Perforation möglich.

Komplikationen der akuten Appendizitis
(Abb. 105)

1. Wundabszeß

Er entsteht durch die Verschleppung von Keimen in die Operationswunde. Besonders häufig ist diese Komplikation, wenn mit der Appendix auch ein periappendizitischer Abszeß entfernt werden mußte. Am dritten oder vierten Tage fängt die Temperatur wieder an zu steigen, der Puls wird beschleunigt, im Wundgebiet entsteht eine schmerzhafte Rötung und Schwellung. Die Behandlung besteht in der Drainage der Operationswunde. Bereits nach Entfernung eines Fadens kann sich der Abszeß meistens entleeren. Die Wunde heilt nach antibiotischer und antiseptischer Therapie per secundam.

2. Periappendizitischer Abszeß

Er entsteht durch die Abkapselung einer akuten Appendizitis. Nach einer akuten Symptomatik bessert sich der Allgemeinzustand vorübergehend. Schließlich tritt eine erneute Verschlechterung mit fluktuierenden Fiebern und konstanten Unterbauchschmerzen ein. Rektal, evtl. auch durch die Bauchwand, läßt sich ein Abszeß palpieren. Auch sonographisch ist dieser darstellbar.

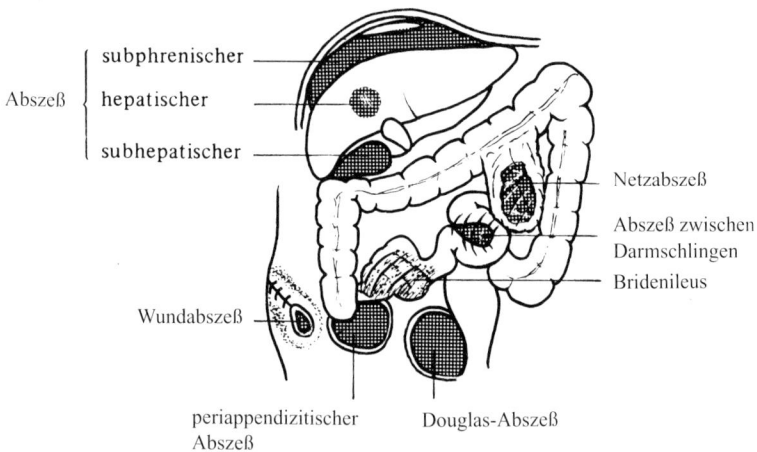

Abszeß { subphrenischer — hepatischer — subhepatischer —

Netzabszeß

Abszeß zwischen Darmschlingen

Brideileus

Wundabszeß

periappendizitischer Abszeß

Douglas-Abszeß

Abbildung 105: Komplikationen der perforierten Appendizitis.

Die Therapie besteht in der operativen Eröffnung des Abszesses unter gleichzeitiger Appendektomie. Die Abszeßhöhle wird nach außen drainiert. Postoperativ werden Antibiotika lokal und parenteral verabreicht. Nach vier bis sieben Tagen läßt sich der Drain meist entfernen. Die Hautinzision wird bis zur völligen Ausheilung der Abszeßhöhle mit einer Vioform®-Mèche offen gehalten.

3. Subphrenischer Abszeß

Bei erneutem Fieber und Pulsanstieg nach primär komplikationslosem Verlauf ist an einen Abszeß unter der Leber oder dem Zwerchfell zu denken. Die Diagnose ist äußerst schwierig. Dank der Sonographie und Computer-Tomographie sind diese Eiteransammlungen lokalisierbar. Sie erfordern meist eine Operation und Drainage.

4. Generalisierte Peritonitis

Bei Kindern unter vier Jahren rupturiert die Appendix bereits innert weniger Stunden nach Beginn der Erkrankung. Eine Abkapselung hat noch nicht stattgefunden.

Bei größeren Kindern ist meist eine verschleppte Appendizitis oder ein Durchbruch eines abgekapselten Abszesses die Ursache.

Klinisch fällt neben der diffusen und abdominellen Défense und Klopfschmerzhaftigkeit besonders das «toxische Aussehen» und die Schocksymptomatik auf. Die Temperatur ist stark erhöht. Rektal kann ein vorgewölbter Douglasraum palpiert werden, in dem sich der Eiter angesammelt hat. Für den Nachweis von Abszeßbildungen ist die Ultraschall-Untersuchung besonders geeignet. Die Leukozytenzahlen und die CRP-Werte steigen erheblich an.

Therapie

Präoperativ

- Wichtig ist die präoperative Schocktherapie durch Plasmainfusionen und die Korrektur von Elektrolytstörungen.
- Antibiotika werden so rasch als möglich verabreicht.

Operation (notfallmäßig)

Die Appendix wird entfernt, der Eiter aus der Abdominalhöhle abgesaugt, das Appendixbett und der Douglassche Raum drainiert.

Postoperativ

– Vorteilhaft ist eine halbsitzende «Douglaslagerung» des Patienten, damit der Eiter sich im kleinen Becken sammeln und schließlich drainiert werden kann.

– Eine parenterale Ernährung wird frühzeitig gegeben, da immer mit einem prolongierten paralytischen Ileus zu rechnen ist. Darmstimulantien sind beim Kinde nicht indiziert.

– Antibiotika in hohen Dosen müssen gegen gramnegative Erreger wirksam sein.

– Eine Magen-Darm-Sonde zur Dekompression des Darmes verhindert eine weitere Darmfüllung und Überdehnung.

Merke: Nach einer generalisierten Peritonitis sind Restabszesse im Abdomen (Douglasabszeß) oder Wundabszesse nicht selten.

5. Adhäsionsileus

Als Folge entzündlicher Verklebungen der Dünndarmwände kann sich meist zwischen dem 12. und 18. Tag eine Abknickung des Darmes einstellen, die einer chirurgischen Lösung bedarf. Diese Komplikation, die unter dem Zeichen eines mechanischen Ileus einhergeht, kann sich auch Monate oder Jahre nach der Appendektomie einstellen.

Differentialdiagnose der Appendizitis oder Ursachen von Bauchschmerzen im Kindesalter

1. Virale oder bakterielle Enterokolitis

Eine Druckschmerzhaftigkeit besteht im ganzen Abdomen. Eine eigentliche Défense ist aber nicht vorhanden. Häufig ist eine Enterokolitis von Fieber, Diarrhoe und starkem Erbrechen begleitet. Im Blutbild besteht eine hohe Leukozytose bei bakteriellen, eine Leukopenie bei viralen Infekten.

2. Mesenteriale Lymphadenitis

Bauchschmerzen und eine leichte Bauchdeckenspannung liegen im ganzen Unterbauch vor. Erbrechen fehlt meist. In der Anamnese sind vorgängig oft respiratorische Infekte vorhanden. Eine Lymphadenitis mesenterialis ist von akuter Appendizitis häufig klinisch nicht zu unterscheiden. Im Zweifelsfall darf mit einer Operation nicht gezögert werden.

3. Pneumokokken-Peritonitis (Primäre Peritonitis)

Diese Erkrankung ist bei Kindern selten. Hohes Fieber, eine generalisierte Défense und ein Entlastungsschmerz sind regelmäßige klinische Befunde. Gleichzeitig bestehen häufig respiratorische Infekte. Die Leukozytenzahl ist hoch, eine Operation ist immer unumgänglich. Unter gezielter Antibiotikatherapie ist der postoperative Verlauf meist sehr günstig.

4. Obstipation

Bauchschmerzen können akut und kolikartig erscheinen («gas pain»). Fieber fehlen. Palpatorisch ist Stuhl durch die Abdominalwand und rektal zu palpieren. Nach Einlauf und Gasabgang tritt eine Besserung ein.

5. Askariden und Oxyuren

Die Bauchschmerzen sind diffus und meist periumbilikal. Nächtliches Jucken in der Perianalgegend und in der Vulva weist auf Oxyuren hin. Der Nachweis von Parasiten oder Eiern erfolgt durch Stuhluntersuchung.

6. Meckelsche Divertikulitis

Die Entzündung eines Meckelschen Divertikels ist klinisch von einer Appendizitis nicht zu unterscheiden. Eine Operation ist immer indiziert. (Vgl. Seite 228)

7. Volvulus des Sigmas

Eine sehr lange Sigmaschleife kann sich unvermittelt um die eigene Mesenterialachse drehen. Prädisponierend ist oft eine chronische Obstipation. Plötzliche Bauchkoliken im linken Unterbauch, Blässe und Erbrechen lassen an diese Krankheit denken. Der Sigmavolvulus löst sich oft
spontan oder nach einem Einlauf. Andernfalls ist eine chirurgische Fixation des Sigmas notwendig (**Abb. 106**).

8. Schwellung inguinaler Lymphdrüsen

Der Ursprungsort einer Infektion liegt meist an den unteren Extremitäten.
Eine eitrige Einschmelzung von Lymphdrüsen macht eine Abszeßinzision
und Drainage notwendig.

9. Renal bedingte Bauchschmerzen

Eine Pyelonephritis oder eine rechtsseitige Hydronephrose können Attak-
ken von Bauchschmerzen auslösen, die einer Appendizitis ähneln. Bei einer Untersuchung bestehen ein Flankenschmerz, eine Leukozyturie, Bak-

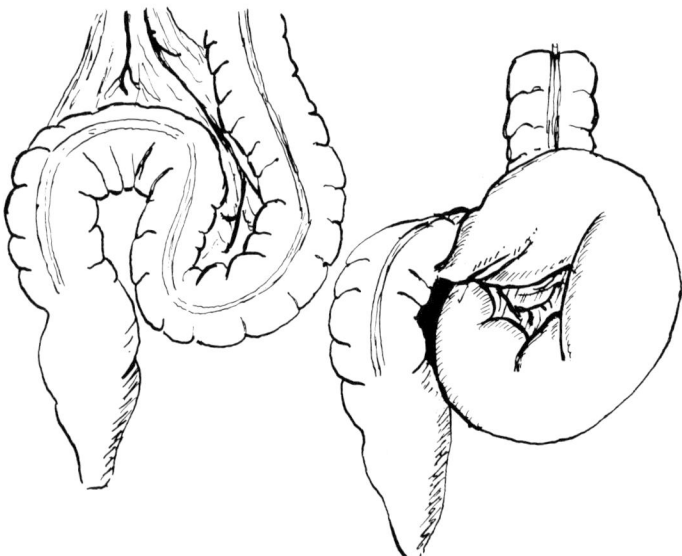

Abbildung 106: Ein Dolichokolon (links) kann besonders bei chronischer Obstipation zu
einem Sigmavolvulus führen (rechts).

teriurie und Albuminurie. Die Temperaturen sind meist hoch. Eine Nephrolithiasis verursacht schwere kolikartige Schmerzen in kurzen Zeitintervallen ohne Fieberanstieg. Die Differentialdiagnose renaler Schmerzen ist nur durch die Untersuchung des Urinsedimentes und durch eine Ultraschall-Untersuchung oder ein intravenöses Pyelogramm möglich.

10. Ovarialzyste, Ovarialtorsion

Von einer akuten Appendizitis ist eine stilgerechte Ovarialzyste kaum zu unterscheiden. Eine Adnexitis, ein Mittelschmerz oder die Menarche stehen im Pubertätsalter zur Diskussion.

11. Pneumonie

Eine reflektorische Bauchdeckenspannung und diffuse Schmerzhaftigkeit werden besonders bei Kleinkindern beobachtet. Dazu bestehen Nasenflügeln, Dyspnoe und Husten. Im Zweifelsfall ist immer ein Thoraxröntgenbild vorzunehmen, das meist den Nachweis einer viralen Pneumonie erbringt.

12. Meningitis

Neben Nackensteifigkeit und Kopfschmerzen können eine starke Rigidität der Bauchmuskulatur und eine Défense vorhanden sein. Ein Entlastungsschmerz aber fehlt. Bauchschmerzen können gelegentlich das vorherrschende Symptom einer Meningitis sein.

13. Otitis media

Ohrenschmerzen werden besonders von Kleinkindern ins Abdomen projiziert.

14. «Nabelkoliken»

Periumbilikale Schmerzen können mit Fug und Recht als das psychoorganische Syndrom des Kleinkindes bezeichnet werden. Vorzugsweise treten sie bei Kindern zwischen drei und sieben Jahren auf.
Der Bauch ist völlig weich und die Darmtätigkeit regelmäßig. Das Auf-

treten von Schmerzen ist stets in Gegenwart Erwachsener vorhanden und kann vor, nach und während des Essens bestehen. Der Nachtschlaf ist ungestört.

V. Ileitis terminalis (Morbus Crohn)

Diese Krankheit ist vorwiegend im Erwachsenenalter bekannt. In einzelnen Fällen lassen sich die Erstsymptome aber bis in die Kindheit verfolgen.
Bei der Ileitis terminalis besteht ein erhebliches Wandödem und eine Wandfibrose. Die Schleimhaut ist von einer granulierenden Entzündung durchsetzt. Die pathologischen Veränderungen betreffen besonders das terminale Ileum, nicht selten auch das Caecum und Colon ascendens.

1. Klinische Befunde

Symptome

- Vorherrschende Zeichen sind appendizitisähnliche Beschwerden im rechten Unterbauch mit Schmerzen und Muskelspannung.
- Gewichtsverlust und Wachstumsstillstand sowie Appetitverlust.
- Unerklärbare Fieber werden besonders abends gemessen.
- Gelegentlich ist ein Blutverlust durch den Darm das erste Zeichen.

Klinische Untersuchung

Im rechten Unterbauch besteht eine leichte Druckdolenz ohne Défense und Entlastungsschmerz. Komplikationen der Ileitis terminalis bestehen in der Bildung von Fisteln und Abszessen im Bereiche der Bauchwand und im Perianalgebiet.

Röntgenuntersuchungen

Bei der Magen-Darm-Passage mit Barium wird eine unregelmäßige Schleimhautstruktur mit Strikturen und einer Wandverdickung im terminalen Ileum sichtbar. Proximal der Stenose ist der Dünndarm dilatiert.

Koloskopie

Die endoskopische Untersuchung und Biopsie verdächtiger Stellen und Geschwüre ist die sicherste Methode, um die Diagnose verläßlich zu stellen.

2. Behandlung

Die Behandlung erfolgt in der Regel konservativ. Sie besteht in reichlicher Zufuhr von Eiweißstoffen und Mineralien. Medikamentös wird Azulfidin oder Salofalk® eingesetzt.

Eine Operation drängt sich auf bei stärkeren Blutungen und Ileussymptomen. Nach der Exzision des erkrankten Ileumstückes sind die gefährlichen Fistelbildungen wesentlich seltener.

VI. Kolon

1. Megacolon congenitum (Hirschsprungsche Krankheit)

a) Embryologie

Von der sechsten bis zur zwölften Schwangerschaftswoche wandern Neuroblasten, die Vorstufe der Ganglienzellen, vom Ösophagus her kaudalwärts. Unter pathologischen Bedingungen kann diese Zellwanderung an irgend einer Stelle (meist im Rektosigmoid) stehen bleiben (**Abb. 107**).

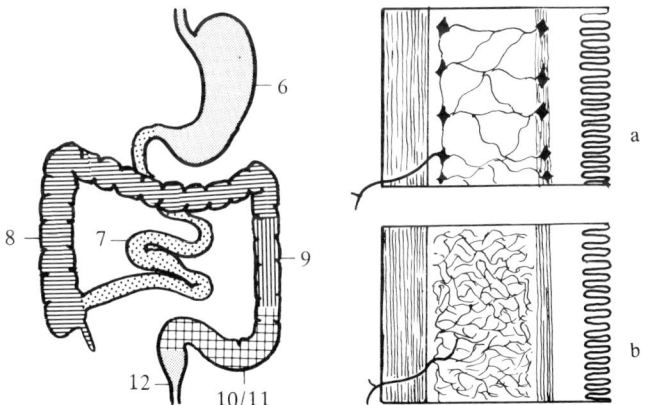

Abbildung 107: Wanderung der Ganglienzellen vom Magen (sechste Embryonalwoche) bis zum Rektum (zwölfte Woche). Rechts: a) Normale Darmwand mit Ganglienzellen in der Submukosa und zwischen den Muskelschichten. b) Beim Morbus Hirschsprung fehlen die Ganglienzellen, die Nervenfasern sind vermehrt.

Die Ursache der Hirschsprungschen Krankheit liegt in einem Fehlen von Ganglienzellen in der Darmwand. Das aganglionäre Segment kann vom Sphincter internus weg von unterschiedlicher Länge sein. Meist ist nur das Rektum und Rektosigmoid befallen, seltener zusätzlich das ganze Colon ascendens oder das gesamte Kolon. Die Häufigkeit des Leidens wird auf 1:5000 Geburten geschätzt. Fast immer handelt es sich um normalgewichtige Kinder. Knaben werden fünfmal häufiger betroffen als Mädchen.

b) Pathophysiologie

Ein aganglionärer Darmabschnitt ist nicht zu normaler Peristaltik fähig und bleibt vorwiegend kontrahiert. Im normalen proximalen Kolonabschnitt staut sich der Stuhl und erweitert zunehmend den primär funktionstüchtigen Darm (= Megakolon). Diese Entleerungsstörung ist das klassische Beispiel für einen funktionellen Ileus.

c) Klinische Befunde

Symptome

Diese können bereits im Neugeborenenalter manifest sein. In typischer Weise treten sie jedoch beim Übergang von Frauenmilch-Ernährung auf künstliche Milch auf. Ihre hauptsächlichen Merkmale sind:

- Stuhlverhaltung über Tage,

- abdominelle Auftreibung und Darmsteifungen,

- Erbrechen,

- Mangelentwicklung,

- eine spontane Stuhlentleerung in stinkenden Massen erfolgt nur alle sechs bis acht Tage,

- bei Neugeborenen und Säuglingen ist das Auftreten einer Enterokolitis die gefürchtete Komplikation. Anstelle der Stuhlverhaltung bestehen dann profuse und kaum zu behandelnde Durchfälle.

Untersuchungen

Klinisch

Durch die dünne Abdominalwand sind dilatierte Darmschlingen von Auge festzustellen. Im Unterbauch lassen sich eindrückbare Stuhlmassen palpieren. Bei der Rektaluntersuchung ist das Rektum meist eng und leer.

Röntgenuntersuchung

– Leerbild des Abdomens: es besteht eine Dilatation von Darmschlingen. Durch eine fleckige Zeichnung werden große Massen von Stuhl sichtbar.

– Bariumeinlauf (sehr vorsichtig mit kleiner Sonde und wenig Kontrastmittel durchzuführen). Die Darstellung eines enggestellten aganglionären Segmentes und des massiv erweiterten Megakolons ist bereits diagnostisch (**Abb. 108**).

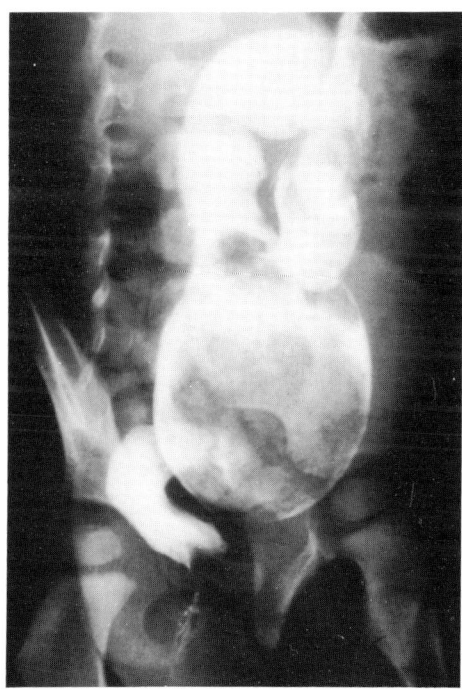

Abbildung 108: Kongenitales Megakolon. Über dem aganglionären engen Segment liegt das erweiterte, stuhlgefüllte Kolon.

Biopsie

Endgültig wird die Diagnose mit einer *Schleimhautbiopsie* nach histochemischer Verarbeitung des Präparates gestellt. Früher beschränkte sich die Untersuchung auf die Suche nach Ganglienzellen in einem weit größeren Biopsiestück.

Manometrie

Gute Anhaltspunkte für die Diagnose gibt auch die *manometrische Registrierung* pathologischer Reflexe beim Morbus Hirschsprung.

d) Therapie

Präoperativ

– Im Falle einer Enterokolitis sind Infusionen mit Glukose, Plasma und Elektrolyten unerläßlich.
– Eine Antibiotikaprophylaxe senkt das Risiko einer infektionösen Komplikation. Ist eine primäre Durchzugsoperation geplant, muß das Kolon zunächst während mehrerer Tage gespült werden. Für diese Spülungen sind oft mehrere Liter Natriumchlorid-Lösung notwendig. Es ist wichtig, sich zu vergewissern, daß sämtliches Wasser stets ausgespült worden ist, damit nicht eine Intoxikation durch verflüssigten Stuhl entstehen kann.

Operation

In der Regel gelingt es, durch tägliche Einläufe eine befriedigende Stuhlentleerung zu erreichen.

Bei Kindern mit Enterokolitis und falls die tägliche Spülbehandlung nicht erfolgreich ist, legen wir eine temporäre Kolostomie im Colon transversum an. Bei älteren Kindern kann nach guter Entleerung des Darmes direkt eine Durchzugsoperation gemacht werden **(Abb. 109)**. Diese besteht in der Resektion des aganglionären funktionslosen Darmteils und einer Anastomose von gesundem Dickdarm mit dem Analkanal. Grundsätzlich stehen drei Verfahren zur Verfügung **(Abb. 110)**:

a) Bei der Operation nach SWENSON wird nach Eröffnung des Abdomens der aganglionäre Teil isoliert. Durch eine Schnellschnittunter-

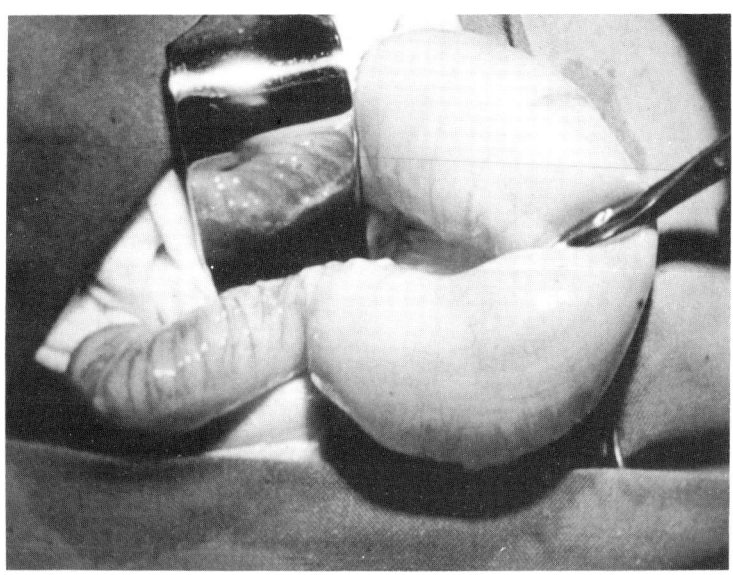

Abbildung 109: Operationssitus bei kongenitalem Megakolon. Enges aganglionäres Segment. Dilatation des Sigmoids.

suchung auf Ganglienzellen vergewissert sich der Chirurg, daß funktionstüchtiges Kolon mit dem Anorektum vereinigt wird. Bei dieser Technik wird die Anastomose vor dem Anus durchgeführt. In der Modifikation nach REHBEIN erfolgt die Darmvereinigung auf der abdominalen Seite.

b) Die DUHAMELSCHE Operation besteht in einem Durchzug des Darmes hinter dem Rektum. Die Darmvereinigung erfolgt mit Klammernähten.

c) Bei der Technik nach SOAVE wird die Schleimhaut aus dem Rektum herausgelöst, der Muskelmantel jedoch belassen. Der Durchzug erfolgt durch den regulären Rektoanalkanal.

In neuerer Zeit werden diese Operationen vereinzelt auch laparoskopisch durchgeführt.

Sofern vor der Durchzugsoperation eine Kolostomie angelegt wurde, kann diese nach Heilung der rektalen Darmanastomose, d. h. nach etwa zwei bis vier Wochen, geschlossen werden.

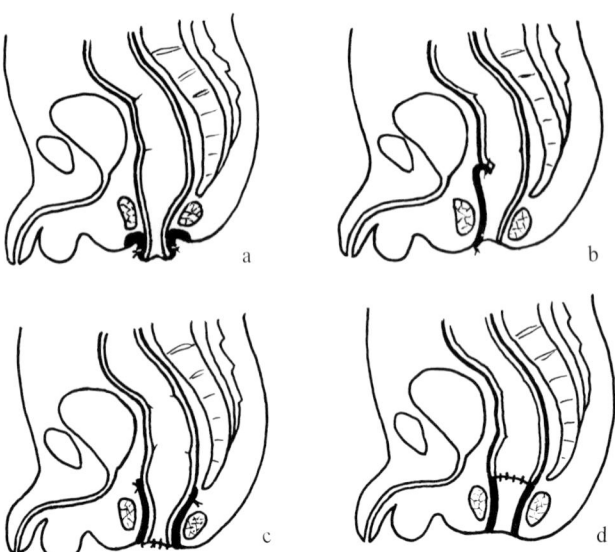

Abbildung 110: Schematische Darstellung der Resektionsverfahren des aganglionären und vorgeschalteten dilatierten Darmsegmentes bei Morbus Hirschsprung. a) Swenson; b) Duhamel; c) Soave; d) Rehbein.

Postoperativ

– Intravenöse Flüssigkeitstherapie, besonders bei Durchzugsoperation ohne schützende Kolostomie und im Falle von Enterokolitis,

– Antibiotika,

– Magensonde,

– Pflege der Kolostomie und Analregion, da sehr leicht Hautschädigungen durch Stuhlkontakt eintreten (Hautdesinfektion, Stoma-Adhesiv-Platte mit Auffangbeutel, Zinkpaste).

e) Prognose

Die Mortalität ist besonders dann hoch, wenn die Mißbildung sich im Säuglingsalter mit Enterokolitis manifestiert (bis 30 %). Nach diesem Zeitabschnitt sind die Aussichten für Kontinenz und geregelte Stuhlentleerung bei rund 90 % der Fälle gut. Einzelne Kinder leiden jedoch trotz Resektion des aganglionären Segmentes an rezidivierenden Schüben von Enterokolitis, andere neigen zu chronischer Obstipation trotz histologisch normaler Darmstruktur.

Sonderform des Megakolons

Ähnlich sind die Symptome, die sich bei einer *intestinalen neuronalen Dysplasie* einstellen. Dabei handelt es sich um eine schlecht koordinierte Aktivität von unreifen oder fehlentwickelten Ganglienzellen. Bei der histochemischen Untersuchung kommen neben versprengten Nervenzellen auch Riesenganglien vor. Als Folge der gestörten Peristaltik des Enddarms entwickelt sich eine Stuhlretention mit sekundärer Ausbildung eines Megakolons.

Bei tiefen Formen genügt eine partielle Spaltung des Sphincter internus, für ausgedehnte Anomalien ist eine Durchzugsoperation wie bei Morbus Hirschsprung notwendig.

2. Darmpolypen

Ein juveniler Darmpolyp ist eine gutartige, tumorartige Bildung aus einem Schleimhautkopf und einem meist engen Stiel. Über 80 % der Polypen liegen im Rektum oder Rektosigmoid. Sie kommen einzeln oder in Vielzahl vor und neigen zu oberflächlichen Ulzerationen und Blutung. Bei der seltenen familiären Polyposis ist der ganze Dickdarm und zum Teil auch der Dünndarm dicht von Polypen besetzt.

a) Klinische Befunde

Symptome

– Das Leitsymptom ist eine Rektalblutung mit hellem Blut, das meist dem Stuhl aufsitzt.

– Krampfartige Schmerzen und blutige Schleimstühle werden besonders bei familiärer Polyposis gesehen.

Untersuchung

– Bei langdauernder oder massiver Blutung treten Blässe und Anämie auf. Weiche Tumörchen sind bei der rektalen Digitaluntersuchung palpierbar.

– Proktoskopisch lassen sich 80 % der Polypen erfassen.

– Röntgenuntersuchung: Im Doppelkontrastverfahren können die Polypen sichtbar gemacht werden.

- Mit der Koloskopie wird das gesamte Kolon eingesehen. Sie ist bedeutungsvoll, wenn höher gelegen Polypen vermutet werden.

b) Behandlung

- Tiefliegende Polypen können durch das Proktoskop, höhergelegene durch das Koloskop abgetragen werden.
- Polypen des Dünndarms werden durch eine Laparotomie entfernt.
- Bei ausgedehnter Polyposis des Kolons muß eine Kolektomie vorgenommen werden.

c) Komplikationen

- Ein Polyp kann den Kopf einer Invagination bilden und so Ursache eines mechanischen Ileus abgeben.
- Einzelne Polypen prolabieren aus dem Rektum und können einen Rektalprolaps nach sich ziehen.
- Eine maligne Entartung im Kindesalter ist selten, im späteren Alter jedoch häufig.

3. Colitis ulcerosa

Glücklicherweise ist die Krankheit im Kindesalter selten. Die Ätiologie ist bisher unbekannt. Psychogene Faktoren spielen im Gegensatz zum Erwachsenen eher eine untergeordnete Rolle. Die pathologischen Veränderungen beginnen meist im Rektum und Colon descendens und breiten sich proximalwärts im Kolon aus. Die Schleimhaut ist verdickt, stark vaskularisiert und brüchig. Bei jeder Berührung blutet sie und weist zahlreiche seichte Ulzera auf. Die muskuläre Wand des Kolons ist steif und enthält ein Ödem und fibröse Narben.
Der Beginn der Erkrankung ist meist schleichend. Sie wird kaum vor dem fünften Lebensjahr beobachtet.

a) Klinische Befunde

Symptome

- Rekurrierende Fieber sind die Regel.
- Der Stuhl ist flüssig und durchmischt mit Blut und Schleim. Dadurch erhält er einen bräunlich-schwarzen Aspekt.
- Die Kinder fallen auf durch schlechtes Aussehen und Gedeihstörungen. Die Pubertät ist verspätet.
- Psychische und Verhaltensstörungen sind bei all diesen Patienten zu erheben.

Untersuchung

- Vorherrschend sind Gewichtsverlust und Muskelatrophie. Rezidivierende Fieber sind häufig.
- Labormäßig besteht eine Anämie, ein Proteinmangel und Elektrolytstörungen.

Rektoskopie, Koloskopie

Unter direkter Sicht können die Schleimhaut-Ulzera und die blutende Mukosa festgestellt werden. Die Diagnose wird durch Biopsie und histologische Untersuchung erhärtet.

Röntgenuntersuchung

Beim Bariumeinlauf erscheint eine unregelmäßige Wand mit zahlreichen kleinen Ulkusnischen, in späteren Stadien verliert das Kolon die typische Haustrierung und wird zu einem starren Rohr ohne sichtbare Peristaltik (**Abb. 111**). Stenosen und Strikturen stellen schließlich ein Endstadium dar.

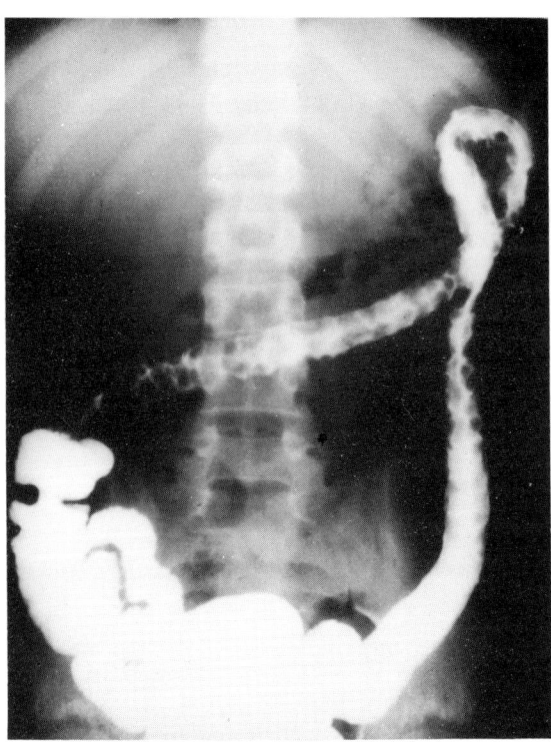

Abbildung 111: Colitis ulcerosa: spastische Kontraktion des Darmes mit zahlreichen Geschwürkratern.

b) Verlauf der Krankheit

Die krankhaften Veränderungen am Kolon schreiten unaufhaltsam fort, obwohl kürzere oder längere Remissionen eintreten können. Bald einmal wird das ganze Kolon befallen sein. Die Veränderungen der Darmwand sind irreversibel und nach 10 bis 15 Jahren Krankheitsdauer besteht eine Häufung von maligner Entartung (Adeno-Karzinom) des Kolons.

c) Behandlung

– Die Erstbehandlung ist immer konservativ. Sie besteht in der Verabreichung von Salazopyrin® oder Aminosalicyl, Eisenpräparaten und Bluttransfusionen.

– Diätetisch wird auf eine Ernährung mit geringem Ballaststoffgehalt geachtet.

- Die Diarrhöen lassen sich beeinflussen durch Kaolin, Reasec® oder Imodium®, in schweren Fällen durch Opium-Tropfen.
- Kortison wird häufig therapeutisch eingesetzt. Die Wirksamkeit ist aber begrenzt.
- Eine psychiatrische Behandlung kann zwar nützlich sein, hat aber auf den Verlauf der Krankheit keinen Einfluß.

Die *chirurgische* Behandlung besteht in der totalen Rektokolektomie. Der Stuhl kann mit einer Ileostomie an die Bauchwand geleitet werden. Da eine Ileostomie eine schwere Belastung für den Patienten darstellt, wird man sich nicht leicht dazu entschließen. Ein besseres Verfahren stellt aber eine Kolektomie mit Anastomose zwischen Ileum und Anus dar.

Eine Kolektomie ist in folgenden Fällen indiziert:

- wenn ein Ansprechen auf eine konservative Therapie fehlt (Persistenz der Durchfälle, fortgesetzt Anämie),

- wenn wiederholte Komplikationen des Anal- und des Darmbereiches auftreten (Fisteln, Abszesse),

- wenn über längere Zeit ein Wachstums- und Entwicklungsstillstand zu verfolgen ist,

- wenn sich im Kolon fibröse Narben und Stenosen bilden,

- wenn eine Kolitis wenig beeinflußbar während zehn Jahren fortdauert (Gefahr der malignen Entartung).

Eine wichtige Aufgabe im gesamten Behandlungskonzept kommt der konstanten Betreuung des Patienten zu. Diese betrifft zunächst die Pflege im Spital, eine gute psychische Führung von Patienten und Eltern und die Vorbereitung für eine spätere chirurgische Behandlung.

VII. Rektum und Anus

1. Der angeborene Analverschluß («Analatresie»)

Ein kongenitaler Analverschluß ist bei einem unter 3500 Neugeborenen vorhanden. Die Ursache der Mißbildung ist unbekannt. Unter dem herkömmlichen Namen «Analatresie» wird heute eine große Anzahl verschiedener Anomalietypen verstanden, die sich in der Höhe des Darmverschlusses, in der pathologischen Fistelbildung (z. B. zum Damm, zur Urethra) in

Prognose und Behandlungsart unterscheiden. Dieselbe Mißbildungsform äußerst sich zudem unterschiedlich beim männlichen und beim weiblichen Geschlecht, wegen der andersartigen Entwicklung der Genitalorgane. Eine einfache Einteilung, die zwar nicht ganz vollständig ist, berücksichtigt diese Gesichtspunkte und Unterscheidungsmerkmale (**Abb.** 112 und **113**):

Anale Mißbildung
(= Tiefe Form)

– Anus copertus ─┬─ mit Fistel

└─ ohne Fistel

Rektoanale Mißbildung
(= Hohe Form)

– Analagenesie
– mit Fistel zu Urethra, Vagina, Vulva

Rektale Mißbildung
(Anus normal)

– ohne Fistel

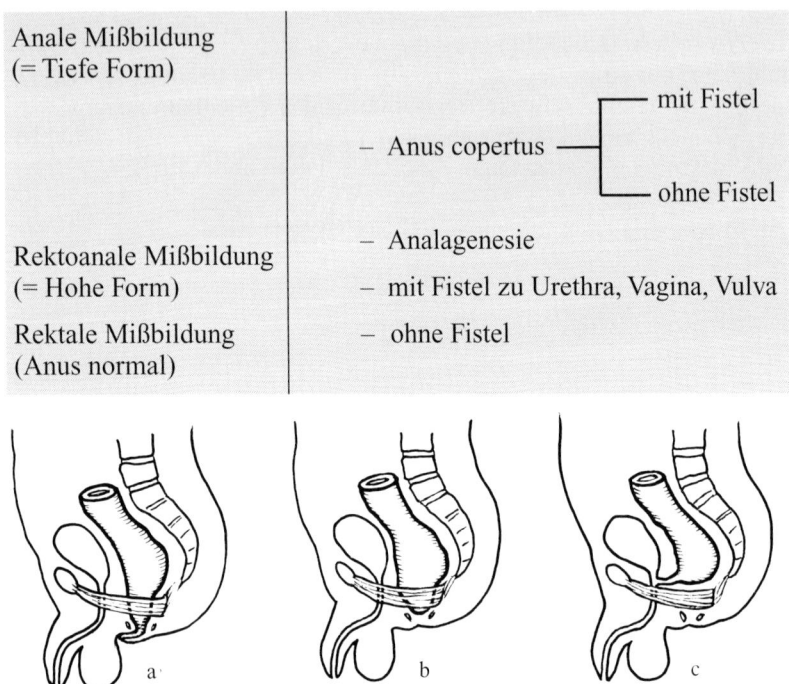

Abbildung 112: Formen des Analverschlusses beim Knaben: a) Anus copertus mit Fistel zum Damm, b) anale Agenesie, c) hohe rektoanale Agenesie mit rektourethraler Fistel.

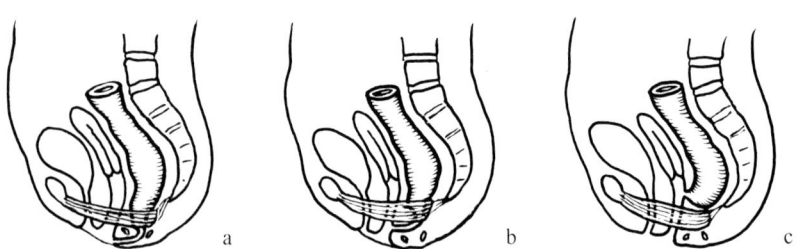

Abbildung 113: Formen des Analverschlusses beim Mädchen: a) Anus copertus mit Fistel zum Damm oder zum hinteren Scheidengewölbe, b) anale Agenesie mit Fistel zum Vestibulum, c) hohe rektoanale Agenesie mit Fistel zur Vagina.

a) Anale Mißbildung (= Tiefe Form)

Anus copertus

Bei dieser Mißbildung ist das Rektum und der Analkanal normal entwickelt. Als Folge einer Fehlleistung der embryonalen Analhöcker wird der Analkanal jedoch mit einer 0,5–1 cm dicken Haut-Muskelschicht abgedeckt. Oft bleibt eine kleine Öffnung bestehen, die dann bei der Geburt als perineale oder vulväre Fistel erscheint **(Abb. 114)**. Die Operation besteht in einer perinealen Eröffnung des Analkanals. Die Schleimhaut des Anorektums wird an die Analhaut fixiert. Eine Bougierungsbehandlung ist gelegentlich notwendig. Die Prognose für Kontinenz und geregelte Stuhlentleerung ist gut.

Analagenesie

Das Rektum und der obere Abschnitt des Anorektums sind normal entwickelt. Der unterste Anteil des Anorektums und der Anus sind agenetisch (nicht angelegt). Auch hier ist die Operation vom Damm her ausführbar. Die Prognose ist gut.

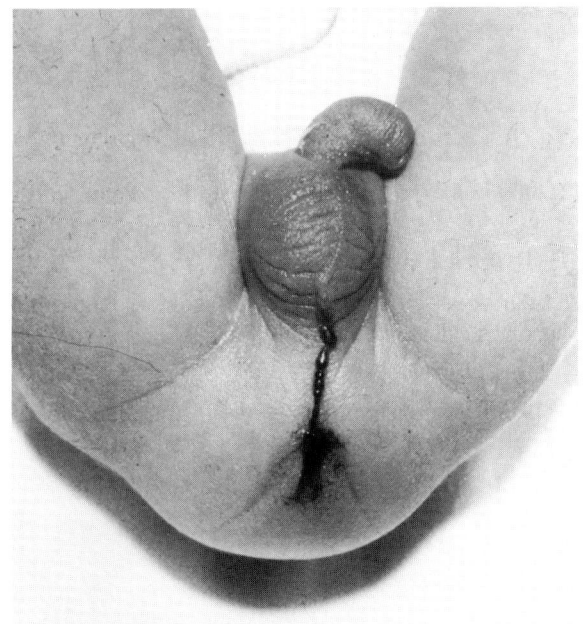

Abbildung 114:
Anus copertus mit
perinealer Fistel, die
mekoniumgefüllt ist.

b) Rektoanale Mißbildung (= Hohe Formen)

Es wird angenommen, daß sich mit der Rückentwicklung des embryonalen Enddarmes auch der unterste anorektale und sogar rektale Abschnitt zurückbildet. Bei der Geburt liegt das verschlossene rektale Ende mehrere Zentimeter über der Haut des Dammes. Bei Knaben besteht meist eine Fistelverbindung zur Urethra, bei Mädchen zur Vagina oder zum Vestibulum im hinteren Scheidenabschnitt. Die Behandlung dieser Fälle ist schwierig, da auch die Muskulatur hypoplastisch und die Innervation mangelhaft entwickelt sein kann. Sie bedarf besonderer Besprechung.

c) Rektale Mißbildung

Dabei handelt es sich um membranartige Verschlüsse des Rektums, die einzeln oder auch mehrfach vorkommen. Der Analkanal und die Sphinktermuskulatur sind jedoch normal ausgebildet.

Klinische Befunde bei kongenitalem Analverschluß

Symptome

– Vorherrschend ist die Symptomatik, die aus dem mechanischen Darmverschluß resultiert: Distension des Abdomens, fehlender Mekoniumabgang, Erbrechen.

– Beim Bestehen einer Fistel wird meist Luft und etwas Mekonium entweichen, so daß sich die genannten Symptome erst langsam entwickeln. Man achte auf Mekoniumentleerung durch die Urethra oder Vagina.

Untersuchung

– Die genaue Inspektion der Dammgegend und der Genitalien wird oft schon eine Diagnose bezüglich des Verschlusses zulassen (z. B. fehlende Gesäßfalten sprechen für hohe Mißbildung [**Abb. 115** und **116**], eine perineale Fistel stammt in den meisten Fällen aus einem tiefen Analverschluß).

Röntgen

Da für die korrekte Therapie eine genaue Höhenlokalisation des Rektalendes maßgebend ist, sind Röntgenaufnahmen unerläßlich.

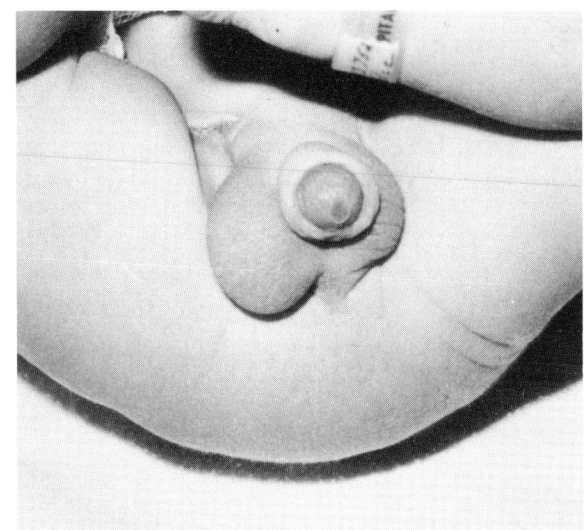

Abbildung 115:
Rektoanale Agenesie mit rektourethraler Fistel. Das flache, ungeformte Gesäß ist für einen hohen Rektalverschluß beweisend.

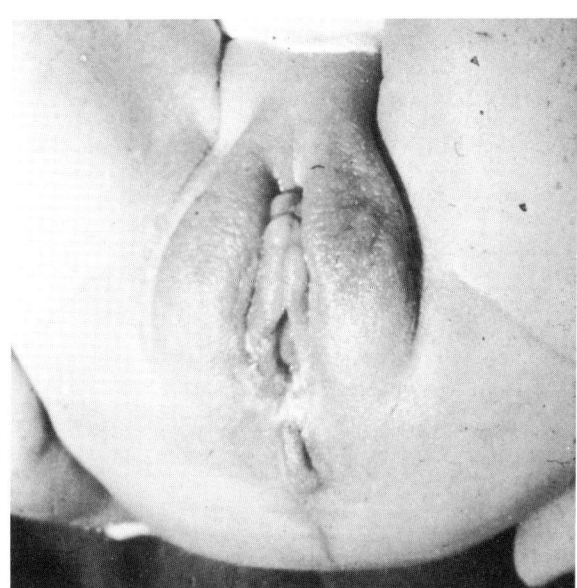

Abbildung 116:
Rektoanale Agenesie mit rektovaginaler Fistel. Flaches Gesäß ohne Falte.

– Eine seitliche Aufnahme der Beckengegend in Stirnlage des Patienten wird acht bis zwölf Stunden nach der Geburt einen luftgefüllten rektalen Blindsack darstellen. Liegt das Rektalende oberhalb einer Linie, die zwischen der Mitte des Os pubis und dem fünften Sakralwirbel gezogen wird (PC-Linie), so handelt es sich um eine hohe rektale Agenesie. Da der Musculus puborectalis auf dieser Linie liegt, kann geschlossen werden, daß das Rektum diesen wichtigsten Kontinenzmuskel nicht passiert. Liegt jedoch die Kuppe der Luftsichel unterhalb dieser konstruierten Linie, so wird es sich um eine rein anale Mißbildung handeln, die von perineal her mit Erfolg korrigierbar ist (**Abb. 117** und **118**).

– Die Darstellung einer Fistel erfolgt durch Kontrastmitteleinführung für vestibuläre und perineale Typen, mit einem Miktions-Zysto-Urethrogramm für urethrale Gangverbindungen zum Rektum.

Begleitmißbildungen

– Bei 30 % der hohen Verschlußformen ist auch eine Mißbildung der Sakral- oder Lumbalwirbelsäule vorhanden. Die Folgen dieser Zusatzmißbildung liegen in einer mangelhaften Innervation des Beckenbodens.

– 50 % aller hohen Rektalagenesien weisen irgend eine urogenitale Begleitmißbildung auf (Nierenagenesie, Ureterstenose, vesikoureteraler Reflux, Hypospadie usw.).

– Ist eine sakrale Mißbildung vorhanden, so muß in 70 % der Fälle eine zusätzliche urogenitale Anomalie erwartet werden.

– Übrige Mißbildungen des Intestinaltraktes sind bei 15 % der Kinder nachzuweisen. 6 % entfallen allein auf das gleichzeitige Vorkommen einer Ösophagusatresie.

– Mißbildungen des Herzens (7 %), des zentralen Nervensystems (7 %) und der Extremitäten (10 %) sind ebenfalls häufig zusammen mit Analverschluß vergesellschaftet.

Therapie

Sie hängt völlig vom Befund der klinischen und röntgenologischen Abklärung ab.

– Eine anale Mißbildung (= tiefe Form) ist bereits im Neugeborenenalter durch eine perineale Operation definitiv korrigierbar.

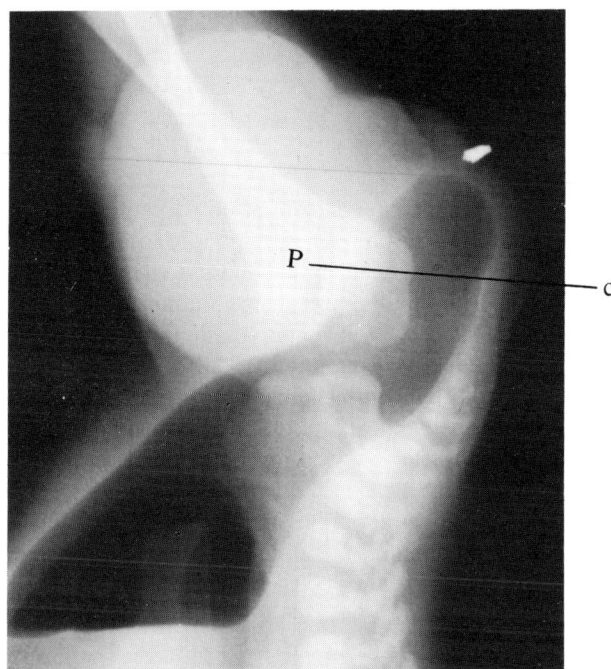

Abbildung 117:
Seitliches Röntgenbild in Stirnlage, bei tiefem Analverschluß. Rektaler Blindsack tiefer als die PC-Linie.

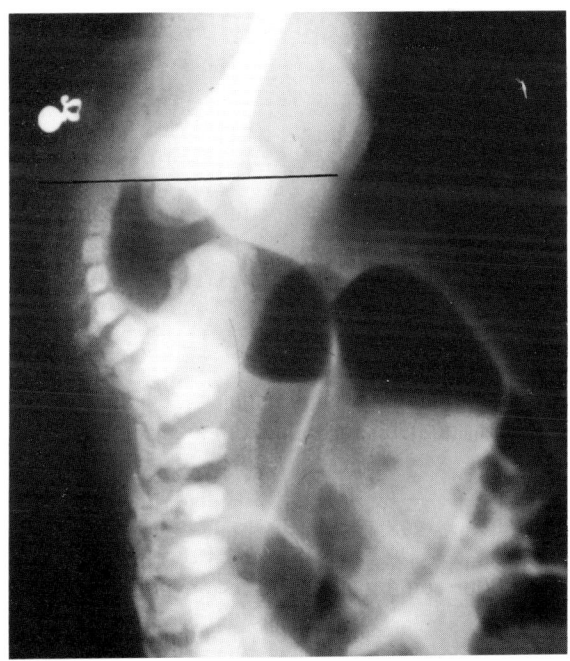

Abbildung 118:
Rektoanale Agenesie. Seitenbild in Stirnlage. Rektaler Blindsack auf der PC-Linie.

– Für hohe Mißbildungen wird zuerst eine Kolostomie angelegt. Diese gibt dem Chirurgen Zeit für eine genaue Abklärung, und dem Kind die Möglichkeit, sich zu entwickeln. Im Alter von drei bis sechs Monaten wird eine Durchzugsoperation des Rektalendes durch die genau präparierte Sphinktermuskulatur vorgenommen (**Abb. 119**). Dafür gibt es zwei Zugänge:
a) Nach abdominaler Mobilisation des Enddarmes erfolgt ein abdominoperinealer Durchzug.
b) Bei der Methode nach Peña wird der Enddarm von perineal her aufgesucht. Zu diesem Zwecke wird die Muskulatur des Beckenbodens in der Mittellinie gespalten und hinter dem durchgezogenen Rektum wieder vereinigt.
Zwei bis vier Wochen später kann in der Regel die Kolostomie verschlossen werden.

– Auch für Rektalatresien ist die abdominoperineale Operation nach vorgängiger Kolostomie der sichere Weg in der Behandlung.

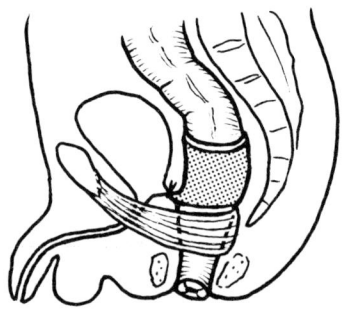

Abbildung 119: Lage des Darmes nach der abdominoperinealen Durchzugsoperation im rektalen Blindsack und innerhalb der Muskelschlinge des Puborektalis und Sphincter externus.

Prognose

Über 90 % der analen Mißbildungen erlangen nach der Operation eine vollständige Kontinenz. Bei rektoanalen Anomalien hängt der Behandlungserfolg von der Anlage der Levator- und Sphinktermuskulatur, von der Innervation des Beckenbodens und besonders von der sorgfältigen operativen Technik ab. Gesamthaft gesehen darf erwartet werden, daß 70 % der Kinder mit hoher agenetischer Mißbildung kontinent werden.

	Röntgen/US	klinisch	Begleitmißbildungen	Therapie	Prognose	Mortalität
Hoch («supralevatorisch»)	Rektum auf der PC-Linie; – Fistel zu Vagina; – Fistel zu Urethra möglich (Abbildung 118)	BB flach, rund; Mekoniumaustritt durch Vagina (Abbildung 116) oder Urethra; häufig Begleitmißbildungen	Ösophagusatresie 6 % MD-Trakt 15 % Herz 7 % UG 40 % WS 30 % ZNS 7 % Verschiedene 10 %	1. Kolostomie 2. Durchzugsoperation mit 3–6 Monaten; 3. Verschluß der Kolostomie	70 % gute Kontinenz 30 % teilweise oder vollständige Inkontinenz	15 % wegen Begleitmißbildungen 2 % operative Mortalität (Infektion)
Tief («translevatorisch»)	Rektum unterhalb PC-Linie (translevatorisch) Rektum traversiert BB-Muskulatur teilweise (Abbildung 117)	Fisteln zu Damm oder Vestibulum vaginae (Abbildung 114)	Selten	Perineale Operation sofort nach der Geburt	90 % vollständige Kontinenz	Keine

Abkürzungen: BB: Beckenboden; MD: Magen-Darm; PC: Mitte Os pubis zu Unterkante S 5; UG: Urogenitale; US: Ultraschall; WS: Wirbelsäule; ZNS: Zentralnervensystem.

Korrekturoperationen

Sollte es sich nach einigen Jahren herausstellen, daß die Kontinenz mangelhaft ist, so läßt sich durch verschiedene Korrekturverfahren die Haltekraft des Sphinkterapparates verbessern. Zunächst wird durch bewußtes physiotherapeutisches Training (Biofeedback) die Muskulatur zu besserem Einsatz erzogen werden. In erfolglosen Fällen wird durch eine Mobilisation der Levatormuskulatur und durch Transplantation von Muskelgewebe vom Oberschenkel um das Anorektum (Gracilis-Plastik) eine Kontinenzverbesserung angestrebt.

2. Rektalprolaps

Bei einigen Kindern ist die Rektalschleimhaut oder die gesamte Rektalwand ungenügend fixiert, so daß sie bei der Stuhlentleerung aus dem Anus prolabiert. In anderen Fällen wird durch intensives Pressen die Rektalwand mit der Zeit aktiv herausgestoßen (besonders bei chronischer Obstipation und bei Pankreasfibrose) **(Abb. 120)**.

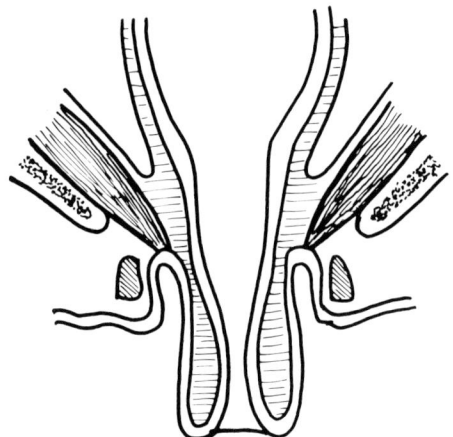

Abbildung 120: Darmprolaps mit Ausstülpung sämtlicher Wandschichten.

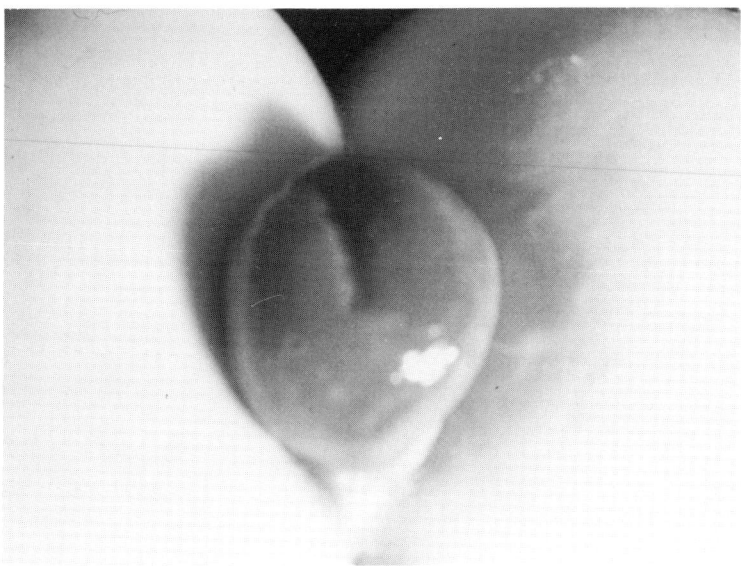

Abbildung 121: Rektalprolaps.

a) Klinik

Untersuchung

Ein rosettenförmiges oder wulstartiges Stück des Rektums wird im Anschluß an eine Stuhlentleerung oder auch nach Pressen sichtbar. Schmerzen treten auf, bis der Prolaps sich spontan reponiert oder manuell zurückgeschoben wird **(Abb. 121)**.

b) Therapie

Konservativ

– Sorge um breiige Stühle und regelmäßige Stuhlentleerung,

– Defäkation in liegender Stellung oder auf einem perforierten Brett sitzend; niemals auf einem Nachtgeschirr,

– Adaptation der Gesäßbecken durch einen Heftpflasterstreifen.

Operativ

Je nach Ausmaß des Prolaps stehen verschiedene Verfahren zur Verfügung:

- Perianale Instillation von Aethoxysklerol führt zu lokaler Entzündung und bindegewebiger Fixation,

- Cerclage mit dickem Chromcatgut perianal,

- Rektopexie an das Sakrum,

- Resektion in schweren Fällen mit chronischen Schleimhaut-Ulzerationen oder bei irreponiblen Prolapsen.

VIII. Ileus

Ileus bedeutet einen Zustand vollständiger Passageunfähigkeit im Magen-Darm-Trakt.

1. Ursachen

Als Ursachen kommen in Betracht:

- *Mechanischer Ileus* (mechanische Blockierung der Passage)
  - Darmatresie,
  - Volvulus und Strangulation,
  - Inkarzeration einer Hernie,
  - Invagination,
  - Kongenitale Bridenbildungen oder entzündliche Verwachsungen mit Abknickung des Darmes,
  - Mekoniumileus (bei Pankreasfibrose) usw., **(vgl. Tab. 1)**,

- *Paralytischer Ileus* (Lähmung der Darmmotorik durch Toxine oder Medikamente)
  - Peritonitis (vorwiegend Kolitoxine),
  - postoperativer Zustand
  - Nierenerkrankungen und Operationen,
  - Narkotika,
  - Morphin und verwandte Medikamente **(vgl. Tab. 2)**,

- *Funktioneller Ileus* (fehlende Innervation des Darmes)
  - Morbus Hirschsprung,
  - Inertia recti (= Adynamie des Kolons und Rektums nach lange dauernder chronischer Obstipation).

Tabelle 1: Differentialdiagnose des mechanischen Ileus beim Neugeborenen

	Duodenal-verschluß	Dünndarm-verschluß	Volvulus, Malrotation	Mekoniumileus
Ätiologie	– membranöse, – Streckenatresie – Pancreas anulare – Briden bei Malrotation	– membranöse oder Strecken-atresie – Apple peel-Syndrom	– fehlerhafte embryonale Darmdrehung – Fehlfixation – Ladd'sche Bänder – Fehlrotationen	– pathologische Mekonium-Zusammen-setzung
Begleit-symptome	– Ikterus, evtl. Hypoglykämie – Hydramnion – Erbrechen meist gallig – Alkalose	– Ikterus – galliges Erbrechen	– Bluterbrechen oder Meläna – Azidose	– galliges Erbrechen – Azidose
Begleit-miß-bildungen	– Down's Syndrom – Herzmiß-bildungen	– Frühgeburt	– Darmatresien – Zirkulations-störungen des Darmes	– Mukoviszidose – Darmatresien – Lungen-probleme
Röntgen	– Doppelblase im Oberbauch	– unterschied-liche Spiegel-bildungen	– Doppelblase – Fehldrehung im Holzknecht erkennbar	– tiefer Ileus – Mikrokolon – evtl. Ver-kalkungen
Differen-tial-diagnose	– Hiatushernie – Pylorusstenose – Malrotation – AGS – zentrales Erbrechen	– Mekonium-ileus – Darmdupli-katur	– Duodenal- und Dünn-darmatresie	– Darmatresien – respiratorische Störungen

2. Pathophysiologie des Ileus

Durch eine mechanische Obstruktion wird der Nahrungs- und Säftestrom im Darm unterbrochen. Flüssigkeit und Luft sammelt sich an und verur-sacht eine Überdehnung trotz der starken Kräfte, die das Hindernis zu überwinden suchen (**Abb. 122**).

Dies wiederum führt zu kolikartigen Bauchschmerzen, die im Abdo-men schlecht lokalisierbar sind. Die Flüssigkeit entflieht nun auf dem ein-zig möglichen Weg und wird mit umgekehrter Peristaltik durch Erbrechen entleert. Unterhalb des Hindernisses entleert sich der Darm vollständig, und schließlich wird kein Stuhlgang mehr stattfinden.

Tabelle 2: Differentialdiagnose des paralytischen Ileus beim Neugeborenen

	Peritonitis	Nekrotisierende Enterokolitis (NEC)	Sepsis
Ätiologie	Perforationen nach Atresien, Volvulus, Anastomosen-Insuffizienz	Ischämie von Ileum und Kolon nach Schock	perinatale Infektion, Pneumonie, Meningitis, Osteomyelitis usw.
Begleit-symptome	Schock Sepsis	Schock Sepsis	abhängig von der Infektionsquelle
Begleitmiß-bildungen	Darmatresie	Frühgeburt schwere Geburt	möglich
Röntgen	Spiegel Luftsicheln freie Flüssigkeit freie Luft	Spiegel Pneumatosis intestinalis	uncharakteristisch
Differential-diagnose	mechanischer Ileus Morbus Hirschsprung	Morbus Hirschsprung mechanischer Ileus Sepsis Menigitis	Peritonitis NEC

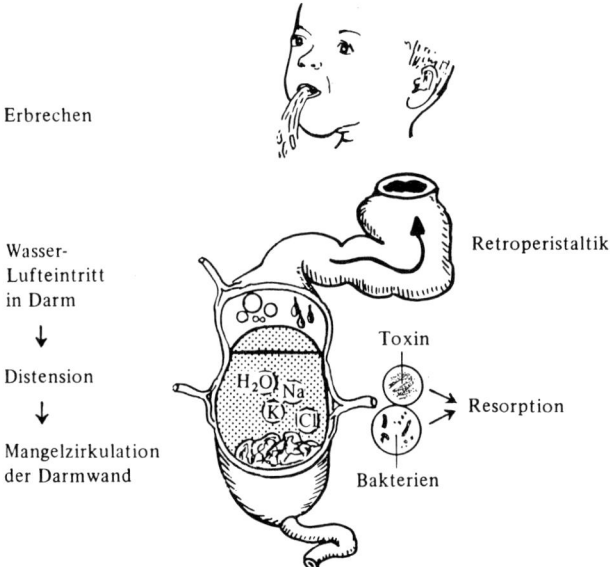

Erbrechen

Wasser-Lufteintritt in Darm

↓

Distension

↓

Mangelzirkulation der Darmwand

Retroperistaltik

Toxin

Resorption

Bakterien

Abbildung 122: Pathophysiologie des Ileus: Über dem Darmverschluß sammeln sich Stuhl, Wasser und Luft → Überdehnung der Darmwand → Mangelzirkulation → Sekretion von Wasser und Elektrolyten ins Darmlumen. Gleichzeitig Toxin- und Bakterieneinschwemmung. Durch Retroperistaltik erfolgt die Ausdehnung des Ileus und Erbrechen.

Auch beim paralytischen und funktionellen Ileus werden diese vier Hauptsymptome gefunden:

- Erbrechen,

- kolikartige Bauchschmerzen,

- abdominelle Auftreibung,

- fehlender Wind- und Stuhlabgang.

Im Ileus ist ferner zu beobachten, daß Darmflüssigkeit kaum mehr resorbiert wird. Im Gegenteil, es werden zusätzlich eiweißreiche Sekrete in den Darm ausgeschieden.

So kommt es zunächst zu einem Verlust an zirkulierender Blutflüssigkeit und zu Schocksymptomen (Tachykardie, blasse Haut, verminderte Venenfüllung, evtl. Blutdruckabfall).

Der Verlust an Elektrolyten in den Darm und mit dem Erbrochenen zieht einen verminderten Natrium-, Kalium- und Chlorspiegel nach sich. Als Folge des Bikarbonatverlustes tritt eine Azidose ein.

3. Zusätzliche Untersuchungen

Röntgenuntersuchungen

- Abdomen leer: Spiegelbildungen, Luftsicheln, geblähte Darmschlingen, evtl. Flüssigkeitsansammlung im Hängebild feststellbar.

- Holzknechtuntersuchung: Sie vermag in einigen Fällen das mechanische Hindernis darzustellen. Evtl. wird eine Malrotation oder eine Volvulierung feststellbar. Bei der Invagination stellen sich eine charakteristische Kokarden- oder Zapfenbildung dar.

- Gastrografin- oder Bariumuntersuchungen per os sind nur in Ausnahmefällen vorzunehmen.

Laboruntersuchungen

Sie umfassen den Elektrolyt-, Wasser- und Säure-Basen-Haushalt. Differenzierte Blutbilder werden besonders bei Sepsis und Entzündungen nützliche Hinweise abgeben.

4. Therapie

Außer bei der paralytischen Form wird sich der Ileus nur selten spontan lösen. Eine Operation zur Behebung der Ursache ist in den meisten Fällen rasch notwendig. Im Falle einer massiven Überdehnung des Darmes wird der Inhalt bereits bei der Operation abgesaugt. Sonst gelingt es, den Darm durch eine Miller-Abbot-Sonde zu entleeren. Da in der postoperativen Phase ein paralytischer Ileus besteht, ist eine Saugdrainage über mehrere Tage fortzusetzen. Schmerzmittel und Antibiotika sind fast immer notwendig. Eine orale Ernährung wird langsam aufgebaut, wenn es sich zeigt, daß die Passage gut durchgängig ist (Windabgang, galliger Stuhl). Zu den wichtigsten Maßnahmen gehört der Flüssigkeits- und Elektrolytersatz und die Korrektur der Azidose. Besteht zudem eine Schocksymptomatik oder ein Hyperproteinämie, wird Plasma zusätzlich verabreicht. Vom zweiten postoperativen Tage an erhält das Kind eine hochkalorische parenterale Ernährung. An weiteren Kontrollen sind durchzuführen:

– Flüssigkeitsbilanz (Verluste von Magen- oder Darmfisteln),

– Urinabgang,

– Temperaturkontrolle,

– Laboruntersuchungen: Elektrolyte, Astrup, evtl. Harnstoff und Eiweiß sind regelmäßig zu kontrollieren.

IX. Ursachen rektaler Blutungen im Kindesalter

	leicht	mittel-schwer	schwer	zusätzliche Symptome	Alter	Therapie
Analfissur	+			Schmerzen	jederzeit	konservativ
Proktitis	+			Durchfall	jederzeit	konservativ
Enterokolitis	+	+		Durchfall	jederzeit	konservativ
Colitis ulcerosa	+	+		Schleim, Durchfall	ab dem 5. Lebensjahr	konservativ
Invagination	+	+		Schmerz, Ileus	4.–10. Monat	operativ
Meckel		+		Schmerz, Schock	jederzeit	operativ
Polyp	+	+		Blut auf Stuhl	Kleinkind, Schulkind	operativ
Magenulkus		+	+	neurologisches Leiden	ab dem 12. Lebensjahr	operativ
Melaena neonatorum		+		Vitamin-K-Mangel	Neugeborenes	konservativ
Pylorusstenose	+			bogenförmiges Erbrechen	4. Lebenswoche	operativ
Reflux-Ösophagitis	+			Erbrechen	ab der 4. Lebenswoche	operativ
Ösophagus-Varizen			+	Leber- und Milzvergrößerung	4.–7. Lebensjahr	operativ
Volvulus		+	+	Ileus	Neugeborenes oder Säugling	operativ

Leber und Gallenwege

Erkrankungen oder Mißbildungen der Leber sind im Kindesalter charakterisiert durch

- Ikterus,
- Lebervergrößerung
- Konsistenzzunahme der Leber,
- evtl. Milzvergrößerung

Kolikartige Schmerzen im rechten Oberbauch spielen beim Kinde nicht die vorherrschende Rolle wie beim Erwachsenen.

I. Ikterus beim Neugeborenen

1. Bildung und Ausscheidung der Galle

Gallefarbstoff entsteht aus dem Abbau von Hämoglobin. Nach einer Lebensdauer von 100 Tagen werden die Erythrozyten im retikuloendothelialen System (bes. Milz) abgebaut. Aus dem Hämoglobin entsteht vorwiegend Bilirubin, das sich in der Blutbahn an Albumin koppelt und wasserunlöslich wird. In der Leberzelle erfolgt eine Aufspaltung des Moleküls und eine Bindung des Bilirubins an Glukuronsäure. Daraus resultiert ein wasserlösliches Bilirubin-Glukuronid, das in dieser Form über die Gallenwege in den Darm ausgeschüttet wird. Besonders im Dickdarm findet eine weitere Reduktion zu Urobilinogen, Urobilin und Sterkobilin (Stuhlfarbstoff) statt.

Urobilinogen und Urobilin werden aus dem Darm weitgehend resorbiert und der Leber für den Wiederaufbau zur Verfügung gestellt (enterohepatischer Kreislauf), oder über die Nieren ausgeschieden (**Abb. 123**).

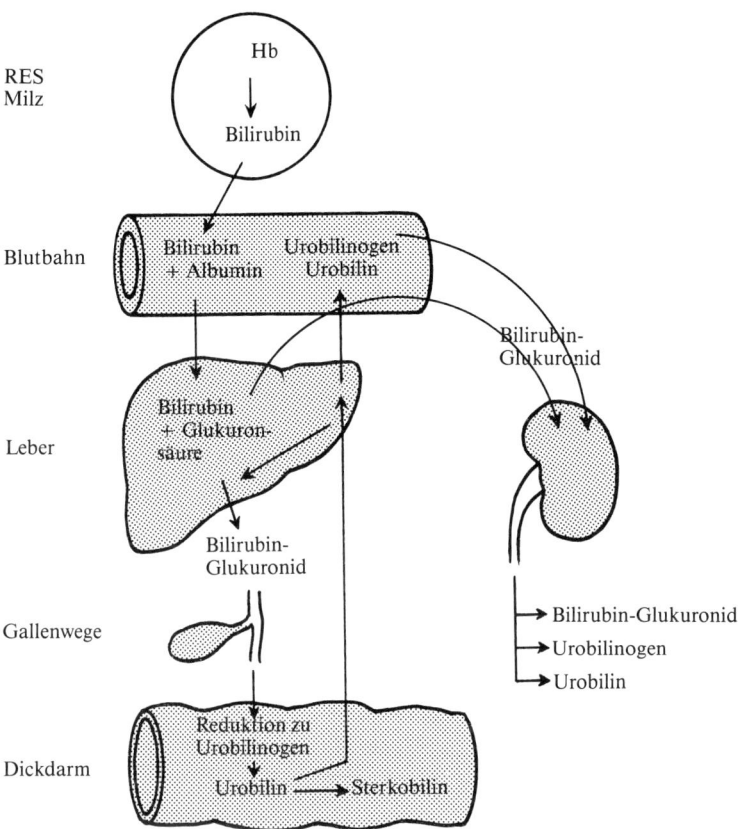

Abbildung 123: Bilirubin-Stoffwechsel.

2. Ikterusformen

Je nach dem Ort des veränderten Bilirubinabbaus oder der Transportstörung unterscheidet man zwischen

- präzellulärem (prähepatischen) Ikterus,
- zellulärem (hepatischem) Ikterus,
- postzellulärem (posthepatischem) Ikterus.

Diese lassen sich klinisch und laborchemisch unterscheiden **(Tab. 3)**.

Tabelle 3: Unterscheidungsmerkmale verschiedener Ikterusformen

	Bilirubin-bindung	Diazo-Reaktion	Hautfarbe	Urin	Stuhl
präzellulär	Bilirubin + Albumin	indir. Bilirubin erhöht	rosa-gelb	dunkel kein Bilirubin Urobilinogen pos.	normal
zellulär	Bilirubin-Albumin und Bilirubin-Glukuronid	direktes und indirektes Bilirubin erhöht	gelb-rosa	dunkel Urobilinogen pos.	schwach gefärbt
postzellulär	Bilirubin-Glukuronid	direktes Bilirubin erhöht	oliv-gelb	dunkel Urobilinogen neg.	hell (acholisch)

a) Präzellulärer Ikterus

Die häufigste, noch *physiologische Form* ist bedingt durch die Anpassung des Hämoglobingehaltes an das höhere Sauerstoffangebot im nachgeburtlichen Leben. Eine Menge überflüssig gewordener Erythrozyten hämolysiert. Eine Zeitlang wird die Fähigkeit der unreifen Leber zur Bildung von Bilirubin-Glukuronid und zur Ausscheidung überfordert. Es resultiert ein leichter, vorübergehender Ikterus, der am zweiten bis dritten Tag beginnt und ein bis zwei Wochen, selten bis vier Wochen dauern kann. Bei der Erythroblastose (Rhesus-, ABO-Inkompatibilität) ist die Anzahl zerstörter Erythrozyten sehr viel größer. Daher ist auch der Ikterus schwerer und beginnt bereits früher. Da es sich hier praktisch nur um einen Anstieg des indirekten Bilirubins handelt, wird die Wahl der Behandlung je nach Schwere des Falles in Phototherapie, Bluttransfusion oder Austauschtransfusion liegen.

b) Zellulärer Ikterus

Hier entsteht ein Rückstau von zum Teil konjugiertem, zum Teil an Eiweiß gebundenem Bilirubin als Folge einer Leberzellschädigung.

Als häufigste Ursache ist eine *neonatale Hepatitis* in Erwägung zu ziehen.

In der Kinderchirurgie spielt die Differentialdiagnose eines Ikterus bei der *Sepsis* des Neugeborenen eine Rolle, da diese meist von hepatozellulären Störungen gefolgt ist.

c) Postzellulärer Ikterus

Klassische Vertreter dieser Ikterusform sind die Gallengangsatresie oder durch Abflußbehinderung der Galle durch eine Choledochuszyste oder durch Gallensteine.

II. Gallengangsatresie

Eine Atresie kann sich in irgendeinem Anteil der Gallenwege manifestieren. Durch den Rückstau der Galle inner- und außerhalb der Leberzellen geht die Leber langsam zugrunde und macht ein normales Gedeihen des Kindes unmöglich.

1. Klinische Befunde

a) Symptome

- Der Ikterus ist bereits bei der Geburt vorhanden.
- Die Gelbfärbung der Haut ist nie aus ausgeprägt wie bei Erythroblastose; sie nimmt innert Tagen und Wochen zu (olivefarben).
- Der Stuhl ist grau-weißlich (Fehlen von Sterkobilin).
- Gelegentlich erbrechen die Patienten.

b) Untersuchung

- Die Leber ist vergrößert, der Rand einige Zentimeter unter dem Rippenbogen palpierbar und meist scharf. Die Leberkonsistenz ist derb oder hart.

c) Laboruntersuchungen

- Das Bilirubin liegt zwischen 100–250 µmol/l; über die Hälfte ist vom konjugierten Typ.
- Im Stuhl fehlen Gallenfarbstoffe.
- Bilirubin ist im Urin stark vermehrt, Urobilinogen aber fehlt.

– Sämtliche Leberfunktionsprüfungen (SGOT, SGPT, alkalische Phosphatase erhöht, Prothrombinzeit vermindert) sind uncharakteristisch verändert.

d) Szintigraphie

Intravenös verabreichte radioaktive Substanzen werden nicht in den Darm ausgeschieden. Für die Klärung der Diagnose ist eine Leberbiopsie und Probelaparotomie notwendig. Nur auf diese Weise kann eine Operabilität festgestellt werden.

2. Behandlung

a) Präoperativ

erhält das Kind während zwei Tagen Konakion® (2 mg i. m.) zur Verbesserung der Gerinnungsverhältnisse. Eine Blutkonserve ist bereitzuhalten.

b) Operation

Sie hat einen diagnostischen und therapeutischen Wert und sollte durchgeführt werden können, sobald ein Verdacht auf Gallengangsatresie besteht **(Abb. 124)**.

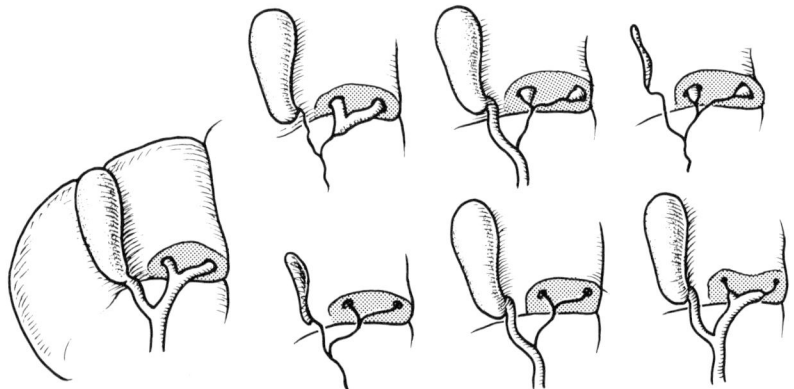

Abbildung 124: Anomalien der Gallenwege: oben: extrahepatische Verschlüsse sind einer operativen Therapie zugängig. Unten: Intrahepatische Verschlüsse sind irreparabel.

Der Eingriff wird von einem queren Oberbauchschnitt aus vorgenommen. Nach der Darstellung der Gallenblase wird durch Kontrastmittelinjektion in ihr Lumen versucht, die übrigen Gallenwege röntgenologisch darzustellen. Da die Prognose des Kindes vom Offensein intrahepatischer Gallenwege bestimmt ist, wird bei fehlender Röntgendarstellung die Leberpforte auspräpariert. Ab und zu läßt sich auf diese Weise noch ein Gallenweg finden. Auch bei fehlender Gallengangs-Darstellung wird eine Portoenterostomie nach Kasai (**Abb. 125**) durchgeführt. Gelegentlich tritt innerhalb einiger Tage doch ein Gallenfluß ein.

Die Ableitung eines offenen Gallenganges wird bei der extraheptischen Atresie in eine Jejunumschlinge vorgenommen. Bei allen Fällen wird am Ende der Operation eine Leberbiopsie durchgeführt, die über das Vorliegen intrahepatischer Gallenwege und den Grad der Leberzellschädigung Auskunft gibt.

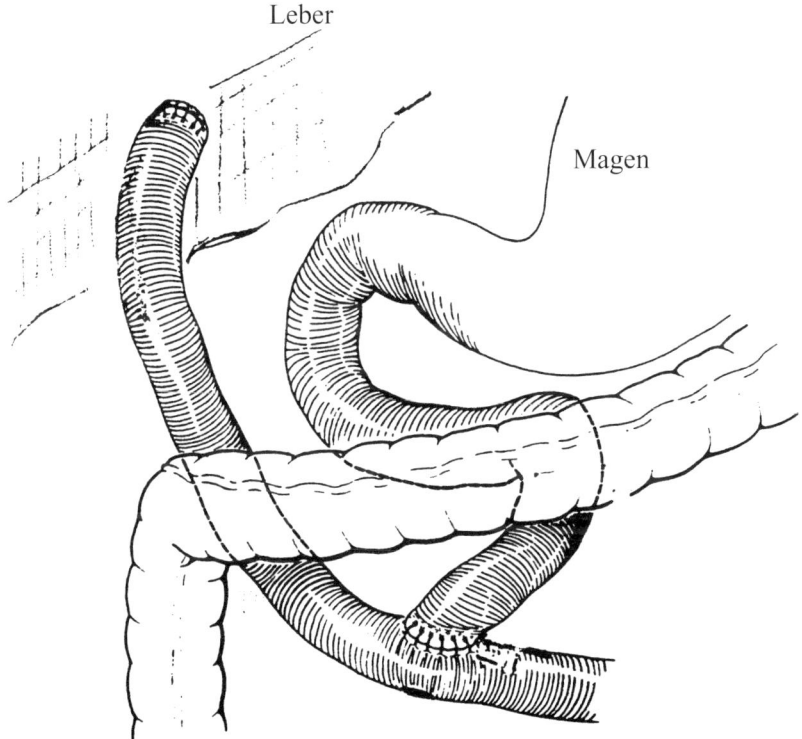

Abbildung 125: Ableitung der Galle über ein 40 cm langes Dünndarmstück in den Intestinaltrakt (Kasai-Portoenterostomie).

c) Postoperativ

– Eine intravenöse Flüssigkeitszufuhr wird für zwei bis drei Tage installiert, bis eine orale Ernährung wieder möglich ist.

– Vorteilhaft ist bei inoperablen Fällen eine Ernährung mit MCT-Milch®, da deren Resorption ohne die Einwirkung der Galle erfolgen kann (MCT-Milch® enthält mittellangkettige Fette und wird unter Umgehung des Lymphweges direkt in den portalen Kreislauf aufgenommen).

– Falls eine Gallenableitung in den Darm möglich war, ist auf Veränderungen der Stuhl- und Urinfarbe zu achten, da auch bei einem primär operablen Fall später wieder eine Blockierung des Gallenflusses auftreten kann.

– Eine Überprüfung der Durchgängigkeit der Gallenwege kann durch eine szintigraphische Untersuchung erfolgen. Dabei ist das über die Leber ausgeschiedene radioaktive Technetium innerhalb von wenigen Stunden im Darm meßbar.

3. Prognose

Nur bei etwa fünf von zehn Kindern wird eine Drainageoperation möglich sein. Auch bei diesen Kindern ist ein Verlauf durch eine bereits bestehende Leberzellschädigung oft ungünstig. Inoperable Fälle zeigen bereits einen schweren postoperativen Verlauf. Sie bleiben in der Entwicklung zurück, werden schließlich immer intensiver ikterisch und sterben innert Monaten, selten wenigen Jahren, an Leberversagen.

Neue Möglichkeiten haben sich eröffnet, seitdem in geeigneten Fällen eine Lebertransplantation mit Erfolg möglich geworden ist.

Schematisch kann das Vorgehen bei Gallengangsatresie in der folgenden Weise skizziert werden (**Abb. 126**).

III. Übrige Pathologie der Gallenwege

1. Choledochuszyste

Eine divertikelartige Dilatation des Choledochus als Folge einer distalen Atresie oder Stenose wird fälschlich als Choledochuszyste bezeichnet.

(**Abb. 127**) Die Diagnose wird aufgrund von Ikterus, Erbrechen und einem palpablen Tumor im rechten Oberbauch gestellt. Die Ultraschall-

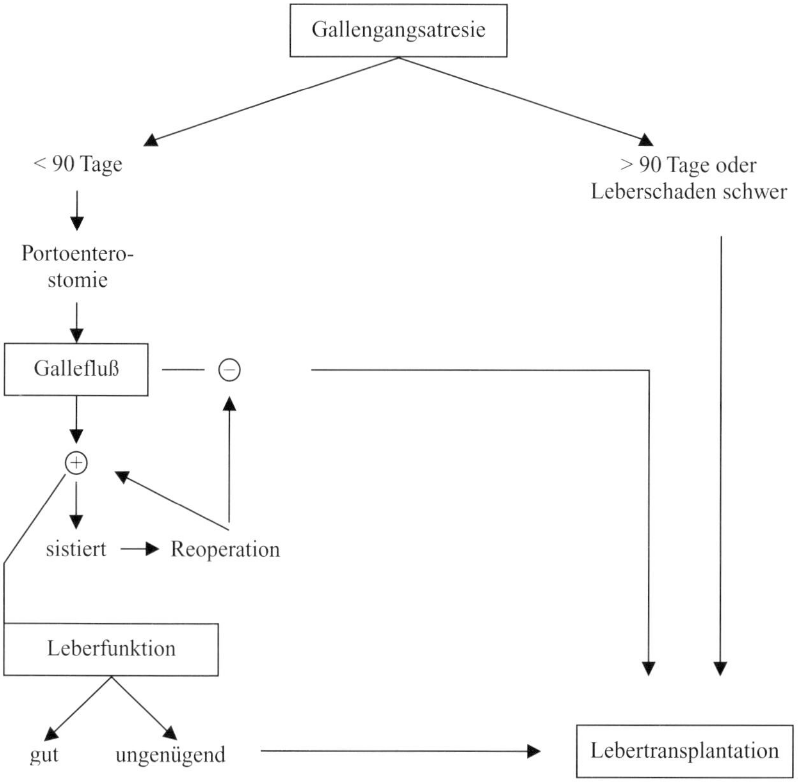

Gallengangsatresie

< 90 Tage

> 90 Tage oder
Leberschaden schwer

Portoentero-
stomie

Gallefluß — ⊖

⊕

sistiert → Reoperation

Leberfunktion

gut   ungenügend →

Lebertransplantation

Abbildung 126

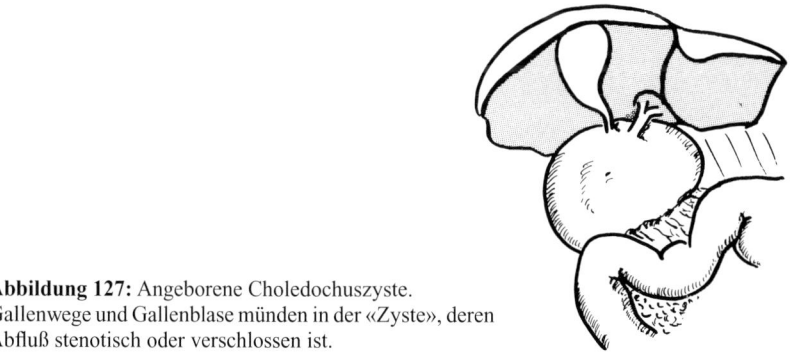

Abbildung 127: Angeborene Choledochuszyste.
Gallenwege und Gallenblase münden in der «Zyste», deren
Abfluß stenotisch oder verschlossen ist.

untersuchung ist jedoch der Palpation weit überlegen. Zusätzliche Informationen verleiht die Leberszintigraphie.

Die Korrektur besteht in der Resektion der Zyste und einer Portoenterostomie (vgl. Abb. 125).

2. Gallensteine

Gallensteine sind ein seltenes Vorkommnis im Kindesalter. Sie kommen fast nur bei Kindern mit hämolytischen Krankheiten vor (familiäre hämolytische Anämie, Sphärozytose, Thalassämie). Hier handelt es sich praktisch immer um Gallepigmentsteine. Wenn für eine hämolytische Krankheit eine Splenektomie durchgeführt wird, sollte auch gleichzeitig die Gallenblase samt den Steinen entfernt werden.

Seltener sind Gallensteine, die sich in mißgebildeten Gallenblasen mit segelförmigen Klappen entwickeln oder Steinbildungen nach parenteraler Ernährung, Chemotherapie oder Adipositas. Eine Cholezystektomie wird meist laparoskopisch durchgeführt.

IV. Portale Hypertension

Eine Abflußbehinderung des portalen Venenblutes in die Vena cava inferior führt zu einem Rückstau von Blut in die Eingeweide und die Milz.

Die Blockierung kann in der Leber selbst (intrahepatisch) oder außerhalb (extrahepatisch) liegen **(Abb. 129)**.

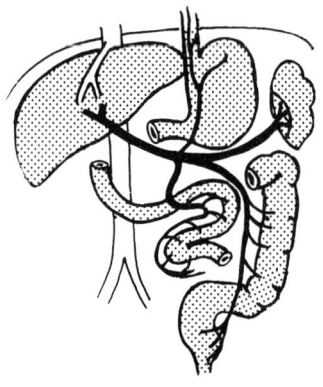 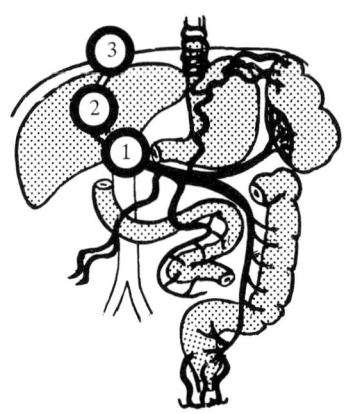

Abbildung 128: Pfortader-Hochdruck: links normaler Abfluß der Bauchvenen über die Pfortader und Leber. Rechts: ein Verschluß der Pfortader 1, eine Leberzirrhose 2 oder ein Verschluß der Ablaufbahn 3 führen zur Ausbildung von Kollateralen über Ösophagus und Rektum, zu Milzvergrößerung und Meteorismus.

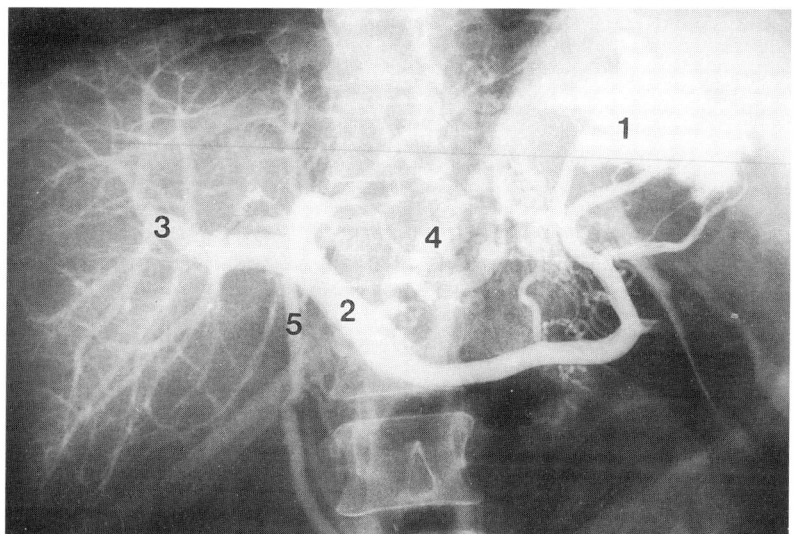

Abbildung 129: Splenoportogramm bei portaler Hypertension. Beachte die ausgedehnte Umgehungszirkulation zu Magen und Ösophagus und den Rückfluß in die Mesenterialvene. 1 Milz, 2 Pfortader, 3 Lebervenen, 4 Umgehungskreislauf (Shunts), 5 Mesenterialvene.

1. Ursachen

– Intrahepatisch als Folge einer Zirrhose der Leber,
  – biliäre Zirrhose bei Gallengangsatresie,
  – Zirrhose nach viraler Hepatitis,
  – Zirrhose bei Mukoviszidose (Pankreasfibrose),
  – Leberzellschädigung nach Langzeitparenteraler Ernährung,

– extrahepatisch als Folge einer Thrombose der Pfortader oder der Milzvene, z. B. Nabelveneninfektion, seltener als Folge einer primären Mißbildung der Pfortader.

2. Folgen

– Erweiterung des portalen Venensystems und Druckanstieg auf 20 bis 50 cm H_2O (normal bis 15 cm H_2O).

– Bildung von Umwegskanälen (Kollateralen) im Bereiche der Ösophagusvenen und Nabelvenen.

– Massive Milzvergrößerung und dadurch vermehrter Abbau von Erythrozyten und Thrombozyten.

3. Komplikationen

- Eine Anämie und Thrombozytopenie ist auf die Überaktivität der Milz zurückzuführen.

- Plötzliche Blutungen aus Ösophagusvarizen ins freie Lumen sind meist lebensbedrohlich.

- Eine Varizenblutung kann ausgelöst werden durch Einnahme von Aspirin und verwandten Produkten. Diese Medikamente sind bei portaler Hypertension zu meiden.

4. Klinische Befunde

Symptome

- Das Abdomen ist durch Meteorismus oder Aszites aufgetrieben.

- Evtl. sind ein leichter Ikterus und eine Blässe angedeutet.

- Blutungen aus Ösophagusvarizen sind oft das erste Symptom der Erkrankung.

- Die Milz ist vergrößert, bei Leberprozessen palpiert man ein großes, derbes und höckriges Organ. Der Bauchumfang ist stark vermehrt.

- Bei Zirrhose bestehen pathologische Leberfermente. Das Hämoglobin ist vermindert, und es besteht eine Thrombozytopenie.

Röntgenbefunde

- Ösophagusvarizen sind bei der Bariumpassage des Ösophagus vorhanden und besonders endoskopisch zu beweisen.

- Splenoportogramm (Injektion von einem Kontrastmittel in die Milz) und Aufzeichnung des Abflusses, der Lage der Abflußbehinderung und des Ausmaßes der Kollateralenbildung.

5. Therapie

- Die akute Blutung aus Ösophagusvarizen kann durch eine Ballonsonde in der Speiseröhre gestoppt werden (Blakemore-Sengstakensonde).

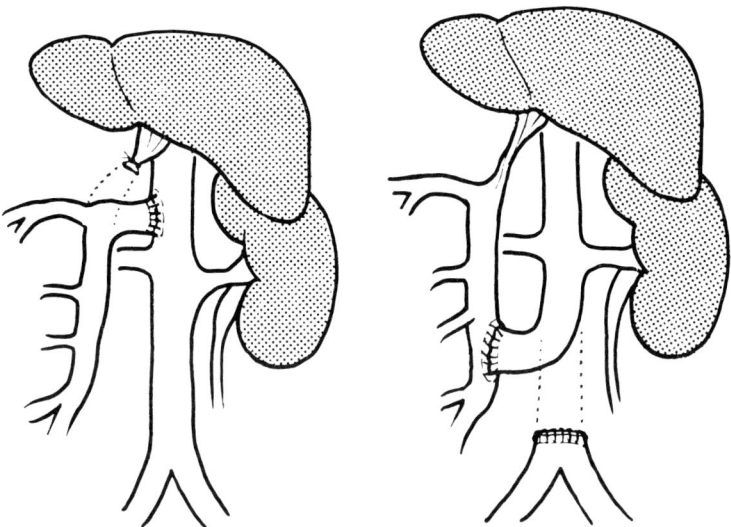

Abbildung 130: Abflußkorrektur bei der portalen Hypertension durch Gefäßverbindungen zwischen Vena cava und Mesenterialvene (links) oder Pfortader zur Hohlvene (rechts).

– Bei wiederholten und unstillbaren Blutungen wird eine chirurgische Behandlung notwendig.

– Sie kann darin bestehen, daß blutende Varizen ligiert oder durch Injektionsbehandlung sklerosiert werden.

– Eine Verminderung des Venendruckes kann aber durch eine Umwegsoperation (Shunt-Operation) zwischen Pfortader und Hohlvenensystem erzielt werden **(Abb. 130).**

Bei fortgeschrittenem Leberzellschaden ist eine Lebertransplantation in Erwägung zu ziehen.

6. Prognose

Sie hängt weitgehend vom Funktionszustand der Leber ab. Die Aussichten sind daher bei Bestehen einer Leberzirrhose eingeschränkt.

Milz

Indikationen zur Splenektomie

Sie lassen sich für das Kindesalter nach *vier Gruppen* einteilen (**Abb. 131**):

1. Mißbildungen	– Hämangiom
	– Zysten der Milz
2. Trauma	– Totale Zerreißung der Milz mit unbeherrschbarer Blutung (vgl. Seite 415)
3. Blutkrankheiten	– Sphärozytose = kongenitale hämolytische Anämie. Charakteristika: Fieber, Bauchschmerzen, Ikterus-Milzvergrößerung, Familiarität, Anämie, Bilirubinerhöhung, Sphärozytose, Fragilität der Erythrozyten erhöht, Gallensteine. Eine Operation ist kurativ, da die Sphärozyten nicht mehr abgebaut werden können.
	– Idiopathische thrombozytopenische Purpura (petechiale Blutungen in den Gastrointestinaltrakt). Therapie der Wahl: Cortison. Eine Splenektomie ist indiziert, wenn Cortison über sehr lange Zeit indiziert wäre. Ein Erfolg ist in 80 % der Fälle vorhanden.
	– Thalassaemia major: erbliche Blutkrankheit im Mittelmeer-Raum.
4. Tumoren	– Morbus Hodgkin (Mikrometastasen). Bestrahlungseffekt besser nach Splenektomie.

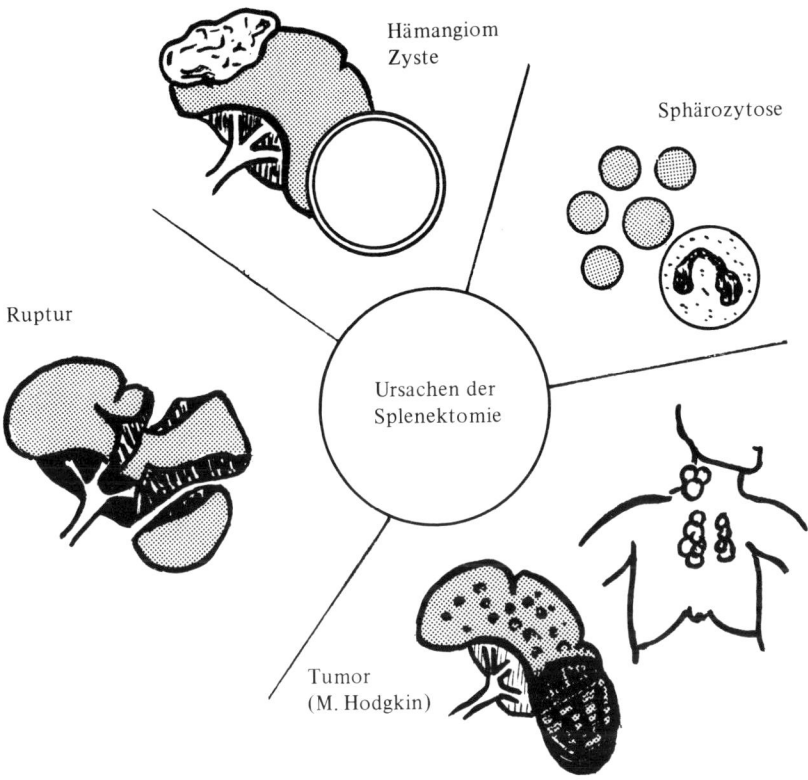

Hämangiom
Zyste

Sphärozytose

Ruptur

Ursachen der
Splenektomie

Tumor
(M. Hodgkin)

Abbildung 131: Ursachen der Splenektomie.

Folgen der Splenektomie

– Thrombozytenanstieg. Nach einer Milzentfernung können Werte bis zu 1 Million/mm³ erreicht werden. Die Höchstwerte liegen gewöhnlich zwischen dem 15. und 21. Tag. Nach weiteren zwei bis drei Wochen hat das übrige retikuloendotheliale System (Leber, lymphatische Organe, Knochenmark) die Funktion der Plättchenregulierung übernommen.

– Infektionsanfälligkeit. Sie ist besonders ausgeprägt, wenn die Splenektomie im Kleinkindesalter durchgeführt werden mußte. 10 % dieser Kinder leiden an wiederholten Bronchitiden. Besonders gefürchtet ist die Pneumokokkensepsis, die in zwei von 100 Fällen zum Tode führt.

Präventivmaßnahmen

– Viele Wochen vor jeder elektiven Splenektomie wird eine Pneumovax-
Impfung durchgeführt, die einen sehr guten Schutz gegen diesen Erreger
abgibt. Die Impfung soll nach erfolgter Milzentfernung weniger wirksam sein, ist aber in jedem Falle nachzuholen (z. B. bei Traumafällen).

– Eine prophylaktische Antibiotikabehandlung führen wir während zwei
Jahren nur bei jenen Fällen durch, die eine besondere Anfälligkeit gegen Infekte zeigen.

– Während früher aus Angst vor einer Blutung jede verletzte Milz entfernt wurde, dürfte dies nur noch bei schwersten Zertrümmerungen des
Organs zutreffen. Moderne chirurgische Techniken gestatten es, eine
ruptierte Milz zu erhalten oder auch nur Teile zu belassen. Aus diesen
wächst innert Monaten ein funktionstüchtiges Organ nach.

– Muß einmal eine Milz geopfert werden, so kann eine *Autotransplanta-
tion* von Organteilen sinnvoll erscheinen. Dabei werden Reste der Milz
in feinste Teilchen geschnitten und diese ins Retroperitoneum oder in
eine Tasche des großen Netzes replantiert. Nach einem bis zwei Jahren
kann szintigraphisch eine funktionierende Milz an dieser Stelle nachgewiesen werden, die auch immunologisch wirksam ist.

Inguinoskrotal-Region

Weitaus die häufigsten chirurgischen Affektionen betreffen die Ingui-
noskrotal-Region. Die Ursache liegt vorwiegend in Störungen des Hodenabstieges vom Bauchraum ins Skrotum und in Komplikationen dieses Abstieges.

I. Kryptorchismus

Der Begriff bedeutet «versteckter Hoden», wird aber für alle Lageanomalien des Hodens gebraucht.

1. Embryologie

Die Gonaden entwickeln sich im Retroperitonealraum etwas unterhalb der
Nierenanlage. Von hier aus stammt auch die Gefäßversorgung. Die erste
Wanderung der Gonaden erfolgt nun in den Bauchraum. Handelt es sich um
Ovarien, so bleiben diese intraabdominal stehen, wo sie mit den Eileitern in
Beziehung treten können. Beim männlichen Geschlecht deszendierten sie
unter dem Einfluß von gonadotropen Hormonen (HCG) in die Inguinalgegend und gelangen an die Basis des Skrotums. Bei dieser Wanderung werden eine Falte des Peritoneums und ein Teil der Bauchmuskulatur (Musculus cremaster) mitgenommen. Die Verankerung des Hodens im Skrotum
erfolgt durch das Gubernaculum. Nach Abschluß des Hodenabstieges obli-
teriert die Peritonealfalte. Die Bauchhöhle ist wieder geschlossen.

2. Einteilung des Kryptorchismus

Durch das Verständnis der Hodenwanderung lassen sich die Lageanomalien des Hodens leicht ableiten (**Abb. 132**).

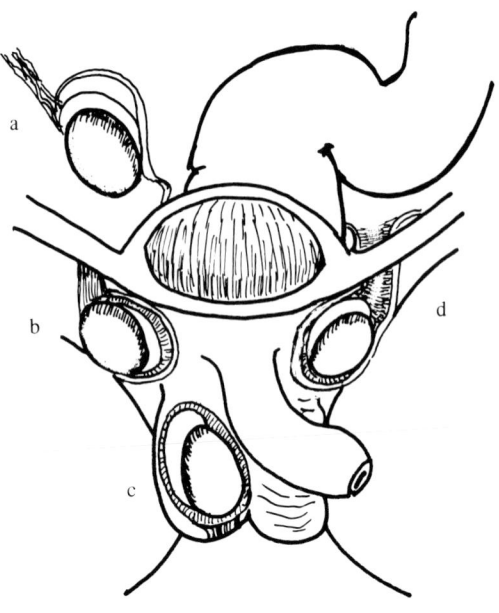

Abbildung 132:
Lageanomalien des Hodens.
a) Abdominalhoden
b) präfasziale Ektopie
c) normale Lage
d) femorale Ektopie

– Hoden nicht palpierbar	a) Monorchie, Anorchie
	b) Kryptorchismus verus = Abdominal-hoden
– Hoden im Inguinalring palpierbar	c) Kryptorchismus inguinalis (immer zu-sammen mit offenem Bauchfell) = Hernia inguinalis
– Hoden an falscher Stelle palpierbar	d) präfasziale Ektopie und übrige Ektopien (perineal, femoral)
	e) sekundäre Hodenretention (z. B. Retrak-tion nach Hernienoperation)
– Hoden mobilisierbar aber retraktil	f) Pendelhoden
	– Hypertrophie des Musculus cremaster
	– Gubernaculum nicht ganz an Skrotal-basis fixiert.

a) Monorchie, Anorchie

Es kann sein, daß der Hoden nicht angelegt wurde oder auf seiner Deszen-susroute zugrunde gegangen ist. Früher wurde in diesen Fällen eine Revi-sion des Abdomens durchgeführt. Heute erfolgt die Abklärung durch La-paroskopie.

b) Abdominalhoden

Die Hoden sind meist klein und liegen an der Stelle, wo beim Mädchen die Ovarien fixiert sind. Auch hier erfolgt die Abklärung zunächst laparoskopisch. Auf diesem Wege oder mit offener Laparotomie werden die Hoden mobilisiert und ein künstlicher Inguinalkanal geschaffen. Wegen der Kürze des Gefäß- und Samenstranges gelingt oft nur eine Verlagerung in die Inguinalgegend. Eine Mobilisation bis ins Skrotum erfolgt erst bei einem Zweiteingriff. Eine Fertilität ist auch nach der Operation fraglich.

c) Unvollständiger Descensus mit offener Peritonealfalte

Der Hoden liegt zum Teil im Abdomen, kann aber vor dem Inguinalkanal palpiert werden. Er ist meist klein und in einem Drittel der Fälle steril. Die Behandlung besteht in einer Mobilisation des Gefäßsamenstranges, in der Entfernung der Peritonealfalte (= Hernie) und der Verlagerung des Hodens ins Skrotum.

d) Präfasziale Ektopie

Bei dieser häufigen Mißbildung ist das Gubernaculum vor dem Leistenband fehlfixiert und der Hoden nach oben geschlagen. Hoden und Samenstrang sind normal. Alle falschen Fixationen werden operativ gelöst und der Hoden verlagert. Dasselbe Vorgehen wird auch für andere Ektopien gewählt.

e) Sekundäre Hodenretention

Nach unsachgemäßer Leistenbruchoperation, die meist im Säuglingsalter vorgenommen wurde, kann der Hoden retrahiert und vor dem Inguinalkanal narbig fixiert werden. Die Narbenlösung und Mobilisation des Hodens ist meist ein schwieriger Eingriff.

f) Pendelhoden

Hier handelt es sich nicht um eine eigentliche Hodenretention. Durch die Größenzunahme vor der Pubertät behält der Hoden seine normale Lage, ohne daß eine spezielle Therapie notwendig wäre.

3. Folgen der Hodenretention

In einer Fehllage des Hodens werden die Zellen, die für die Spermiogenese verantwortlich sind, zusehends geschädigt. Die hormonale Funktion bleibt jedoch normal.

4. Gründe für die Hodenverlagerung ins Skrotum

– Zur Erhaltung der Spermiogenese (dies ist nur möglich, wenn der Hoden nicht vorgeschädigt ist).

– Die Gefahr der Traumatisierung ist größer, wenn der Hoden im Inguinalkanal liegt.

– Eine maligne Entartung des retinierten Hodens ist höher.

– Psychologische Gründe.

5. Prinzip der Behandlung

Bei allen Formen von Kryptorchismus, bei denen der Hoden nicht palpiert wird und sonographisch nicht nachweisbar ist, muß eine Laparoskopie vorgenommen werden. Bei palpablen Hodenretentionen ist allein die operative Orchidopexie imstande, den Hoden in sein zugehöriges Bett zu verlagern. Sie wird vorzugsweise ab dem zweiten Lebensjahr durchgeführt. Pendelhoden bedürfen keiner Therapie.

Wer einmal eine Orchidopexie gesehen hat, wird leicht verstehen, daß die Lösung von bindegewebigen Fixationen und der Deszensus nicht durch die intramuskulären Gaben von Gonadotropin oder durch nasal verabreichten LH-RH-Spray zustande kommen kann. Scheinerfolge durch HCG-Injektionen sind vor allem darauf zurückzuführen, daß retraktile Hoden behandelt werden. Aus Tierexperimenten ist zudem bekannt, daß Dosen über 5000 internationale Einheiten HCG den Hoden schädigen können.

Postoperativ ist darauf zu achten, daß die Knaben mit leicht angezogenen Knien gelagert werden, um eine Entspannung der Gefäßzufuhr zum Hoden zu erreichen. Eine leichte Schwellung des Hodens tritt fast immer ein. Sie bildet sich nur langsam zurück.

6. Prognose

Das kosmetische Resultat nach Orchidopexie ist gut. Über die funktionellen Ergebnisse fehlen zur Zeit immer noch konsequente Untersuchungen.

II. Hernia inguinalis und Hydrozele

Aus der Embryologie (S. 293) sind alle Formen von Inguinalhernien und Hydrozelen abzuleiten. Immer handelt es sich um eine unvollständige Rückbildung der Peritonealausstülpung (Processus vaginalis), die beim Deszensus des Hodens entstanden ist.

Möglichkeiten der Rückbildungsstörung

– Hernia inguino-scrotalis,

– Hernia inguinalis,

– Hydrocele testis, *(Hoden)*

– Hydrocele funiculi, *(Samenstrang)*

– Hydrocele funiculi et testis mit Hernia inguinalis.

Ein vollständiges Offenbleiben der Tuniva vaginalis wird als *Hernia inguinoscrotalis* bezeichnet. Häufiger aber fehlt die Obliteration nur im proximalen Abschnitt. Die Mißbildung ist bei Frühgeburten besonders häufig. Die rechte Seite ist in 60 %, die linke in 40 % befallen. Beidseits kommt die Hernie in 15 % der Fälle vor (**Abb. 133**).

Beim Mädchen wird die Hernie auf dieselbe Weise verschlossen wie bei Knaben. Eine Hernie ist aber weniger häufig.

Hydrozele bedeutet eine Wasseransammlung um den Hoden oder im Verlaufe des Samenstranges (Hydrocele funiculi), infolge unvollständiger Obliteration der Tunica vaginalis (**Abb. 134**).

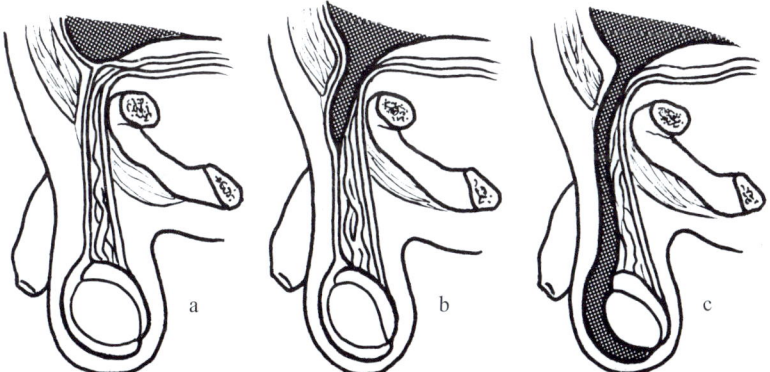

Abbildung 133: a) Normale Inguino-Skrotalregion, b) Leistenhernie, c) Inguino-Skrotalhernie.

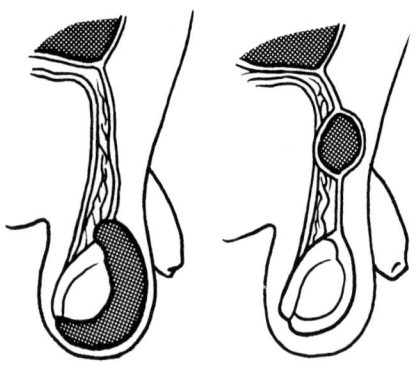

Abbildung 134: Hydrozele des Samenstranges (links), Hydrozele des Hodens (rechts).

Hernia inguinalis

1. Klinik

Solange der Bruchsack leer bleibt, treten keine Beschwerden auf. Symptome erscheinen erst beim «Austreten des Bruches». Der Herniensack enthält bei Knaben meist Dünndarm, Netz oder die Appendix. Bei Mädchen liegt das Ovar oder ein Eileiter darin.

Symptome

- Unvermittelt auftretende, meist schmerzlose Schwellung der Inguinalgegend.
- Gelegentlich Äußerungen von Schmerz mit Weinen, Anziehen der Beine, Husten.
- Der Austritt von Dünndarm, Netz oder Appendix (beim Mädchen des Ovars) kann jederzeit nach der Geburt erfolgen.

Untersuchung

Die Diagnose ist leicht zu stellen, wenn der Herniensack gefüllt ist. Eine weiche oder prallelastische Schwellung entsteht, wenn Darm ausgetreten ist, eine derbe beim Vorliegen eines Ovars.

Nach Reposition des Bruchinhaltes lassen sich die Peritonealblätter zwischen Daumen und Zeigefinger aufeinanderreiben. Dabei entsteht das Gefühl, als ob Seide zwischen den Fingern gerieben würde. Auch ohne klinischen Befund genügt die zuverlässige anamnestische Angabe einer Hernie für die Indikation zur Operation.

2. Differentialdiagnose

– Bei einer Hydrocele testis läßt sich der Samenstrang oberhalb der Zele palpieren. Bei der Hernie verdickt sich der Bruchsack bauchwärts, ohne daß ein Strang isoliert zu tasten ist. Eine Hydrozele läßt sich auch nie reponieren, während die Inguinalhernie auf Fingerdruck verschwindet. Bei der Diaphanoskopie (Durchleuchtung mit Licht) erscheint die Hydrozele durchscheinend und der Hoden wird als dunkler Schatten am Rande sichtbar.

– Auch eine Hydrozele des Samenstranges kann plötzlich aus dem Inguinalkanal austreten. Sie macht meist keine Beschwerden und ist nicht reponierbar. Auch hier kann der Samenstrang als schnurförmiges Gebilde oberhalb der Zele getastet werden. Bei der Diaphanoskopie erscheint die Zele hell erleuchtet.

– Ein Leistenhoden kann ebenfalls als inguinale Schwellung imponieren. Dabei fällt aber das leere Skrotum und die Mobilisierbarkeit des Hodens auf.

– Schwierigkeiten kann die Abgrenzung zu einer Hodentorsion (siehe dort) bereiten. Hier besteht eine schmerzhafte Schwellung des Samenstranges, des Hodens und bald auch der Hodenhülle. Der Hodensack ist rötlich-blau verfärbt und die Haut gespannt und glänzend. Nur bei einer rasch vorgenommenen Operation bestehen Aussichten für die Rettung eines torquierten Hodens.

3. Behandlung der Hernia inguinalis

Wegen der Gefahr einer Einklemmung von Bruchinhalt ist die Operation für alle Fälle indiziert. Sie sollte so früh als möglich – auch während der ersten drei Lebensmonate – durchgeführt werden. Bruchbänder sind lästig zu tragen und kurieren eine Hernie nicht. Hernieaustritte und Einklemmungen sind trotzdem möglich. Die Operation besteht in der Isolierung des Gefäß- und Samenstranges vom Bruchsack. Dieser wird abgetragen und das Bauchfell verschlossen. Eine beidseitige Operation ohne klinischen Befund der Gegenseite führen wir nur bei Mädchen im ersten Lebensjahr durch, da in 90 % der Fälle die Hernie bilateral ist.

4. Prognose

Die Rezidivhäufigkeit für Inguinalhernien liegt weit unter 1 %. Nicht selten wird aber bei einem Kind mit einseitig operierter Hernie zu irgendeinem Zeitpunkt auch auf der Gegenseite ein Bruch austreten, der wiederum einer Operation bedarf.

Postoperative Komplikationen sind selten und fast nur im Zusammenhang mit inkarzerierten Hernien und Darmwandschädigungen bekannt.

5. Komplikationen der Inguinalhernien

a) Inkarzerierte Hernie

Bei mehr als einem Fünftel aller Kinder wird der Bruchinhalt schon beim ersten Austreten eingeklemmt. Infolge der Drosselung des venösen Abflusses tritt eine Schwellung des inkarzerierten Darmes ein, und eine spontane Rückkehr in den Bauchraum wird erschwert.

Klinische Befunde

Symptome

– Akuter Beginn mit Unruhe oder unstillbarem Schreien (auch nach Wickeln, Trinken, Herumtragen fortgesetzt),

– Erbrechen meist nach längerer Dauer,

– Blutabgang im Stuhl ist ein Zeichen großer Gefahr (Darmwandschädigung).

Untersuchungsbefunde

– Praller oder derber Tumor in der Leiste,

– Druckschmerzhaftigkeit,

- allgemeine Blässe, zunächst kein Temperaturanstieg,
- Darmblähungen, Stuhlverhalten als Folge eines mechanischen Ileus,
- Zeichen einer Peritonitis bei Darmperforation im Bruchsack.

Behandlung

Eine Reposition durch einen erfahrenen Arzt ist so rasch als möglich durchzuführen. Es ist günstig, die Kinder vor der Manipulation mit einem stark sedierenden Medikament zu beruhigen. Nach der Reposition ist das Kind zu hospitalisieren und nach Abschwellung des lokalen Ödems zu operieren.

Bei erfolglosem Repositionsversuch oder bei bestehenden Komplikationen (Ileus, Blut im Stuhl) muß eine notfallmäßige Operation erfolgen. Der eingeklemmte Dünndarm wird genau untersucht und der Bruchsack abgetragen.

b) Hodenatrophie

Als Folge akuter oder wiederkehrender Einklemmungserscheinungen wird die Blutversorgung des Hodens gefährdet, und es kann eine Atrophie resultieren. Eine frühzeitige Operation hat daher auch den Sinn, eine Schädigung des Hodengewebes zu verhüten. Es muß angenommen werden, daß etwa 10% der Hodenatrophien zu Lasten von inkarzerierten Hernien gehen.

c) Ovarial- und Eileiterschädigungen

Ovarial- und Eileiterschädigungen treten bei Mädchen nach irreponiblen oder wiederholten Inkarzerationen auf. Obwohl die Einschränkung der weiblichen Fertilität hier nicht genau erfaßbar ist, dürfte sie nicht unerheblich sein.

d) Hämorrhagische Infarzierung des Dünndarmes und Perforation des Darmes mit Peritonitis

Sie machen immer eine notfallmäßige Operation notwendig. Ominöses Zeichen ist ein beginnender Ileus mit Erbrechen und Blutabgängen im Stuhl.

Hydrozelen

1. Hydrocele testis

Eine schmerzlose, wassergefüllte Zyste umgibt den Hoden häufig bei der Geburt. Die meisten dieser Hydrozelen bilden sich ohne weitere Maßnahmen zurück. Bei der Durchleuchtung mit einer Taschenlampe kann der mit Flüssigkeit gefüllte Raum und der Hoden abgegrenzt werden.

Indikationen zur Operation

– Große Hydrozelen, die sich nach sechs Monaten noch nicht resorbiert haben. Sie stehen meist noch in Verbindung mit dem Bauchraum (Hernia inguinalis).

– Akut auftretende Hydrozelen,

– Hydrozelen mit wechselnder Größe und Wandspannung (zusammen mit Hernia inguinalis!),

– prallgespannte Hydrozelen.

Cave: Eine Punktion von Hydrozelen ist sinnlos, da sie sich stets nachfüllen werden. Die Gefahr einer Punktionsverletzung ist sehr groß.

2. Hydrocele funiculi

Wie eine Leistenhernie kann auch sie plötzlich aus dem Inguinalkanal austreten, aber nur kurzzeitig einen Schmerz bewirken. Im Gegensatz zur Hernia inguinalis ist die Begrenzung aber proximal immer birnenstielförmig und nicht breit auslaufend. Bei der Lichtdurchleuchtung ist der flüssigkeitsgefüllte Raum abgrenzbar.

Da eine Drosselung der Blutzufuhr zum Hoden bestehen kann, wird die Operation so bald als möglich durchgeführt.

Bei der Hydrocele funiculi wird der gesamte Hodenzelensack vollständig entfernt und die Verbindung zum Peritonealraum unterbunden.

III. Hoden und Skrotalschwellungen im Kindesalter

Die ersten Zeichen einer Hoden- oder Skrotalschwellung beim Kinde sind oft ein breitbeiniger Gang oder die Weigerung zu gehen. Bei der Untersuchung sind die Skrotalfalten verstrichen und die Haut ödematös und gespannt. Eine deutliche Rötung und Schmerzhaftigkeit ist erfaßbar.

Differentialdiagnostisch müssen erwogen werden (**Abb. 135**):

1. Hodentorsion,

2. Torsion eines Hodenanhängsels (Morgagnische Hydatide),

3. Orchitis (z. B. Mumps) und Epididymitis (z. B. Urininfektionen),

4. Tumoren des Hodens,

5. Verletzungen von Hoden und Hodenhüllen,

6. Skrotalödem (entzündlich, Insektenstiche).

1. Hodentorsion

Eine Torsion innerhalb der Hodenhüllen ist nur möglich, wenn der Hoden wegen eines Anlagedefektes ungenügend fixiert ist und frei flottieren kann. Die Drehung von Hoden samt dem Gefäß-Samenstrang ist bekannt, doch sehr selten. In beiden Fällen wird zunächst der venöse Abfluß, schließlich auch der arterielle Zufluß von Blut gedrosselt. Ein hämorrhagischer Infarkt stellt sich ein. Innert acht Stunden ist das spermiogene Gewebe unrettbar geschädigt. Das hormonproduzierende Gewebe hält Durchblutungsstörungen etwas länger stand (**Abb. 136**).

Symptome

– Meist plötzlicher Beginn von Schmerzen im Hoden oder im unteren Abdomen,

– zunehmendes Spannungs- und Schweregefühl einer Skrotalseite,

– leichte Linderung in Ruhe,

– in einzelnen Fällen haben schon früher episodenweise «Hodenkoliken» stattgefunden.

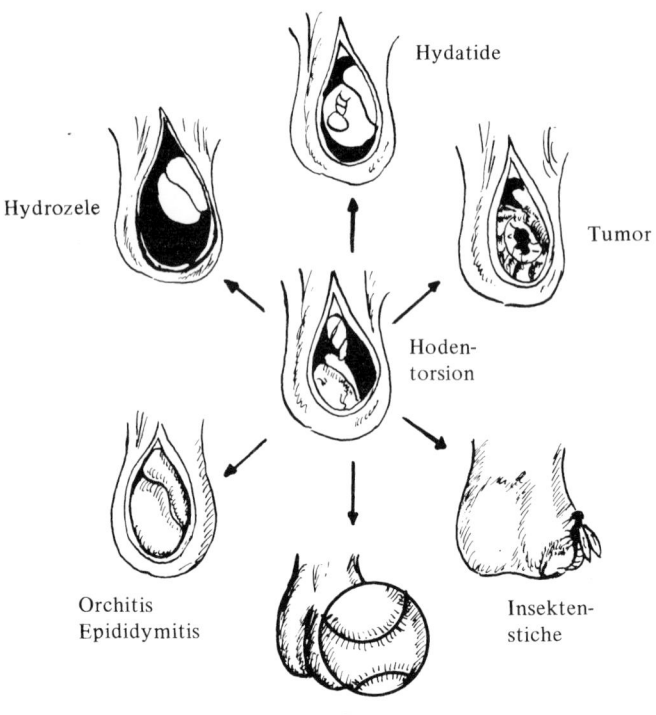

Hydatide

Hydrozele

Tumor

Hoden-
torsion

Orchitis
Epididymitis

Insekten-
stiche

Trauma

Abbildung 135: Differentialdiagnose der Skrotalschwellungen, Hoden-, Hydatidentorsion, Hydrozele, Entzündungen von Hoden und Nebenhoden, Trauma, Insektenstiche, Tumor.

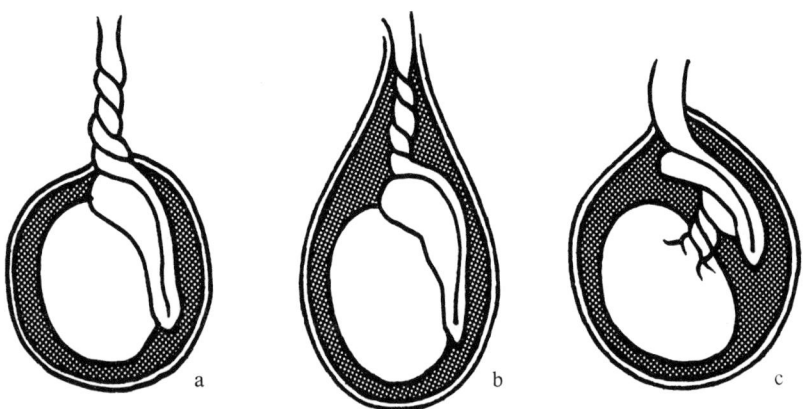

Abbildung 136: Torsion des Samenstranges (a) und Hodens (b, c).

Untersuchungsbefunde

– Ödem, Spannung und Rötung der Skrotalhaut,

– starke Größenzunahme des Hodens,

– extreme Schmerzhaftigkeit des Hodens bei Berührung.

Vorgehen bei akuter Größenzunahme des Hodens

Da bei jeder Art von akuter Größenzunahme des Hodens eine Torsion nicht mit Sicherheit bewiesen oder ausgeschlossen werden kann, ist eine Notfalloperation immer indiziert. Innerhalb der Acht-Stunden-Grenze ist es oft möglich, den Hoden zu detorquieren und zu erhalten. Immer muß er so fixiert werden, daß eine erneute Torsion nicht möglich ist. Wichtig ist es, auch den gegenseitigen Hoden zu fixieren, da eine ungenügende Aufhängung immer doppelseitig ist. Leider wird die Indikation zu einer rechtzeitigen Operation oft versäumt, so daß nur noch die Entfernung des total nekrotischen Organes übrig bleibt **(Abb. 137)**.

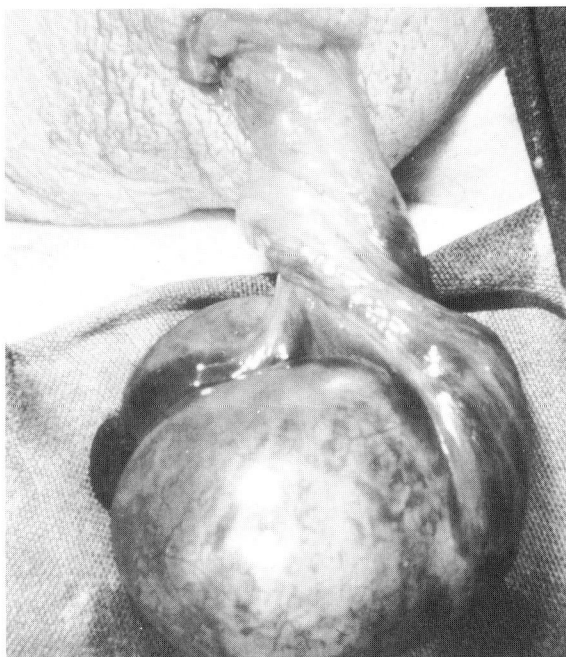

Abbildung 137:
Torsion des Samenstranges und Nekrose des Hodens.

2. Torsion von Hodenanhängseln (Morgagnische Hydatide)

Bei mehr als der Hälfte aller Knaben bestehen kleine zystische und meist gestielte Anhängsel am Hoden oder Nebenhoden, die Überbleibsel aus der embryonalen Entwicklung dieser Organe darstellen **(Abb. 138)**.

Solche Hydatiden können unvermittelt stilgedreht und nekrotisch werden. Es entsteht ein akuter Schmerz und rasch ein Exsudat in die Hodenhüllen und evtl. in die Skrotalhaut.

Auch hier wird es meist notwendig sein, notfallmäßig eine operative Revision vorzunehmen und die nekrotischen Hydatiden zu entfernen.

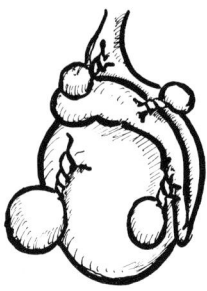

Abbildung 138: Hodenanhängsel neigen zu Torsionen.

3. Orchitis und Epididymitis

Eine *isolierte Orchitis* kommt eigentlich nur bei Mumps und sehr selten bei Septikämie vor. Der Hoden wird bis viermal größer als normal, derb und sehr schmerzhaft.

Eine Epididymitis ist gelegentlich begleitet von Infektionen des Urogenitaltraktes (Coli, Aerobakter). Vielfach sind jedoch unbekannte virale Infektionen die Ursache. Die Symptome sind oft deckungsgleich mit denen einer Hodentorsion, so daß eine genaue Diagnose erst bei der operativen Exploration gestellt wird.

4. Übrige Hodenschwellungen

Eine Größenzunahme des Hodens durch ein traumatisches Hämatom (Fußball, Sturz auf Velostange) ist anamnestisch nicht immer mit Sicherheit auszuschließen.

5. Skrotalschwellungen

Die Skrotalhaut ist gerötet, gespannt und schmerzhaft. Hoden und Nebenhoden sind dabei normal und indolent. Derartige Schwellungen kommen auf allergischer oder lokalentzündlicher Grundlage zustande. Auch an Insektenstiche, Zeckenbisse und dergleichen ist zu denken. Bei einer Urethralruptur ist zusätzlich die Dammgegend hämorrhagisch und der Urin blutig.

IV. Varikozele

Die gewöhnlich linksseitige Varikozele beruht auf einer venösen Abfluß-Störung der Vena spermatica, die in diesen Fällen ohne Klappen ausgestattet ist (**Abb. 139**).

Diagnose

– Am stehenden Patienten sieht man die prall gefüllten, geschlängelt verlaufenden Venen im Skotalansatz.

– Palpatorisch lassen sich die Venenknäuel komprimieren, füllen sich jedoch sofort wieder nach.

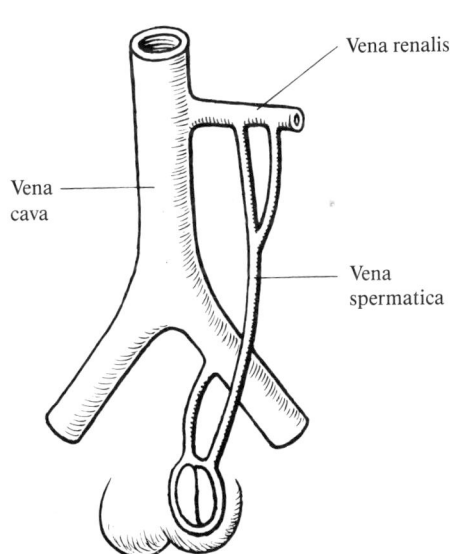

Vena renalis

Vena cava

Vena spermatica

Abbildung 139: Venöse Drainage des linken Hodens.

– Liegt der Patient horinzontal, laufen die Venen leer und sind weder zu sehen noch zu tasten.

Folgen

Da die Varikozele vorwiegend beim präpubertären Knaben in Erscheinung tritt, kann eine Ausreifung des Hodens und die Erhaltung der Fertilität gefährdet sein.

Therapie

In 95 % der Fälle führt die hohe Ligatur der Vena spermatica zum Erfolg und die Spermatogenese ist nach eigenen Untersuchungen normal. Für die seltenen «Rezidive» müssen von einem inguinalen Hautschnitt aus sämtliche venösen Kollateralen unterbunden werden.

Urogenitalsystem

Allgemeiner Teil

Mehr als 30 % aller Mißbildungen betreffen den Urogenitaltrakt. Viele urologische Erkrankungen und Anomalien äußern sich bloß durch leichte oder gar irreführende Symptome. Ihre richtige Deutung im Kindesalter ist deshalb so wichtig, weil bereits in diesem Lebensabschnitt eine konsequente Therapie unternommen werden muß, wenn ein Nierenversagen im Erwachsenenalter vermieden werden soll.

Zu den Leitsymptomen, die auf eine urologische Affektion hindeuten, gehören vor allem die Pyurie, die Hämaturie und die Enuresis.

I. Pyurie

Besonders bei kleinen Kindern sind die Krankheitszeichen, die an eine Urininfektion denken lassen, unspezifisch. Sie bestehen in:

- rezidivierenden Fiebern,
- Reizbarkeit und Apathie,
- Gedeihstörungen,
- Eßunlust und Erbrechen,
- Durchfall.

Bei älteren Kindern sind es:

- Fieber,
- Bauchschmerzen, Flankenschmerzen,
- Urinentleerungsstörungen, Enuresis.

Die Diagnose einer Pyurie wird durch die richtige Urinuntersuchung mög-lich. Eine mikroskopische Sedimentuntersuchung ist nicht verläßlich. Be-stimmte Voraussetzungen müssen erfüllt sein, daß von einer Urininfektion gesprochen werden darf. Die Urinentnahme erfolgt nach Desinfektion der Genitalien als Mittelstrahlurin, Katheterurin, evtl. durch suprapubische Punktion.

Beweise für eine Infektion sind:

1. Mehr als 10 Leukozyten pro mm^3 oder

2. 100 000 oder mehr Bakterien bei einer Keimzahluntersuchung (mehr als 10 000 Keime sind verdächtig. Die Untersuchung ist wie-derholungsbedürftig).
   Eine Differenzierung der Erreger wird auf Kulturplatten vorgenom-men.

Bei über 80% der Erstinfektionen handelt es sich um C. Coli, bei Zweit- und Drittinfektionen werden mehr Klebsiellen, Aerobakter oder Pseu-domonas gefunden.
   Auf Kulturmedizin wird unter Zugabe von Antibiotika oder Sulfonami-den gleichzeitig eine Bestimmung der bakteriellen Resistenz vorgenom-men, um die Richtigkeit der angefangenen Behandlung zu überprüfen.

Ursachen der Infektion

Die häufigste Ursache einer Harnwegsinfektion ist eine behinderte Entlee-rung von Urin. Gründe dafür sind (**Abb. 140**):

1. mechanische Abflußhindernisse (z. B. Ureterstenose),

2. funktionelle Hindernisse (z. B. neurogene Blase),

3. Refluxanomalien. Diese kommen oft auch kombiniert mit intravesi-kalen Hindernissen vor.

Wann ist eine urologische Abklärung vorzunehmen?

Viele Urininfektionen verschwinden nach einmaliger Behandlung mit Antibiotika oder Sulfonamiden, ohne je wieder aufzutreten. Eine genaue *Abklärung* ist aber indiziert:

1. bei allen Knaben bereits während oder nach einer Erstinfektion,
2. bei allen Mädchen nach einem ersten Rezidiv,
3. bei Patienten mit akuter Infektion, die auf Antibiotika und Sulfonamide nicht ansprechen,
4. bei allen Patienten, die gleichzeitig eine Hämaturie aufweisen.

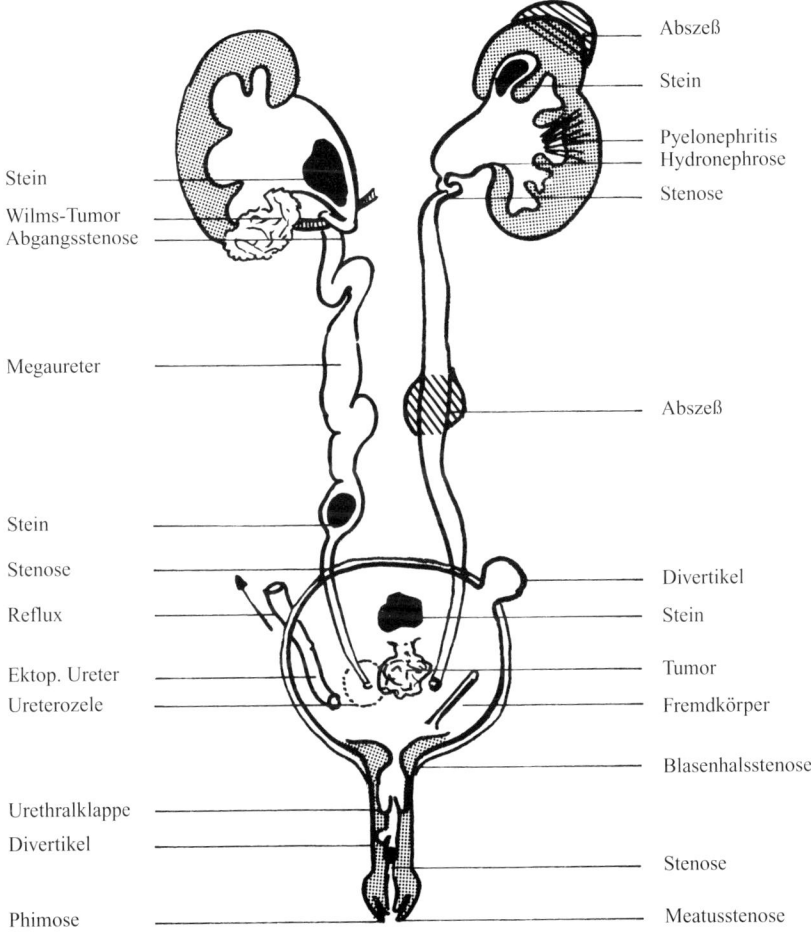

Abbildung 140: Ursachen der Pyurie.

Abklärungsweg nach der Urinuntersuchung

1. Miktions-Zysto-Urethogramm: Dies ist die wichtigste urologische Untersuchung im Kindesalter. Sie dient der Darstellung von Blasenstörungen und -mißbildungen, von Reflux und Urethralmißbildungen.
2. Ultraschall-Untersuchung der Nieren. Sie dient der Beurteilung von Form und Größe der Nieren und Nierenbecken.
3. Intravenöses Pyelogramm: Nierenparenchym, Kelche, Nierenbecken und Ureter werden sichtbar.
   Zusätzliche Untersuchungen sind je nach Befund des Miktions-Zysto-Urethogrammes und des intravenösen Pyelogrammes vorzunehmen:
4. Zystoskopie und evtl. retrograde Pyelographie,
5. Isotopen-Nephrographie,
6. Bestimmung der Clearancewerte,
7. Blut-Harnstoff, Elektrolyte, Säure-Basen-Haushalt, Kreatinin usw.
8. Blutdruck-Messungen,
9. Aminosäurenchromatogramm,
10. Arteriographie der Nieren,
11. Nierenbiopsie.

Maßnahmen bei Urininfektionen

- Die Behandlung setzt mit Sulfonamiden, Nitrofurantoin oder je nach Resistenzprüfung mit Antibiotika ein.
- Die Ersttherapie dauert mindestens zwei Wochen.
- Eine erneute Urinkontrolle wird nach einer Woche und nach vier Wochen durchgeführt.
- Auf häufige Miktionen und vollständiges Entleeren der Blase ist zu achten. Das Kind wird angehalten, viel zu trinken.
- Zusätzliche Punkte verdienen je nach Fall Beachtung: Genitalhygiene, Kamillosan®-Bäder, Wurmbehandlung, Obstipations-Behandlung.

Nichtansprechen auf die Behandlung bedeutet:

- der Erreger spricht nicht auf das Medikament an (Therapiewechsel!),
- es besteht eine chronische Zystitis oder Cystitis granularis,
- es besteht eine urogenitale Mißbildung.

II. Hämaturie

Früher als mit einer Pyurie erscheinen in der Regel Kinder mit einer Hämaturie zur Abklärung. Zunächst ist zu untersuchen, ob mit Sicherheit Blut mit dem Urin ausgeschieden wurde (Differentialdiagnose: Hämoglobinurie, Pflanzenfarbstoffe, Medikamente) **(Abb. 141)**.

- Daneben sind Untersuchungen auf Blutungsübel vorzunehmen, und eine hereditäre Hämaturie ist auszuschließen.

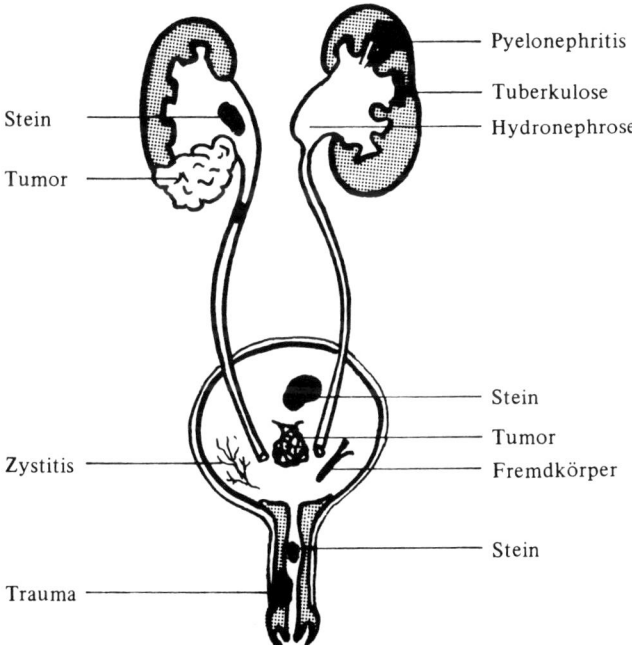

Abbildung 141: Ursachen der Hämaturie.

– Die klinische Abklärung beginnt mit der Untersuchung von klinischen Befunden (z. B. Nierentumor, Meatusstenose).

– Ferner werden durchgeführt: Urin-Sedimentuntersuchungen (Eiweiß, Hämoglobinurie, Zylindrurie), Blutdruckmessung, Blutgerinnungsuntersuchungen.

– Ultraschall-Untersuchung von Nieren und Blase.

– Röntgenologisch wird zunächst ein Leerbild und ein intravenöses Pyelogramm durchgeführt. Unter Umständen sind ein MCUG, eine Zystoskopie und retrograde Pyelographie oder ein Arteriogramm notwendig. In ungeklärten Fällen ist eine Glomerulonephritis durch eine Nierenbiopsie zu diagnostizieren.

III. Enuresis

Die Enuresis ist das dritte Hauptsymptom, das auf eine Erkrankung oder Mißbildung des Urogenitaltraktes aufmerksam machen kann.

Eine ungenügende Urinkontrolle kann tagsüber (Enuresis diurna) oder nachts (Enuresis nocturna) in Erscheinung treten. Bedeutungsvoll in diesem Kapitel ist besonders die Enuresis diurna, bei der die Kinder nachts sogar trocken sein können.

Ursachen der Enuresis

	Beispiel	Charakteristisch
1. Organisch	Epispadie	Obere Spaltung der Urethra inkl. der Schließmuskulatur
	Ektopische Uretermündung in Urethra oder Vulva	Ständiges Träufeln tags und nachts; immer Doppelniere vorhanden; bei Genitalinspektion sichtbarer Ausfluß.
	Urethralklappen	Erweiterung des Blasenhalses, mangelnder Blasenschluß.
	Phimose und Meatusstenose	Auffüllung der Urethra und des Präputiums bei Urinieren, nachher langsame Entleerung.
2. Traumatisch	Blasenabriß	Trauma in Anamnese; meist mit Beckenfraktur.
	Urethralquetschung nach Operation	Schädigung des Sphinkters nach Operation im kleinen Becken.

	Beispiel	Charakteristisch
3. Infektion	Zystitische Pyelonephritis	Schleimhautschwellung und vermehrte Reize zur Blasenentleerung, häufiges Wasserlassen, Brennen besonders bei akutem Pyurieschub, Besserung auf Antibiotika.
4. Neurogen	Myelomeningozele Sakralagenesie (Spina bifida occulta)	Offene Spaltbildung am Rücken, Blase ausdrückbar, Anus gelähmt, Lähmung der Sphinktermuskulatur, Sensibilitätsausfall am Damm.
5. Funktionell	Zentrale Urachen, – verspätete Realisation der Urinkontrolle – nicht faßbare Muskelschwäche, Umwelteinflüsse, psychogen.	Hirnschädigung, CP Manometrische Hinweis möglich. Soziale Abklärung; meist aber Enuresis nocturna oder unregelmäßiges Einnässen.

Abklärung

In der Diagnostik und Behandlung bereitet die funktionelle Gruppe, die zudem auch die größte ist, die meisten Schwierigkeiten. Es sind sicher Kinder dabei, die eine organische Schwäche der Sphinkter- oder der Blasenmuskulatur oder Ausfälle des Nervensystems aufweisen, welche wir jedoch mit den gegenwärtigen Methoden weder erfassen noch ätiologisch behandeln können.

Bei einigen Kindern wird eine psychiatrische Behandlung notwendig sein (Übersorge der Eltern, Angst, Erziehungsfehler, Vorzug anderer Geschwister usw.). Die Erfolge der medikamentösen Therapie sind wechselhaft (Sedativa, Minirin®, Tofranil®, Ditropan®).

Fast immer erfolglos sind Beschränkungen der Flüssigkeitszufuhr und ein mehrfach nächtliches Aufwecken der Kinder. Eine Konditionierungsbehandlung kann mit geeigneten Weckapparaten versucht werden.

Systematischer Teil

Oberer Harntrakt

I. Aplasie der Nieren

Ein doppelseitiges Fehlen der Nieren ist meist verbunden mit einer Agenesie des gesamten oberen Urogenitaltraktes. Diese Kinder sterben wenige Stunden oder Tage nach der Geburt an Hyperkaliämie und Urämie. Eine einseitige Agenesie ist klinisch zwar ohne Bedeutung, nicht selten ist jedoch auch die Gegenniere von einer Mißbildung befallen. Bedeutungsvoll wird die Kenntnis um eine Agenesie besonders bei einem Nierentrauma.

II. Hypoplasie der Nieren

Die Mißbildung ist meist nur einseitig vorhanden. Hypoplastische Nieren sind besonders anfällig für Infektionen und vielfach begleitet von zusätzlichen Anomalien (Megaureter, Reflux). Nach Jahren entwickelt sich gelegentlich eine Hypertonie.

III. Zystische Mißbildungen

Verschiedene Formen sind bekannt:

Formen	Kleinzystische Degeneration	Aplastische Zystenniere
Lokalisation	beidseitig	meist einseitig
Klinik, Symptome	Zystenbildungen anderer Organe (Leber, Pankreas), große palpable Nieren, Urinproduktion gering, hereditär (**Abb. 142**)	als Tumor imponierend, Atresie des Ureters
Röntgenbefunde	Verwaschenes Bild im IVP	Niere stumm
Ultraschall	Vergrößerung der Niere	Zystische Hohlräume
Prognose	Exitus im Säuglingsalter	gut
Therapie	keine, evtl. Nierentransplantation	Entfernung der Niere (**Abb. 143**)

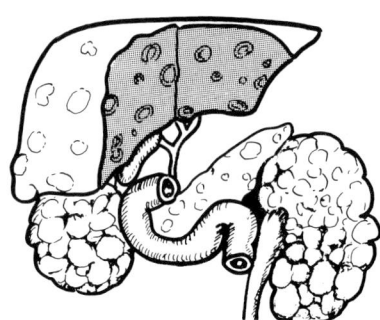

Abbildung 142: Polyzystische Degeneration der Niere ist oft begleitet von gleichen Veränderungen im Pankreas und in der Leber, evtl. von Leberfibrose.

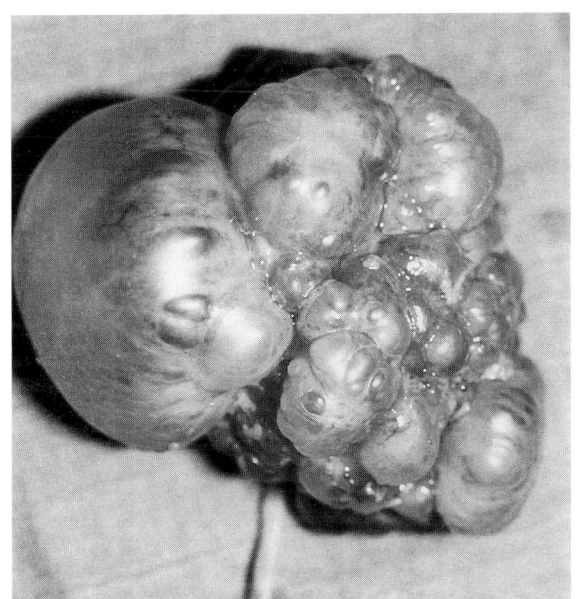

Abbildung 143: Aplastische Zystenniere.

IV. Ektopien und Verschmelzungsnieren

Wahrscheinlich spielt eine pathologische Gefäßentwicklung in der Embryonalzeit die ursächliche Rolle in der Entstehung dieser Mißbildungen (**Abb. 144**).

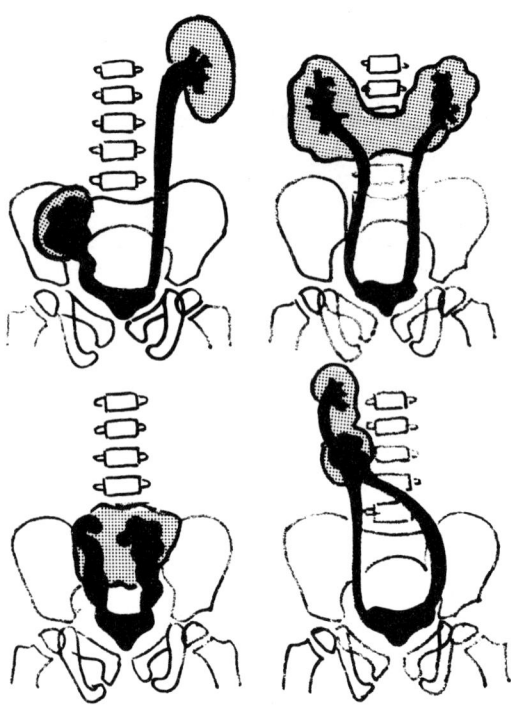

Abbildung 144: Lage und Verschmelzungsanomalien der Niere: Beckenniere, Hufeisenniere, Kuchenniere, gekreuzte Ektopie.

	Ektopische Beckenniere	Kuchenniere	Gekreuzte Ektopie	Hufeisenniere
Symptome	oft keine, evtl. Mißbildung des Nierenbeckens und Ureters	Infekte, Funktions-störungen	Infektanfälligkeit, Ureter-mißbildungen	Bauchschmerzen, Infektanfälligkeit, Steinbildung, zu-sätzliche Ureter-anomalien
Diagnose	Ultraschall, intravenöses Pyelogramm und retrogrades Pyelogramm	Ultraschall, IVP, retrogrades Pyelogramm	Ultraschall, IVP, retrogrades Pyelogramm	Ultraschall, IVP, retrogrades Pyelogramm, evtl. Angiogramm
Therapie	je nach Fall	je nach Fall	Heminephrek-tomie, plastische Korrektur von Nierenbecken und Ureter	Ureter-Nierenbek-kenplastiken, Pol-durchtrennungen **(Abb. 145)**

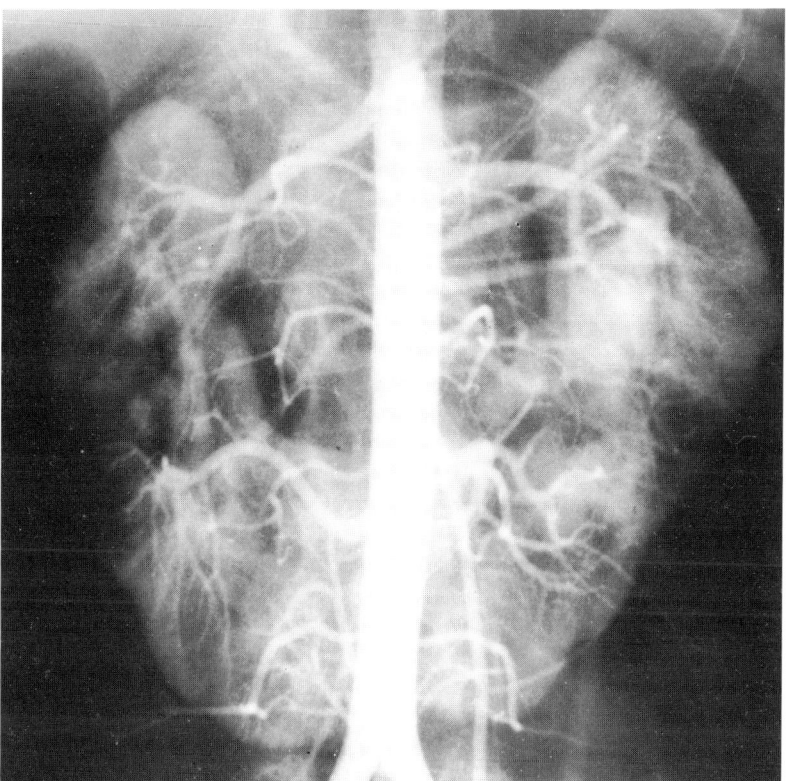

Abbildung 145: Hufeisenniere. Darstellung durch Injektion von Kontrastmittel in der Aorta.

V. Hydronephrose

Die Hydronephrose ist eine Ausweitung von Nierenbecken- und Kelchsystem. Die meisten Hydronephrosen sind bedingt durch Stenosen am Übergang von Nierenbecken und Ureter. Seltener sind sie die Folge eines Engnisses im weiteren Ureterverlauf (distale Ureterstenose). In diesen Fällen ist auch der Harnleiter dilatiert und meist geschlängelt.

Pränatale Diagnostik

Seitdem die pränatale Ultraschall-Diagnostik zur Routine geworden ist, werden viele Nierenbecken-Erweiterungen zu diesem frühen Zeitpunkt erkannt. Nicht immer liegt jedoch eine Obstruktion zugrunde. Eine nachgeburtliche Abklärung ist immer notwendig, weil andere Störungen als eine Ureterabgangsstenose dafür verantwortlich sein können (vesikoureteraler Reflux, Urethralklappen). Wegen der geringen vorgeburtlichen Urinproduktion kann eine Hydronephrose auch vorgetäuscht sein. Auch für doppelseitige Hydronephrosen ist bis heute eine pränatale Entlastung noch als experimentell anzusehen.

Sinnvoll ist der folgende Abklärungsweg:

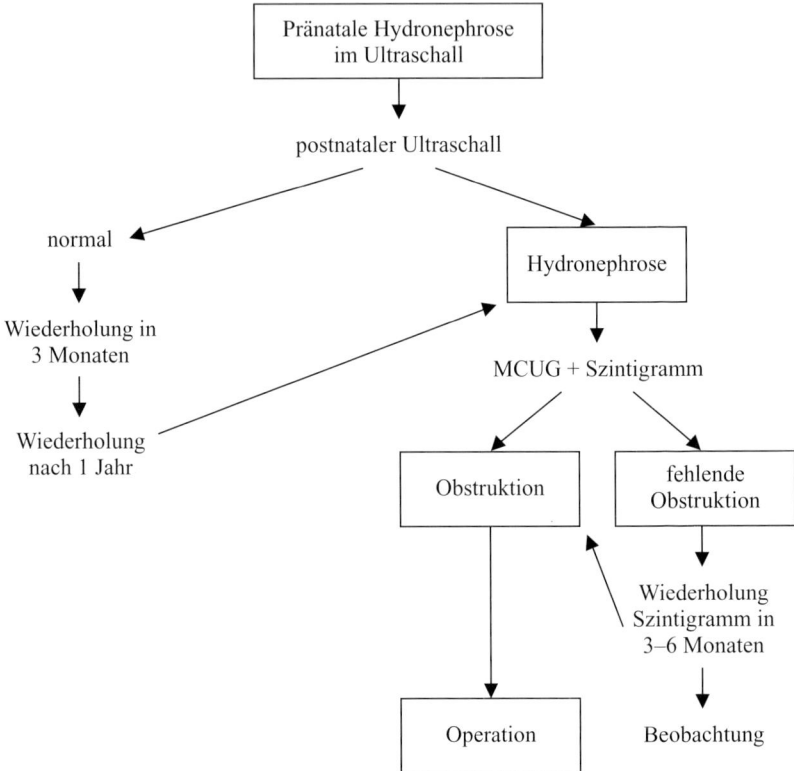

Abbildung 146: Pränatale Hydronephrose im Ultraschall.

1. Symptome

Der Untersucher wird meist erst aufmerksam durch eine oder wiederholte Urininfektionen. Gelegentlich treten auch Hämaturie oder kolikartige Schmerzen auf. Selten wird die Hydronephrose so groß, daß sie durch die Bauchwand palpierbar wird.

2. Untersuchung

Die Abklärung umfaßt:

- Urinbefund mit Leukozyturie, evtl. Hämaturie,

- Ultraschall-Untersuchung,

- IVP (verspätete Kontrastmittelausscheidung), Dilatation des Nierenbeckens, evtl. Steine und Leerbild,

- eine Zystoskopie und retrograde Pyelographie wird für die Lokalisation und das Ausmaß der Stenose durchgeführt (Abb. 147).

3. Therapie

- Bei funktionslosen Nieren und häufig bei Abszeßbildung ist nur noch eine Nephrektomie indiziert.

a   b

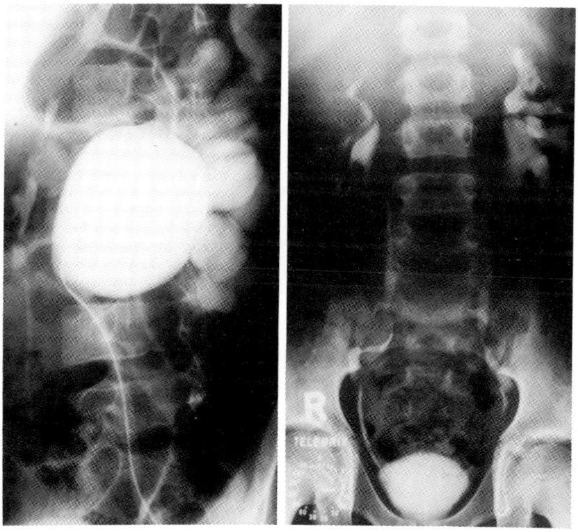

Abbildung 147:
Hydronephrose
mit Ureterabgangs-
stenose links.
a) präoperativ im re-
   trograden Pyelo-
   gramm,
b) postoperatives,
   Ausscheidungs-
   Urogramm.

– Nephrostomie: bei eitriger Füllung des Nierenbeckens (Pyonephrose) kann durch eine Nephrostomie die Niere entlastet und das Nierenbekken gespült werden.

– In den meisten Fällen wird es möglich sein, eine Nierenbeckenabgangsplastik mit Verkleinerung des Nierenbeckens durchzuführen **(Abb. 148)**. Auf diese Weise kann ein freier Abfluß entstehen und das Nierenparenchym erhalten werden. Die Anastomose wird geschient und das Nierenbecken durch einen Katheter entlastet.

Postoperativ

– Häufig und viel trinken zur Förderung der Nierenleistung und Drainage.

– Ableitung des Urins in sterile Säcke.

– Entfernung der Ureterschienen je nach Fall zwischen dem 10. und 14. Tag. Eine Urinfistel kann nachher entstehen. Sie ist bedeutungslos und schließt sich spontan.

– Antibiotika oder Sulfonamide sind über einige Wochen postoperativ notwendig.

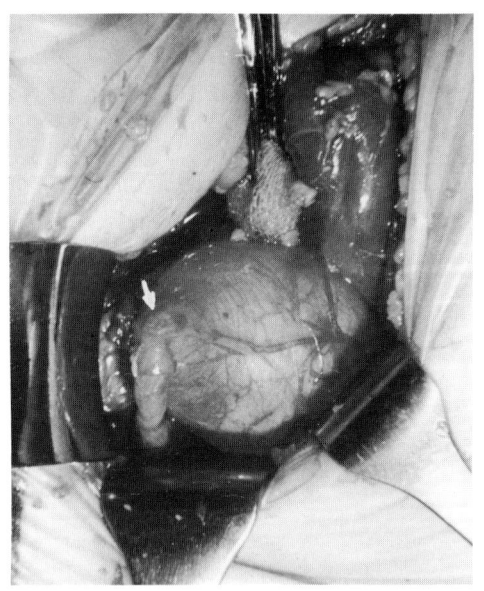

Abbildung 148: Operationssitus einer linksseitigen Ureterabgangsstenose. Enorme Dilatation des Nierenbeckens.

- Urinkontrollen und Ultraschallbild, evtl. intravenöse Pyelographie vor der Entlastung und nach dem sechsten Monat.

4. Prognose

Anfänglich ist der Urinabfluß immer etwas behindert. Erst nach einigen Monaten setzt eine normale Peristaltik ein. Als Restzustand ist röntgenologisch ab und zu ein erweitertes Kelchsystem sichtbar.

VI. Megaureter und Hydroureter

Die beiden Ausdrücke werden leider nicht einheitlich gebraucht. Sie bedeuten eine Erweiterung des Harnleiters, die zustande kommt als Folge:

- einer primären Mißbildung der Ureterwand,

- einer Stenose im Ureterverlauf **(Abb. 149)**,

- einer Stenose vor der Mündung in die Blase (distale Ureterstenose) **(Abb. 150)**,

- eines vesikoureteralen Refluxes,

- einer Abflußbehinderung durch Urethralklappen oder einer neurogenen Blase.

- einer Ureterozele (Stenose des Ostiums und zystenartige Ausweitung des Ureter innerhalb der Blase).

Auch hier ist fast immer die Pyurie das führende Symptom. Die Behandlung richtet sich nach den Grundursachen der Ureterveränderung.

Untersuchung

- Ultraschall: Nierenbecken und Ureter sind erweitert, Nierenparenchym verschmälert.

- Szintigramm und IVP: verzögerte Entleerung von Nierenbecken und Ureter. Aufstauung des Kontrastmittels vor der Stenose.

- Retrograde Pyelographie: Darstellung der Stenose mit Kontrastmittel.

Therapie

- Leichter Megaureter: Die Stenose wird reseziert und der Ureter mit einem Antirefluxmechanismus neu in die Blase implantiert.

– Schwerer Megaureter, erhaltene Nierenfunktion. Die Stenose wird reseziert, der Umfang des Ureters verkleinert (Uretermodellage) und eine Ureterimplantation durchgeführt (**Abb. 150**).

– Schwerer Megaureter, verminderte Nierenfunktion: perkutane Drainage des Nierenbeckens. In seltenen Fällen ist eine Ureterostomie vorzunehmen. Sie besteht darin, daß das Ureterende oder eine Ureterschlinge an die Abdominalwand geführt wird. So kann sich der Urin ohne Widerstand entleeren. Eine bestehende Hydronephrose bildet sich oft zurück, und eine Infektion wird bekämpfbar. Mit besonderer Sorgfalt ist die Haut nach Art einer Ileostomie oder Kolostomie zu pflegen. Nach völliger Einheilung kann gestattet werden, einen Auffangsack an der Abdominalwand zu tragen.

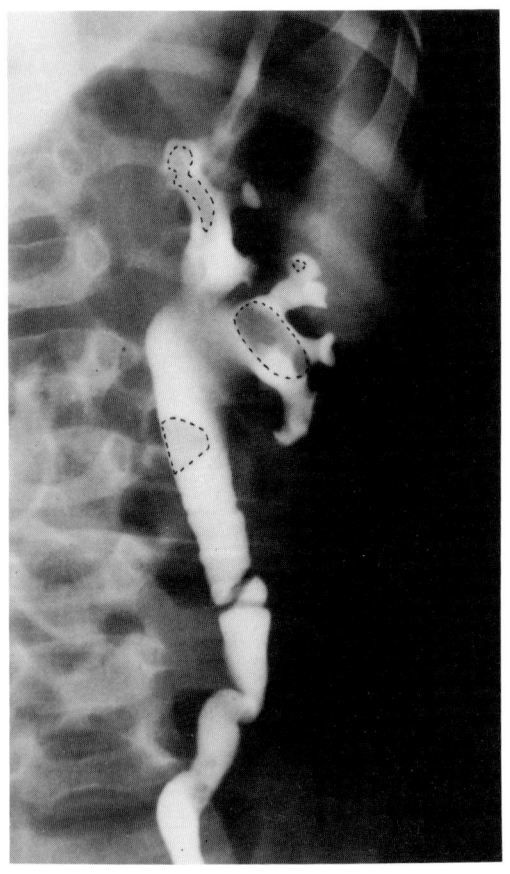

Abbildung 149: Ureterstenose im mittleren Ureterverlauf. Im proximalen Harnleiter und Nierenbecken sind vier Steine sichtbar.

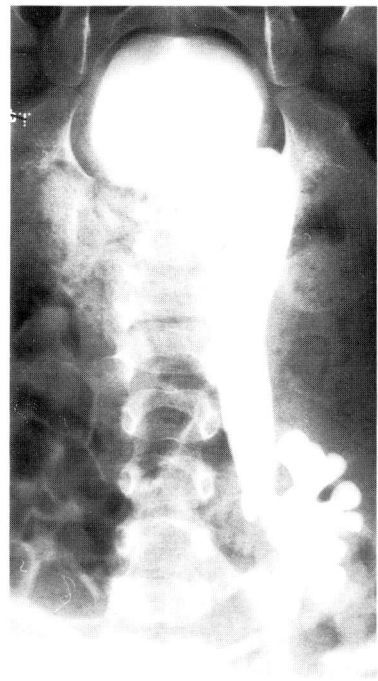 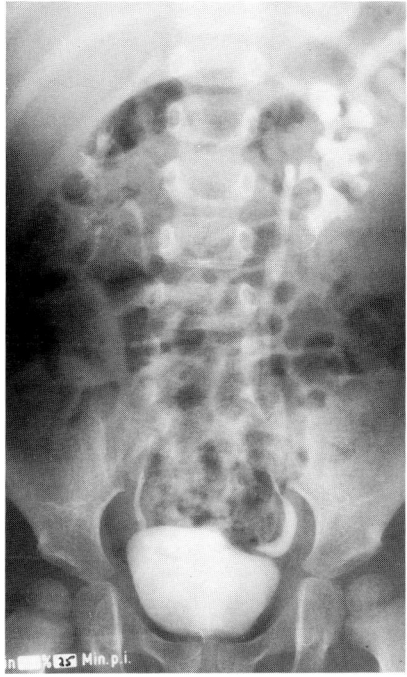

a   b

Abbildung 150: Prävesikale Ureterstenose, a) präoperatives retrogrades Pyelogramm, b) postoperatives IVP nach Stenosenresektion und Uretermodellage.

VII. Vesikoureteraler Reflux

Der Reflux ist wahrscheinlich die häufigste Ursache einer rezidivierenden Urininfektion.

1. Anatomie

Der Antireflux-Mechanismus wird gewährleistet durch die vesikoureterale Klappe, die eine Länge von 15 bis 20 mm aufweist. Sie setzt sich aus Teilen der Ureterwand und der Blase zusammen **(Abb. 151)**.

Die Ursachen des vesikoureteralen Refluxes sind mannigfaltig. In Frage kommen **(Abb. 152)**.

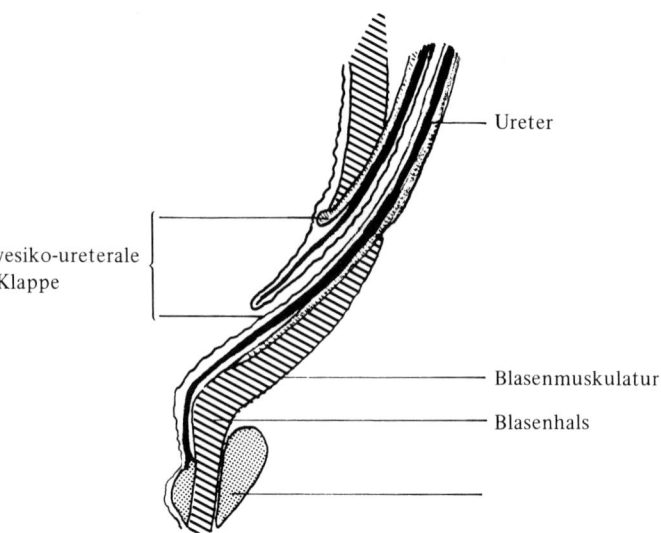

Abbildung 151: Anatomie der vesikoureteralen Klappe. Sie kommt durch schräge Mündung des Ureters im Trigonum zustande.

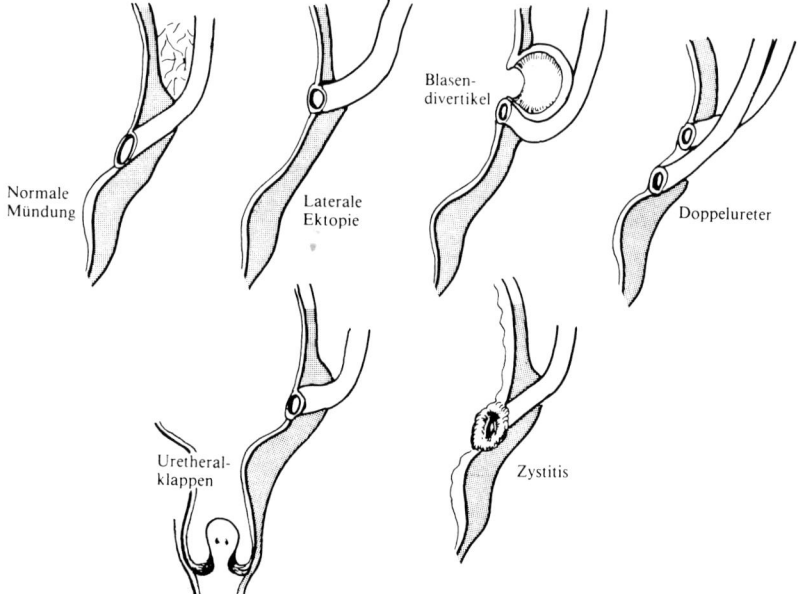

Abbildung 152: Ursachen des vesikoureteralen Refluxes. Oben: Mißbildungen im Ostiumbereich. Unten: distale Abflußbehinderungen und Klappenentzündungen.

Kongenitale Ursachen	Erworbene Ursachen
a) Kongenitales Klaffen = laterale Lage des Ostiums ohne Vorhandensein einer Klappe oder mit kurzer insuffizienter Klappe.	a) Abflußhindernisse aus der Blase verursachen eine Ausweitung des Ostiums (Urethralklappe)
b) Doppelureter: der Ureter zur kaudalen Niere mündet ektopisch (= Reflux), der Ureter der kranialen Niere regelrecht.	b) Entzündliche Schwellung und Vernarbung der vesikoureteralen Klappe.
c) Uretermündung in ein Blasenvertikel oder am Rand des Divertikels	c) Schädigung des Ostiums durch Operation und Steinentfernung.

2. Folgen des vesikoureteralen Refluxes

- Im ständig reflurierenden Urin ist eine Infektion leicht möglich. Durch Bakterienrückfluß entsteht eine Pyelonephritis.

- Bei einem Fehlen der vesikoureteralen Klappe wirkt sich der Blasendruck auf Ureter und Nierenbecken aus, die sich erweitern.

- Unter dem Druck und der Infektion geht das Nierenparenchym zugrunde.

3. Diagnose

- Das Hauptzeichen ist die rezidivierende Pyurie mit den beschriebenen Symptomen.

- Die Diagnose wird durch das Miktions-Zysto-Urethogramm gestellt (Abb. 153). Es ist eine irrige Meinung, daß aus dem intravenösen Pyelogramm die Diagnose verläßlich ist.

- Endoskopie: Sie gibt Auskunft über die genaue Ursache des Refluxes (Ektopie, Doppelbildung, Zystitis) (Abb. 154).

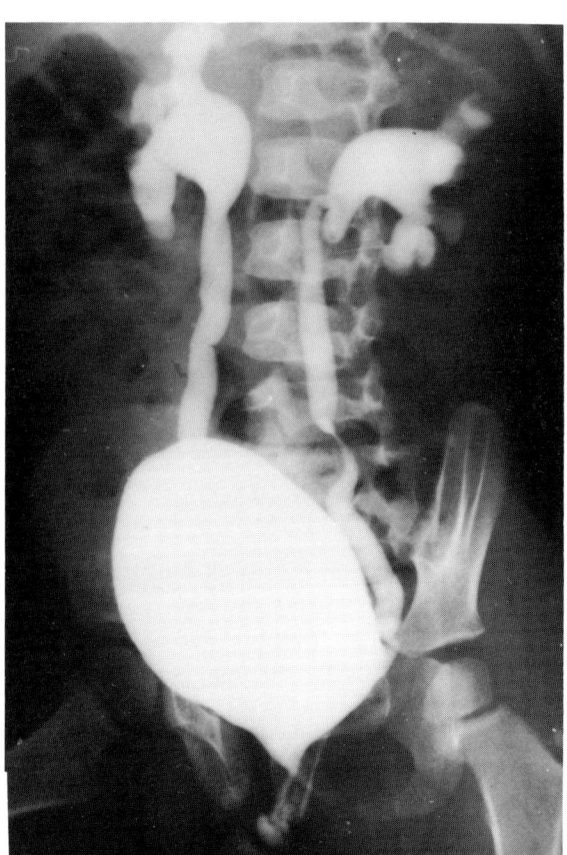

Abbildung 153:
Vesikoureteraler Reflux beidseits, dargestellt im Miktionszystogramm. Laterale Lage der Ostien.

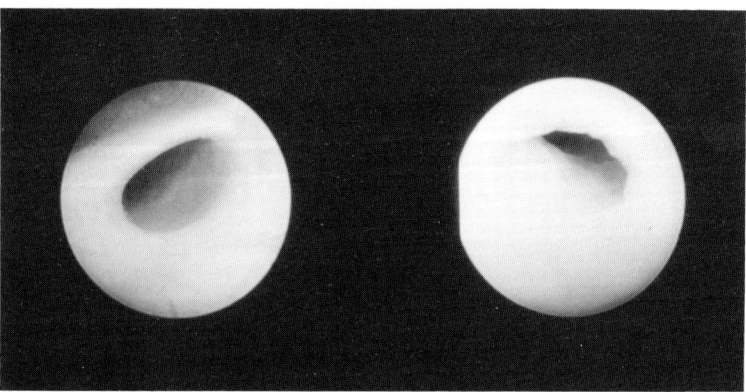

Abbildung 154: Zystoskopisches Bild des linken und rechten Ostiums bei dreimonatigem Mädchen. Golflochartiges Klaffen. Keine vesikoureterale Klappe.

4. Therapie

Konservativ (bei entzündlicher Ursache)
Die Behandlung erfolgt nach den Richtlinien, wie sie auf Seite 309 geschildert wurden. Sulfonamide oder Antibiotika sind immer unerläßlich.

Operativ (bei Mißbildungen oder narbigen Veränderungen der vesikoureteralen Klappen):

– Die Operation besteht in der Schaffung einer funktionierenden vesikoureteralen Klappe, die aus der Blasenschleimhaut selbst konstruiert wird.

– Bei Abflußbehinderungen der Urethra wird zunächst oder gleichzeitig das Hindernis beseitigt.

Postoperativ

– Der implantierte Ureter bleibt während mehrerer Tage geschient. Ein Blasenkatheter verhindert eine Überdehnung der Muskelwand.

– Antibiotika und Sulfonamide sind nach dieser Operation über mehrere Wochen indiziert, bis der Urin steril geworden ist.

– Ein abgekürztes intravenöses Pyelogramm ist vor dem Spitalaustritt und nach sechs Monaten notwendig, um den Urinabfluß aus dem Nierenbecken und Ureter zu beurteilen. Nach sechs Monaten wird die Funktion der neugeschaffenen vesikoureteralen Klappe durch ein Miktionszystourethrogramm geprüft.

5. Prognose

– Die Resultate bezüglich Antireflux sind ausgezcichnet.

– Die Infektion wird postoperativ fast immer beherrschbar. Innert sechs Monaten sind mehr als 90% der Fälle infektfrei.

– Zu den seltenen Sekundärkomplikationen gehören Stenosen im Mündungsgebiet des Ureters und Refluxrezidive. Beide verlangen eine rasche Reoperation.

VIII. Doppelniere und Doppelureter

Eine Doppelniere stellt eine Spaltung des Nierenbecken-Ureter-Systems, nicht aber des Gesamtorgans dar. Die hauptsächlichen Formen sind nachfolgend tabellarisch aufgeführt (**Abb. 155**):

Arten	Ureter bifidus	Ureter duplex	Ureter-Ektokpie	Ureterozele mit Ostiumstenose
Haupt-symptome	Pendelurin, Infektion	vesikoureteraler Reflux in kaudale Niere, Infektion	Stenose oder Reflux, Infektion, evtl. Enuresis	Infektion, Hydro-nephrose der proximalen Niere
Diagnose	IVP, retrograde Pyelographie	IVP, MCUG Endoskopie	IVP, MCUG En-doskopie	IVP Endoskopie Operation
Therapie	Nierenbecken-vereinigung (Abb. 155a)	Reimplantation beider Ureteren mit Antireflux-operation (Abb. 155b)	meist Hemi-nephrektomie (Abb. 155c) (Abb. 157)	Abtragung der Ureterozele, Heminephrekto-mie der oberen Niere (Abb. 155d)

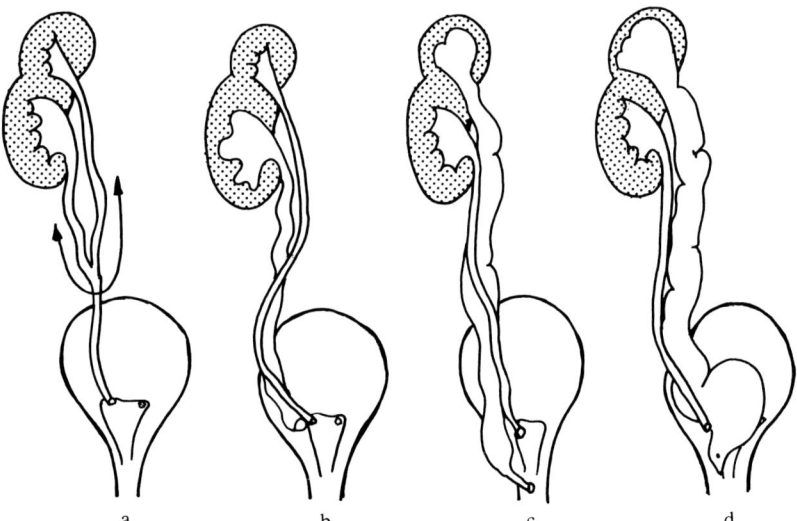

a   b   c   d

Abbildung 155: Doppelmißbildungen der Niere. a) Ureter bifidus mit Pendelreflux, b) Ureter duplex mit Reflux ins kaudale Nierenbecken. c) Ureter duplex mit Ektopie (und Stenose) des kranialen Ureters. d) Ureterozele des kranialen Nierenbeckens.

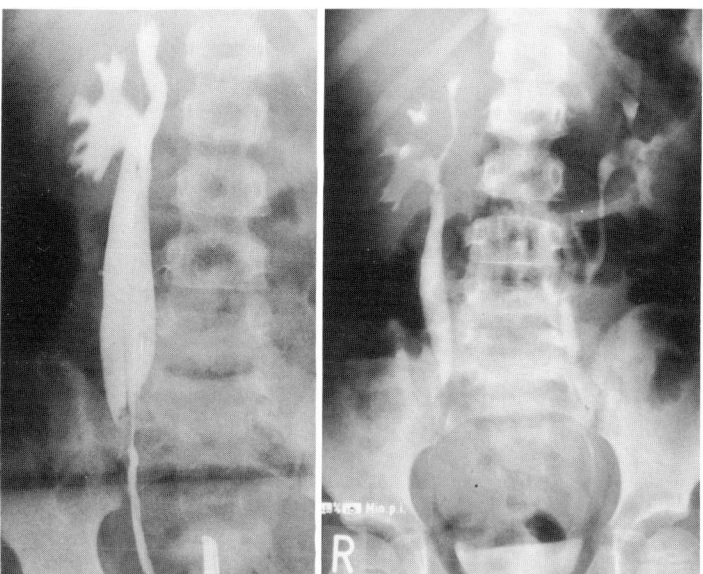

Abbildung 156: Doppelniere mit Ureter bifidus. Links: nach retrograder Füllung des oberen Nierenbeckens hat sich das untere Nierenbecken wegen Pendelreflux dargestellt. Rechts: Zustand nach interpyelischer Anastomose.

IX. Komplexe Mißbildungen

Die Pathologie des Urogenitaltraktes ist nicht immer so einfach, wie sie in einer systematischen Besprechung erscheint. Häufig kommen Kombinationsmißbildungen der einen oder beider Seiten vor (z. B. Hypoplasie der rechten Niere – Doppelniere mit Ureterozele und Ostiumstenose der linken Niere usw.). Es muß daher als Regel gelten, bei einem einzigen pathologischen Befund den gesamten Urogenitaltrakt abzuklären (z. B.: beim Bestehen einer schweren Hypospadie sind Mißbildungen des oberen Harntraktes häufig).

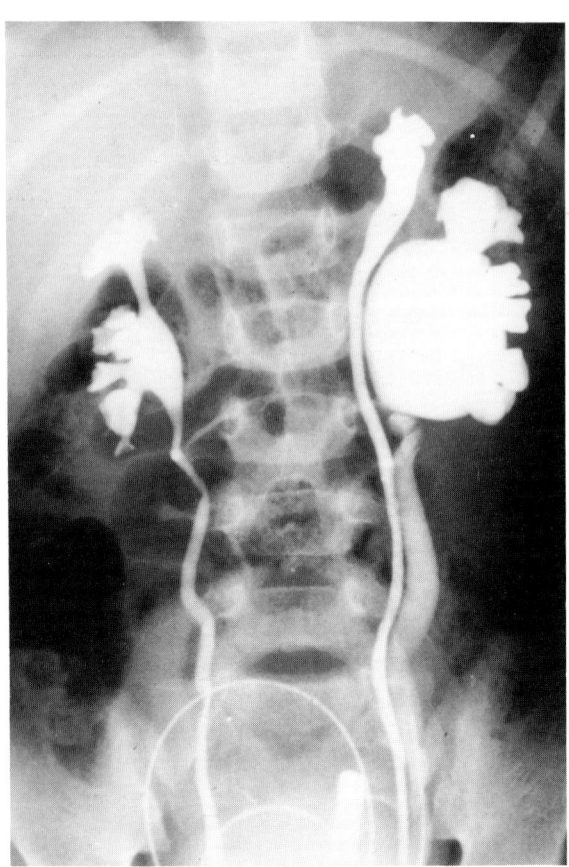

Abbildung 157:
Doppelniere links und
Reflux in die kaudale
Niere. Durch ein retro-
grades Pyelogramm
sind hier alle Hohl-
raumsysteme darge-
stellt.

Unterer Harntrakt

I. Exstrophie der Blase

Die Mißbildung ist bei der Geburt offensichtlich, die untere Abdominal-
wand und die Vorderwand der Blase sind gespalten. Die Hinterwand der
Blase füllt diese Lücke aus. Die Schambeine weichen weit auseinander
(Abb. 158).

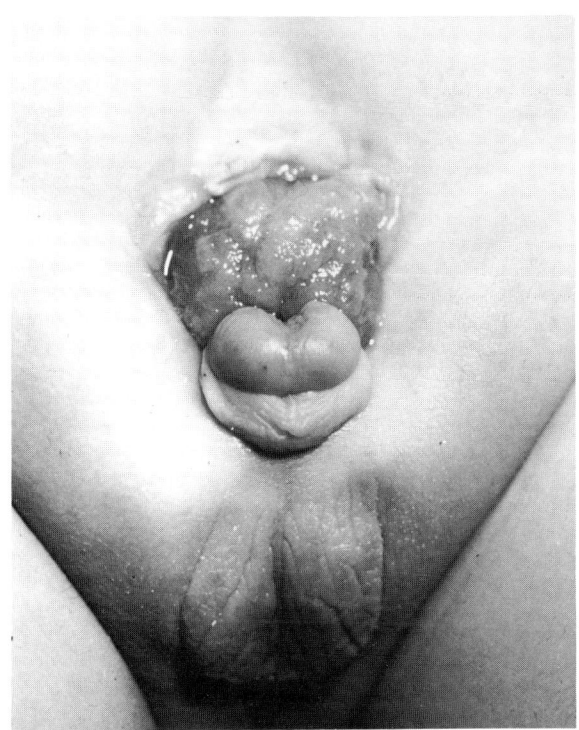

Abbildung 158:
Exstrophie der Blase
und Epispadie des
Penis.

1. Untersuchung

Die Nabelschnur inseriert tief an der Abdominalwand und am oberen
Rand der Blasenschleimhaut. In der Spalte wölbt sich die Blasenhinter-
wand vor. In ihrem unteren Anteil ist die Mündung des Ureteren sichtbar.
Die Blasenspalte setzt sich über den Blasenhals, die Urethra und die Glans
penis fort.

2. Behandlung

Präoperativ

Die Blasenschleimhaut wird mit Kochsalzkompressen feucht gehalten.
Eine Urininfektion stellt sich nicht ein, solange der Urinabfluß unbehindert ist.

Operation

Eine Operation wird bereits in den ersten Lebenswochen durchgeführt.

– Mobilisation der Blasenschleimhaut von der Abdominalwand und Rekonstruktion einer Blase und der proximalen Urethra. Approximation der gespaltenen Symphyse nach Lösen der Beckenschaufeln von Sakrum.
Schluß der Abdominalmuskulatur und der Haut.
Eine Transfusion ist bei dieser schwierigen Operation immer notwendig.
– Die endgültige Rekonstruktion der Urethra erfolgt im fünften bis sechsten Lebensjahr.

Postoperativ

Die Operation ist schwierig. Eine genaue Überwachung von Blutzirkulation und Urinausscheidung ist dringlich.

3. Prognose

Leider werden nur sehr wenige Patienten nach einem Rekonstruktions-Versuch der Blase völlig kontinent, so daß später kontinenzverbessernde Eingriffe notwendig werden. (Blasenvergrößerung mit Dünndarm oder Dickdarm, Anlegen eines katheterisierbaren Stomas am Unterbauch.)

II. Blasendivertikel

1. Anatomie

Die Blase besteht aus drei Muskelschichten (zwei zirkuläre, eine Längsschicht), die allesamt am Trigonum ansetzen. Sie regulieren die Blasenfüllung und -entleerung. Der Defekt einer Muskelschicht kann unter erhöhtem Blasendruck für die Entstehung einer sackartigen Ausstülpung verantwortlich gemacht werden. Es ist leicht verständlich, daß die meisten Divertikel am seitlichen Ansatzpunkt der Blasenmuskulatur am Trigonum liegen (**Abb. 159**).

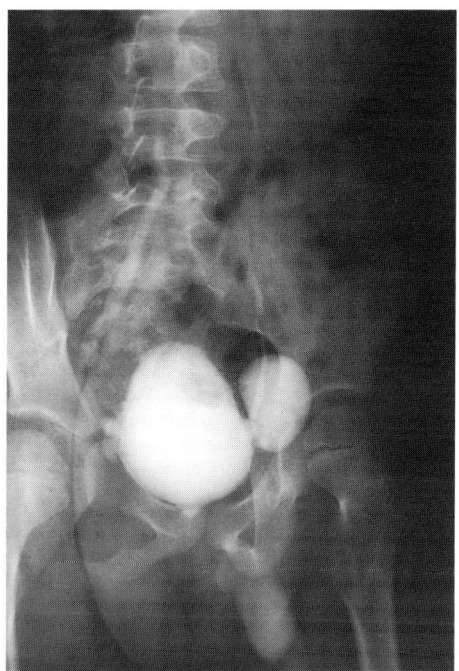

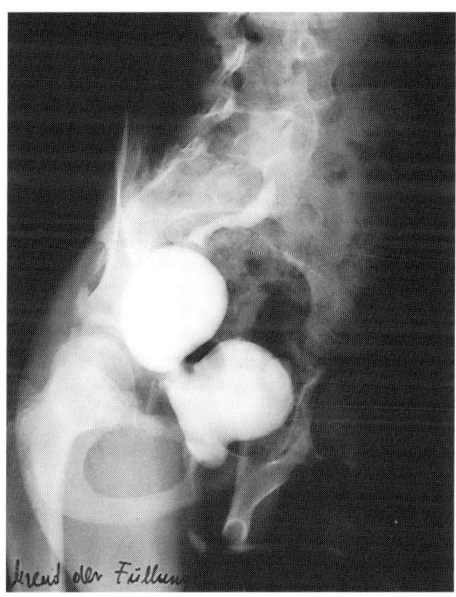

Abbildung 159: Blasendivertikel: Ausstülpung eines sackartigen Blasenanteils an der Stelle eines muskulären Blasendefektes.

2. Folgen der Divertikelbildung

– Unter zunehmender Blasenfüllung wird ein Divertikel ausgestülpt und seine Wand satt angespannt. In der Nähe des Ureterostiums gelegen, kann eine Beeinträchtigung der normalen Funktion der vesikoureteralen Klappe erfolgen und ein vesikoureteraler Reflux ermöglicht werden.

– Große Divertikel können auch nach erfolgter Miktion uringefüllt bleiben und Anlaß zu einer chronischen Urininfektion oder Steinbildung bilden.

III. Urethralklappen

Die Ausbildung von dünnen, segelförmigen Falten auf der Hinterseite der Urethra behindert die Urinpassage. Die Anomalie kommt nur bei Knaben vor. Die Symptome sind je nach Schwere des Abflußhindernisses verschieden (**Abb. 160**). Die Überfüllung der Blase und der Rückstau von Urin in Ureter und Nierenbecken sind oft schon im pränatalen Ultraschallbild erkennbar.

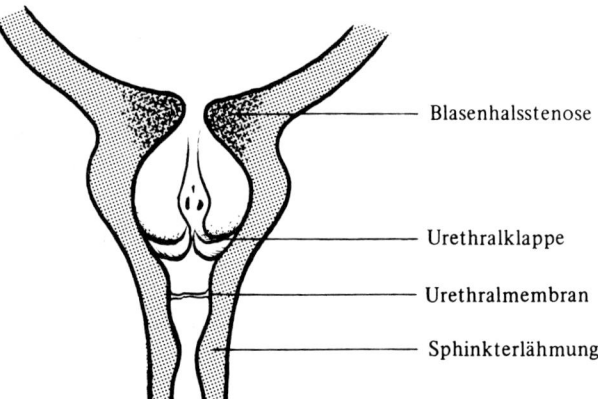

Abbildung 160: Stenotische Anomalien des unteren Harntraktes. Unter den Stenosen sind die Klappenbildungen die wichtigsten.

1. Schwere Stenose

Das Neugeborene kann seinen Urin kaum entleeren. Die Blase vergrößert sich und wird dickwandig. Die vesikoureteralen Klappen werden überdehnt, es entsteht ein vesikoureteraler Reflux und eine schwere Druckschädigung der Nieren. Bei einigen Kindern ist der Parenchymverlust der Nieren bereits bei der Geburt so schwer, daß eine Lebensfähigkeit nicht möglich ist. Neben dem Urinträufeln fallen die Kinder auf durch Gewichtsverlust, Erbrechen, Meteorismus und evtl. Urininfektion.

2. Leichtere Stenose

Leider wird die Diagnose bei leichteren Stenosen oft erst beim Kleinkind gestellt. Der Urinstrahl ist fein und schwach. Es besteht eine völlige Urininkontinenz. In anderen Fällen ist eine schwere Urininfektion Anlaß zur Abklärung.

Untersuchung

– Der Urin ist oft infiziert.

– Uroflowmetrie: Sie gibt Auskunft über das Strömungsverhalten des Urins und mißt die Menge, die pro Sekunde ausgeschieden wird.

– IV-Pyelogramm und Ultraschall-Untersuchung. Bei Bestehen eines Refluxes oder einer Ureterstenose sind bereits schwere Veränderungen des oberen Harntraktes zu sehen.

– Miktions-Zysto-Urethrogramm: Bei dieser Untersuchung gelingt die Darstellung der klappenartigen Stenose der proximalen Urethra. Trotz der Abflußbehinderung ist der Blasenkatheter leicht einführbar, da die Klappen von unten auf die Seite gedrängt werden können (**Abb. 161**).

– Endoskopie: Die Urethralklappen, die Dilatation der proximalen Urethra und das Ausmaß der Blasenschädigung werden sichtbar.

– Die Nierenfunktion ist oft eingeschränkt (Clearance erniedrigt, Harnstoff erhöht).

Operation

Sie bestehen in der endoskopischen Resektion der Klappen mit elektrischem Strom. Wegen der entstehenden Schwellung der Urethra wird post-

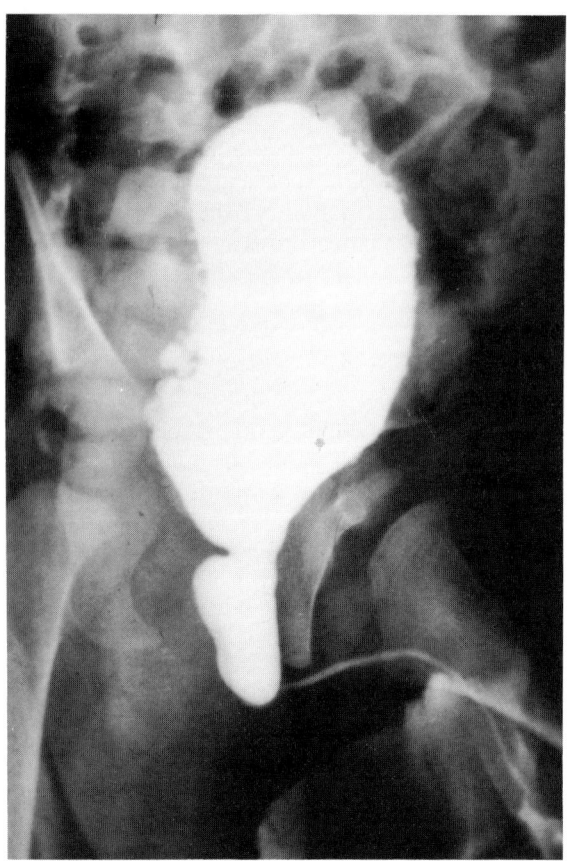

Abbildung 161: Kongenitale Urethralklappen. Dilatation der proximalen Urethra und der Blase. Pseudodivertikel entwickeln sich zwischen hypertrophischen Muskelbündeln der Blase.

operativ für fünf Tage ein Blasenkatheter belassen. Eine endoskopische Nachkontrolle und evtl. Nachresektion ist nach einigen Wochen notwendig.

Prognose

Sie hängt vom Ausmaß der Nierenschädigung ab. Besonders ungünstig ist sie bei einer bestehenden schweren Urininfektion. Bei schwer eingeschränkter Nierenfunktion ist eine spätere Nierentransplantation in Aussicht zu nehmen.

IV. Urethraldivertikel

Bei dieser seltenen Mißbildung besteht eine massive Vergrößerung des Penis bei der Geburt. Der Urin sammelt sich in einem Divertikel, das seinerseits die normale Urethra komprimiert. Daher ist eine normale Miktion nicht möglich. Die Behandlung besteht zunächst in einer Fistelung des Divertikels und später in seiner Entfernung (**Abb. 162**).

V. Harnsteine im Kindesalter

Im Gegensatz zu Gebieten in Asien (Türkei, Indien) sind in unseren Regionen Harnsteine bei Kindern selten. Die Gründe für eine Steinbildung sind verschiedenartig, und bei über der Hälfte der Fälle bleibt die Ätiologie ungeklärt.

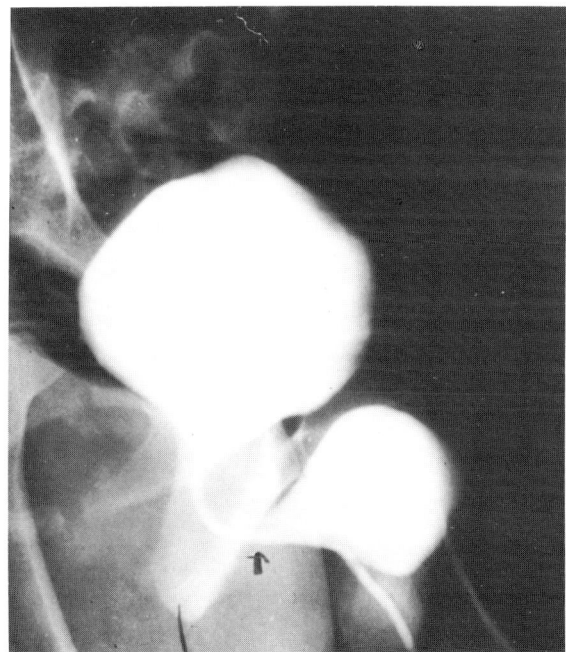

Abbildung 162:
Divertikel der Urethra.
Klinisch intermittierendes Harnverhalten.

1. Einteilung

	Ursachen	Zusammensetzung	Lokalisation
1. endemische Steine	Diätfehler, hoher Getreideanteil, niederer Fettanteil	Harnsäure, Oxalate	Blase
2. metabolische Gründe	– Zystinurie – Oxalurie – Immobilisation (Frakturen, Lähmung)	Zystinsteine	Niere, Blase
3. Infektionen	besonders bei Proteusinfektionen, Ureterabgangsstenose	Kalziumphosphat	Niere
4. Fremdkörper	Fäden, Katheterspitzen, im Spiel eingeführte Fremdkörper	Phosphate	Blase
5. idiopathisch	unklar, zentral immer Kern mit Zellen, Blut usw.	Phosphat Oxalat	Niere, Blase

2. Klinische Befunde

Symptome

Zu den wichtigsten Zeichen zählen:

– eine Urininfektion,

– kolikartige Schmerzen in der Lendengegend und Ausstrahlungen gegen die Blase und den Oberschenkel,

– eine Hämaturie.

Entleerungsstörungen der Blase, ein häufiger Harndrang oder ein plötzlicher Urinstop bei der Miktion können sich durch eine Verlegung des Blasenhalses einstellen.

3. Untersuchung

– Im Urin werden eine Hämaturie, Pyurie und Kristalle nachgewiesen.

– Das Abdomenleerbild zeigt kalkdichte Schatten im Nieren-, Ureter- und Blasenbereich.

- Im Ultraschallbild sind Steine mit Schlagschatten erkennbar.

- Das IV-Pyelogramm ist für den Nachweis einer Urinstase notwendig.

- Die Zystoskopie dient zur Lokalisation von Blasen- und Urethralsteinen. Kleinere Steine können mit einer Schlinge gefaßt und durch die Urethra extrahiert werden.

4. Therapie

Die *konservative* Behandlung ist nur bei sehr kleinen Steinen indiziert. Sie besteht in der Gabe von Spasmolytika und in einer reichlichen Flüssigkeitszufuhr sowie durch Förderung der Diurese (Lasix®).

Operative Steinentfernung. Sie ist im Kindesalter fast immer die Methode der Wahl, da nur kleine Steine mit einer Schlinge entfernbar sind.

Die operative Entfernung eines allfälligen Abflußhindernisses ist für die Prävention von weiteren Steinen notwendig (Ureterabgangsplastik, Nephrektomie bei stummer Niere).

Bei Kindern über vier bis fünf Jahren wird die Steinzertrümmerung mit Ultraschallwellen erfolgreich durchgeführt.

Verhütung einer weiteren Steinbildung

- Die primäre Aufgabe besteht in der Behandlung einer Infektion. Durch reichliches Trinken wird die Diurese gefördert. Stenosen des Nierenbinnensystems sind operativ zu beheben.

- Eine oxalatfreie Diät durch Restriktion von Spinat, Tomaten, Schokolade usw. ist bei Oxalatsteinen nützlich.

- Bei Kalziumsteinen wird eine Einschränkung von Milchprodukten empfohlen.

Äußere Genitalien

Beim Knaben

I. Hypospadie

Eine Hypospadie wird bei einem unter 350 Knaben angetroffen. Die Mündung der Urethra liegt an irgendeiner Stelle ventral des Penis (Basis der Glans, Penisschaft, Skrotum, Damm). Sie ist meist stenotisch. Das dorsale Präputium ist hyperplastisch und fehlt ventral.

Bei den schweren Formen einer Hypospadie liegt die Urethralmündung am Penisschaft oder im Skrotumbereich. Der Penisschaft ist stets nach unten gekrümmt (**Abb. 163**).

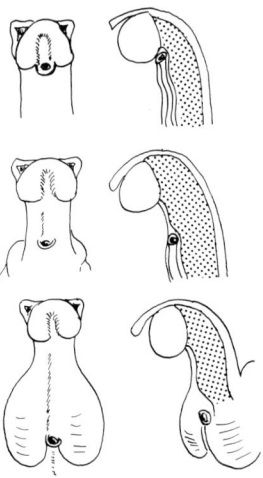

Abbildung 163: Hypospadieformen. Die Harnröhrenmündung liegt irgendwo unter der Glans, dem Penisschaft oder im Skrotalbereich.

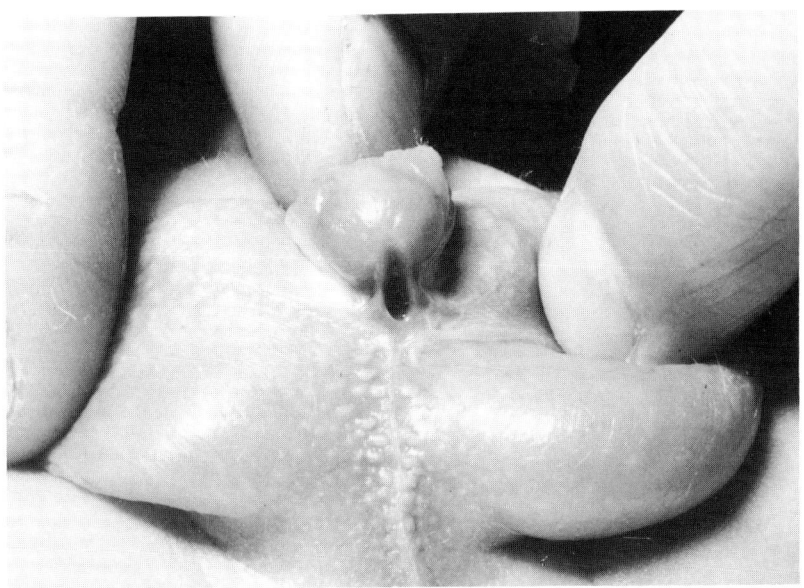

Abbildung 164: Hypospadia scrotalis mit Verkrümmung des Penis und teilweiser Spaltung des Hodensackes.

1. Folgen der Hypospadie

– Der Urinstrahl ist nach unten geneigt, evtl. ist Wasserlösen in sitzender Stellung notwendig.

– Die Stenose des Urinausflusses führt zu Blasenstörungen und zu Muskelhypertrophie.

– Bei schweren Verkrümmungen ist evtl. später ein Geschlechtsverkehr nicht möglich.

– Eine Hypospadie wird im Schulalter als Benachteiligung empfunden und kann zu einer gestörten Persönlichkeitsentwicklung führen.

2. Behandlung

Das Ziel der Behandlung ist dreifacher Art: Der Penis soll gerade und die Urethra von normaler Länge sein. Ihre Mündung muß normal weit sein und an der Glansspitze liegen.

Operation

a) Periphere Hypospadien

Die Konstruktion der fehlenden Urethra wird mit Hilfe des dorsalen Präputiums möglich. Die Operation wird zwischen dem zweiten und sechsten Lebensjahr durchgeführt.

b) Proximale Hypospadien

Die Operation umfaßt eine Penisstreckung durch Exzision der Chorda und die Rekonstruktion der Urethra.

Komplikationen nach einer Urethralplastik

– Fistelbildungen an irgendeiner Nahtstelle sind nicht selten und machen einen Sekundärverschluß notwendig.

– Stenosen bedürfen gelegentlich einer längeren Bougierungs-Behandlung.

II. Epispadie

Bei dieser Anomalie ist die Urethra auf der Dorsalseite, d. h. aufwärts, gespalten. Die Epispadie ist einer partiellen Blasenexstrophie gleichzusetzen. Die Behandlung besteht in der Rekonstruktion der Urethra und der Glans penis (**Abb. 165**).

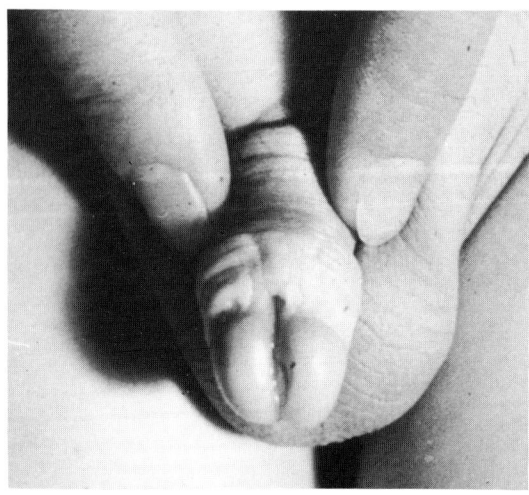

Abbildung 165:
Epispadie der Glans penis.

War der Urethralsphinkter mitgespalten, wird eine schwer beeinfluß-
bare Urininkontinenz zurückbleiben.

III. Meatusstenose

Eine Meatusstenose entsteht als Folge einer direkten Verletzung oder
durch mechanische Reizung der Urethralöffnung an Kleidern. Sie wird
daher fast nur nach Zirkumzisionen beobachtet.

Symptome

Das Leitsymptom ist der Schmerz beim Urinieren. Das Kind schreit zu
Beginn der Miktion; gelegentlich tropft nach einer Urinentleerung etwas
Blut nach. Das pathologische Miktionsverhalten ist besonders durch die
Uroflowmetrie zu erfassen.

Behandlung

Durch eine Meatotomie wird die enge Urethralöffnung gespalten. Die klaf-
fenden Schleimhautränder müssen durch Einzelnähte adaptiert werden.
   Postoperativ ist das Operationsgebiet mit anästhesierender Salbe zu
pflegen, da zunächst ein starkes Brennen entsteht.

IV. Phimose

Eine Phimose ist eine Stenose der Präputialöffnung. Eine leichte Einengung ist im ersten Lebensjahr noch physiologisch. Die Verklebungen zwischen Glans und Vorhaut lösen sich meist innerhalb der zwei ersten Lebensjahre spontan.
   Eine manuelle Retraktion während des ersten Jahres ist ein übler Miß-
brauch. Sie ist nicht nur unnötig, sondern führt leicht zu oberflächlichen
Hauteinrissen, die unter Narbenbildung heilen und schließlich zu einer
echten Phimose führen. Eine Infektion der Präputialhaut und Glans *(Balanitis)* ist viel häufiger nach Manipulationen.
   Gelegentlich gelingt es nach Retraktion des engen Ringes nicht mehr, das
Präputium über die Glans nach vorne zu schieben. Durch Abdrosselung der
Blutgefäße resultieren eine Schwellung der Glans und starke Schmerzen
sowie Unfähigkeit zur Harnentleerung *(Paraphimose)* (**Abb. 166**).

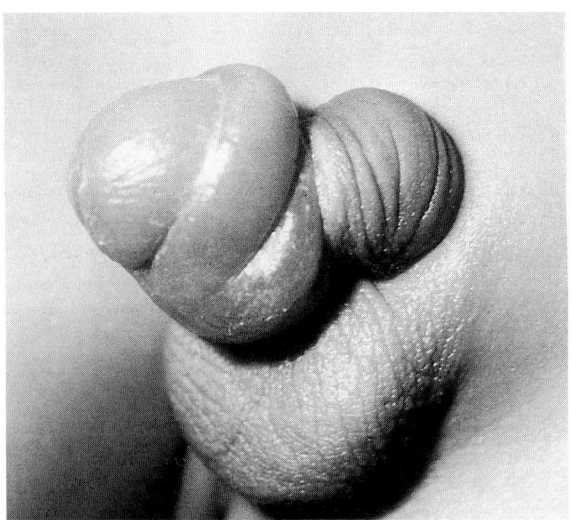

Abbildung 166: Paraphimose. Venöse Stauung und Ödem der Glans durch die Abschnürung eines zurückgezogenen engen Präputialringes.

Die *Indikationen* zur Durchführung einer Zirkumzision lassen sich medizinisch umschreiben:

1. Im ersten Lebensjahr

- wenn eine echte Stenose besteht (Narben, Miktionstörungen, Aufblähung des Präputiums beim Urinieren),

- wenn nach ungenügender Zirkumzision eine ringförmige Narbe vor der Glans entsteht (= Rephimose),

- wenn eine Balanitis aufgetreten ist,

- bei Paraphimose,

- aus religiösen Gründen (Juden, Mohammedaner),

- aus hygienischen Gründen.

2. Nach dem zweiten Lebensjahr

- wenn die Präputialenge fortbesteht oder

- wenn nach einer Retraktion des Präputiums eine ringförmige Einschnürung hinter der Glans entsteht.

Operation

Nach der Neugeborenenperiode wird sie in Narkose durchgeführt. Der stenotische Vorhautring wird reseziert, die gespaltenen Vorhautblätter werden adaptiert.

Die Nachbehandlung wird am besten mit mitigierenden Salben durchgeführt. Manipulationen sind zu vermeiden.

Der Eingriff ist nicht frei von Komplikationen. Im Anschluß an die Operation entsteht immer ein Schleimhautödem. Nachblutungen sind zwar selten, ihre Möglichkeit verlangt aber eine genaue Überwachung der Patienten.

Es ist unbedingt notwendig, sich mit den Eltern eingehend über die Nachbehandlung zu unterhalten.

Beim Mädchen

I. Synechie der Labien

Als Folge einer chronischen Vulvitis verkleben die kleinen Schamlippen durch eine feine häutige Adhäsion miteinander (**Abb. 167**). Die Affektion ist harmlos. Im Säuglingsalter kann die Spaltung durch leichten Druck auf die Labien vorgenommen werden. Bei größeren Mädchen ist dazu eine Anästhesie notwendig. Die Nachbehandlung besteht in Salbenapplikation und täglich leichtem Spreizen der Labien; sonst sind Rezidive gewiß.

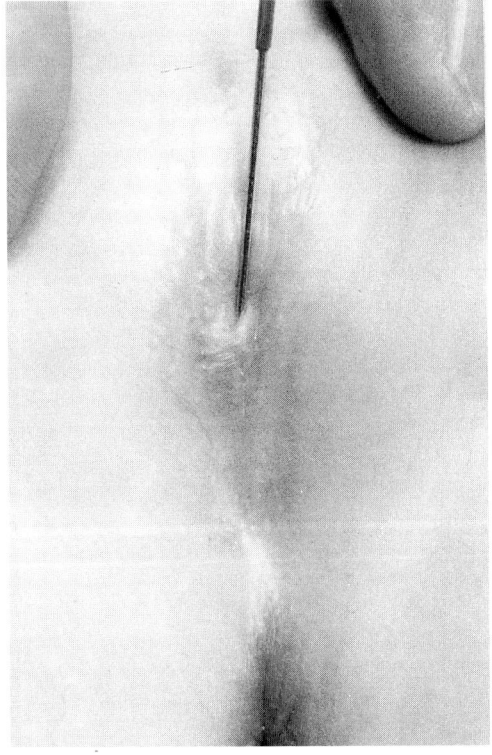

Abbildung 167: Labiensynechie. Die adhärenten kleinen Labien lassen sich mit einer Sonde einfach spalten

II. Hymenalatresie

Infolge der Schleimhautproduktion der Vagina wölbt sich bereits beim Säugling das Hymen zystisch vor. Durch Exzision eines ventralen Hymenalanteils lassen sich normale Verhältnisse herstellen (**Abb. 168**).

III. Vaginalatresie

Die Vagina kann vollständig verschlossen oder nur sehr kurz und klein ausgebildet sein. In vielen Fällen sind auch Uterus und Tuben rudimentär ausgebildet. EineVaginalrekonstruktion muß kurz vor der Pubertät durchgeführt werden, da sonst das sich anstauende Menstruationsblut zu einem schmerzhaften Hämatokolpos führt.

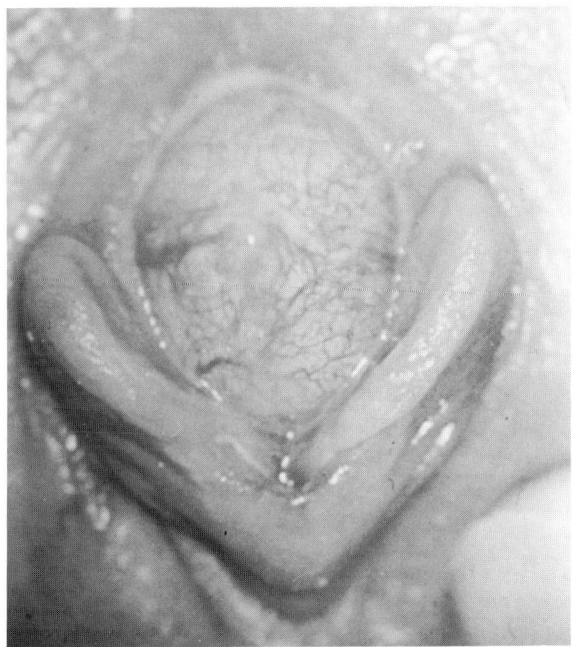

Abbildung 168: Hymenalverschluß und Hydrokolpos (Aufstauung von Sekreten in der Vagina).

Intersex

Bei den meisten Neugeborenen bildet die Bestimmung des Geschlechtes keine Schwierigkeiten. Das Merkmal einer Zelle von 44 Chromosomen und je einem X- und Y-Chromosom bestimmt die männliche Entwicklung, mit zwei X-Chromosomen die weibliche. Der Nachweis von zwei X-Chromosomen gelingt aus Besonderheiten der neutrophilen Leukozyten, aus Zellen der Mundschleimhaut oder der Haarwurzeln (Chromatinpositive Zellen). Bei einzelnen Kindern sind jedoch sexuelle Merkmale beider Geschlechter vorhanden.

I. Hermaphroditismus

Beim echten Hermaphroditismus enthalten die Gonaden Keimdrüsengewebe beider Geschlechter. Das äußere Genitale ist ohne weiteres als intersexuell zu erkennen. Neben einem Uterus ist meist ein deutlicher Phallus vorhanden. In der Pubertät treten Brustentwicklung und Menstruation auf.

II. Pseudohermaphroditismus

Diese Patienten sind männlich oder weiblich. Nur entsprechen die äußeren Genitalien nicht dem eigentlichen Geschlecht. Mädchen sehen männlich aus.

1. Pseudohermaphroditismus masculinus

Beim Pseudohermaphroditismus masculinus sind die Hoden nicht fähig, das Genitale zu vermännlichen (Hodeninsuffizienz), oder aber die Genitalanlagen sprechen auf das Testosteron der Hoden nicht an (Hypospadia peno-scrotalis mit Kryptorchismus, testikuläre Feminisierung mit Hoden und Samensträngen, aber äußerlich weibliches Genitale).

2. Pseudohermaphroditismus femininus

Die Genitalanlage wird durch endogene oder exogene Androgene virilisiert. Die häufigste Ursache ist das adrenogenitale Syndrom. Auch androgene und gestagene Hormone, die die Mutter während der Schwanger-

schaft verabreicht werden, führen zu Virilisierungserscheinungen beim Mädchen **(Abb. 169)**.
Es ist wesentlich, die Geschlechtsabklärung in den allerersten Lebenstagen durchzuführen. Dazu sind eine Reihe von Untersuchungen notwendig:

– Klinische Untersuchung der vorhandenen Geschlechtsorgane,

– Abstrich der Mundschleimhaut, der Haarwurzel oder der Leukozyten,

– Urinsammlung für Hormonuntersuchung (17-Ketosteroide),

– Chromosomenuntersuchung aus Blutzellkulturen,

– evtl. Laparoskopie zur Inspektion und Biopsie der Gonaden.

Therapie

Die Aufgabe der Behandlung ist es, dem Patienten zu einer geschlechtlich eindeutigen Genitalform zu verhelfen. Die Wahl der Geschlechtsrolle, in der das Kind aufwachsen soll, ist in erster Linie von der Ausbildung der äußeren Genitale und erst in zweiter Linie von der Art der Keimdrüsen ab-

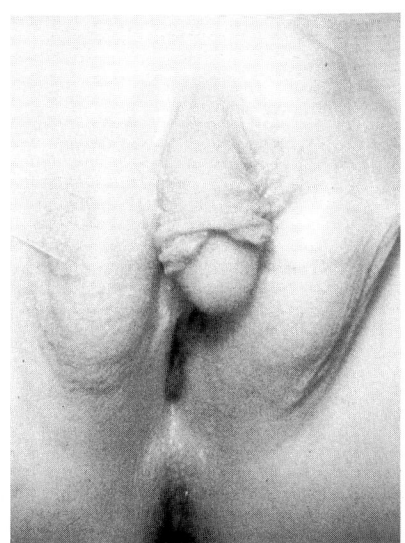 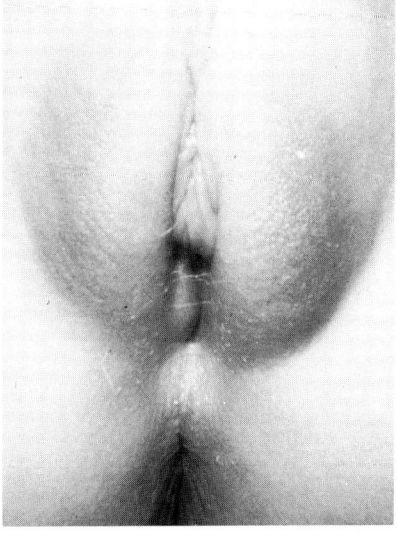

a   b

Abbildung 169: a) Intersexuelles Genitale (Pseudohermaphroditismus). b) Zustand nach plastischer Korrektur.

hängig. Es ist bekannt, daß die psychosexuelle Ausrichtung eines Menschen stärker durch die anerzogene Geschlechtesrolle als durch seine Keimdrüsen bestimmt ist.

Zu diesem Zweck sind oft plastische Operationen erforderlich, die am besten bereits in den ersten drei Lebensjahren durchgeführt werden (z. B. Klitorisreduktion und Eröffnung des verschlossenen Sinus urogenitalis beim androgenitalen Syndrom usw.) **(Abb. 169b)**.

Orthopädische Erkrankungen und Fehlbildungen des Kindesalters

Orthopädische Krankheiten und Fehlbildung sind oft bei der Geburt vorhanden, nicht immer aber dann schon erkennbar. Ihnen liegen unterschiedliche Ursachen zugrunde:

1. Genetische Fehlbildungen
   - vererbte Systemerkrankungen (z. B. Chondordystrophie)
   - genetische, chromosomale Schäden (z. B. M. Apert)

2. Embryonale, fötale Schäden
   - Virus-Embryopathie (z. B. Rubeolen)
   - Röntgenstrahlen
   - Medikamente (Thalidomid)
   - Sauerstoffmangel, zerebrale Durchblutungsstörungen (z. B. zerebrale Lähmungen)
   - mechanische Schädigungen (Amputationen)

3. Gemeinsam genetische und exogene Schäden (z. B. Hüftgelenksluxation)

4. Unklare Ursachen (z. B. Klumpfuß)

Diagnose

Viele kongenitale Fehlbildungen sind bei der Geburt erkennbar (Klumpfuß), andere werden erst nach sorgfältiger Abklärung diagnostiziert (Hüftgelenksluxation nach Ultraschall-Untersuchung). Die systematische neonatale Untersuchung ist deshalb bedeutungsvoll, weil nur bei frühzeitiger Behandlung eine Heilung möglich ist.

Prophylaxe

Eine Reihe kongenitaler Fehlbildungen ist geklärt worden. Eine Prophylaxe ist für einige möglich. Dafür sind einige Überlegungen anzustellen.

– Fernhalten schädlicher Einflüsse während der Schwangerschaft (Thalidomid, Röntgenstrahlen),

– Aufklärung der Eltern bei gehäuften familiären Fehlbildungen (Klumpfuß, Hüftgelenksluxation). Eine frühzeitige Therapie wird dadurch ermöglicht.

I. Kongenitale Störungen der Verknöcherung und Knorpelbildung

1. Störungen der Verknöcherung

a) Osteogenesis imperfecta (angeborene Knochenbrüchigkeit)

Diese Mißbildung betrifft alle Knochen, die in charakteristischer Weise weich, fragil und verbogen sind. Die Kortikalis ist sehr dünn, die gelenknahen Bezirke sind kelchartig aufgetrieben.

Bei der neonatalen Form dieser Krankheit kommen die Kinder schon mit einer Anzahl intrauterin geheilter oder frischer Frakturen zur Welt. Die Extremitäten sind kurz und schwer verbogen. Die Lebensaussichten sind für einige Fälle ungünstig (**Abb. 170** und **171**).

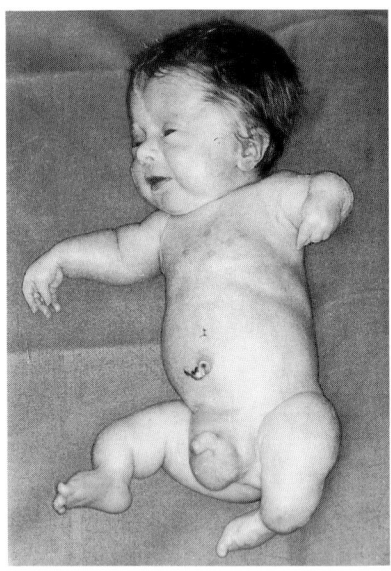

Abbildung 170: Osteogenesis imperfecta: Neugeborenes mit Gliedverkrümmungen infolge intrauteriner Frakturen.

Abbildung 171: Osteogenesis imperfecta: Verkürzung und Verbiegung der Extremitäten durch intrauterin geheilte Frakturen. Beachte: Ein großer Teil des Dünndarms ist durch riesige Inguinalhernie ins rechte Skrotum ausgetreten.

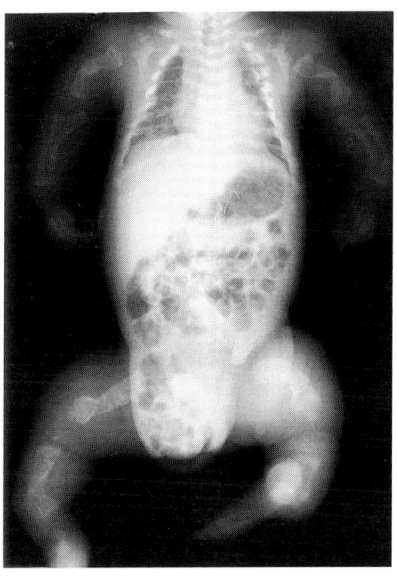

Bei der juvenilen Form wird die Diagnose aufgrund der zahlreichen Frakturen im Wachstumsalter gestellt.

Bei beiden Formen ist die Knochenheilung normal. Die Skleren sind bläulich. Im Erwachsenenalter trifft oft eine Gehörverminderung ein.

Die Behandlung des Leidens ist konservativ. Bei schweren Verkrümmungen und häufigen Refrakturen hat sich die Einführung eines sog. Teleskop-Marknagels oder eine innere Schienung mit Titan-Marknägeln bewährt. Trotz der inneren Schienung sind Frakturen möglich. Die Markschiene verhindert jedoch eine Achsenabweichung und gestattet ein unbehindertes Längenwachstum des Röhrenknochens **(Abb. 172)**.

b) Fibröse Dysplasie der Knochen

In den langen Röhrenknochen sind Bindegewebsinseln ohne Zeichen einer Verknöcherung vorhanden. Die Patienten neigen daher zu Spontanfrakturen. Neben einer ungleichen Knochenlänge fallen bei einigen Patienten Café-au-Lait-Flecken der Haut auf. Im Röntgenbild sind Aufhellungsherde vorhanden, die an Knochenzysten denken lassen **(Abb. 173)**.

Auch hier ist die Behandlung für kleine Herde abwartend konservativ. Größere oder wachsende Fibrome bedürfen ebenso wie pathologische

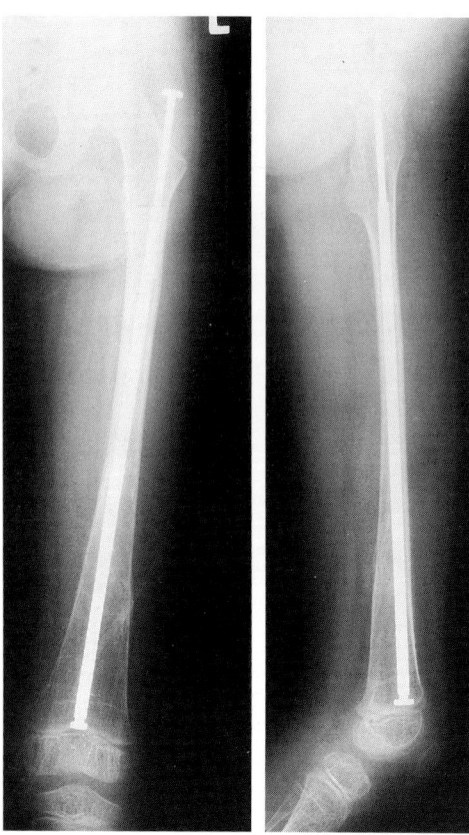

Abbildung 172: Osteogenesis imperfecta: Innere Schienung des Femurs durch teleskopartig wachsenden Marknagel zur Vermeidung von Frakturen und Achsenabweichungen.

Spontanfrakturen der operativen Therapie. Dabei werden die Knochendefekte eröffnet und die Wand mit einem Rundbohrer angefrischt. Der Knochendefekt wird mit einem Spongiosatransplantat aufgefüllt.

c) Prämature Synostose der Schädelnähte (siehe S. 65)

2. Störungen der Knorpelbildung

a) Achondroplasie (Chondrodystrophie)

Der Knorpel langer Röhrenknochen reift nicht aus, daher entsteht ein vermindertes Längenwachstum von Armen und Beinen. Kopf und Rumpf entwickeln sich hingegen normal (Zirkuszwerg) **(Abb. 174)**.

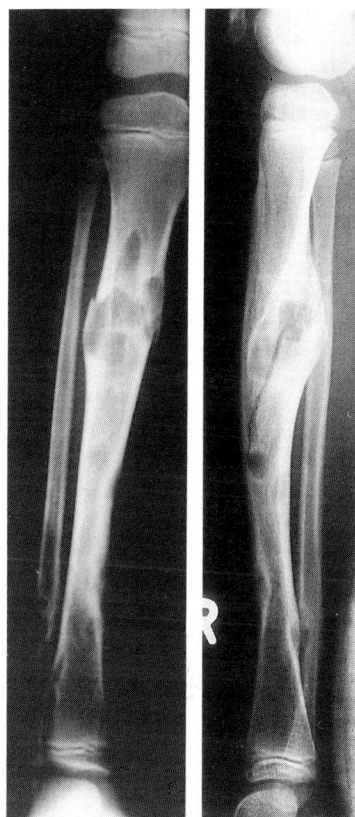

Abbildung 173: Fibröse Osteodystrophie des Unterschenkels mit pathologischer Fraktur im mittleren Schaftbereich

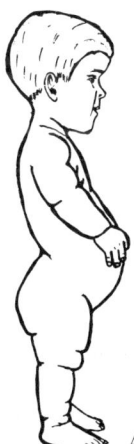

Abbildung 174: Chondrodystrophischer Zwerg.

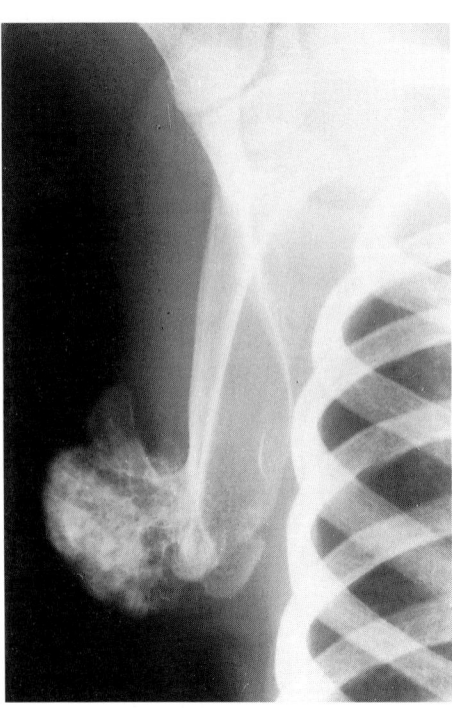

Abbildung 175: Kartilaginäre Exostose der Skapula.

b) Multiple kartilaginäre Exostosen

Dieses Leiden ist oft familiär. Im Bereich der Metaphysen langer Knochen beginnen versprengte Knorpelinseln zu wachsen und entwickeln sich exophytisch, unter Bildung zum Teil großer, tumorartiger Knorpel-Knochenhöcker. Sie können das Wachstum einer Extremität negativ beeinflussen und durch ihr expansives Wachstum Schmerzen verursachen **(Abb. 175)**. Eine operative Resektion der Exostosen ist indiziert, wenn Schmerzen, Gehstörungen oder Wachstumsabweichungen einer Extremität vorhanden sind **(Abb. 176)**.

3. Erworbene Störungen der Verknöcherung

Die wichtigste Krankheit dieser Gruppe ist die *Rachitis*. Wegen Vitamin-D-Mangel entsteht ein vermindertes Kalziumangebot für die Knochen. Diese werden weich und verborgen. Die Epiphysen verbreitern sich (Doppelhöcker an Knien, an Rippen usw.). Weitere Symptome sind eine Kraniotabes und Verformungen des Thorax.

Abbildung 176: Multiple Exostosen im Bereiche aller Metaphysen des Unterschenkels bei familiärer Chondromatose.

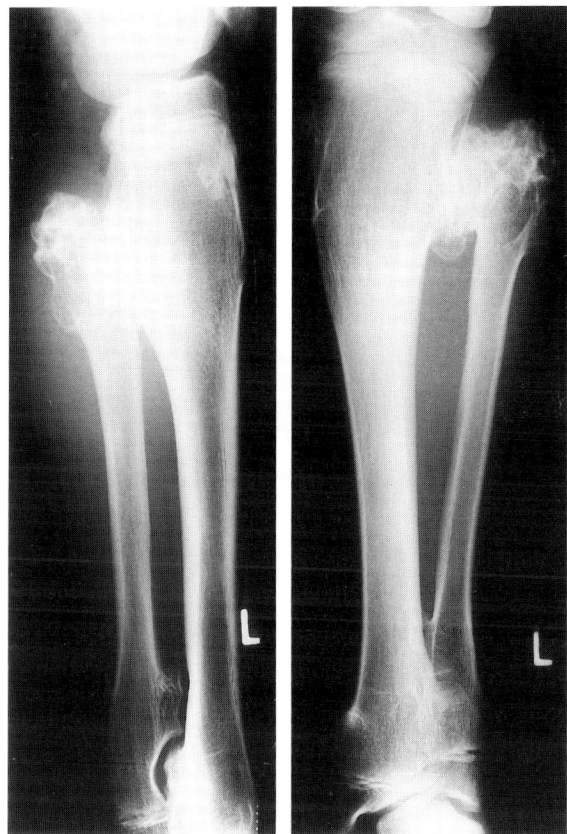

Die Behandlung besteht in der Zufuhr von Vitamin D. Nur bei schweren, persistierenden Fällen ist die O-förmige Verbiegung der Beine operativ zu korrigieren.

II. Mißbildungen von Gliedmaßen

1. Kongenitale Verkürzungen

Die Ursachen bestehen in fehlenden oder rudimentären Anlagen der Humerus- oder Unterarmknochen, resp. Femur- oder Unterschenkelknochen (**Abb. 177**). Es resultiert ein kurzer Arm (kurzes Bein) mit einer gut entwickelten Hand (Fuß). Eine häufige Form ist auch das Fehlen des Unterarmes, wobei nur ein oder zwei Finger entwickelt sind.

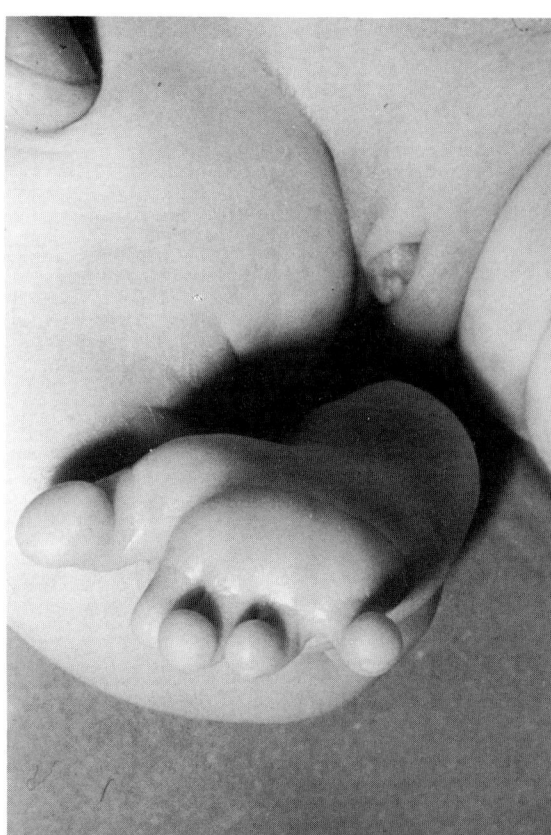

Abbildung 177: Rudimentäre Ausbildung von Femur, Tibia und Fibula. Verkrümmung des Unterschenkels.

Die Chirurgie hat bei diesen schweren Mißbildungen, die besonders unter der Thalidomid-Tragödie vermehrt beobachtet wurden, nur wenig zu bieten. Mit geeigneten Prothesen kann ein solches Kind gehen lernen und gewisse handwerkliche Verrichtungen durchführen.

2. Amniotische Abschnürungen

In der Vergangenheit wurde angenommen, daß intrauterine Bänder eine Strangulation von Fingern oder von Hand und Fuß bewirken **(Abb. 178)**. In Wirklichkeit handelt es sich eher um intrauterine Ulzerationen oder Nekrosen der sich entwickelnden Extremität, die eine ringförmige Narbe oder eine partielle Amputation von Fingerendgliedern zurücklassen.

Auch hier ist erstaunlich, wie viel ein solches Kind zu lernen vermag und welche handwerklichen Fähigkeiten sich die Patienten aneignen kön-

Abbildung 178: Amniotische Abschnürung der II. Zehe und Schnürring am Unterschenkel.

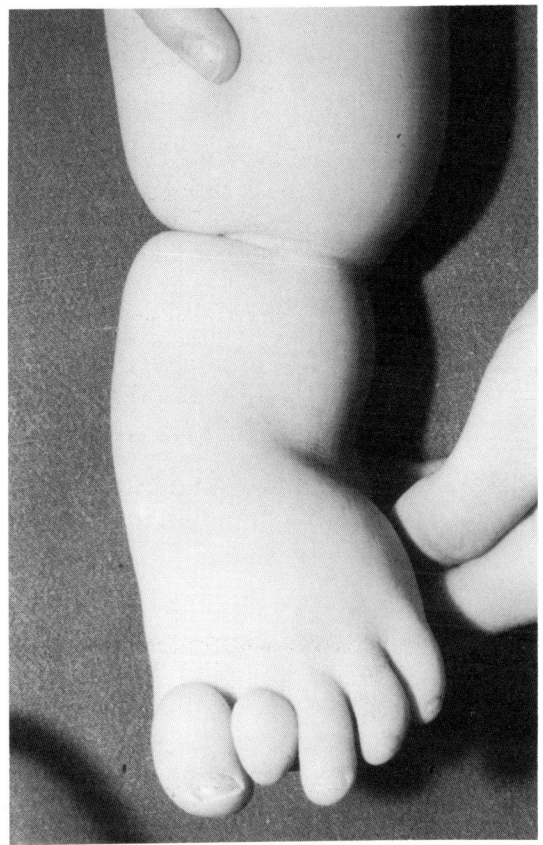

nen. Bei Amputation größerer Teile eines Fußes oder einer Hand sind geeignete Prothese hilfreich. Schnürringe lassen sich durch plastische Hautoperationen beheben.

3. Syndaktylie

Die Finger oder Zehen II–V sind zwar normal entwickelt, jedoch durch eine Hautbrücke miteinander verbunden. Bei der Löffelhand, der schwersten Form dieser Anomalie, kommen zusätzlich auch Gelenksversteifungen und Verkrümmungen des Daumens vor. Die Mißbildung geht häufig mit einer Akrozephalopathie einher (= Morbus Apert) **(Abb. 179)**.

Die Trennungsoperation der Finger wird gewöhnlich in den ersten drei Lebensjahren durchgeführt. Der Hautdefekt nach Separation der Finger wird durch ein Hauttransplantat gedeckt.

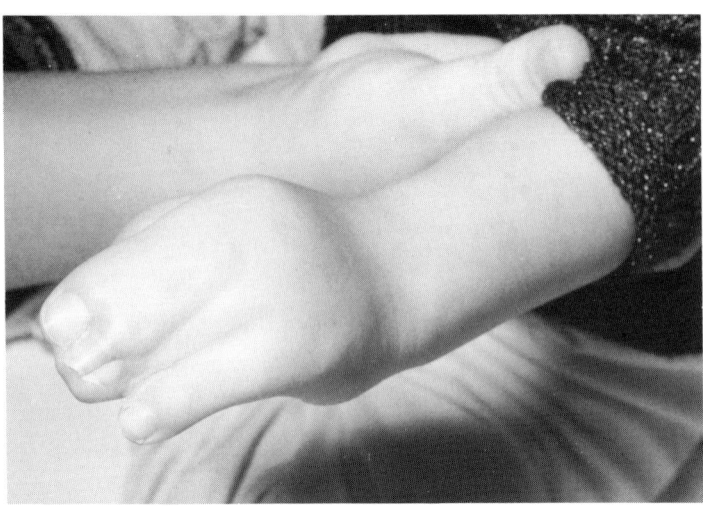

Abbildung 179: Syndaktylie der linken Hand (vgl. Abb. 6).

Gelegentlich bestehen gleichzeitig amniotische Abschnürungen, die die Rekonstruktion der Hand erschweren **(Abb. 180)**.

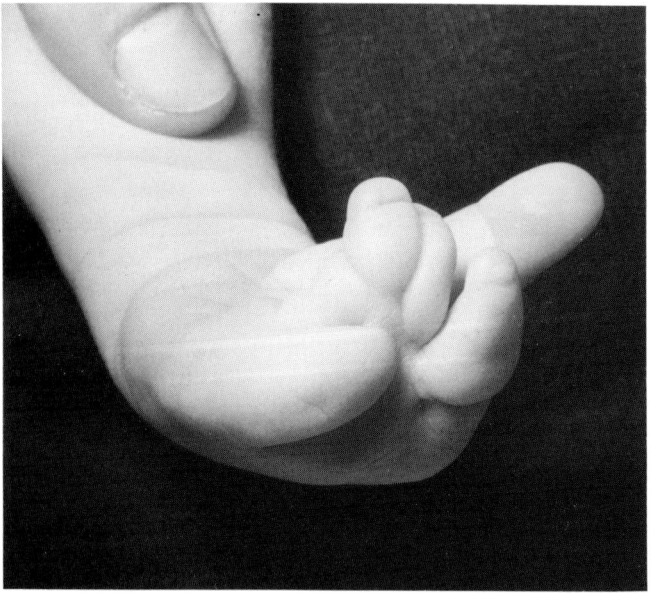

Abbildung 180: Schwere Syndaktylie und amniotische Abschnürungen von Fingern als Folge embryonaler Durchblutungsstörungen.

4. Überzählige Finger

Sie befinden sich entweder als Verdoppelung des fünften Fingers ulnar oder des Daumens auf der Radialseite. Der funktionsuntüchtigste Finger wird amputiert und die oft knorpelige Verbindung zum Nachbarphalangen abgetrennt. Nur selten ist die Hand mit sechs Fingern voll funktionstüchtig (**Abb. 181a** und **b**).

III. Mißbildungen von Gelenken

Arthrogryposis

Die Gelenke der unteren und oberen Extremitäten sind in den meisten Bewegungen stark eingeschränkt oder weitgehend versteift. Die Muskulatur ist schwach angelegt, die Gelenkkapseln sind unelastisch. Häuftgelenksluxationen und eine Hyperextension der Kniegelenke werden häufig beobachtet. Die geistige Entwicklung der Kinder ist normal (**Abb. 182**).

Da die Mißbildung vorwiegend den Gelenkkapsel- und Bandapparat betrifft, sind vorwiegend physiotherapeutische Maßnahmen indiziert. Bei schweren Formen müssen operative Sehnenverlagerungen, Arthrotomien usw. durchgeführt oder Gipsverbände angelegt werden. Die Rezidivgefahr nach operativer Korrektur ist sehr groß.

Das minimale Ziel der Behandlung soll darin bestehen, daß die Kinder gerade stehen können und gehen lernen. Dazu braucht es reponierte Hüften, gerade Knie und belastbare Füße. Wenigstens eine Hand soll Mund und Gesicht berühren können.

IV. Erworbene Störungen von Gelenken

1. Ganglion

In unmittelbarer Nähe von Gelenken und Sehnenscheiden, meist auf dem Handrücken, kommt es zu einer Degeneration von Synovialgewebe (Gelenkinnenhaut). Daraus entwickelt sich eine sehr dünnwandige, schleimgefüllte Zyste, die bei Bewegungen Schmerzen machen kann. Die Behandlung besteht in der kompletten Exzision des Ganglions. Eine unvollständige Entfernung der Zystenwand führt gern zu einem Rezidiv.

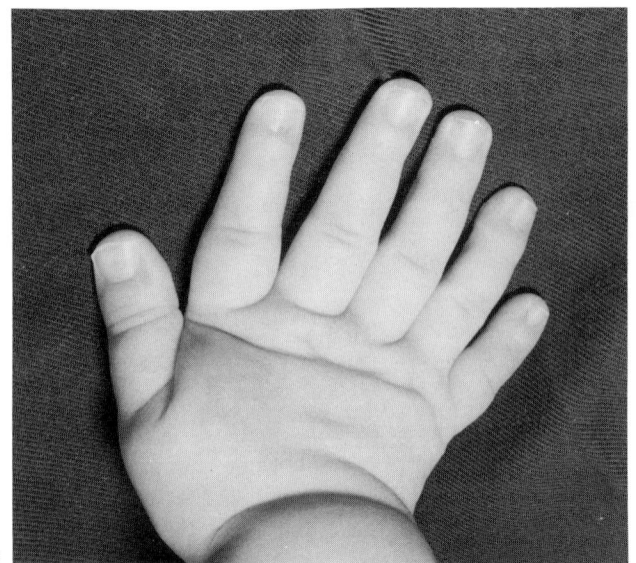

a

b

Abbildung 181: a) Hexodaktylie, b) zugehöriges Röntgenbild.

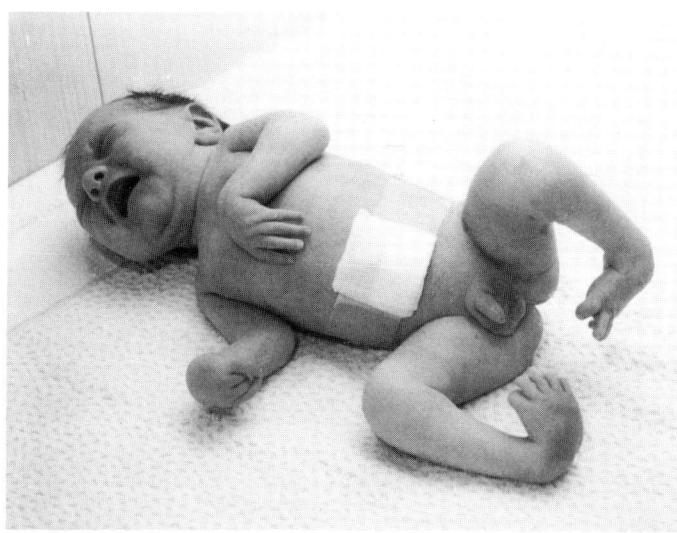

Abbildung 182: Arthrogryposis mit Klumpfüßen, Klumphänden und partieller Versteifung der Knie und Ellbogen.

2. Semimembranaceus-Ganglion (Baker's Zyste)

In der Kniekehle hat die schleimgefüllte Zyste Kontakt mit der Sehne des Musculus semimembranaceus. Sie geht jedoch von der Gelenkkapsel aus, ohne mit dem Gelenk direkt in Verbindung zu stehen. Die Exzision ist schwierig und Rezidive kommen vor. Da eine spontane Rückbildung gelegentlich eintritt, lohnt es sich, die Zyste während zwölf Monaten nur zu beobachten.

V. Kongenitale Hüftgelenksluxation

Bei sicher mehr als einem unter 1000 Kindern wird eine Hüftgelenksluxation beobachtet. Mädchen sind viermal häufiger befallen als Knaben. Die Zahl der bei der Geburt instabilen Hüften ist wesentlich höher, doch normalisieren sich viele spontan in den ersten Lebensmonaten. In 20% der Fälle ist eine Heredität nachzuweisen.

Formen **(Abb. 183)**

– Instabilität der Hüfte (Luxationstendenz, Kopf meist in der Pfanne zentriert, Pfanne ist jedoch zu wenig tief),

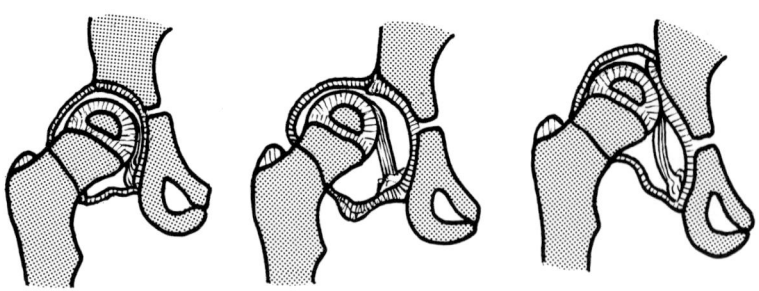

Abbildung 183: Beziehung von Femurkopf und Kapsel zum Gelenk bei der normalen Hüfte, bei Subluxation, bei Totalluxation.

- Subluxation (Kopf noch partiell in Pfanne, Reponierbarkeit leicht),
- Totalluxation,
- Lähmungshüfte (erworbene Form der Luxation)

Unbehandelt kann jede leichte Form der Hüftdysplasie in eine Totalluxation übergehen.

Ursachen und Entwicklung

Es ist anzunehmen, daß in der Mehrzahl der Fälle nicht eine angeborene minderwertige Anlage des Pfannendaches Ursache der Luxation ist, sondern eine Instabilität des Hüftgelenkes infolge Schlaffheit des Bandapparates. Unter dem Einfluß mütterlicher Hormone wird auch dieses straffe Bindegewebe vor der Geburt gelockert. Dabei kann bei entsprechender Veranlagung die Hüftgelenkskapsel so schlaff werden, daß der Hüftkopf aus der Pfanne rutscht und luxiert. Normalerweise verschwindet diese Instabilität nach der Geburt spontan, und die Hüften entwickeln sich normal. Falls die Instabilität fortbesteht, so setzt eine progrediente Fehlentwicklung ein (Luxation), die anfänglich reversibel ist.

Eine Frühdiagnose und Behandlung führt fast immer zu einer normalen Hüftentwicklung. Deshalb ist diese Diagnostik so bedeutungsvoll. Sie besteht in klinischer, Ultraschall- und eventuell Röntgen-Untersuchung.

Klinische Befunde

Sie sind je nach Alter etwas verschieden.

1. Beim Säugling bestehen:

- asymmetrische Hautfalten,
- Abduktionshemmung,
- Ein- und Ausrenkungsphänomen nach ORTOLANI,
- scheinbare Verkürzung des Oberschenkels bei Flexion im Kniegelenk (**Abb. 184** und **185**).

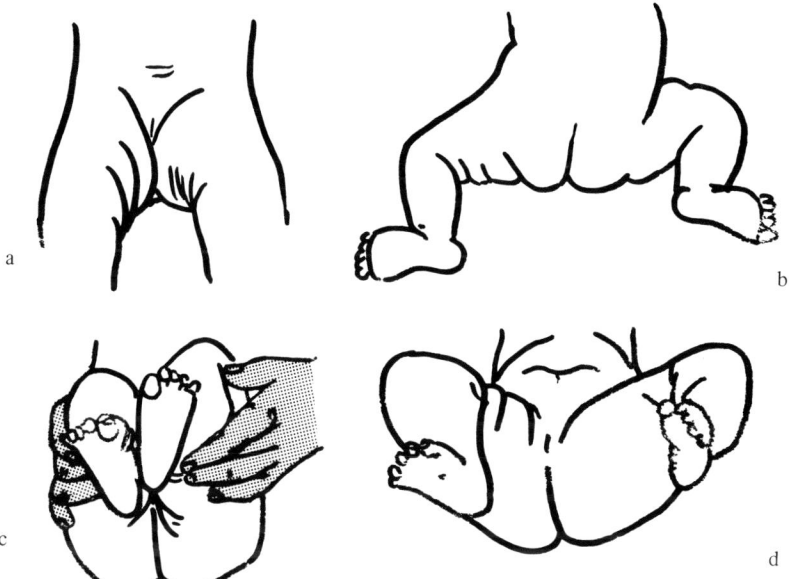

Abbildung 184: Klinische Zeichen der Hüftgelenksluxation: a) asymmetrische Hautfalten, b) asymmetrische Kriechstellung, c) scheinbare Verlängerung des gesunden Beines, d) Abduktionshemmung.

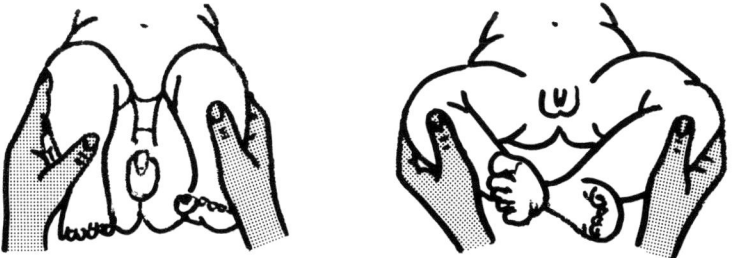

Abbildung 185: Ein- und Ausrenkungsphänomen nach Ortolani.

2. Beim älteren Kind

- Hochstand des Trochanters,

- positives TRENDELENBURGsches Phänomen beim Stehen (Abfallen des Beckens auf das betroffene Bein),

- Watschelgang (beidseitiger Befall) oder Hinken,

- Hyperlordose der Lendenwirbelsäule.

Ultraschall-Untersuchung

Die Frühdiagnose ist durch eine Sonographie der Hüften recht zuverlässig möglich. Bei geringstem klinischen Verdacht darf mit dieser wenig belastenden Untersuchung nicht gezögert werden. Die Ultraschall-Untersuchung vermag die Anatomie des bei der Geburt noch weitgehend knorpeligen Hüftgelenkes bildlich darzustellen. Alle Grade von Dysplasie, Instabilität bis zur Totalluxation können nachgewiesen werden.

Röntgenbefunde

Normal	Pathologisch
- Azetabularwinkel kleiner als 27°	- Azetabularwinkel größer als 27°
- Trochanterspitze 7–10 mm von der Hilfslinie	- Trochanterspitze näher als 7 mm an der Hilfslinie
- Shenton-Ménardsche Linie rund	- Shenton-Ménard unterbrochen
- Kopf im inneren unteren Quadranten	- Kopf lateral, evtl. im oberen Quadranten
- Kopfkern normal	- Kopfkern hypoplastisch, evtl. gespalten

Im Zweifelsfall ist eine *Arthrographie* durchzuführen. Auf diese Weise wird die Gelenkhöhle und die Reponierbarkeit des Kopfes beurteilbar **(Abb. 188)**.

Therapie

1. Bei einer instabilen Hüfte und einer leichten Subluxation genügt allein eine konsequent durchgeführte *Breitwickelmethode,* um zum Erfolg zu

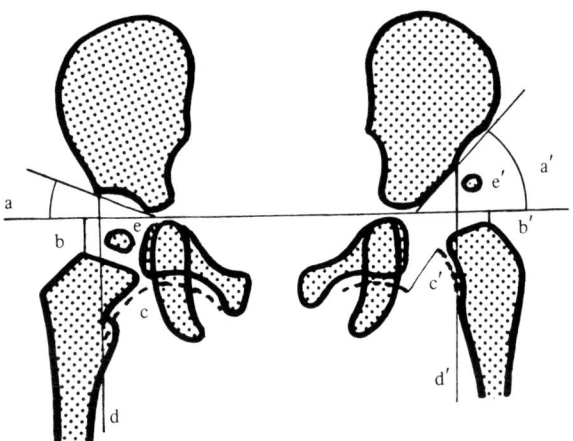

Abbildung 186: Hüftgelenksluxation links.

normal

a) Pfannendachwinkel < 27°   a´ > 27°
b) Trochanterabstand > 7 mm   b´ < als 7 mm
c) Runde Menardsche Linie   c´ Unterbruch der Linie
d) Femurkopf im unteren inneren Quadranten   d´ im äußeren Quadranten
e) Normaler Femurkopf   e´ Femurkopf kleiner

kommen. Eine intensive Physiotherapie ist zusätzlich notwendig, wenn der Femurkopf als Folge einer zerebral-motorischen Störung oder einer Beinlähmung (Myelomeningozele) zu luxieren droht.

2. Da bereits in den ersten Lebensmonaten aus einer Subluxation eine Totalluxation entstehen kann, ist frühzeitig auch eine aktive Therapie einzuleiten. Sie besteht darin, den Femurkopf in der Pfanne zu zentrieren.

Vorgehen

1. Im ersten Lebensjahr führen meist konservative Maßnahmen zum Ziel. Ein sukzessives Spreizen der Beine unter Extension wird bis in die Spagatstellung durchgeführt. Der Behalt einer normalen Stellung wird anschließend in einer Hilgenreiner-Schiene durch Spreizhöschen oder eine Pavlic-Bandage erreicht. Die Schiene ist Tag und Nacht während sechs bis neun Monaten zu tragen. Röntgenkontrollen finden alle zwei bis drei Monate statt.
   Bei Instabilität des Gelenkes ist eine Fixation im Beckengips notwendig. Nur bei sehr schweren Fällen und bei Kindern, die bereits stehen gelernt haben, ist eine konservative Therapie manchmal nicht möglich. Unter dem Repositionsversuch kommt es zu einer Interposition von

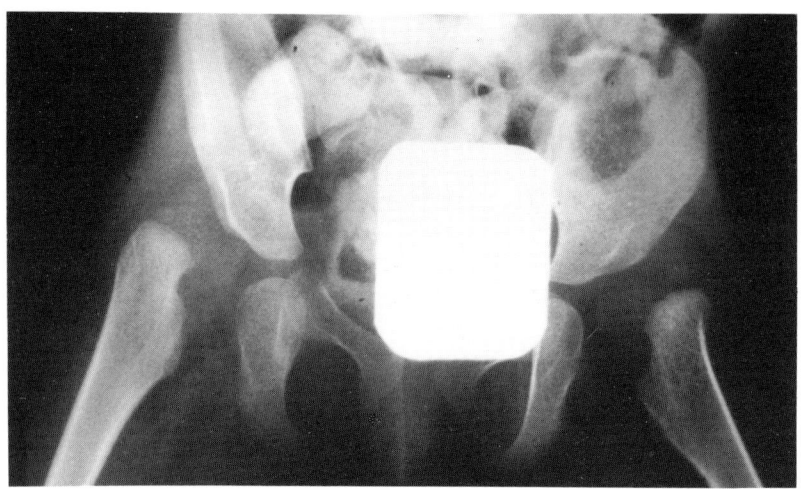

Abbildung 187: Totalluxation beider Hüftgelenke. Die Gelenke sind gegen oben ausgeschliffen.

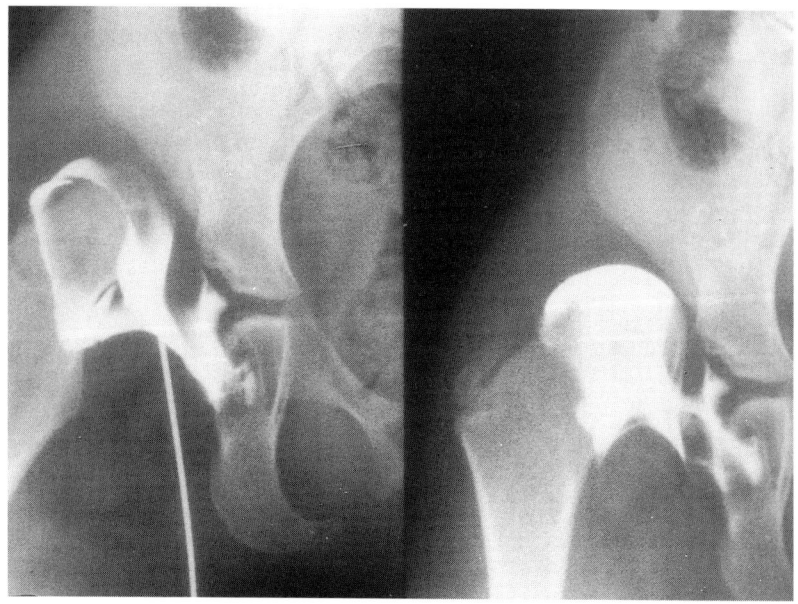

Abbildung 188: Arthrographische Darstellung einer vollständigen Hüftgelenksluxation.

Gelenkanteilen. Dies läßt sich oft nur arthrographisch feststellen. In diesen Fällen wird die Reposition operativ durchgeführt. Die Nachbehandlung erfolgt zunächst im Beckengips, später mit einer Hilgenreiner-Schiene.

2. Bei verpaßten Fällen (Kinder nach dem ersten Lebensjahr) oder bei besonders schweren Fällen wird zwar die gleiche konservative Therapie angestrebt (**Abb. 187**), doch sind oft nur noch eingehende operative Maßnahmen zur Korrektur der Hüfte möglich (blutige Resorption, Pfannendachplastik, evtl. in Kombination mit Variations-Osteotomie usw.). Damit wird bezweckt, den Femurkopf zu zentrieren und eine Überdachung des Kopfes durch Acetabulum herzustellen.

VI. Fußanomalien

1. Klumpfuß (Pes equinovarus)

Bei dieser komplexen Entwicklungsmißbildung ist der Fuß meist verkürzt, der Rückfluß steht hoch, die Fußsohle ist nach innen oben gedreht, der Vorfuß ist nach medial abgeknickt. Die Ursache liegt in einer Hypoplasie der Wadenmuskulatur mit Verkürzung der Achillessehne und der Beugesehnen zum Fuß. Verkürzt sind auch die Gelenkkapseln und Bänder des Sprunggelenkes und des Mittelfußes (**Abb. 189** und **190**). Die Behandlung beginnt gleich nach der Geburt und besteht zunächst in einer Manipulation des Fußes und schließlich im Anlegen von Redressionsgipsen, die zunächst wöchentlich, später zweiwöchentlich gewechselt werden. Operative Korrekturen (Achillessehnenverlängerung, Arthrotomie) werden nach dem dritten Monat durchgeführt. Eine Korrektur der Verbiegung des Vorderfußes nach innen (Metatarsus varus) wird nach erfolgloser konservativer Therapie erst nach dem ersten Lebensjahr vorgenommen. In den meisten Fällen gelingt es, eine normale Fußfunktion zu erreichen. Bei einigen schweren Fällen sind jedoch eine Reihe von Korrekturen bis ins Erwachsenenalter notwendig.

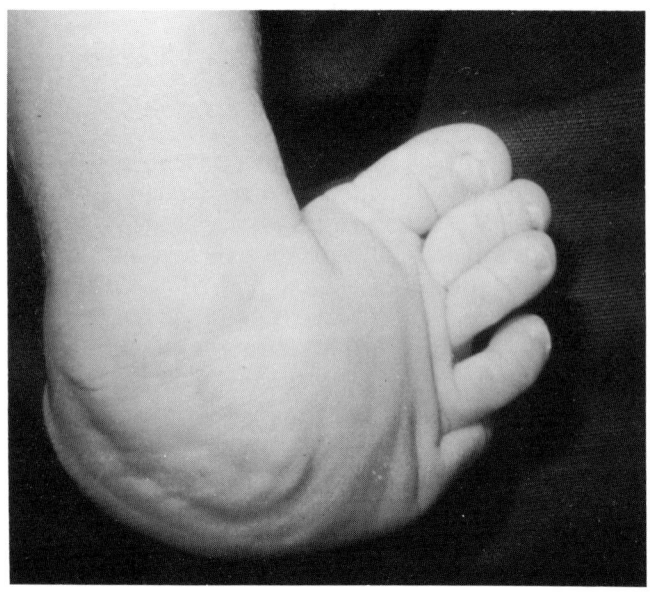

Abbildung 189: Kongenitaler Klumpfuß rechts.

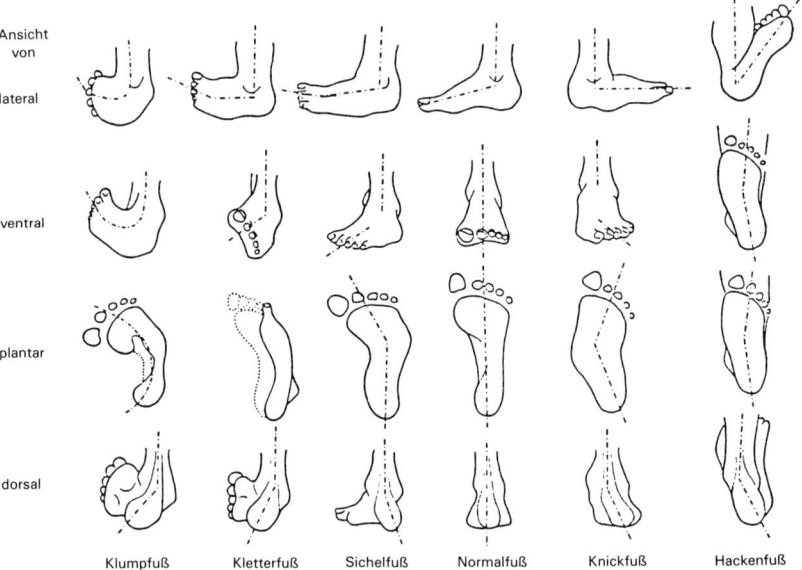

Abbildung 190: Verschiedene pathologische Fußformen im Vergleich zum Normalfuß (nach DEBRUNNER).

2. Sichelfuß (Metatarsus varus)

Bei dieser recht häufigen Anomalie ist der gesamte Fuß adduziert (Fußsohle nach innen oben) und der Mittelfuß nach innen geknickt. Bei einer Winkelbildung über 20° und steifem Mittelfuß sind Redressionsverbände mit Gips durchzuführen. Bei leichteren Formen genügen meist physiotherapeutische Übungen. Die Prognose ist günstig, da mit dem Gehen und Schuhetragen noch eine weitere Korrekturstellung eintreten kann.

3. Hackenfuß (Pes calcaneo-valgus)

Die Mißbildung besteht in einer extremen Dorsalextension des Fußes (= Hackenfuß) mit lateraler Abweichung des Mittelfußes. Die Ursache ist meist eine intrauterine Fehlhaltung des Fußes. Gelegentlich ist die Mißbildung kombiniert mit einem Metatarsus varus der Gegenseite (**Abb. 190**).

Die Behandlungsresultate unter Bewegungstherapie sind günstig. Nur bei fixierten Gelenken sind Redressionsverbände notwendig.

4. Plattfuß (Pes planus)

Beim Plattfuß besteht ein Einsinken des Fußgewölbes im Mittelfuß und ein Abrutschen des Talus nach vorne unten. Ein gewisser Plattfuß ist bis zum Alter von zwei Jahren physiologisch. Bei allgemeiner hypotoner Muskulatur muß jedoch eine Physiotherapie vorgenommen werden. Einlagen sind selten und nie vor dem vierten Lebensjahr notwendig.

5. Knick-Senkfuß

Dies ist die häufigste Fußanomalie. Der Calcaneus ist nach lateral abgeknickt ,und der Talus senkt sich nach vorne innen. Die Abflachung des Fußgewölbes ist ein charakteristisches Symptom. Die Therapie besteht in der Aufrichtung der Calcaneusachse durch gutes Schuhwerk. Evtl. ist eine mediale Erhöhung der Schuhsohle indiziert (Riststütze). Einlagen sind selten notwendig und nur indiziert, wenn gleichzeitig starke X-Beine vorliegen.

6. Hammerzehe

Hier besteht eine kongenitale Verkürzung der Flexormuskulatur zur Großzehe. Eine konservative Therapie ist ineffektiv, daher muß nach dem ersten Lebensjahr eine Flexorenverlängerung durchgeführt werden.

VII. Haltungsanomalien

1. Tortikollis (= Schiefhals)

Die Ursachen für einen Schiefhals sind unterschiedlicher Natur
(**Abb. 191**).

- Am häufigsten besteht eine kongenitale Fibrose des Musculus sternocleidomastoideus,
- seltener sind:
- Positionsanomalien des Kopfes (Plagiozephalie),
- Wirbelmißbildungen (Halb-, Keilwirbel) oder
- okuläre Störungen (Schielen).

Positionsanomalien des Kopfes korrigieren sich meist spontan. Okuläre
Störungen gehören in die Abklärung und Behandlung des Spezialisten.
Bei der Fibrose des Musculus sternocleidomastoideus ist meist nach der

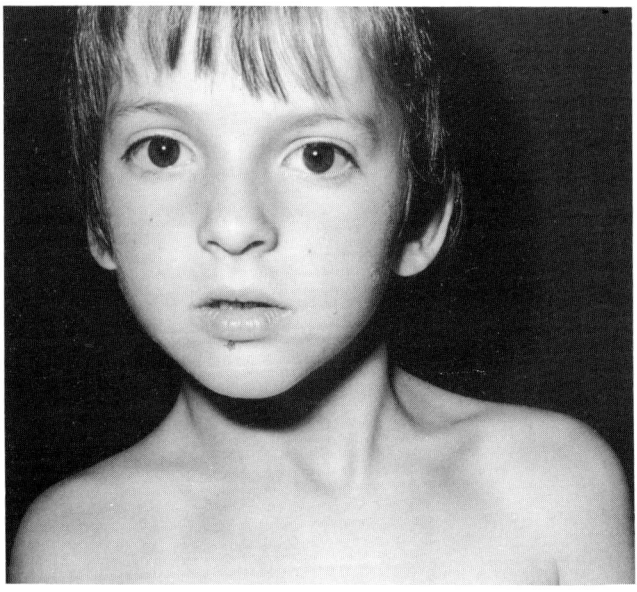

Abbildung 191: Torticollis congenita (Schiefhals) wegen Verkürzung des linken Halsnik-
ker-Muskels. Beachte den Schulterhochstand links.

Geburt ein olivengrüner Tumor im oberen Drittel des Muskels oder auch in seinem ganzen Bereich zu tasten. Die Ätiologie dieser Störung ist nicht klar. Nach einigen Monaten verschwindet der fibröse Tumor und der Sterno-cleidomastoideus ist nur noch als derber, kurzer Strang zu tasten.

Begleiterscheinungen der Torticollis

– Der Kopf wird auf die Seite der Muskelanomalie gehalten und ist leicht geneigt.
– Ein prominenter Sehnenansatz ist am Manubrium sterni tastbar.
– Häufig besteht gleichzeitig eine Hypoplasie der einen Gesichtshälfte oder eine
– Plagiozephalie.
– Eine Visusstörung (Myopie) der betroffenen Seite kann kongenital oder nach Jahren erworben sein.
– Um eine Gradstellung des Kopfes zu erreichen, muß die Schulter hoch-gezogen werden **(Abb. 191)**.
– Wirbelsäulenverkrümmungen treten nach längerer Fehlhaltung des Kopfes auf.

Therapie

– Während der ersten Monate verhält man sich abwartend. Evtl. ist eine Bewegungstherapie oder Seitenlagerung auf die betroffene Seite nütz-lich.
– Nach dem sechsten Monat wird der Sternocleidomastoideus von seinen beiden Ansätzen getrennt. Bei veralteten Fällen ist nachher das Tragen eines Schanzschen Kragens für drei bis sechs Monate indiziert (bis die Wirbelsäule und der Kopf gerade gerichtet sind).

2. Skoliose

Eine Skoliose ist eine Verkrümmung der Wirbelsäule nach einer Seite. Die Folgen sind eine Abflachung des Thorax und ein Hartspann der Muskula-tur auf der konkaven Seite, ein Rippenbuckel auf der konvexen Seite.

Ursachen

- Kongenitale Ursachen (Hemivertebra, Keilwirbel),
- neurogene Ursachen (Poliomyelitis, zerebral-motorische Störungen),
- myopathische Ursachen (Muskeldystrophie),
- kompensatorische Ursachen (verkürztes Bein usw.),
- idiopathische Form (ohne erkenntliche Ursachen, meist bei Mädchen zwischen 10 und 14 Jahren beginnend).

Die Diagnose wird nach der klinischen Untersuchung und dem Röntgenbild gestellt.

Therapie

Sie variiert je nach dem Grundleiden. Eine Physiotherapie ist bei CP (cerebral palsy), Poliomyelitis, evtl. bei Muskeldystrophie günstig. Ein Gipsbett und ein Redressionsmieder sind zusätzlich bei Wirbelanomalien anzupassen.

Bei idiopathischen Formen muß zunächst eine Physiotherapie durchgeführt werden. Gipsschalen, in denen nachts geschlafen wird, sind von geringem Nutzen. In schweren Fällen muß ein Stützmieder (Milwaukee-Korsett) getragen werden. Bei einer Abwinkelung von mehr als 30–40° sind nur noch operative Behandlungen möglich.

3. Genua vara (O-Beine)

Bei den meisten Fällen lassen sich keine plausiblen Ursachen finden. Die Rachitis kommt für die Entstehung heute nur noch selten in Betracht. Die meisten Kinder zeigen während der ersten Lebensjahre eine erstaunliche Besserungstendenz. Eine operative Therapie ist besonders bei älteren Kindern indiziert (**Abb. 192**).

4. Genua valga (X-Beine)

Die meisten Fälle zeigen während des Wachstums eine spontane Besserung. Zu achten ist auch auf die fast immer vorhandenen Knick-Plattfüße.

Abbildung 192: Crura
vara (O-Beine) nach
Rachitis bei dreijährigem
Knaben.

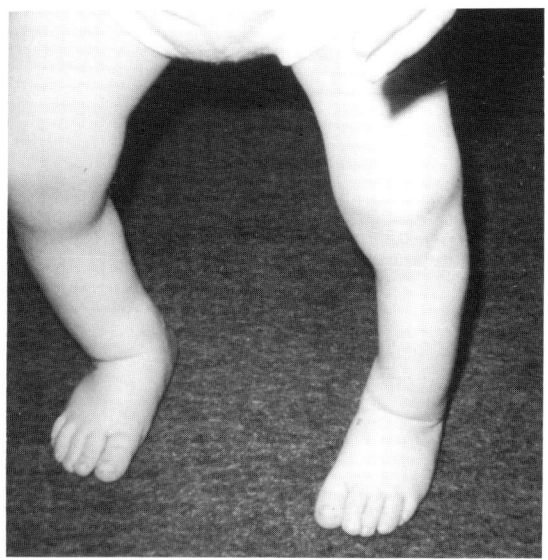

Nur bei schweren Fällen ist im Vorschulalter eine operative Korrektur indiziert.

VIII. Ursachen des Hinkens

Alter	Ursachen	Befunde
1–2 Jahre	CP (cerebral palsy)	spastischer Gang, Zehengang, Überschneiden der Füße, Unsicherheiten, Ataxie
	Hüftgelenksluxation	Trendelenburg positiv, Watschelgang, typisches Röntgenbild
	Fraktur von Unterschenkel oder Oberschenkel	Schwellung, Schonung, akutes Auftreten, Anamnese oft unklar
	kurzes Bein	bei Hemihypotrophie Verkürzungen kongenitaler Natur
2–5 Jahre	Rheumatismus, Tuberkulose, unklare Ursachen	akute Gelenkschwellung
	Muskeldystrophie	progressive Gangveränderungen, Aufstehungsschwierigkeiten
	sog. «Wachstumsschmerzen»	Kniebefall, abends ausgeprägt, keine objektivierbaren Befunde

Alter	Ursachen	Befunde
4–10 Jahre	Morbus Perthes	progressiver Schmerz, auch im Knie. Röntgenbild charakteristisch
	Morbus Schlatter	Dolenz der Tibiaapophyse
10–15 Jahre	Epiphysiolyse des Femurkopfes	ziehende Schmerzen im Oberschenkel, Röntgenaufnahmen nach Lauenstein typisch
alle Alter	Trauma	Anamnese, lokale Symptome
	Osteomyelitis	lokale Symptome, Allgemeinbefunde, Blutsenkungsreaktion
	Arthritis purulenta	lokale und allgemeine Symptome, Eiter bei Punktion des Gelenkes

IX. Aseptische Knochennekrose

Unter Osteochondritis versteht man eine Entwicklungsstörung einer Epiphyse oder Apophyse. Die Ursache ist nicht bekannt. Eine Entzündung spielt jedoch keine Rolle in der Entstehung. Am ehesten gehen die Epiphysen als Folge unzureichender Blutversorgung zugrunde (avaskuläre Nekrose).

Häufigste Krankheiten dieser Gruppe

1. Morbus Perthes (aseptische Nekrose der proximalen Femurepiphyse)

Bei einem vier- bis fünfjährigen Kind entsteht zunehmend ein Schmerz in Hüfte oder Knie und ein Hinken. Infolge der Schonung des Beines kommt es rasch zu einer Atrophie der Oberschenkelmuskulatur. Die Bewegungen im Hüftgelenk sind außer der Flexion eingeschränkt. Die Diagnose läßt sich durch das Röntgenbild stellen (**Abb. 193**).

Therapeutisch wird die Hüfte zunächst entlastet, damit der Femurkopf während der Umbauphase nicht zusammenbricht (Ruhigstellung, Gipsverbände, Extension, Thomasbügel). Bei einer Dezentrierung des Femurkopfes und zur Entlastung der Epiphyse muß allenfalls eine Umstellungs-Osteotomie durchgeführt werden. Von Beginn der Erkrankung bis zur vollständigen Heilung ist mit einer Zeitdauer von vier Jahren zu rechnen.

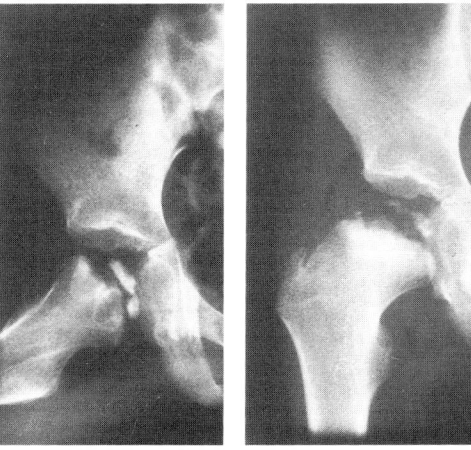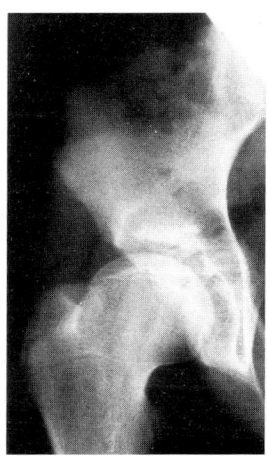

a   c

Abbildung 193: Verlauf eines M. Perthes. a) Nekrose von Femurkopf und Schenkelhals. b) Beginnender Wiederaufbau nach einem Jahr. c) Zustand zehn Jahre nach Beginn der Erkrankung.

2. Morbus Scheuermann (= Adoleszentenkyphose)

Die Erkrankung betrifft die Epiphysen der oberen Thorakalwirbel, vorwiegend von Mädchen zwischen 12 und 16 Jahren. Klinisch besteht ein ziehender Schmerz im Rücken, der besonders abends ausgeprägt ist. Die Thorakalwirbelsäule wird kyphotisch, die Schultern hängen nach vorn. Die Behandlung besteht in einer Förderung der Rückenmuskulatur. In schweren Fällen ist ein Redressionskorsett indiziert.

3. Epiphysiolysis capitis femoris (Epiphysengleiten)

Ein Epiphysengleiten des Hüftkopfes tritt vorwiegend im Alter zwichen 11 und 14 Jahren ein. Die Ursache ist wahrscheinlich in der hormonalen Umstellung der Pubertät zu suchen. Es besteht ein progressiver Schmerz im Oberschenkel und in der Hüfte. Eine Muskelatrophie und ein Hinken stellen sich bald ein. Die Diagnose wird röntgenologisch in einer Aufnahme nach Lauenstein gestellt **(Abb. 194)**. Die Therapie besteht in einer operativen Fixation des gleitenden Femurkopfes.

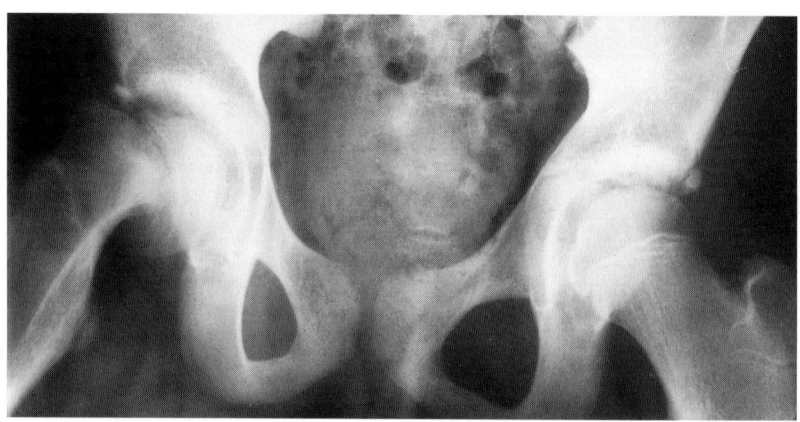

Abbildung 194: Epiphysiolyse des rechten Femurkopfes.

Andere aseptische Nekrosen

Krankheit	Knochen	Alter	Symptome	Therapie
– Morbus Köhler	Naviculare des Fußes	5 Jahre	Hinken, lokaler Schmerz	Ruhigstellung
– Morbus Osgood-Schlatter	Tibiaapophyse	12–14 J.	Hinken, Schmerz	Immobilisation, Gips
– Osteochondritis dissecans **(Abb. 195)**	Kniegelenk	6–12 J.	Schmerz, Erguß	Immobilisation, Operation

X. Gutartige Knochenzysten und -tumoren

Sie sind beim Kind wesentlich häufiger als maligne (vgl. Seite 478).

1. Solitäre Knochenzyste

Klinische Befunde

– leichte Auftreibung der Metaphyse eines langen Röhrenknochens (Oberarm, Oberschenkel, Tibia),

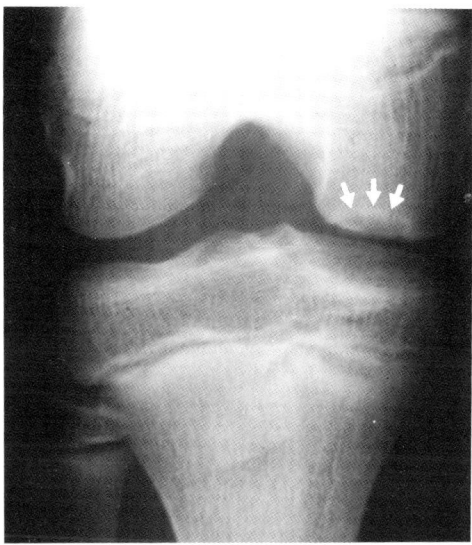

Abbildung 195: Osteochondritis dissecans einer kleinen Knochen-Knorpellamelle (Pfeil).

– gelegentlich ziehender Schmerz,
– Spontanfrakturen häufig.

Röntgenbild

Rundliche Knochenhöhle oder Auftreibung einer Metaphyse. Fehlende Periostreaktion **(Abb. 196)**.

Therapie

Bei der *Operation* wird ein einkammeriger Hohlraum gefunden, der von bräunlicher Flüssigkeit gefüllt und von einer Wand mit Riesenzellen ausgekleidet ist. Der Hohlraum wird auskürettiert und mit Knochenspänen gefüllt. Eine Einheilung der transplantierten Späne erfolgt innert drei bis sechs Monaten. Die Rezidivhäufigkeit ist recht hoch. Eine Reoperation ist indiziert, sobald Anzeichen einer Resorption des transplantierten Knochengewebes im Röntgenbild erkennbar sind.

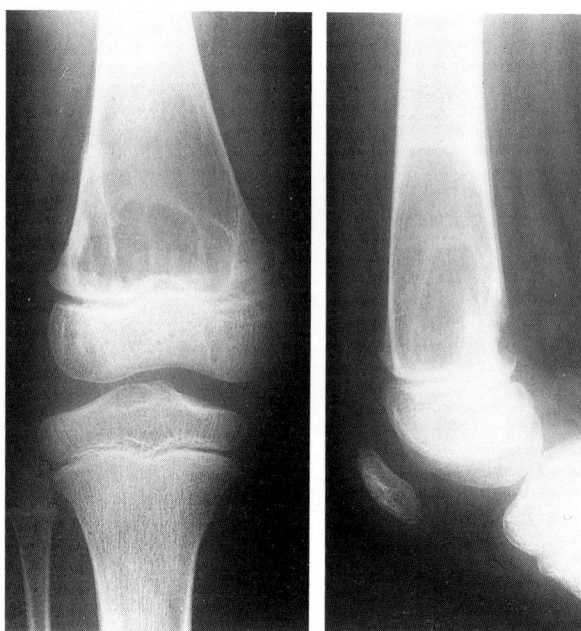

Abbildung 196: Juvenile Knochenzyste in der distalen Femurmetaphyse.

2. Osteochondrom (kartilaginäre Exostosen)

Die meisten Exostosen wachsen am Ende langer Röhrenknochen als Knorpelkappe über einer knöchernen Grundlage. Es bestehen Bewegungsschmerzen. Deshalb ist ab und zu eine Resektion des Osteochondroms notwendig. Eine bösartige Entartung eines Osteochondroms ist selten.

3. Osteofibrom

Fibrome liegen meist in der Metaphyse. Sie zeigen ein langsames Wachstum und äußern sich durch leichte Schmerzen. Spontanfrakturen sind möglich. Die Therapie besteht in der Kürettage der Knochenhöhle und einer Füllung des Defektes mit Knochenspänen. Die Prognose des Leidens ist gut.

Maligne Tumoren siehe Seite 466.

Traumatologie

I. Erste Hilfe bei Unfällen

Die Erste Hilfe am Unfallort ist zwar beschränkt, doch kann richtiges Handeln über Leben und Tod entscheiden. Wenige Sekunden müssen genügen, um die klinische Gesamtsituation zu überblicken.

Beurteilung

A. Atmung: Atmet der Patient, spontan, kräftig oder oberflächlich?

B. Bewußtsein: Ist es klar, getrübt? Besteht Bewußtlosigkeit? Einteilung nach Glasgow-Coma-Scale.

C. Zirkulation: Ist der Puls palpierbar? Besteht eine Herzaktion? Ist eine äußere Blutung sichtbar? Bestehen Zeichen eines Schocks (innere Blutung)?

D. Diverses: Schädel-Extremitätenfrakturen? Bauchverletzungen?

Aus den Befunden lassen sich die wichtigsten Erst-Maßnahmen ableiten.

Maßnahmen

1. Lagerung

Bewußtlose Kinder werden auf die Seite gelagert, damit die Zunge nach vorne fällt und Speichel ausfließen kann. Erbrochenes muß mit dem Finger oder mit einem Tüchlein aus dem Munde entfernt werden.

2. Beatmung

Wegen der Gefahr eines Sauerstoffmangels für das Gehirn wird bei unzureichender Spontanatmung eine Mund-zu-Mund- oder Mund-zu-Nasen-Beatmung durchgeführt. Diese Atemhilfe ist so lange fortzusetzen, bis eine genügende Spontanatmung oder ein Beatmungsgerät zur Verfügung steht. Beim Neugeborenen erfolgt alle Sekunden ein Atemstoß, beim älteren Säugling alle zwei Sekunden, beim Schulkind alle drei Sekunden.

3. Herzmassage

Mit der Atmung kann auch die Herzaktion aussetzen (Ertrinken, elektrische Unfälle). Da ein Herzstillstand von drei Minuten Länge bereits Hirnschäden verursacht, hat die Herzmassage rasch einzusetzen. Beim Kind sollen 100 bis 120 kräftige Kompressionen der Thoraxwand pro Minute durchgeführt werden. Bei einem Atem- und Herzstillstand wird – wenn die Maßnahmen von einer einzigen Person durchgeführt werden müssen – abwechslungsweise 30 Sekunden lang beatmet und 30 Sekunden lang Herzmassage gemacht.

4. Blutstillung

Schwere arterielle Blutungen werden bei Verkehrsunfällen beobachtet. Durch eine direkte Kompression mit der Hand oder einem Druckverband lassen sich die meisten Blutungen komprimieren. Das «Abbinden» einer Extremität herzwärts des Blutungsherdes darf wegen der Gefahr der Nerven- und Gewebsschädigung nicht länger als eine Stunde erfolgen.

5. Schockbehandlung

Schwere Verletzungen, größere Blutungen, Schädel-Hirn-Traumata oder Verbrennungen sind stets von einem Schock begleitet. Eine wirksame Schockbehandlung ist auf dem Unfallplatz aber nicht möglich. Es geht hier darum, eine Unterkühlung zu vermeiden, Blutungen zu tamponieren und die Beine hochzulagern.

6. Schmerzstillung

Es ist falsch, am Unfallort Schmerzmittel zu verabreichen. Innere Verletzungen können verschleiert und der Brechreiz gar verstärkt werden. Wichtiger ist für eine Schmerzstillung oft die ruhige Lagerung des Patienten oder einer gebrochenen Extremität.

7. Transport ins Spital

Mit der Lagerung des Patienten in einer Ambulanz ist die Erste Hilfe nicht abgeschlossen. Wir haben Patienten verloren, die ohne sachkundige Begleitung auf dem Transport aspiriert haben und einen Atem-Herz-Stillstand erlitten.

Beurteilung des Verletzten beim Klinikeintritt

Bei einem Kind, das mit einem schweren Trauma eingeliefert wird, muß so lange eine mehrfache Verletzung angenommen werden, bis das Gegenteil bewiesen ist. Die Untersuchung richtet sich nach den gleichen Gesichtspunkten wie auf dem Unfallplatz.

A = Atmung, respiratorische Störungen

B = Bewußtseinszustand

C = Zirkulation

1. Herzaktion

2. Schockzeichen

3. große Blutung

4. innere Verletzungen

D = Diverses

1. Frakturen

2. Weichteilverletzungen

Bei Atem- und Kreislaufstörungen entstehen Wechselbeziehungen und Auswirkungen auf den Stoffwechsel. Diese lassen sich am besten schematisch darstellen.

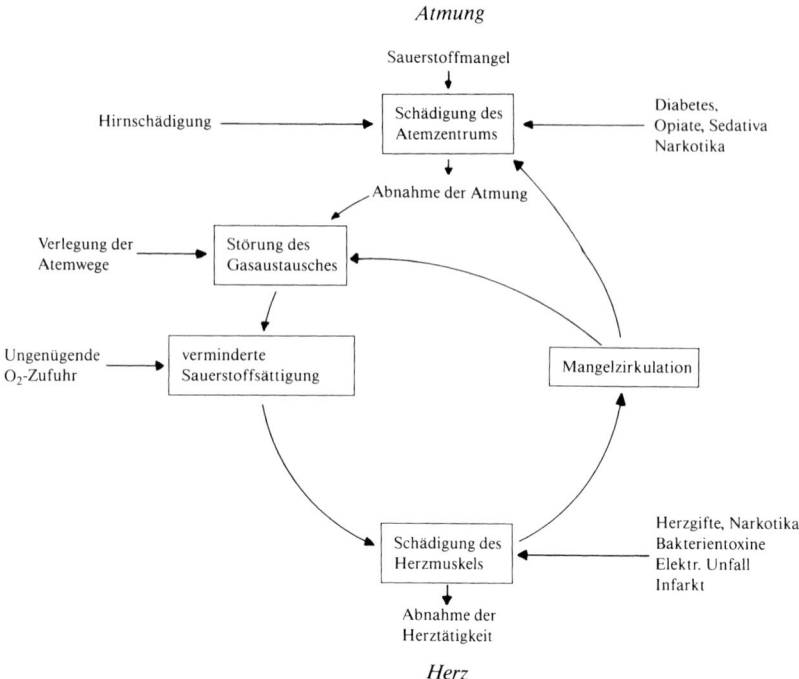

Atmung

Sauerstoffmangel

Hirnschädigung → Schädigung des Atemzentrums ← Diabetes, Opiate, Sedativa Narkotika

Abnahme der Atmung

Verlegung der Atemwege → Störung des Gasaustausches

Ungenügende O₂-Zufuhr → verminderte Sauerstoffsättigung

Mangelzirkulation

Schädigung des Herzmuskels ← Herzgifte, Narkotika Bakterientoxine Elektr. Unfall Infarkt

Abnahme der Herztätigkeit

Herz

Abbildung 197: Wechselbeziehungen und Auswirkungen auf den Stoffwechsel bei Atem- und Kreislaufstörungen.

Übersicht über Traumafolgen und Maßnahmen

Ursachen	Maßnahmen
1. Respiratorische Störungen	
– Erbrochenes, Blut, Fremdkörper	Absaugen, Intubation und Bronchialtoilette, evtl. Bronchoskopie
– Störungen des zentralen Nervensystems	Intubation und Beatmung
– Spannungs-Pneumothorax	interkostale Punktion, Pleuradrainage
2. Bewußtseinstrübung	
– Schädel-Hirn-Trauma	– genaue neurologische Untersuchung
– Schock	– Infusion, Transfusion

3. Große Blutung

– äußerlich sichtbar	– Kompressionsverband
– Sickerblutung (Frakturen)	– Unterbindung, Gefäßklemme, Tampo-
– innere Blutung (Beckenfraktur, Milz-,	nade, Transfusion, Infusion
Leber-, Nierenruptur)	– Transfusion, evtl. Operation

4. Schock

– fast immer Blutung! (Frakturen, innere	– sofortige Infusion (Plasma, Blut, Ringers
Blutungen)	Laktatlösung)
– Schock trotz Infusionen (Blutverlust un-	– rasche chirurgische Blutstillung (Fraktur,
terschätzt oder Blutung dauert an)	Milz-, Leberruptur!)

5. Innere Verletzungen

– Röntgenbild des Thorax zeigt Hämato-	– Pleuradrainage, Punktion, Intubation
thorax, Pneumothorax	
– Bauchdeckenspannung, Entlastungs-	– sofort Operation
schmerz, Darmperforation, Röntgenbild	
typisch	

6. Frakturen

– Becken	– Röntgen, spezifische Maßnahmen
– Wirbelsäule	
– Gesicht	

7. Weichteile

– Haut	– entsprechende chirurgische Therapie
– Sehnen	– Tetanusprophylaxe
– Nervenverletzungen	– Antibiotika

Wunde und Wundheilung

Eine Wunde entsteht durch äußere Gewalt und bedeutet eine umschriebene Gewebsdurchtrennung. Sie kann alle Gewebe und Organe betreffen
und für den Patienten alle Risikograde von leicht bis tödlich bedeuten. Je
nach den Ursachen lassen sich mechanische, thermische, chemische oder
strahlenbedingte Wunden unterscheiden.

Kennzeichen der Wunde

Aus der verletzten Oberfläche fließt Blut und Sekret aus. Die Schädigung oder Reizung von Nervenfasern führt zum Wundschmerz. Durch die eröffnete Wunde können Erreger oder Fremdkörper eindringen und die lokale Gefährdung verschlimmern.

1. Mechanische Wunden

- *Schnittwunde:* Sie entsteht durch schneidende Gegenstände und ist charakterisiert durch ihre glatten Wundränder und die scharfe Trennung von Geweben, Gefäßen und Nerven. Die Blutung ist intensiv. Bei guter Adaptation erfolgt die Heilung prompt.

- *Stichwunde:* Durch einen spitzen Gegenstand erzeugt, ist die oberflächliche Hautschädigung oft viel geringer als die innere Verletzung (Gefäße, Organe).

- *Rißwunde:* Die Wundränder sind hier zerfetzt und die Gewebe aufgerissen (z. B. Stacheldrahtverletzung).

- *Rißquetschwunde:* Meist durch einen stumpfen Schlag erzeugt, wird die Oberfläche zerfetzt und gequetscht (Platzwunde). Die Wundränder sind unterminiert und oft verschmutzt. Heilungsstörungen sind häufig.

- *Bißwunde:* Sie ist eine Kombination zwischen einer Stich- (Eckzähne eines Hundes) und einer Rißwunde. Die Gefahr einer Infektion ist hier besonders hoch **(Abb. 198)**.

- *Schußwunde:* Ausdehnung, Tiefe und Gewebsschädigung sind abhängig von der Geschoßart (z. B. Durchschuß, Schrotschuß, Explosion).

- *Schürfung:* Nur die oberflächlichen Hautschichten sind verletzt. Es besteht eine kapillare Blutung und ein Serumaustritt.

- *Quetschung:* Durch stumpfe Gewalt entsteht eine Schädigung tiefer liegender Gewebe oder Organe. Intensive Hämatome und ein Ödem führen zu erheblicher Schmerzhaftigkeit **(Abb. 199)**.

- *Ablederung:* Haut und Subkutis werden durchtrennt und vom Fasziengewebe losgerissen. Wegen zirkulatorischer Störungen sind Hautnekrosen häufig.

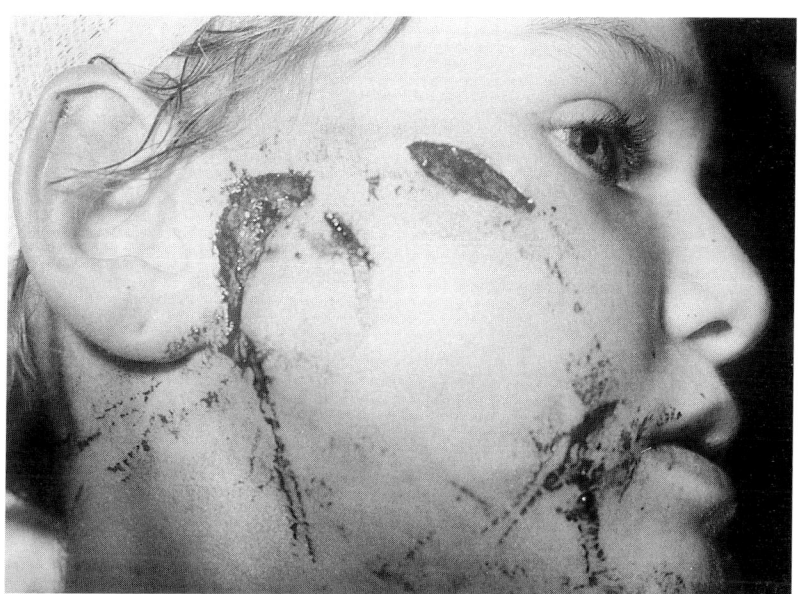

Abbildung 198: Verletzung durch Hundebiß.

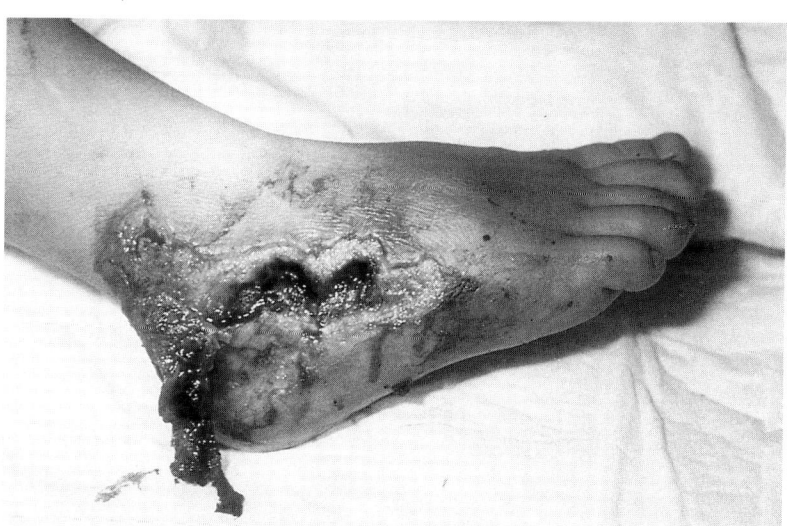

Abbildung 199: Radspeichenverletzung, ein Kombinationstrauma zwischen Quetschung und Verbrennung.

2. Chemische Wunden

Die Gewebsschädigung entsteht vorwiegend durch Säuren oder Laugen und ist mit einer Verbrennung vergleichbar. Bei Säuren sind Schorfbildungen, bei Laugen eine tiefe Aufweichungsverletzung die Regel.

3. Thermische Wunden (vgl. Seite 440)

Ablauf der Wundheilung

Wir können vier Phasen auseinanderhalten (**Abb. 200**):

1. *Gerinnungsphase:* Innerhalb von Minuten wird eine frische Wunde durch ein Gerinnsel von Fibrin und Blutzellen abgedichtet.

2. *Entzündungsphase:* Leukozyten wandern in die Wundränder ein (Infektabwehr). Die lokale Entzündung führt zu Flüssigkeitseinstrom und Schwellung.

3. *Granulationsphase:* Während mehreren Tagen hält die Einwanderung von Fibroblasten und Kapillarendothelien an. Vom Wundrand her sprossen Epithelzellen aus. Der Schorf kontrahiert sich und wird schließlich abgestoßen.

4. *Narbenphase:* Aus den Fibroblasten und dem Granulationsgewebe entsteht ein festes Bindegewebe. Nervenfasern sorgen für die Wiederherstellung der Sensibilität. Die Epithelzellen der Wundränder vereinigen sich, lassen aber eine Narbe erkennen, in der Pigment, Haare und Drüsen stets fehlen.

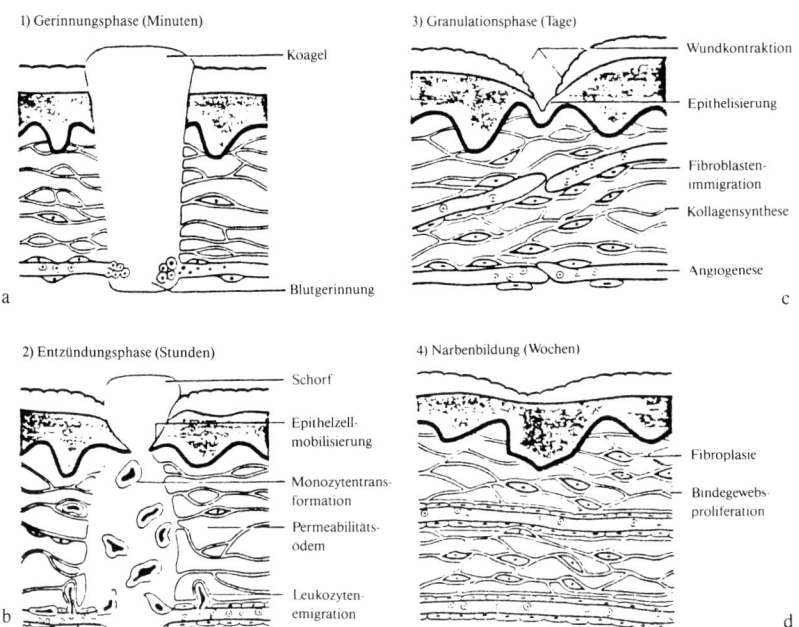

Abbildung 200: Phasen der Wundheilung. a) Gerinnungsphase; b) Entzündungsphase; c) Granulationsphase; d) Narbenbildung.

Störungen der Wundheilung

Eine Reihe von Stoffwechselveränderungen beeinflussen den normalen Ablauf der Heilung.

- schlechter Ernährungszustand   verzögerte Bindegewebsbildung
- Diabetes   erhöhte Infektionsgefahr
- Vitaminmangel,   verzögerte Bindegewebsbildung
  Steroide, Chemotherapie
- Sauerstoffmangel   mangelnde Granulationsgewebebildung

Lokale Störungen der Heilung

Zerrissene Wundränder	Verzögerung aller Phasen
Verminderte Durchblutung	
Nahtspannung	
Fremdkörper	Entzündliche Reizung
Hämatom-Serombildung	sehr lange Resorptionszeit
Infektion	mangelnder Schorf, Zerstörung des Granulationsgewebes

Komplikationen der Wundheilung

– *Dehiszenz:* Sie bedeutet ein Auseinanderklaffen der Wunde als Folge einer Heilungsstörung.

– *Überschießende Narbenbildung:* Durch einen Narbenzug wächst die Narbe langsam in die Breite, wird zunächst rot gefärbt und atrophiert innert zwei Jahren spontan.

– *Narbenkeloid:* Im Bereiche der Narbe findet eine übermäßige Bindegewebsreaktion statt. Diese wird tumorartig prominent und zeigt lediglich unter Kompression eine langsame Rückbildung. Bisher ist nicht klar, weshalb einige Patienten und besonders Kinder zu dieser Narbenstörung neigen.

– *Wundinfektion:* Eine primäre Keimbesiedlung, die unsachgemäße Säuberung und Wundbehandlung, lokale Zirkulationsstörungen und Hämatombildungen sind die häufigsten Ursachen einer Infektion. Bei dieser Naht breitet sich die Infektion rasch ins umgebende Gewebe aus. Deshalb ist eine frühzeitige Wunderöffnung immer dringlich.

Allgemeine Wundbehandlung

– Die Wundreinigung und Desinfektion soll so rasch als möglich erfolgen, um einer Keimbesiedlung entgegenzuwirken.

– Zerfetzte Wundränder werden so beschnitten, daß eine glatte Wundadaptation zustande kommt.

– Durch Redondrainage ist eine Hämatombildung meist zu verhindern.

– Glatte Wunden werden mit einer feinen atraumatischen Naht primär geschlossen. Infiltrierte Wunden, Bißwunden (außer im Gesicht) bleiben offen und werden der spontanen Granulation überlassen.

– Ein Wundverband schützt vor Infektion und reduziert die Hämatombildung.

– Für eine prompte Heilung ist eine Ruhigstellung erforderlich.

– Eine Tetanusprophylaxe ist indiziert, falls die letzte Impfung mehr als fünf Jahre zurückliegt (Booster-Impfung). Ungeimpfte erhalten die Grundimmunisierung und je nach Fall 250 Internationale Einheiten Tetanus-Immunoglobulin intramuskulär als passiven Impfschutz.

Organverletzungen

II. Schädel-Hirn-Trauma

Die schwersten kindlichen Kopfverletzungen ereignen sich bei Verkehrsunfällen und Stürzen von Bäumen, Turnstangen, Kajütenbetten usw. (Hochstürze). Weniger schwer sind meist die Verletzungswirkungen beim Spiel (Flachstürze).

Besonderheiten beim Kind

Da der kindliche Schädel elastischer ist, gestattet er, eine akute Druckwirkung besser als beim Erwachsenen auszugleichen. Dafür sind aber Impressionsfrakturen, Rißverletzungen der Hirnhäute und lokale Schädigungen des Gehirns häufiger. Das Gehirn ist zudem weicher als beim Erwachsenen und anfälliger für eine Kontusion und ein allgemeines Hirnödem.

Untersuchung und Beurteilung

Zunächst ist zu klären, ob der Patient tatsächlich ein Schädel-Hirn-Trauma erlitten hat. Die Vorgeschichte von Epilepsie, Herzvitium, Hydrozephalie kann auf eine andere Fährte führen.

Ist das Trauma sicher, so ist in dieser Reihenfolge zu klären:

- Wie ist das Bewußtsein?
- Besteht eine Störung der Atem- und Kreislauffunktion?
- Ist der Patient akut gefährdet (Blutung, Polytrauma)?

Falls die beiden letzten Punkte zutreffen, sind sofortige Maßnahmen zu treffen (Intubation, Beatmung, Schocktherapie, Blutstillung, Versorgung von Thorax-Abdominal-Blutungen usw.).

Andernfalls konzentriere man sich auf die folgenden Parameter:

- Anamnese und Lokalbefund,
- Bewußtseinslage,
- Pupillenform und -reaktion,
- Symptome der Hirn(stamm)-Schädigung.

Anamnese und Inspektion

Wichtig sind die Erhebungen über Unfallhergang und Zeitpunkt sowie die Art der äußeren Gewalt. Danach ist die Dauer der Bewußtlosigkeit und der retrograden Amnesie zu erfahren.

Bei jeder Erinnerungslücke – auch ohne Bewußtlosigkeit – ist eine Commotio cerebri anzunehmen. Kopfschmerzen und Erbrechen sind Anzeichen einer intrakraniellen Drucksteigerung.

Nun wird die Kopfschwarte inspiziert und nach Blutungsherden und Prellungen abgesucht. Diese Wunden können Rückschlüsse auf den Unfallmechanismus zulassen. Blut- oder Liquoraustritte aus Ohren, Nase, Mund sind für Basisfrakturen verdächtig. Da in mehr als der Hälfte aller Schädel-Hirn-verletzten Kinder Begleitverletzungen vorliegen, sind die Extremitäten und die Wirbelsäule nach Frakturen und besonders Thorax und Abdomen nach inneren Blutungen abzusuchen.

Bewußtsein

Die Kriterien der Bewußtseinslage werden klinisch auch für die Verlaufskontrolle verwendet. Nach der Glasgow-Coma-Scale läßt sich der Verlauf punktemäßig oder graphisch darstellen.

Glasgow-Coma-Scale

Augenöffnen	
– spontan	4
– auf Anruf	3
– auf Schmerzreiz	2
– keine Reaktion	1
verbale Antwort	
– orientiert	5
– verwirrt	4
– beziehungslos	3
– unverständlich	2
– keine Reaktion	1
motorische Reaktion	
– befolgt Befehle	5
– gezielte Abwehr	4
– Flexion auf Schmerz	3
– Streckung auf Schmerz	2
– keine Reaktion	1

Pupille und Bulbus

Wichtige Hinweise gegen die Pupillenweite und die Lichtreaktion. Ein Seitenunterschied kann Ausdruck einer intrakraniellen Raumforderung sein.

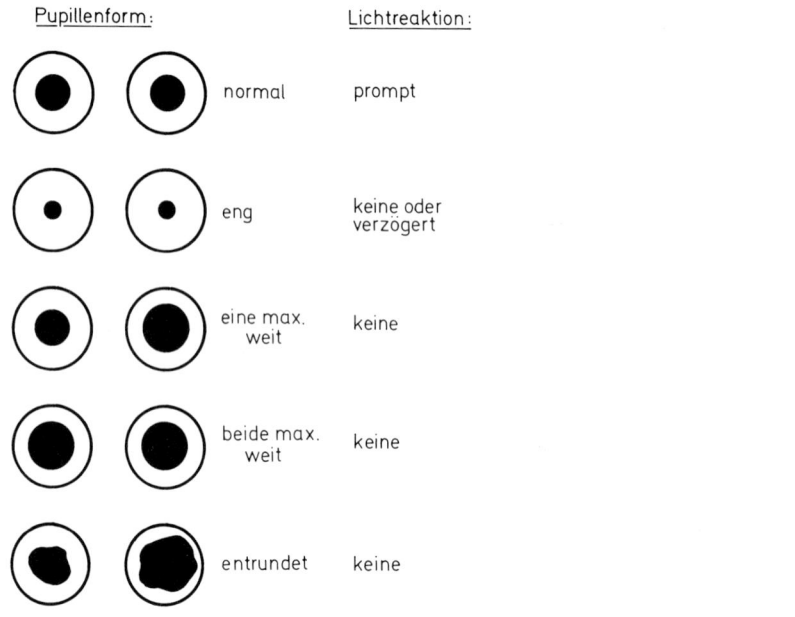

Pupillenform: Lichtreaktion:

Abbildung 201: Pupillenzustände unter verschiedenen pathologischen Bedingungen (nach GOBIET).

Verletzungen des Schädelknochens

1. Impressionsfrakturen

Sie entstehen nach heftiger Gewalteinwirkung an eng umschriebener Stelle (Aufschläge auf Metallkanten, Stoßstangen, Randsteinkanten). Drei Arten lassen sich unterscheiden:

1. Zelluloidballfraktur (**Abb. 202**): Im Säuglingsalter ist der Knochen noch sehr flexibel. Die Impressionsgewalt drückt ihn in Form einer breitbasigen Pyramide ein. Zur Behebung einer Zelluloidballimpression wird am Rand des Eindrucks ein Bohrloch gelegt. Mit einem Elevatorum läßt sich die imprimierte Knochenpartie aufhebeln. Nur selten liegt eine größere Blutung unter der Impression; Rindenprellungsherde sind jedoch häufig.

2. Echte Impressionsfrakturen: Falls das Fragment um weniger als Kalottendicke imprimiert ist, erübrigt sich eine Behandlung. Eine operative

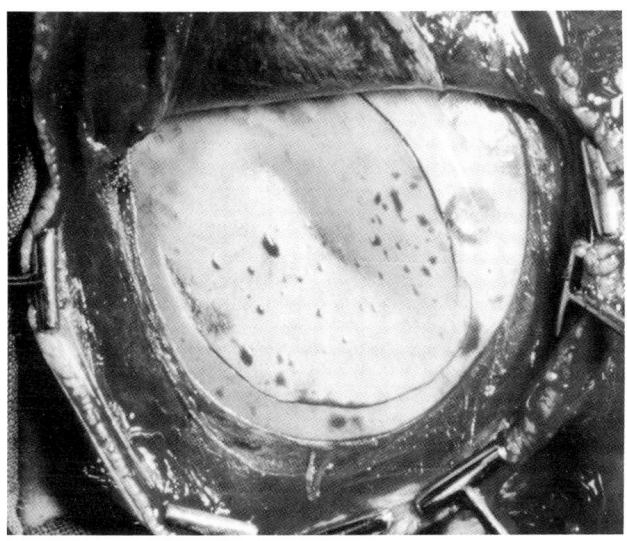

Abbildung 202: Impressionsfraktur bei vierjährigem Kind, sog. Zelluloidballfraktur.

Revision ist immer indiziert, wenn die Impression die Dicke des Schädelknochens überschreitet oder wenn Herdsymptome vorhanden sind. Über Stirn und Schläfe sind Impressionen schon aus kosmetischen Gründen zu heben.

3. Stanzfrakturen: Die imprimierten Knochenstücke sind aus der Kalotte ausgebrochen. Nicht immer ist die Kopfschwarte zerrissen, die Dura ist jedoch häufig verletzt. Zerquetschte Hirnmassen können in den Knochendefekt vorquellen. Imprimierte Knochenstücke werden operativ entfernt, gequetschtes Hirngewebe weggesaugt und eine Hirnblutung gestillt. Die Duraeröffnung muß meist durch eine Duraplastik geschlossen werden.

2. Lineare Schädelkalottenfrakturen

Sie machen über 80% aller Frakturen aus und entstehen dann, wenn die Gewalteinwirkung die Elastizität des Knochens übersteigt. Bei Kindern wird diese Fraktur meist durch die nächstliegende Naht begrenzt.

Mit der linearen Fraktur läuft fast immer ein Kopfschwartenhämatom mit. Besonders bei kleinen Kindern und Säuglingen sind diese Blutungen groß und schwappend und können an Kephalhämatome erinnern. Beson-

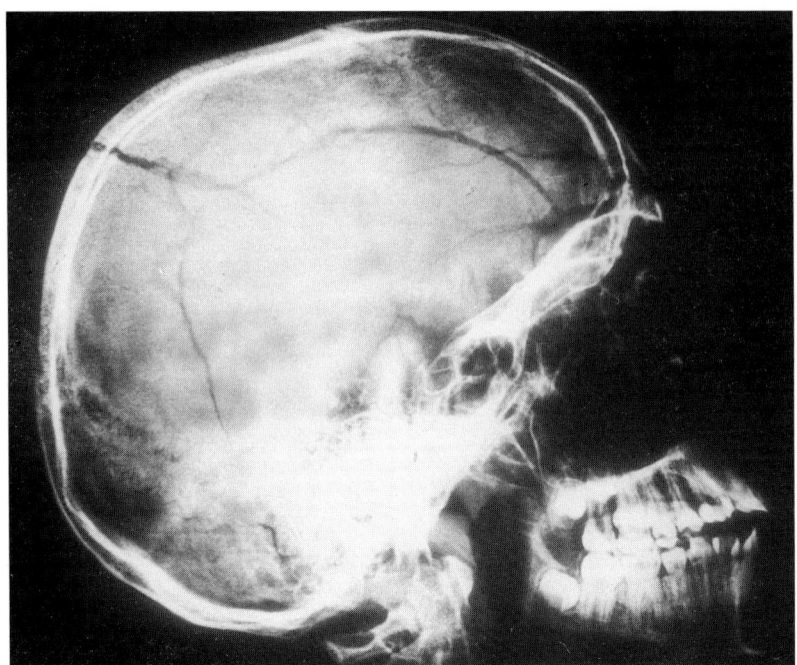

Abbildung 203: Lineare Frakturen sind Hinweise für mögliche intrakranielle Blutungen (Verlauf über den Sinus sagittalis sperior und über die Arterie meningica media).

ders voluminöse Hämatome können eine Schockgefahr heraufbeschwören. Sie müssen immer an einen Riß des Sinus oder einer A. meningica media denken lassen **(Abb. 203).**
Eine Behandlung der Fraktur selbst erübrigt sich. Hämatome resorbieren sich spontan. Selten ist eine Punktion nach Tagen indiziert.
Komplikationen stellen sich ein, wenn zusätzlich die Hirnhaut eingerissen wird und Liquor austreten kann. Unter dem Druck der entstehenden Liquorzyste wird der Rand des Knochens am Frakturrand abgebaut, so daß es zu einer breiten Spalte kommt *(wachsende Schädelfraktur).*
Die *Therapie* besteht in der Versorgung der Hirnhaut und einer plastischen Deckung des Schädeldefektes.

3. Schädelbasisfrakturen

Meist machen nur indirekte Zeichen auf diese Verletzung aufmerksam. Hinweise sind Blutungen aus Ohren und Nase, Liquorfluß aus Ohren,

Abbildung 204: Schädelbasisfraktur
links mit Monokel-Hämatom.

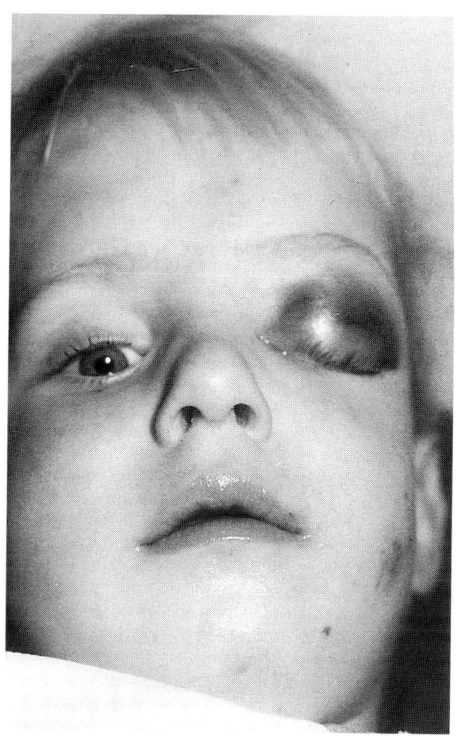

Nase, Hirnnervenlähmungen und das Auftreten eines Brillenhämatoms
(Abb. 204).
Die *Behandlung* der Basisfrakturen konzentriert sich auf die Vermeidung
infektiöser Komplikationen (Meningitis, Subduralabszesse, Epiduralab-
szesse). Der Patient erhält Bettruhe und eine hochdosierte Antibiotikatherapie während 14 Tagen. Eine Tetanusimpfung wird durchgeführt, falls die
letzte Vakzination mehr als fünf Jahre zurückliegt. Beim Austritt von Blut
und Liquor aus Ohr und Nase wird nicht tamponiert. Falls neurologische
Symptome vorhanden sind, darf mit einer Computertomographie nicht gezögert werden.
Meist sistiert die Liquorrhoe innerhalb von Stunden oder Tagen. Persi-
stiert der Liquorfluß über acht Tage, so wird der Durariß operativ geschlossen.
Hirnnervenlähmungen sind therapeutisch kaum beeinflußbar. Eine Dekompression des Nervus facialis sollte vom Otologen aber versucht werden.

4. Penetrierende Schädelverletzungen

Sie ereignen sich bei Stürzen auf scharfe Gegenstände und besonders unter der Wucht des Zusammenpralls bei Verkehrsunfällen. Schußverletzungen sind im Kindesalter selten. Das Ausmaß der Verletzungen ist zunächst röntgenologisch festzuhalten.

Die *Behandlung* besteht in einer Wundexzision und der Aufrichtung oder Entfernung imprimierter Knochenfragmente. Da die Hirnhaut und das Hirngewebe mitverletzt sind, muß das nekrotische Gewebe abgesaugt und die Dura geschlossen werden.

Intrakranielle Hämatome

1. Epiduralhämatom

Wird eine in der Dura gelegene Arterie – meist zusammen mit einer Schädelfraktur – zerrissen, so entsteht ein Epiduralhämatom (**Abb. 205**). Das Ausmaß der entstehenden Blutung kann so groß sein, daß ein hämorrhagischer Schock resultiert (Blässe, Venenkollaps, Blutdruckabfall usw.).

Zu den klassischen klinischen *Symptomen* zählen:

– Bewußtseinsverlust nach freiem Intervall,

– Pupillenerweiterung oder Starre auf der verletzten Seite,

– Deviation des Blickes nach dem Herd hin,

– Lähmungserscheinungen und Krämpfe der Gegenseite,

– pathologischer Babinskireflex der Gegenseite.

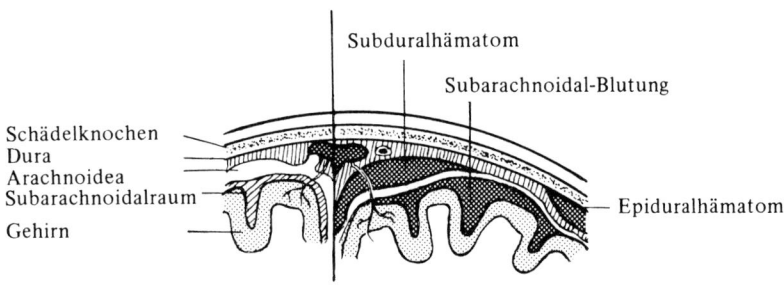

Abbildung 205: Intrakranielle Hämatome.

Die *Diagnose* ist klinisch und aus der Anamnese zu stellen (klares Bewußtsein nach dem Unfall – später Bewußtseinsverlust). Bei dem Verdacht auf epidurale Blutung muß die Diagnose so rasch als möglich erbracht, vielleicht sogar erzwungen werden. Falls es der neurologische Zustand zuläßt (Pupillenerweiterung, Lähmungen), soll auf eine Computertomographie nicht verzichtet werden. Auf diese Weise sind eine exakte Lokalisation und der Ausschluß eines gegenseitigen Hämatoms möglich.

Therapie

– Eine notfallmäßige Trepanation ist u. U. auch ohne Computer-Tomogramm zur Entlastung der komprimierten Hirnhemisphäre unverzüglich indiziert.

– Gleichzeitig wird die Schockbehandlung durch Blut- und Plasmatransfusionen durchgeführt.

– Die Hirnödemprophylaxe umfaßt die Verabreichung von Decadron®, Lasix®, Albumin-Infusion, evtl. Mannitol.

– Eine Hyperventilation oder Sauerstoffzufuhr verbessert den Hirnstoffwechsel.

2. Subduralhämatom

Diese Form der Blutung ist nach dem ersten Lebensjahr eher selten. Meist entsteht sie akut nach Abrissen von Brückenvenen oder Einrissen eines venösen Sinus.

Klinische Befunde

– Plötzlicher, seltener allmählich einsetzender Bewußtseinsverlust,

– eher langsam sich einstellende neurologische Ausfälle.

Die *Diagnose* wird – sofern der klinische Zustand nicht eine Operation dringlich macht – durch ein Computer-Tomogramm gestellt. Im Säuglingsalter vermag das Sonogramm bereits wertvolle Hinweise zu geben.

Therapie

Das Vorgehen wird durch die klinischen Symptome diktiert. Bei akutem Bewußtseinsverlust und neurologischen Ausfällen muß eine notfallmäßige Trepanation durchgeführt und eine Blutstillung und Drainage gemacht werden. Eine Hirnödemprophylaxe ist immer dringlich.

3. Intrazerebrale Blutung

Durch die Hirnverletzung entsteht ein Einriß von Hirnvenen und Arterien. Das ausfließende Blut vermag die angrenzende Hirnsubstanz sehr leicht zu komprimieren oder zu unterspülen.
Die *klinischen Zeichen* sind oft uncharakteristisch. Sie können eine epidurale Blutung minimieren. Vielfach sind die neurologischen Zeichen infolge des rasch einsetzenden Hirnödems wechselnd.

Röntgenbefunde

Eine Schädelfraktur kann fehlen. Im Computer-Tomogramm wird der Blutungsherd und das Ausmaß einer Hirnschädigung sichtbar (**Abb. 206**).

Therapie

Eine Trepanation erfolgt notfallmäßig, wenn ein erhöhter Hirndruck besteht. Geschädigte Hirnsubstanz wird reseziert und die Blutung exakt gestillt. Zu den unentbehrlichen weiteren Maßnahmen gehören die Schockbehandlung und Hirnödemtherapie.

Gedeckte Hirnschädigungen

1. Commotio cerebri

Sie entsteht nach stumpfer Gewalteinwirkung auf den beweglichen Schädel. Die Hirnerschütterung setzt keine morphologisch faßbare zerebrale Strukturveränderung. Möglich ist, daß eine reversible Änderung des Gel-Sol-Zustandes in den Nervenzellen verändert wird. Postuliert werden zudem Kreislaufstörungen im Mittel- und Zwischenhirn. Außerdem wird vermutet, daß in den Ganglienzellen eine Störung der Sauerstoffaufnahme auftritt.

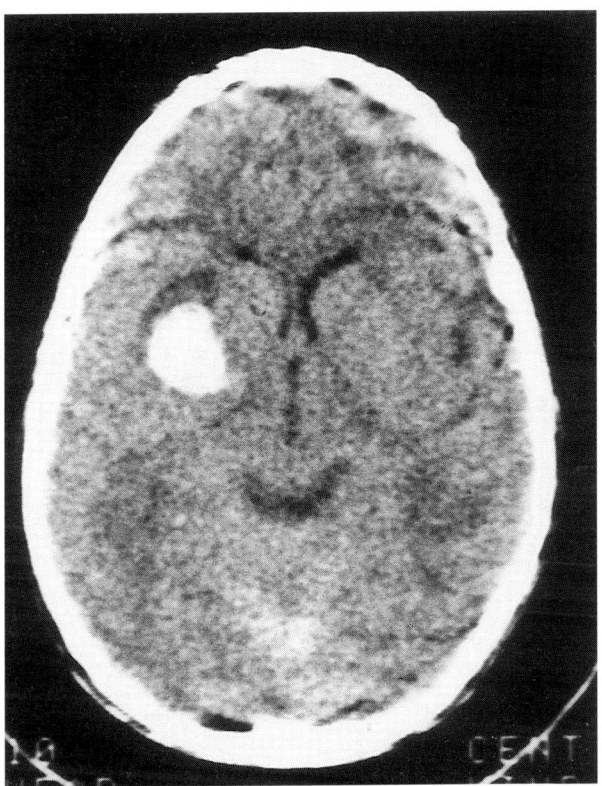

Abbildung 206: Intrazerebrales Hämatom links, im CT durch weißen Fleck dargestellt. Klinisch besteht eine Halbseitenlähmung der Gegenseite.

Symptome

Das Commotiosyndrom ist charakterisiert durch die Trias

– akuter Bewußtseinsverlust,

– vegetative Funktionsstörungen,

– anamnestische Lücke.

Die Bewußtlosigkeit tritt sofort nach dem Trauma auf und dauert wenige Sekunden oder Minuten, selten mehrere Stunden an. Das Erwachen aus der Bewußtlosigkeit erfolgt in der Regel rasch; seltener sind posttraumatische Dämmerzustände mit gereizter Stimmung und Aggressivität.

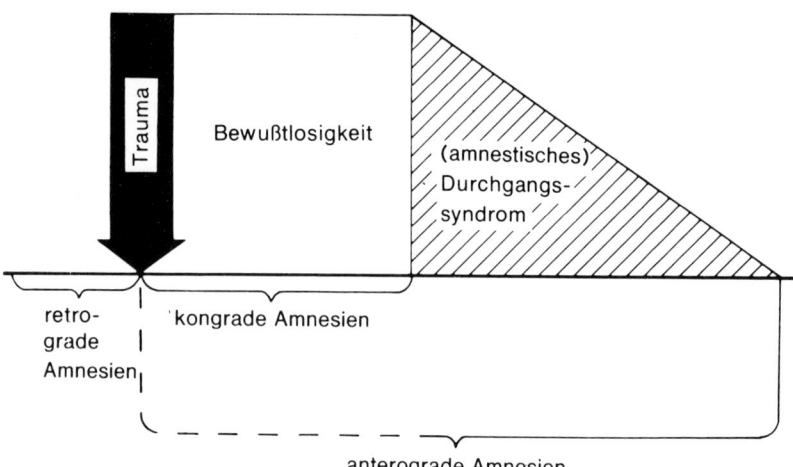

Abbildung 207: Amnesietypen (nach GOBIET).

Unter den vegetativen Störungen in den ersten Stunden und Tagen finden wir Übelkeit und Erbrechen, Kopfschmerzen, Schwindel und eine Kreislauflabilität. Auch bei Kindern sind Gedächtnisstörungen, Konzentrationsschwächen und eine rasche Ermüdbarkeit, gelegentlich noch über lange Zeit, zu beobachten.

Als dritter Befund ist eine Erinnerungslücke zu erheben. Sie bezieht sich auf eine Zeit vor dem Unfall (retrograde Amnesie), für den Unfall selbst (kongrade Amnesie) und nach dem Unfall (anterograde Amnesie). Im Laufe der Aufwachphase besteht oft ein Dämmerzustand in der Art eines amnestischen Durchgangssyndromes **(Abb. 207)**.

Das EEG zeigt bei der Commotio eine Verlangsamung des Grundrhythmus. Herdbefunde sind Hinweise für eine Kontusion. Binnen 24 Stunden ist die EEG-Kurve meist normalisiert.

Behandlung der Commotio

Bei Kindern sind eine stationäre Beobachtung und Überwachung angezeigt. Für die spätere diagnostische Beurteilung und Begutachtung ist ein genaues schriftliches Verlaufsprotokoll unerläßlich.

Eine Bettruhe in flacher Lagerung zumindest einen bis zwei Tage über das Verschwinden subjektiver Symptome hinaus halten wir für günstig. Kurzzeitig können leichte Analgetika nützlich sein. Bei Erbrechen ist evtl. eine Infusionstherapie notwendig.

Prognose

Die einfache Commotio ist von guter Prognose gefolgt. Obwohl Dauer-schäden nicht zurückbleiben, sind postkommotionelle Beschwerden (Kopfschmerzen, Schwindel) möglich. Temporäre Hirnleistungsschwä-chen, Gedächtnisstörungen und Konzentrationsmängel bestehen bei 15% der Kinder. Ebenso häufig bleiben eine rasche Ermüdbarkeit und Reizbar-keit länger zurück.

2. Contusio cerebri

Im Gegensatz zur Commotio sind hier faßbare Hirnschäden vorhanden. Knochen und Hirnhäute können durchaus unverletzt bleiben. Nur in 30% der Fälle liegt eine Schädelfraktur vor. Die Gewalt des Traumas bewirkt eine Zertrümmerung der Hirnsubstanz, die blutig durchsetzt wird und ein Randödem aufweist (Rindenprellungsherd). Kontusionen auf der Gegen-seite des Aufschlages werden als Contre-coup bezeichnet.

In den Prellungsherden entsteht nach fünf bis zehn Tagen eine Verflüs-sigung der Nekroseherde, die schließlich resorbiert und durch Glianarben-gewebe repariert werden.

Symptome

Das klinische Bild einer Kontusion ist ein herdförmiger neurologischer Ausfall, der gleich nach dem Trauma nachweisbar ist. Die Ausprägung der Symptome ist je nach der Schwere der Hirnverletzung variabel. Sie rei-chen von Reizerscheinungen (Krämpfe, Reflexsteigerung, positiver Ba-binski-Reflex usw.) bis zur vollständigen Lähmung.

Da die Hirnkontusion von einem Hirnödem begleitet wird, treten zu den Herdsymptomen zusätzliche Drucksymptome. Bei Kindern vertieft sich die Bewußtlosigkeit, und durch Vagusreizung resultiert ein Pulsanstieg. Die Atmung wird unregelmäßig, oft schnarchend.

Die initiale Bewußtlosigkeit und der posttraumatische Dämmerzustand dauern länger als bei der Commotio.

Die *neurologischen Symptome* hängen von der geschädigten Hirnzone ab:

– Bei frontotemporalen Läsionen sind gegenseitige Lähmungen, Sprach-störungen und Okulomotoriusschädigungen möglich. Gedächtnisaus-fälle und psychische Veränderungen sind festzustellen.

– Frontale Läsionen sind von Veränderungen von Psyche und Persönlich-keit begleitet. Die Patienten sind zunächst sehr unruhig und verwirrt.

– Parietale Läsionen bilden den Grund für kontralaterale Lähmungen oder Sensibilitätsstörungen, evtl. für eine langdauernde Sprachstörung.

– Bei okzipitalen oder zerebellären Kontusionen entstehen Sehstörungen, aber häufiger eine Ataxie und ein Schwindelzustand.

– Kontusionen des Hirnstammes führen zu tiefer Bewußtlosigkeit, beidseitiger Pupillenerweiterung, Hypertonie der Muskulatur und Streckkrämpfen.

Abklärung

Die früher besonders für Kinder aufwendige Arteriographie ist heute durch die Computer-Tomographie fast vollständig ersetzt worden. Probetrepanationen zur Suche nach Blutungen sind seither nur noch in extremen Notfällen indiziert.

Therapie

Bei Kontusionen mit erhaltenem Bewußtsein verhält man sich abwartend. In Bettruhe werden Atmung, Kreislauf, Bewußtsein und Pupillenreaktionen beobachtet und laufend registriert. Die Kontusion läßt sich therapeutisch nicht beeinflussen. Deshalb richtet sich das Hauptinteresse auf die Bekämpfung des Hirnödems.

Prognose

Die Aussichten bei einer Hirnkontusion hängen von der Lokalisation, Schwere und Ausdehnung der Hirnschädigung ab. In einer katamnestischen Untersuchung von 600 Patienten konnten wir nachweisen, daß bis zu einer Bewußtlosigkeit von einer Stunde langdauernde neurovegetative und psychoorganische Symptome bei 20% der Fälle vorhanden waren. Dauerte die Bewußtlosigkeit länger als einen Tag, so waren psychoreaktive Symptome bei 40%, psychoorganische bei 50% und neurologische Ausfälle bei 80 bis 90% zurückgeblieben. Die schulischen Leistungen hatten regelmäßig eine Einbuße erlitten, so daß immer eine Klassenrepetition notwendig wurde, wenn ein Kind länger als einen Tag nicht bei Bewußtsein war. In der Beurteilung muß auch einbezogen werden, daß viele ehemals Schädel-Hirn-verletzte Kinder erst später Abfälle geistiger Leistungen oder psychische Entgleisungen zeigen. Glücklicherweise ist das Auftreten der posttraumatischen Epilepsie nach Hirnkontusionen im Kindesalter seltener als beim Erwachsenen.

Akutes Hirnödem

Die anatomische Lage des Gehirns innerhalb der knöchernen Schädelkapsel bedingt, daß einer Volumenzunahme durch vermehrte Flüssigkeitseinlagerung ins Gewebe oder durch Vermehrung von Blutmenge und Liquor enge Grenzen gesetzt sind. Das Volumen eines Teils kann sich nur auf Kosten des anderen verändern. In der Neurotraumatologie können alle drei Faktoren variiert werden. Eine Blutvolumenzunahme ist bei venöser Abflußbehinderung oder bei Vasodilatation (pH-Abfall, pCO_2-Anstieg) möglich. Eine Vermehrung der Liquormenge entsteht in der Spätphase des Traumas durch Blockierung der Pacchionischen Gruben. Weitaus in den meisten Fällen ist die Steigerung des intrakraniellen Druckes aber Folge einer Zunahme des Gewebevolumens (Hirnödem).

Diagnose des intrakraniellen Druckes

Die klinischen Zeichen steigenden Hirndruckes äußern sich in Bewußtseinstrübung oder Vertiefung der Bewußtlosigkeit, in Nackensteife und besonders in vegetativen Zeichen wie Kopfschmerz, Schwindel und Erbrechen. Einklemmungssymptome sind neben der tiefen Bewußtlosigkeit Streckspasmen der Extremitäten, eine gestörte Pupillenmotorik bis zur Lichtstarre und schließlich ein Verschwinden der Schmerzreaktionen und ein Erliegen der Kreislauf- und Atemfunktion. Die klinischen Symptome hinken der aktuellen Hirnschädigung aber weit nach. Eine weiterführende Diagnostik gelingt nur mit dem Computer-Tomogramm. Für die kontinuierliche Verfolgung des Hirndruckes ist die Methode aber zu ungenau und zu schwerfällig. Die einzige Möglichkeit der Überwachung des intrakraniellen Druckes besteht in der direkten Druckmessung über einen Ventrikelkatheter, über eine subarachnoidale Hohlschraube oder neuerdings über einen epiduralen oder subduralen Mikrotransducer (**Abb. 208**).

Die Meßwerte interpretieren wir auf die folgende Weise:
0–15 mm Hg = Normbereich
15–25 mm Hg = leicht erhöht
25–50 mm Hg = stark erhöht
mehr als 50 mm Hg = hochpathologische Werte.

Ein längerer Anstieg des Hirndruckes über 50 mm Hg ist gefolgt von Einklemmungserscheinungen des Hirnstammes (Pupillenerweiterung oder -starre, Atemstillstand, Blutdruckschwankungen). Bei Werten unter 30 mm Hg scheint der Patient außerhalb der Einklemmungsgefahr zu liegen.

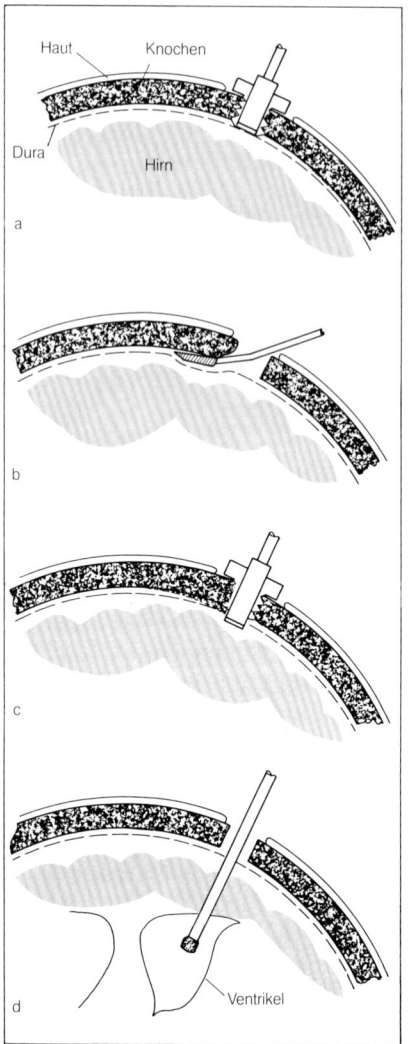

Abbildung 208: Schematische Darstellung verschiedener Meßmethoden des intrakraniellen Druckes:
a) epidurale Messung mit Schraube und Transducer;
b) epidurale, subdurale oder intraventrikuläre Messung mit Mikrotransducer,
c) subarachnoidale Messung mit Schraube (oder Mikrotransducer),
d) intraventrikuläre Messung mit Mikrotransducer.

Hirnödemprophylaxe und Therapie

Allgemeine Maßnahmen

Kreislauf: Durch eine wirksame Therapie von Schock oder Herzinsuffizienz ist der Blutdruck in physiologischen Grenzen zwischen 90–110 mm Hg zu halten.

Atmung: Der intrakranielle Druck läßt sich durch Freihaltung der Atemwege und frühzeitige Intubation senken. Auf eine hohe PO_2-Sättigung ist zu achten.

Hämatologische Werte: Eine Anämie ist ebenso zu korrigieren wie ein hoher Hämatokrit.

Medikamentöse Maßnahmen

Saluretika führen über eine Verringerung des Plasmavolumens zu einem Wasserrückstrom aus dem Gewebe in den Intravasalraum.

Osmodiuretika: Die rasche Infusion hypertoner Lösungen (Mannitol 20%, 1 g/kg Körpergewicht binnen 15 Minuten) führt zu promptem Abfall des Liquordruckes als Folge der Gewebsdehydratation.

Steroide: Dexamethason ist heute als Mittel der Wahl in der Prophylaxe des Hirnödems angesehen.

Barbiturate: Diese Therapie sollte nur beim beatmeten Patienten und unter fortgesetzter Hirndruckkontrolle durchgeführt werden.

Überwachungsmaßnahmen

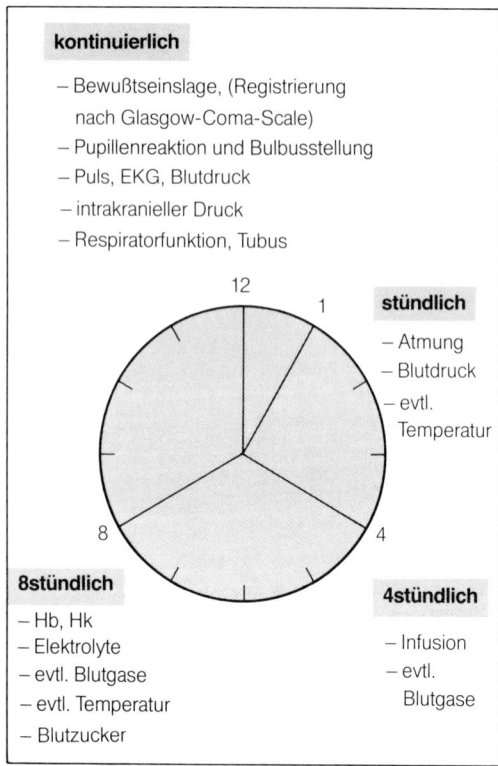

kontinuierlich

– Bewußtseinslage, (Registrierung
  nach Glasgow-Coma-Scale)
– Pupillenreaktion und Bulbusstellung
– Puls, EKG, Blutdruck
– intrakranieller Druck
– Respiratorfunktion, Tubus

stündlich
– Atmung
– Blutdruck
– evtl.
  Temperatur

8stündlich
– Hb, Hk
– Elektrolyte
– evtl. Blutgase
– evtl. Temperatur
– Blutzucker

4stündlich
– Infusion
– evtl.
  Blutgase

Abbildung 209: Übersicht der Überwachungsmaßnahmen in der Intensivstation.

Hirntod

Klinisch besteht ein irreversibler Atemstilland und ein Ausfall der motorischen und Reflexaktivität. Die Temperaturregulation bricht zusammen; die Pupillen bleiben weit, lichtstarr und entrundet.

Diagnose

Neben diesen klinischen Zeichen ist das EEG diagnostisch bedeutungsvoll. Im Hirntod besteht eine isoelektrische Null-Linie. Der Befund ist fortgesetzt und über Stunden gleichförmig registrierbar.

Bei der zerebralen Angiographie besteht ein Kontrastmittelstopp auf Höhe des arteriellen Siphons. Eine fehlende Hirndurchblutung kann auch mit radioaktiven Isotopen und mit der Bestimmung der arteriovenösen Sauerstoffdifferenz nachgewiesen werden.

In der *Praxis* werden zunächst die neurologischen Kriterien des Hirntodes zusammengestellt. Dazu gehören:

- tiefste Bewußtlosigkeit mit fehlender Schmerzreaktion,
- Atemstillstand,
- weite, lichtstarre Pupillen,
- Ausfall aller Hirnstammreflexe,
- fehlende Regulation von Temperatur und Blutdruck.

Eine Fortsetzung der Intensivpflege über diese Zeit hinaus ist bei gesichertem Hirntod nicht mehr zumutbar. Dennoch ist oft auf die besondere Situation der Eltern und Angehörigen Rücksicht zu nehmen. Kommt eine Organspende in Betracht, werden Volumensubstitution und optimale Zirkulation bis zum Zeitpunkt der Operation fortgesetzt.

III. Thoraxverletzungen

Im Gegensatz zum Erwachsenen sind die kindlichen Thorakalorgane wegen des elastischen Brustkorbes gegen Verletzungen gut geschützt. Isolierte Lungentraumen sind sehr selten. Fast immer sind auch andere Organe des Körpers mitverletzt (Hirn, Abdomen).

1. Rippenfrakturen

Die große Biegsamkeit der Rippen ist der eigentliche Schutz des Kindes gegen Frakturen. Dennoch kommen gelegentlich Infraktionen vom Typus einer Grünholzfraktur vor.

2. Kontusion der Lunge

Teile des Alveolar-Parenchyms sind geschädigt. Blut tritt aus den Kapillaren aus. Die Atmung wird erschwert, blutiger Auswurf kann beobachtet werden. Im Röntgenbild ist die verletzte Lunge dichter. Es dauert Tage, bis das Gewebe normalisiert ist.

3. Einrisse des Lungengewebes

Luft und Blut treten in die Pleuralhöhle aus (Pneumothorax, Hämatothorax). Die Folge ist eine lebensbedrohliche Herz- und Lungeninsuffizienz wegen des Lungenkollapses auf der verletzten Seite. Die Akutbehandlung besteht in der Aspiration von Luft und Blut und so bald als möglich in einer Saugdrainage. In den meisten Fällen sistieren Blut- und Luftaustritt binnen 24 Stunden.

Eine Operation ist aber indiziert, wenn

- der Blutverlust nicht beherrschbar ist und anhält,
- ein Luftaustritt unvermindert anhält,
- die Lunge sich auch unter assistierter Beatmung nicht entfaltet.

IV. Abdominale Verletzungen

Das stumpfe Bauchtrauma stellt etwa 5% aller Unfälle im Kindesalter dar. In vielen Fällen ist bereits die Anamnese (Stürze, Schläge auf das Abdomen, Verkehrsunfall) richtungsweisend (Abb. 210).

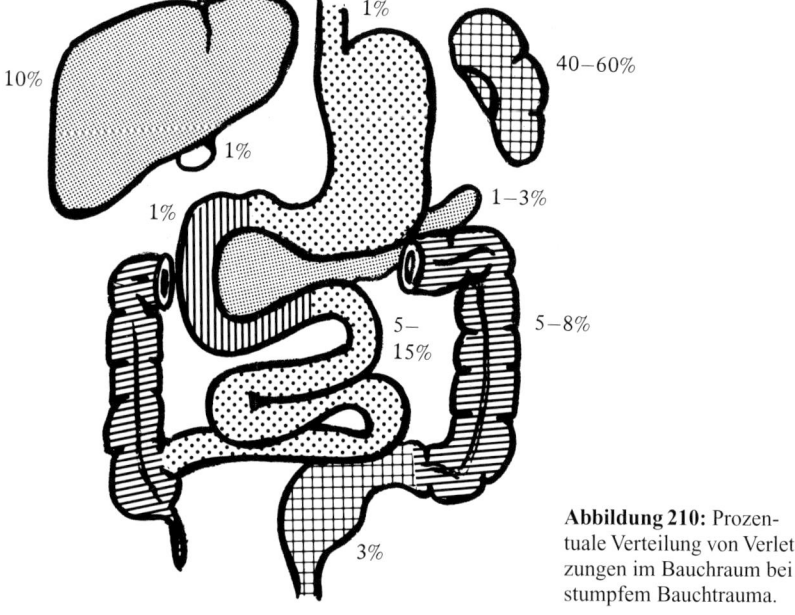

Abbildung 210: Prozentuale Verteilung von Verletzungen im Bauchraum bei stumpfem Bauchtrauma.

Allgemeine klinische Befunde

Bei einer Abdominalverletzung ist zunächst nicht nach dem verletzten Organ, sondern nach dem Vorhandensein von freiem Blut in der Abdominalhöhle zu fahnden. Es ist daher besonders zu achten auf:

1. Zeichen eines Schocks

- – Auftreten gelegentlich nach freiem Intervall,
- – Blässe der Schleimhaut und Peripherie,
- – kollabierte Venen,
- – kalter Schweiß, Durst,
- – Pulsanstieg,
- – Blutdruckabfall,
- – Bewußtseinsstörungen.

2. Fieber

Die Temperatur steigt nach Verletzungen parenchymatöser Organe rasch an.

3. Erbrechen

Es ist blutig bei Magenverletzungen, gallig nach Darmverletzungen.

4. Lokale Hinweise

- – Nach blutunterlaufenen Stellen der Abdominalwand wird besonders gefahndet.
- – Schmerzen im rechten Oberbauch deuten auf Leberverletzungen, im linken Oberbauch auf Milz- oder Nierenverletzungen hin.
- – Ausstrahlende Schmerzen in die linke Schulter werden bei Milzrupturen, in die rechte Schulter bei Leberrissen verspürt.

Allgemeine Untersuchungsbefunde

- Über der Läsionsstelle besteht ein Palpationsschmerz.
- Bei Blutung und Darmperforation ist die Bauchdeckenspannung verstärkt.
- Freie Flüssigkeit kann perkutorisch nachgewiesen werden.
- Meteorismus und paralytischer Ileus entstehen bei Darmrupturen und retroperitonealen Blutungen.

Peritoneallavage

Nach Einführen eines Katheters in die freie Bauchhöhle kann freies Blut oder freie Darmflüssigkeit aspiriert werden. Diese Probepunktion ist selbst nach Spülung mit Kochsalzlösung (Peritoneallavage) nicht immer verläßlich. Seit der routinemäßigen Computer-Tomographie- und Ultraschall-Diagnostik wird diese Methode nur noch selten angewandt.

Laborbefunde

- Abfall des Hämoglobins und Hämotokrits,
- Leukozytose (besonders bei Milzverletzungen, Organrupturen),
- pathologische Enzymwerte (Amylase bei Pankreastrauma, Transaminasenerhöhung bei Lebertraumen),
- Urin: blutig bei Nieren- und Blasenverletzungen, positiver Amylasenachweis bei Pankreasverletzungen.

Ultraschall-Untersuchung

Die Methode ist für den Nachweis von freiem Blut in der Bauchhöhle und von Organzerreißungen besonders geeignet.

Röntgenbefunde

- Eine Luftsichel unter dem Zwerchfell erscheint bei Darmverletzungen.
- «Schwimmende», luftgefüllte Därme über einem Flüssigkeitsspiegel sind bei einer Blutung im Abdomen zu sehen.

– Ein IV-Pyelogramm wird bei Verdacht auf Nierenruptur notfallmäßig durchgeführt. Ein Kontrastmittelaustritt ist bei Nierenrissen vorhanden. Eine fehlende Kontrastmitteldarstellung weist auf einen arteriellen Abriß hin (oder auf eine Agenesie einer Niere!).

Computer-Tomographie

Diese Untersuchung gilt als Methode der Wahl bei Verdacht auf Abdominaltrauma mit Organverletzungen. In einem Untersuchungsgang lassen sich Rupturen von Leber, Milz, Pankreas sehr genau darstellen. Freies Blut oder Flüssigkeitsansammlungen werden sichtbar (z. B. bei Milzruptur, Blasenverletzungen). Frakturen von Rippen, Wirbelsäule oder Becken werden gleichfalls dargestellt.
Die Therapie richtet sich nach den Organsymptomen. Im Zweifelsfalle sind alle Untersuchungen in kurzen Abständen zu wiederholen.

Organbefunde bei Abdominalverletzungen

1. Milzruptur

Eine Milzverletzung ereignet sich durch einen akuten Aufprall auf die linke Seite oder einen Schlag in die Flanke (Verkehrsunfall). Die Milzruptur ist die häufigste intraabdominelle Verletzung (**Abb. 211**).

Symptome

Schocksymptome sind je nach Schwere der Verletzung früh und intensiv ausgebildet. Ein ausstrahlender Schulterschmerz besteht links. Der linke Oberbauch ist schmerzhaft und gespannt. Eine Ultraschall-Untersuchung, ein CT oder eine Punktion des Abdomens weist freies Blut nach. Im Blutbild besteht ein massiver Leukozytenanstieg.

Therapie

– In der Regel können Milzrisse unter wiederholter Ultraschall- und Hb-Kontrolle nur überwacht werden.

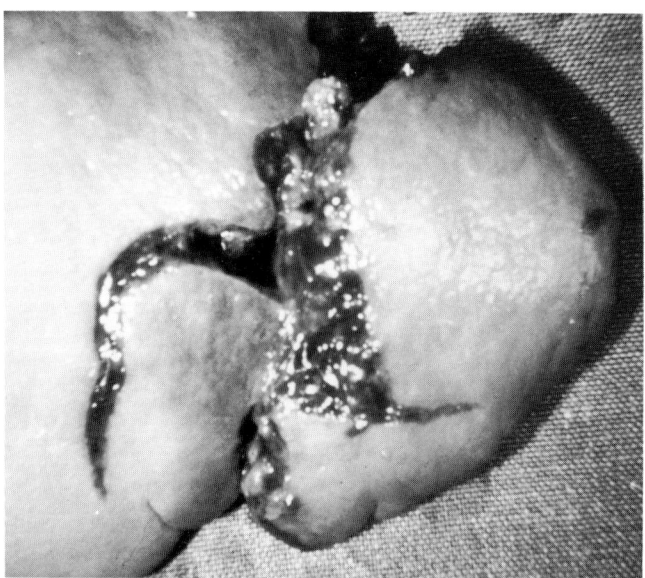

Abbildung 211: Traumatische Milzruptur

– Bei größeren Organzerreißungen mit unbeherrschbarer Blutung werden die Risse genäht oder Teilzertrümmerungen reseziert. Stets ist man bemüht, mindestens einen Teil funktionstüchtigen Milzgewebes zu erhalten.

– Eine Splenektomie wird nur bei völliger Zerstörung des gesamten Organs oder bei unbeherrschbarer Blutung durchgeführt. In diesem Falle erfolgt stets eine Pneumovax-Impfung zur Prophylaxe einer Pneumokokken-Sepsis.

Komplikationen nach Splenektomie

Nach einer Milzentfernung steigen die Thrombozyten stark an und bleiben während drei Wochen hoch. Bei sehr jungen Kindern wird eine Infektionsanfälligkeit beobachtet. Durch Pneumovax-Impfung läßt sich die gefürchtete Pneumokokkensepsis wirksam verhindern.

2. Leberruptur

Eine Leberverletzung entsteht als Folge einer plötzlichen Kompression des Organs. Die Leber reißt am Ort der Gewalteinwirkung oder an der Rückseite. Häufig sind auch Einrisse entlang der Aufhängebänder oder Blutungen im Innern des Organs (**Abb. 212**).

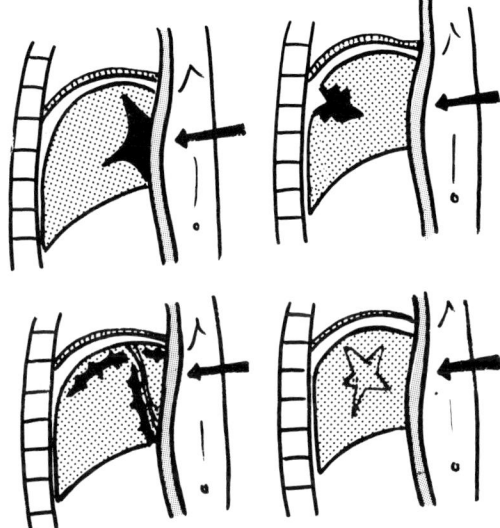

Abbildung 212: Stumpfe Verletzungen der Leber: Risse der Vorder- und Rückseite, entlang der Aufhängebänder, zentrale Ruptur.

Symptome

Die vorherrschenden Zeichen werden durch die Schocksymptomatik geprägt. Das Abdomen ist meteoristisch. Im rechten Oberbauch sind Schmerz und Bauchdeckenspannung vorhanden. In die rechte Schulter wird eine Schmerzausstrahlung beobachtet.

Laboruntersuchungen

Rascher Hämokrit- und Hämoglobinabfall, Leukozytenanstieg. Die Leberenzymwerte werden pathologisch (Transaminasen).

Ultraschall-Untersuchung

Freies Blut in der Bauchhöhle und das Ausmaß einer Organruptur sind mit dieser Methode leicht und wiederholt darstellbar.

Röntgenuntersuchung

Die Bilder sind oft uncharakteristisch. Ein exaktes Bild der Organschädigung ist durch die Computer-Tomographie zu erzielen.

Therapie

– *Konservativ:* In den meisten Fällen von Leberruptur kann man sich zunächst konservativ verhalten. Auch größere Leberrisse können spontan heilen. Voraussetzung für ein konservatives Verhalten ist die Möglichkeit einer Dauerüberwachung von Symptomen, Ultraschall- oder CT-Untersuchungen und der Schockparameter.

– *Operativ:* Eine Laparotomie bei Leberriß mit massiver Blutung ist mit äußerster Dringlichkeit durchzuführen. Je nach Verletzungsart wird eine Lebernaht, eine Tamponade der Blutung oder gar eine partielle Leberresektion vorgenommen **(Abb. 213)**.

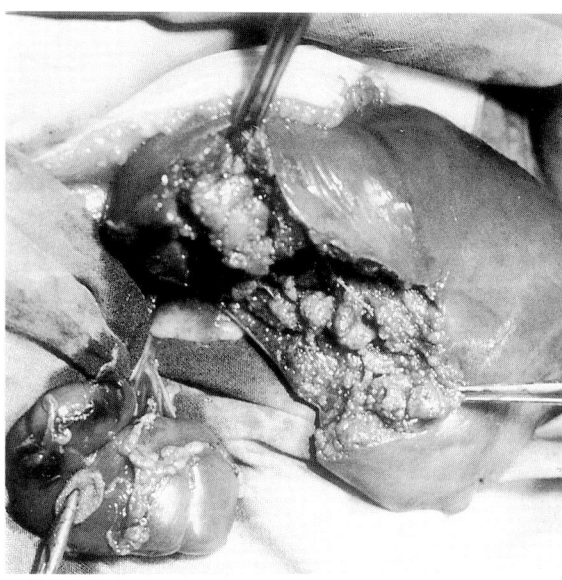

Abbildung 213:
Leber- und Nierenriß
durch Überrollen mit
einem Lastwagen.

3. Magen-Darm-Verletzungen

Hohlorgane sind gegen Schläge sehr widerstandsfähig. Rupturen ereignen sich, wenn der Magen oder Darm gegen die Abdomenhinterwand oder die Wirbelsäule gequetscht werden.

Symptome

Eine Schocksymptomatik ist begleitet von heftigen Schmerzen im Abdomen. Muskelspannung und Loslaßschmerz weisen auf die beginnende Peritonitis hin. Zusehends entsteht ein paralytischer Ileus. Bei einer Probepunktion des Abdomens wird Darmflüssigkeit oder ein leukozytenreiches Exsudat aspiriert.

Röntgenuntersuchung

Luft unter dem Zwerchfell ist für Perforationen zwar charakteristisch, aber längst nicht obligat.

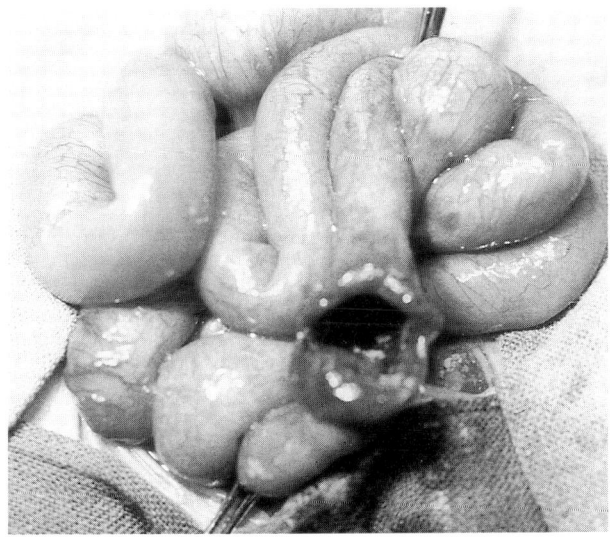

Abbildung 214: Traumatische Perforation des Dünndarmes nach Sturz von Rutschbahn.

Therapie

Zunächst ist unbedingt eine Schockbehandlung notwendig. Hierauf wird eine Laparotomie und Darmnaht, evtl. Darmresektion durchgeführt (**Abb. 214**). Bei Kolonverletzung ist meist eine Kolostomie notwendig. Antibiotika werden in hoher Dosierung über Tage verabreicht.

4. Pankreasverletzungen

Durch Kompression des Pankreas gegen die Wirbelsäule entsteht eine Quetschung, seltener eine Zerreißung des Pankreas.

Symptome

Schmerzen bestehen im Oberbauch. Frühzeitig treten Brechreiz und Erbrechen auf. Im Blut und Urin ist ein erheblicher Amylaseanstieg nachzuweisen.

Zusätzliche Untersuchungen

Wie bei allen Parenchymverletzungen ist auch hier die Ultraschall-Untersuchung und Computer-Tomographie für die Bestimmung des Rupturortes und -ausmaßes beizuziehen.

Therapie

Partielle Pankreasrisse können spontan heilen. Durch Sekretaustritte bildet sich gelegentlich eine Pseudozyste, die nach außen drainiert werden muß. Bei jeder Pankreasverletzung sind häufige (oft tägliche) Ultraschallkontrollen notwendig.

Bei jeder Laparotomie wegen stumpfen Bauchtraumas muß eine Pankreasrevision durchgeführt werden. Eine langzeitige Drainage wird bei Quetschungen vorzukehren sein.

Größere Einrisse oder vollständige Rupturen des Organs werden direkt mit einer Darmschlinge verbunden, um den Abfluß des Pankreassaftes sicherzustellen.

Komplikationen

- Der Austritt von Pankreassaft in die Bauchhöhle führt zur Ausdehnung des eigenen Gewebes, besonders der Fettstrukturen im großen Netz (Fettgewebsnekrosen).

- Eine *Pankreaspseudozyste* entsteht durch Abkapselung ausgetretenen Drüsensaftes durch die umgebenden Organe von Magen, Milz, Dickdarm und Netz. Diese Flüssigkeitsräume werden im Sonogramm dargestellt. Ein fortgesetztes Zystenwachstum macht eine äußere Drainage oder eine Ableitung des Pankreassaftes in den Darm notwendig.

5. Nierenruptur

Nierenverletzungen ereignen sich bei stumpfen Lendenkontusionen.

Symptome

Die drei Kardinalzeichen neben der Schocksymptomatik sind:

- der Flankenschmerz,

- ein Flankentumor und

- eine Hämaturie.

Röntgenbefunde

Das IV-Pyelogramm ist pathologisch. Eine Organruptur und der Austritt von Kontrastmittel (Urin!) wird sichtbar. Im Zweifelsfalle wird die Diagnose durch eine Computer-Tomographie oder ein Arteriogramm gesichert (**Abb. 215**).

Therapie

Konservativ: Bei erhaltener Niere und unverletztem Nierenbecken ist eine abwartende Haltung am Platze.
Eine *Sofortoperation* ist dringlich, wenn ein unbeherrschbarer Schock besteht oder eine Kombination mit anderen Verletzungen vorliegt; ferner bei kongenitalen Mißbildungen der Gegenniere, bei Solitärniere und bei stummer Niere.

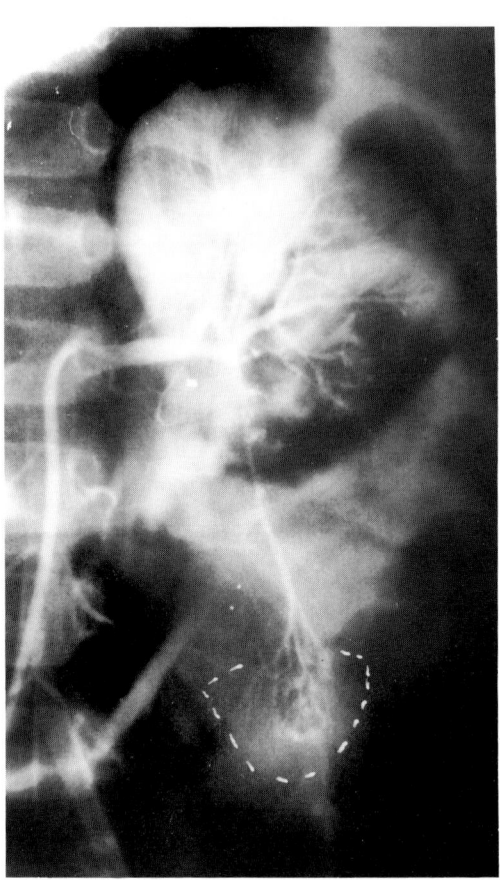

Abbildung 215: Traumatische Nierenruptur. Im Arteriogramm ist der abgerissene Unterpol sichtbar.

6. Blasenabriß

Eine gefüllte Blase kann bei einem stumpfen Schlag einreißen. Eine Abtrennung am Blasenhals wird fast nur zusammen mit Beckenfrakturen beobachtet.

Symptome

Klinisch besteht ein heftiger Schmerz und eine Hämaturie. Das Abdomen wird zusehends gespannt.

Therapie

In einer sofortigen Operation wird ein Blasenabriß genäht oder eine abgetrennte Blase mit der Urethra vereinigt. Eine Zystostomie (Blasenkatheter) und ausgiebige Drainage des Wundbettes werden angelegt.

V. Frakturen im Kindesalter

Einteilung der Frakturen

Die Frakturen der langen Röhrenknochen werden nach vier anatomischen Regionen gegliedert:

1. die epiphysäre Region,

2. die metaphysäre Region,

3. die diaphysäre Region,

4. Apophysenregion.

1. Frakturen der epiphysären Region

a) Frakturen durch knorpelige Partien

Die Diagnose ist hier durch indirekte Zeichen zu stellen. Hinweis dafür ist eine Verschiebung des Knochenschaftes, evtl. kann die Fraktur erst später an der Kallusbildung festgestellt werden. Im Zweifelsfalle ist bei Verdacht auf intraartikuläre Fraktur im «röntgennegativen» knorpeligen Bereich eine Arthrographie notwendig.

b) Verletzungen der Epiphysenfugen (Abb. 216)

Eine Fraktur durch die Fuge ohne Schädigung der Keimschicht wird als *Epiphysenlösung* bezeichnet (Typ 1) (Abb. 217). Sie kann mit einem metaphysären Keilbruch kombiniert sein (Typ 2). Frakturen, die die Keimzone traversieren, nennt man *Epiphysenfrakturen* (mit und ohne metaphysäre Beteiligung) (Typ 3 und 4).

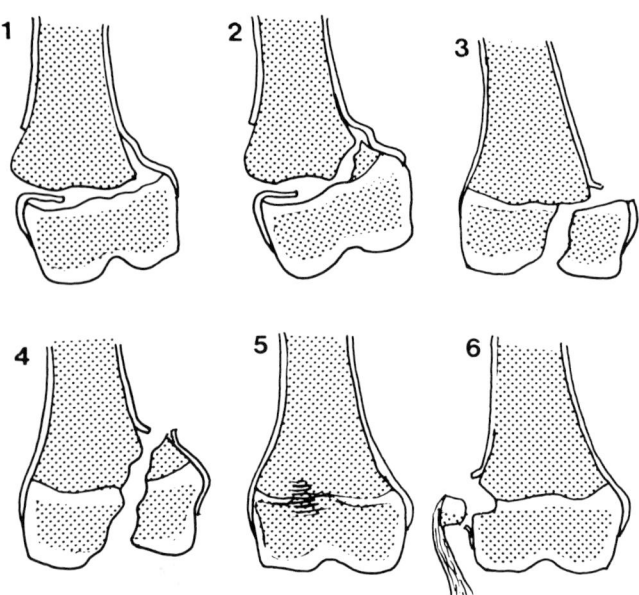

Abbildung 216: Verletzungsarten an der Epiphysenfuge. 1 + 2 Epiphysenlösungen, 3 + 4 Epiphysenfrakturen, 5 Stauchung der Fuge, 6 Segmentausriß.

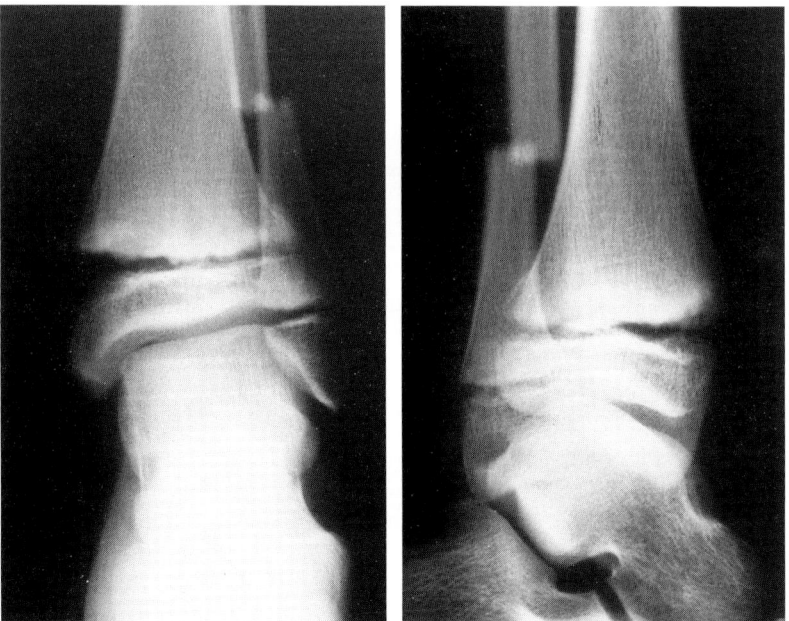

Abbildung 217: Epiphysiolyse der Tibia, Querfraktur des Fibulaschaftes.

Eine exakte, meist operative Reposition ist hier immer erforderlich, um einen vorzeitigen Fugenverschluß zu verhiindern. Zu ähnlichen Komplikationen führt wahrscheinlich die Stauchung der Fuge (Typ 5) oder ein seitlicher Bandausriß (Typ 6).

2. Frakturen der metaphysären Region

Die Metaphyse stellt die Zwischenzone zwischen Epiphyse und Schaft dar. Sie besteht aus spongiösem Knochen ohne zentrales Mark. Man kann verschiedene Schweregrade unterscheiden (Abb. 218):

a) Wulstbruch

Durch Stauchung einer Metaphyse entsteht eine Frakturierung und Kompression von Knochenbalken mit meist geringer Achsenabweichung.

b) Durchgehende Frakturen

Quere, schrägverlaufende oder Trümmerfrakturen weisen meist eine erhebliche Achsenabweichung auf.

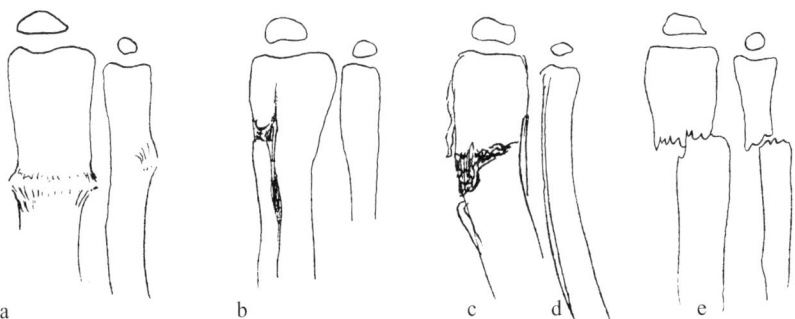

Abbildung 218: Arten von metaphysären und diaphysären Frakturen:
a) Wulstbruch   d) Bowing
b) Fissur   e) Dislozierte Fraktur
c) Grünholzfraktur

3. Frakturen der diaphysären Region

Die Diaphyse (Knochenschaft) besitzt einen zentralen Markkanal. Sie ist umgeben von einem Periostmantel, der um so kräftiger ist, je jünger der Patient ist. Im Kindesalter kommen die folgenden Arten vor:

a) Grünholzfraktur

Damit wird eine unvollständige Biegungsfraktur bezeichnet, bei der das Periost einseitig intakt blieb, jedoch auf der anderen Seite durchriß. Die Fraktur ist mit dem Brechen einer Weidenrute vergleichbar.

b) Fissur

Sie besteht in einem Knochenriß, der meist quer oder längs verläuft. Die Knochenkontinuität bleibt erhalten. Eine Belastbarkeit ist aber nicht möglich.

c) Durchgehende Frakturen

Sie kommen als Quer-, Schräg-, Torsions- oder Spiralfrakturen vor. Die Achsenabweichung und Instabilität der Extremität ist erheblich und das Frakturhämatom ausgesprochen.

d) Plastische Verformung (Bowing)

Der Knochen (Fibula, Ulna) wird verbogen und nimmt nachher die normale Stellung nicht mehr ein. Eigentliche Frakturlinien lassen sich nicht erkennen.

4. Apophysenfrakturen

Die Reißfestigkeit von Bändern und Sehnen führt gelegentlich zu Abrißfrakturen von Apophysen (Abriß des Epicondylus medialis am Ellbogen).

Besonderheiten der Frakturheilung

In der Regel ist bei der Reposition eine achsengerechte Stellung der Fraktursegmente ohne Rotationsfehler zu bewirken.

Ausgleichung von Fehlstellungen

Ein Ausgleich von Fehlstellungen ist durch das Wachstum möglich. Dies betrifft vor allem eine Heilung in verkürzter, verlängerter oder abgewinkelter Stellung (**Abb. 219**). Eine Korrektur-Möglichkeit einer Rotations-Fehlstellung ist jedoch kaum vorhanden. Wegen der Mehrdurchblutung der frakturierten Extremität in der Heilungsphase werden die Epiphysenfugen in Frakturnähe stimuliert. Daraus resultiert ein vermehrtes Längenwachstum, das 1 bis 2 cm, selten gar 4 cm betragen kann. Mit zunehmendem Wachstum gleicht sich eine Längendifferenz meistens aber wieder spontan aus.

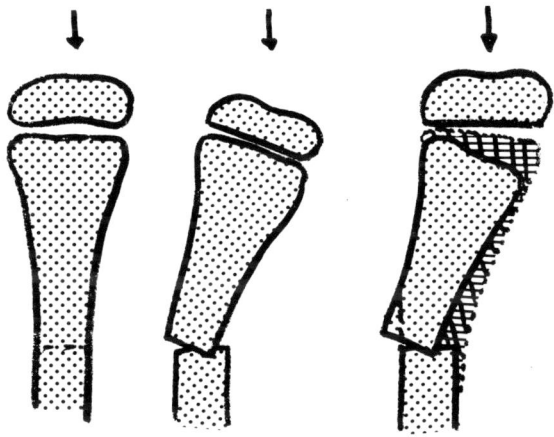

Abbildung 219: Bei Achsenknickung erfolgt der Umbau und Ausgleich eines Knochens von der Epiphysenfuge aus.

Prinzipien der Frakturbehandlung

a) Reposition

Sie bedeutet die Korrektur von Rotationsstörungen, den Ausgleich von Achsen-Abweichungen und von Längenunterschieden. Eine möglichst kongruente Stellung der Frakturenden ist anzustreben. Die Reposition wird im Kindesalter fast immer in Plexusanästhesie, lokaler Anästhesie oder häufiger in Narkose vorgenommen.

Für die Reposition bestehen drei Möglichkeiten:

Konservativ:

Unter dem Bildschirm wird die Fraktur manuell reponiert und mit Gips, Scotchcast oder anderen festen Materialien fixiert. Für proximale Oberarmfrakturen genügt oft bloß die Fixation des Armes an den Körper (Desault-Verband). Für Klavikula-Frakturen wird ein Rucksack-Verband angelegt.

Apparativ:

Die Reposition wird durch eine Extension mit einem Heftpflasterverband durchgeführt. Bei einem Säugling läßt sich eine Oberschenkelfraktur durch einfache Aufhängung der Beine behandeln. Bei größeren Kindern wird die Extension mit einem Kirschnerdraht durchgeführt. Ein typisches Beispiel dafür ist die Extension auf dem Webertisch, wie sie für Oberschenkelfrakturen zwischen dem zweiten und vierten Lebensjahr noch verwendet werden kann **(Abb. 220)**.

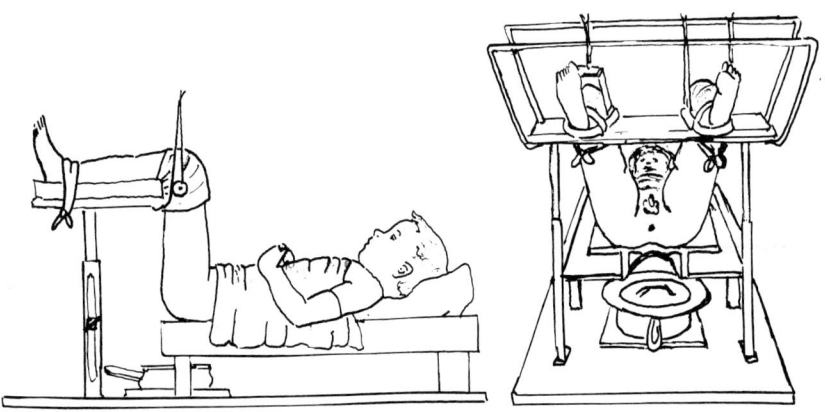

Abbildung 220: Extensionstisch nach Weber.

Operativ:

Hier erfolgt nach der vorwiegend offenen Reposition eine Stabilisation durch Spickdrähte, Schrauben, Metallplatten, durch innere Markschienung oder einen Fixateur externe.

b) Immobilisation von Frakturen in reponierter Stellung

Dies kann durch Gipsverbände geschehen, die im Kindesalter immer gepolstert und nie zirkulär angelegt werden. Bei zweifelhafter Zirkulation sind die Gipsverbände aufzuschneiden und zu spalten. Jede Schmerzhaftigkeit im Gipsverband ist ein Warnzeichen, dem unbedingt nachgegangen werden muß. Eine Immobilisation ist auch durch Extension zu erzielen. Nach Anlage von Platten, Markschienungen usw. genügt die Immobilisation in einer gepolsterten Schiene bis zur Schmerzfreiheit.

Da die Frakturheilung im Kindesalter sehr kurz ist, sind unterschiedliche Immobilisationszeiten vorzusehen. Sie betragen für das Neugeborene ein bis zwei Wochen, für den Säugling zwei Wochen. Im Kleinkindesalter genügen drei bis vier und im Schulalter vier bis sechs Wochen.

c) Rehabilitation der Muskel- und Gelenkfunktion

Eine physiotherapeutische Maßnahme ist bei Kindern selten notwendig. Ebenso sind die im Erwachsenenalter gebräuchlichen Gehgipse fast immer zu umgehen.

Prognose kindlicher Frakturen

Die Spätprognose ist unter Beachtung weniger Regeln gut. Wachstumsstörungen treten nur nach ungenügender Reposition von Epiphysenfugen-Verletzungen und nach Kompression der Wachstumszonen auf. In den meisten Fällen korrigiert sich eine Überlänge spontan. Rotationsstörungen und Pseudoarthrosen bedürfen der operativen Korrektur. Eine Osteomyelitis im Anschluß an eine Fraktur ist fast nur nach operativer Therapie bekannt.

Spezielle Therapie kindlicher Frakturen

Merke: Es gilt als Prinzip, kindliche Frakturen konservativ zu behandeln.

Als Ausnahme für eine operative Behandlung gelten besonders:

- intraartikuläre Frakturen,

- Frakturen durch die Epiphysenfugen,

- offene Frakturen,

- Rotationsfehlstellungen,

- Läsionen von Gefäßen und Nerven.

Daneben sind operative Verfahren entwickelt worden, um dem Kind eine rasche Mobilisation und einen kürzeren Spitalaufenthalt zu gestatten (z. B.: Markschienung von Oberschenkelfrakturen).

Die folgende Aufstellung kann als Richtlinie gelten:

Knochen	konservativ	apparativ	operativ
Klavikula	Rucksackverband	–	bei lateralem Endbruch
Humerus			
proximal	Fixation am Thorax (Desault)	–	erhebliche Dislokation Spickung, Markschiene
Diaphyse	Hängegips	Extension selten	Markschiene, Platte
suprakondylär	Gips	–	Spickung, evtl. offen bei schwieriger Reposition. Zirkulationsstörung, Nerven-läsion (**Abb. 221**)
intraartikulär	–	–	Reposition, Spickung
Condylus lateralis	–	–	offene Reposition und Spickung
Epicondylus med.			offene Reposition, Spickung
Unterarm			
Radiusköpfchen	Reposition, Gips	–	Markschienung, evtl. blutige Reposition und Spickung
Olekranon	Gips, wenn nicht disloziert	–	Cerclage, falls disloziert
mittl. Schaft	Reposition, Gips	–	schwierige Reposition Markschienung (**Abb. 222**), selten Platte
dist. Metaphyse	Reposition, Gips		selten Spickung
Epiphysenlösung	Reposition, Gips		
Hand, Finger	Reposition, Gips	–	Spickung, Cerclage

Knochen	konservativ	apparativ	operativ
Becken	ohne Verschiebung Ruhigstellung	–	Cerclagen, Platten bei Trümmerfrakturen, Verletzungen innerer Organe
Oberschenkel Schenkelhals	–	evtl. Extension	Verschraubung, Spickdrähte, Platten **(Abb. 223)**
Schaft	Fissur: Gips	Extension >4j:	>4j: Markschienung **(Abb. 224)** selten Platte, Fix. ext.
dist. Metaphyse und Epiphyse	–	Extension externe	Spickung, Platte, Fixateur
Patella	Oberschenkelgips ohne Dislokation	–	Cerclage bei Dislokation
Tibia proximal	Gips,	–	evtl. Spickung, Platte
Schaft	Reposition, Gips	–	Platte, Markschienung
distale Meta- und Epiphyse	ohne Dislokation Gips	–	Spickung, Schrauben, Platte nach offener Reposition
Fuß	Reposition, Gips	–	Spickung, Platte

Typische Beispiele für operative Frakturbehandlung

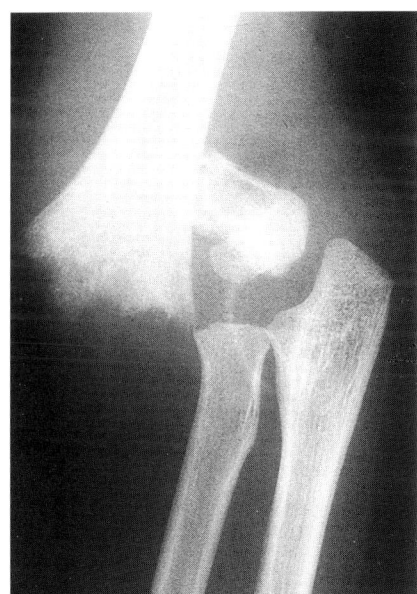

Abbildung 221: Dislozierte suprakondyläre Humerusfraktur. Traumatische Durchtrennung der Arterie und des Nevus medianus durch den gebrochenen Oberarm.

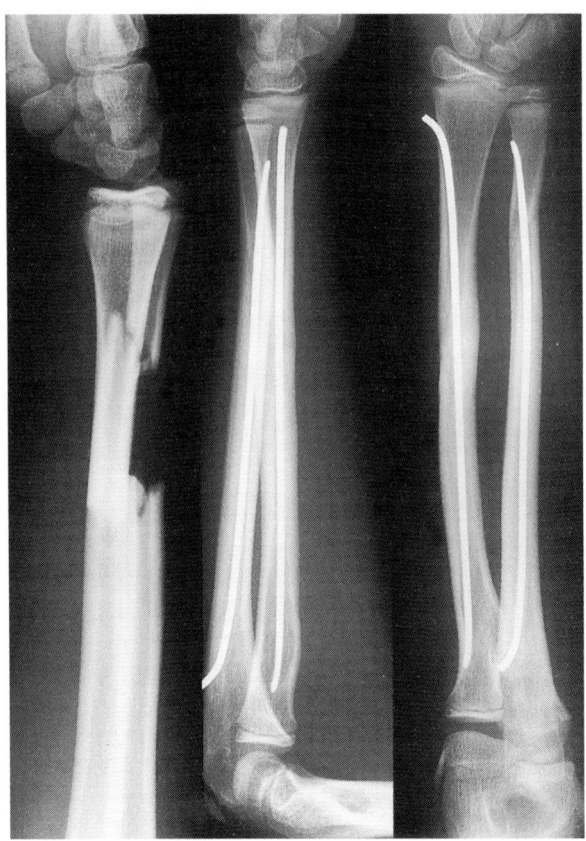

Abbildung 222: Dislozierte Unterarmfraktur: Reposition durch Titan-Markschienen.

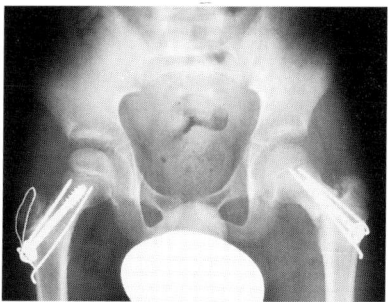
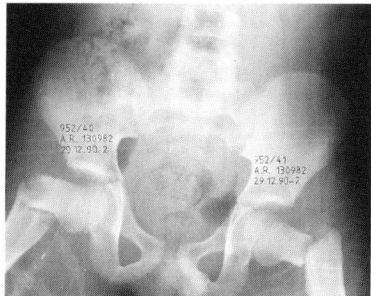

Abbildung 223: Beidseitige Schenkelhalsfraktur nach Sturz aus 10 m Höhe. Reposition und Fixation durch Schrauben und Spickdrähte.

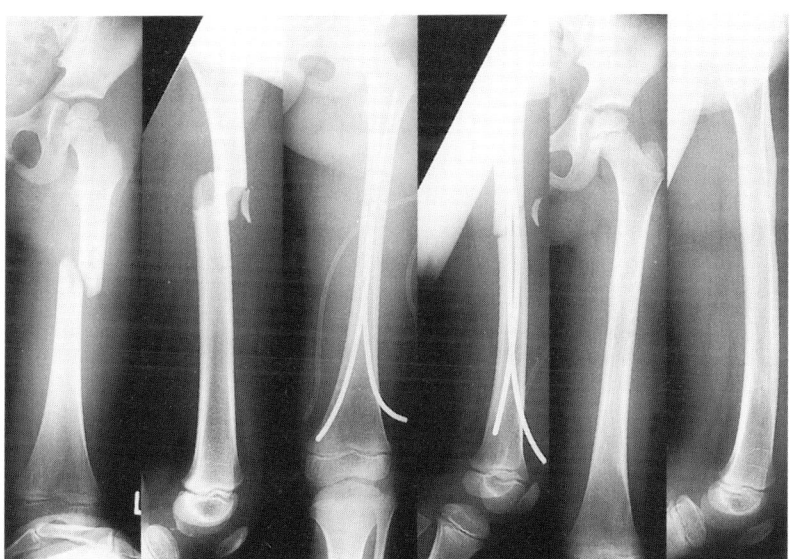

Abbildung 224: Oberschenkelschaft-Fraktur. Reposition und Fixation durch Titan-Marknägel. Heilung.

VI. Geburtstraumatische Verletzungen

Schädel-Hirn-Verletzungen

1. Ursachen

Die häufigsten Verletzungen des Schädels oder Hirns treten auf, wenn der kindliche Kopf bei der Geburt zu fest komprimiert wird:

- bei einer Diskrepanz zwischen Beckenumfang der Mutter und dem Schädelumfang des Kindes,
- bei abnormen Lagen des Kindes,
- bei einem Wehenstillstand,
- bei Zangen- oder Vakuum-Extraktionen.

2. Arten von Verletzungen

a) Kopfschwartenhämatom (Caput succedaneum)

In der Schädelaponeurose, aber außerhalb des Periosts, entsteht ein Bluterguß, der sich diffus ausbreitet und innert Tagen spontan wieder verschwindet.

b) Kephalhämatom

Dabei handelt es sich um eine subperiostale Blutung, die durch ein Ablösen des Periosts vom Knochen zustande kommt. Sie ist meist auf eine, selten auf zwei Schuppen begrenzt (**Abb. 225**). Während kleine Hämatome spontan resorbiert werden, ist es ratsam, größere Hämatome nach ihrer Verflüssigung (vom fünften Tage an) zu punktieren. Anderenfalls tritt eine Verkalkung des Kephalhämatoms mit bleibender Verformung des Schädelknochens ein.

c) Schädelimpression

Impressionsfrakturen können durch den Druck einer Zange entstehen. Gleichzeitig ist meist ein großes Kopfschwartenhämatom vorhanden. Die Therapie besteht in der operativen Dekompression der Fraktur.

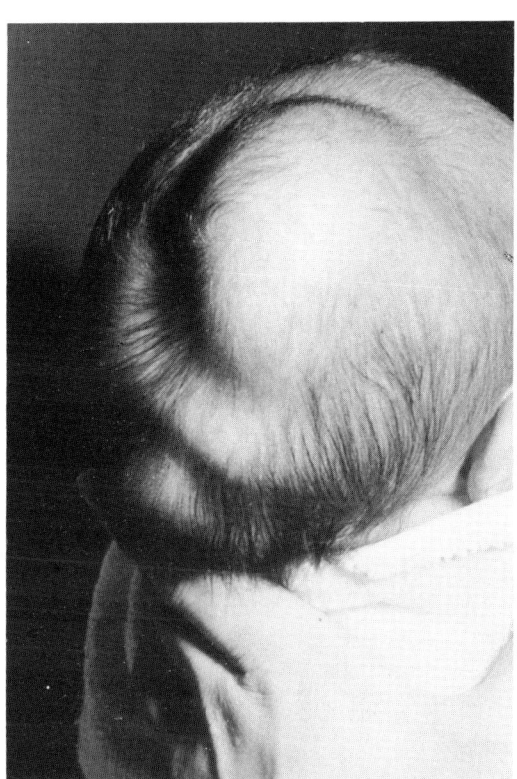

Abbildung 225: Kephalhämatom über der rechten Parietalschuppe.

d) Subduralhämatom

Durch einen Riß von Brückenvenen oder der großen Venensinus kommt es zu einer Blutung in den Subduralraum. Bei leichten Subduralhämatomen ist zwar eine spontane Resorption möglich; evtl. tritt sie nach ein- bis zweimaliger Punktion ein.

Die Hauptgefahr besteht in einem Übergehen in ein chronisches Subduralhämatom. Hier ist ein fortschreitendes Kopfwachstum festzustellen. Allmählich treten Hirndruckzeichen und neurologische Ausfälle auf.

Die Therapie besteht nun in der operativen Ausräumung des Hämatoms und seiner umgebenden Membran.

e) Subarachnoidalblutung

Sie kommt durch die Verletzung von Gefäßen in der Hirnrinde zustande. Gleichzeitig ist oft eine Hirnschädigung und eine Intrazerebralblutung nachzuweisen. Eine chirurgische Therapie ist hier sinnlos. Neurologische Folgezustände sind häufig.

Geburtstraumatische Nervenverletzungen

Am häufigsten betroffen werden der Nervus facialis, der Plexus brachialis und der Nervus phrenicus.

1. Nervus facialis

Durch den Druck des Gesichtes auf die Wirbelsäule der Mutter entsteht eine Schwellung und Blutung im Gesichtsbereich und gelegentlich eine einseitige periphere Lähmung dieses Nervs. Innerhalb von 8 bis 14 Tagen ist meist eine spontane Rückbildung der Lähmung vorhanden. Bei bleibender Fazialisparese sind spätere plastische Korrekturen notwendig.

2. Plexus brachialis

Durch Dehnung der Nervenwurzeln oder deren Ausrisse bei der Entwicklung des Kopfes oder bei Zangengeburt resultieren typische Armlähmungen.

– Obere Plexuslähmung (Erbsche Lähmung): fehlende Rotation und Abduktion des Oberarmes, fehlende Streckung des Unterarmes.

– Untere Plexuslähmung (Klumpkesche Lähmung): Lähmung der Unterarmmuskulatur und der Handmuskulatur.

– Totale Plexuslähmung: vollständige Lähmung des Ober- und Unterarmes sowie der Hand. Sensibilitätsstörungen für die Hand.

Therapie:

– *konservativ:* Eine Schiene für den Ober- und Unterarm soll die gelähmte Muskulatur entlasten und einer Versteifung in einer ungünstigen Stellung vorbeugen. Meist bewährt sich die einfache Fixation des Armes an den Körper besser. Passive Bewegungsübungen sind für den Erhalt der Gelenkfunktionen notwendig. Eine spontane Besserung oder Heilung kann bereits innerhalb des ersten Monats festgestellt werden.

– *operativ:* eine operative Revision und Plexusnaht ist indiziert, wenn nach sechs Wochen keine Anzeichen für eine Besserung des Zustandes festzustellen sind.

Prognose

Die Aussichten nach einer Erbschen Lähmung sind meist gut. Bei einer unteren oder totalen Plexuslähmung kann noch während Monaten eine Besserung erwartet werden. Bei operativer Plexusnaht ist eine Heiltherapie während zehn Monaten indiziert.

Begleitverletzungen

Bei einer Plexuslähmung darf eine zusätzliche Verletzung der Oberarme oder der Klavikula nicht übersehen werden. Im Zweifelsfalle ist eine Schulterarthrographie durchzuführen, um eine Fraktur im knorpeligen Bezirke des Oberarmes zu diagnostizieren.

3. Nervus phrenicus

Die Lähmung des Nerves befindet sich nicht selten zusammen mit einer oberen oder totalen Plexuslähmung. Wegen der fehlenden Zwerchfellbewegung kommt es zu einer Zyanose und Tachypnoe. Allmählich erschlafft das Zwerchfell, und die Lunge wird komprimiert.

Therapie

Bei Ateminsuffizienz und fortschreitender Relaxation des Zwerchfelles ist eine Sofort-Operation indiziert. Sie besteht in einer Raffung auf Höhe des Zwerchfellbuckels. Damit kann die Lunge entfaltet durchbeatmet werden.

Weichteilverletzungen

Durch eine Kompression im Geburtskanal oder durch Zangeneinwirkung können Hautläsionen oder Muskelzerrungen entstehen, die mit subkutanen Blutungen oder Hautnekrose einhergehen.

Verletzungen innerer Organe

1. Pneumothorax

Bronchusrisse und Rupturen von Lungenbläschen oder Emphysemblasen ereignen sich durch mechanische Kompression oder unter dem Einfluß einer künstlichen Beatmung. Bei geringgradigem Pneumothorax genügt eine Pleurapunktion, bei Spannungspneumothorax, der durch ständigen Luftaustritt unterhalten wird, ist eine Saugdrainagen-Behandung notwendig.

2. Leberverletzung

Sie kommt durch einem Kompression des Rippenbogens gegen das weiche Organ zustande. Meist handelt es sich um Hämatome unter der Leberkapsel oder um Einrisse im rechten Leberlappen. Eine sofortige Intervention und Blutstillung mit Lebernaht ist indiziert, wenn Symptome eines hämorrhagischen Schocks vorhanden sind.

3. Milzruptur

Eine Ruptur dieses Organes kommt fast nur bei einer Größenzunahme infolge einer Erythroblastose zustande. Die Therapie besteht in einer fortgesetzten sonographischen Überwachung und Bluttransfusion. Bei Schocksymptomen wird eine operative Reparatur der Milz angestrebt.

4. Nebennieren-Blutungen und Rupturen des Magen-Darm-Traktes

Zu den seltenen Verletzungen gehören die Nebennieren-Blutungen oder Rupturen des Magen-Darm-Traktes.

Geburtstraumatische Frakturen und Luxationen

Neben den Schädelverletzungen sind Frakturen des Oberarmschaftes oder Epiphysenlösungen des Humerus und Klavikula-Frakturen die häufigsten. Besonders im epiphysennahen Bezirk kann die Diagnose schwierig sein. Eine kurzzeitige, aber gute Reposition ist notwendig, weil die Fraktur bereits in vier bis sieben Tagen fest ist. Klavikula-Frakturen bedürfen keiner weiteren Therapie. Ihre Diagnose wird gelegentlich erst nach dem Auftreten eines riesigen Kugelkallus retrospektiv gestellt.

VII. Kindsmißhandlung (Battered-Child-Syndrom)

Bezüglich der Diagnose und Behandlung sind Kindsmißhandlungen den übrigen Unfällen des Kindesalters beizuordnen. Leider sind sie bei uns nicht selten. Sie werden aber auch oft verkannt oder aus Furcht vor Anzeigen totgeschwiegen.

Bei einer Kindsmißhandlung kommen verschiedenartige Verletzungen nebeneinander vor. Am häufigsten sind Hautblutungen mit Schlagspuren oder subkutane Prellungen sowie Kratzspuren der Haut. Röntgenologisch findet man ältere und frischere Frakturen nebeneinander. Charakteristisch sind auch subperiostale Verkalkungen, die von Blutungen herrühren. Zu den schwerwiegenden Verletzungen gehören jene des Schädel-Hirn-Bereiches.

Beim Battered-Child-Syndrom geht es nicht nur um die Behandlung der bestehenden Verletzungen, sondern um eine Verhinderung weiterer Gesundheitsschädigungen. Durch geeignete Fürsorge, evtl. Anzeige, muß dafür gesorgt werden, daß Kinder einer wiederholten Mißhandlung nicht mehr ausgesetzt werden.

Verbrennungen und Verbrühungen

Verbrühungen gehören zu den wichtigsten Unfällen des Kindesalters. Das Problem ist nicht bloß medizinisch zu lösen, es hat auch eine wichtige soziale Seite. Viele dieser Unfälle (Überreißen von Kaffeekrügen, Suppentöpfen, Pfannen, Stürze in Waschlauge) wären vermeidbar **(Abb. 226)**.
Die meistbefallene Altersgruppe ist das Kleinkindesalter. Es ist jene Zeit, in der das Kind seinen Lebensraum vergrößert, auf Neuentdeckungen ausgeht und keine Gefahren sieht.

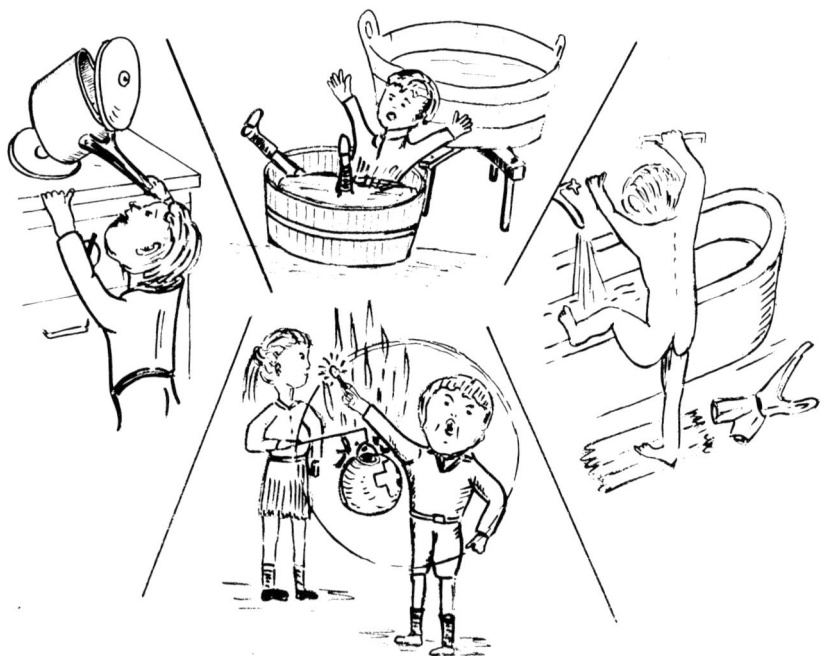

Abbildung 226: Häufigste Ursachen kindlicher Verbrühungen und Verbrennungen.

I. Einteilung der Verbrühungen

Die Tiefe der Verbrühung ist abhängig von der *Dauer* der Hitzeeinwirkung und von der *Intensität* der Hitzequelle (**Abb. 227**).

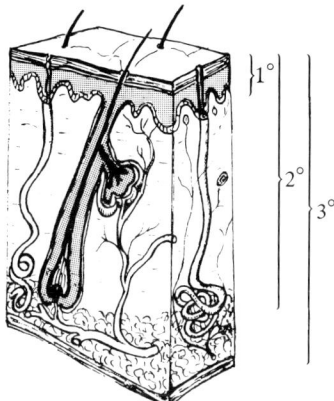

Abbildung 227: Querschnitt durch die Haut.
Grade der Verbrennungstiefe.

1. Grad

Dabei besteht eine oberflächliche Rötung der Haut, die dem Patienten ein Schmerzgefühl und wegen Ödembildung im Gewebe eine Spannung verleiht. Innert zwei bis vier Tagen tritt eine Spontanheilung ein.

2. Grad

a) Oberflächlich:
Die Schädigung der Haut betrifft vorwiegend die oberflächlichen Schichten, währenddem die Keimschicht unverletzt bleibt. Infolge Ödemaustritts kommt es zu Blasenbildung und oberflächlicher Nekrose. Eine spontane Regeneration erfolgt von der Basalschicht der Haut und ist nach 10 bis 14 Tagen abgeschlossen.

b) Tief:
Mit Ausnahme der Haarfollikel und der epithelialen Zellen um die Schweiß- und Talgdrüsen ist auch die Keimschicht der Haut nekrotisch. Eine spontane Heilung ist von diesen Inseln aus möglich, die Heildauer beträgt jedoch drei bis vier Wochen.

3. Grad

Die gesamten Hautbezirke und die oberflächliche subkutane Schicht ist nekrotisch. Eine spontane Regeneration ist nicht möglich. Eine Hautdeckung kann nur durch Transplantation erreicht werden.

Die Tiefe der Verbrennung kann aufgrund des Aussehens abgeschätzt werden. Bei drittgradigen Verbrennungen ist die Oberfläche weiß und pergamentähnlich. Eine Sensibilität fehlt.

II. Schätzung der Verbrennungsausdehnung

Für den Erwachsenen und das Kind über zehn Jahre ist die *Neunerregel* nach Wallace günstig. In kleiner Abänderung kann sie auch für das Kleinkind nützliche Dienste leisten (**Abb. 228**). Alle Kinder mit einer Verbrennungsoberfläche über 8%, alle drittgradigen Verbrennungen und alle Hand-, Gesichts- und Genitalverletzungen gehören in Spitalbehandlung. Als Faustregel kann gelten, daß die Handfläche etwa 1% der Körperoberfläche entspricht.

	Neugeborenes	1 Jahr	5 Jahre
A $^1/_2$ Kopf	10	8	6
B $^1/_2$ Oberschenkel	3	3,5	4
C $^1/_2$ Unterschenkel	2	2,5	3

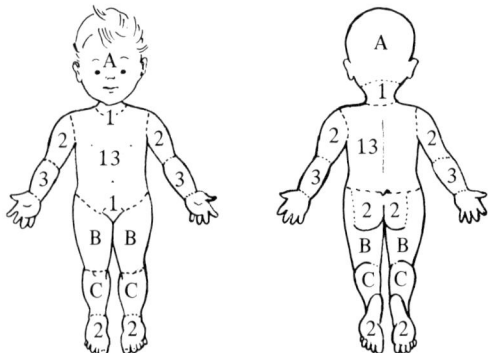

Abbildung 228: Berechnung der Körperoberfläche bei Verbrennungen.

III. Allgemeiner Ablauf der Verbrennung

(= Verbrennungskrankheit)

Die Verbrennungskrankheit verläuft in sechs nicht scharf voneinander abgrenzbaren Phasen.

1. Schockphase

Als Folge des Schmerzes und des Flüssigkeitsverlustes tritt ein Schock ein. Wasser, Elektrolyte und Eiweiß gehen durch die Verbrennungswunde nach außen verloren. Das Ausmaß des hypovolämischen Schockes ist daher proportional zur Ausdehnung der Verbrennung und nicht zur Tiefe.

2. Ödemphase

Im kapillargeschädigten Verbrennungsgebiet manifestiert sich sehr rasch ein massives Ödem. Seine Entwicklung ist therapeutisch nicht beeinflußbar. Wegen dieses zusätzlichen Flüssigkeitverlustes ins Gewebe verstärkt sich der hypovolämische Schock erheblich.

3. Phase der Ödemresorption und Intoxikation

Nach 48 bis 72 Stunden setzt die Resorption der Ödemflüssigkeit ein. Der Patient wird polyurisch. Durch eingeschwemmte Verbrennungstoxine kommt es zur Schädigung des Knochenmarks (Leukopenie, Thrombozytopenie) und bei schwerer Toxämie nach und nach zum Funktionsausfall sämtlicher Organe. Darunter sind am gefürchtesten die Ödeme in verbrennungsfernen Gebieten (Hirnödem) und Schädigungen der Herz-, Nieren-, Darmfunktion.

4. Infektionsphase

Rasch machen sich im Verbrennungsgebiet ohne geeignete Maßnahmen Infektionserreger breit. Zu den gefürchtetsten gehören neben den Staphylokokken auch Pseudomonas und andere gramnegative Erreger.

5. Regenerationsphase

Sofern die vorgängigen Phasen erfolgreich behandelt wurden, setzt vom fünften Tag an eine Regeneration der Haut ein, die je nach der Tiefe und Wachstumsfähigkeit der Haut verschiedene Zeit in Anspruch nimmt. Als Komplikation der Regeneration entstehen oft unschöne Narben und Keloide. Über Gelenken resultieren Kontrakturen.

6. Rehabilitationsphase

Sie bezieht sich nicht nur auf frühe physiotherapeutische Maßnahmen, sondern auch auf die operative Korrektur kontrahierter Gelenke und von Narbengewebe. Falls eine spontane Heilung der Haut nicht möglich ist, sind Hautverpflanzungen so früh als möglich durchzuführen.

IV. Behandlung

1. Erste Hilfe

Sie besteht darin, das verbrühte Kind so rasch als möglich vom Gefahren-herd zu entfernen und mindestens während zehn Minuten mit kaltem Wasser zu übergießen. Die Verbrennungswunde wird schließlich mit sauberen Tüchern bedeckt, und ohne weitere Maßnahmen wird das Kind in die Klinik gebracht. Falls ein längerer Weg bevorsteht, ist es ratsam, etwas Schmerzmittel und eine intravenöse Infusion für den Transport zu verab-reichen.

2. Schockbehandlung

Sobald das Kind im Spital angekommen ist, wird das Ausmaß der Verbrennung bestimmt. Bei einer Ausdehnung über 10% ist immer mit einer Schocksituation zu rechnen. Bei 50% besteht akute Lebensgefahr.

Es wäre falsch, den Krankheitsverlauf zu beobachten, ohne sofort die benötigte Menge an Flüssigkeit intravenös zuzuführen. Unter dieser Maß-nahme ist die Schockentwicklung laufend zu registrieren. Dazu gehören:

- Bewußtseinszustand (Benommenheit, Sopor usw.)

- Pulsfrequenz,

- arterieller Blutdruck,

- Urinausscheidung (Minimum 1–2 ml pro kg und Stunde),

- zentralvenöser Druck (obligat bei schwerem Schock),

- Aussehen (Blässe, kalte Akren),

- Venenfüllung an Extremitäten, Nagelbettdurchblutung,

- Körpertemperatur.

Für die korrekte Flüssigkeitstherapie ist eine regelmäßige Bestimmung des Hämatokrits und der Elektrolyte, Natrium, Kalium, Chlor sowie der Blutgase unerläßlich.

Der Flüssigkeitsbedarf läßt sich einfach abschätzen nach der Formel

3 ml pro kg Körpergewicht / 1 % Verbrennungsoberfläche

ein Drittel als Plasma, zwei Drittel als Ringers Laktatlösung oder Mischinfusion, bestehend aus Glukose und Kochsalz im Verhältnis 1:1 oder 1:2. Die erste Hälfte der Menge wird in den ersten acht Stunden, die zweite Hälfte in den folgenden 16 Stunden verabreicht.

Falls kein Brechreiz entsteht, sollte das Kind die Hälfte der berechneten Flüssigkeit in Form von Glukose, Orangensaft usw. zu trinken versuchen. Frühzeitig ist auch für eine eiweißreiche Ernährung zu sorgen.

Regelmäßige Kontrollen dienen zur Feststellung, ob die Infusionsmenge hinreichend ist. Pulsanstieg, Oligurie, Abfall des zentralen Venendruckes unter 4 cm H_2O und des Blutdruckes sowie ein spezifisches Gewicht des Urins um 1030 weisen auf ungenügende Flüssigkeitsgabe hin.

Eine hochkalorische parenterale Ernährung wird vom dritten Tag an durchgeführt, sofern eine genügend hohe Eiweißzufuhr auf oralem Wege nicht möglich ist.

3. Zusätzliche Maßnahmen

a) Schmerzbekämpfung und Sedation,

b) Antibiotika-Prophylaxe: Nur bei spezieller Indikation (Verschmutzung),

c) Tetanus-Prophylaxe (Booster-Impfung),

d) zusätzliche Medikamente werden je nach Verlauf und klinischem Zustand verordnet (z. B. Cortison, Gamma-Globulin usw.).

4. Lokalbehandlung

Hauptsächlich haben sich heute zwei Methoden in der lokalen Therapie durchgesetzt:

a) Behandlung mit Sulfamyloncrème (auch Gentamicin-Salbe, Betadine-Salbe, Fettgaze),

b) offene («trockene») Behandlung.

Alle Methoden haben ihre Vor- und Nachteile. Mit beiden Verfahren wurden glänzende Resultate erzielt.

Methode	Vorteile	Nachteile
1. Sulfamylon, Solvertone®, Flammazine	einfach, steril	schmierige Schorfe
2. offene Exposition	einfach	Infektionsgefahr hoch, großer Aufwand, strenge Isolierung nötig

Zirkulärverbrennungen an Extremitäten (Hand, Finger) können die Durchblutung beeinträchtigen. Durch frühzeitige Entlastungsinzisionen lassen sich zusätzliche Gewebsnekrosen vermeiden.

5. Hauttransplantation

Nach einigen Tagen läßt sich mit Sicherheit feststellen, welche Hautbezirke keine spontane Regeneration zeigen. Diese werden exzidiert. Eine Transplantation von Eigenhaut hat sich in unseren Händen außerordentlich bewährt.

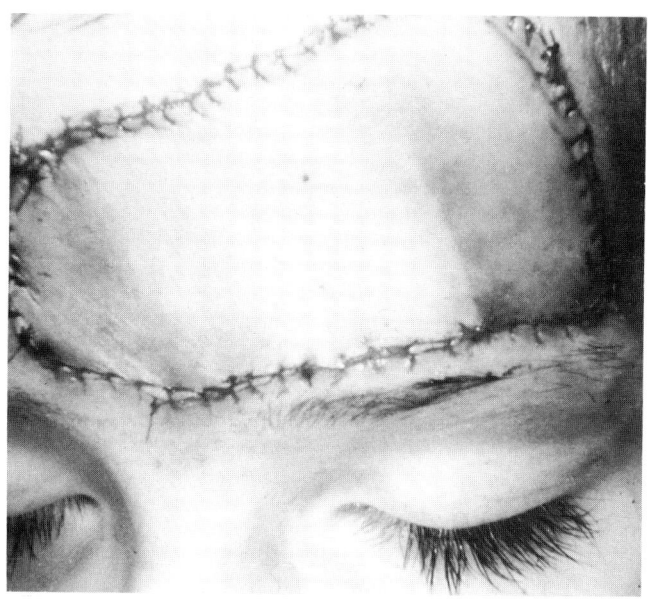

Abbildung 229: Eingenähtes Hauttransplantat nach drittgradiger Verbrennung der Stirne.

6. Nachbehandlung

Warme Kamillosan®-Bäder erleichtern die Pflege der Haut und ermöglichen eine bessere Bewegungstherapie der Gelenke. Leider gibt es kein sicheres Mittel, um eine hypertrophische Narbenbildung zu vermeiden. Während Salben meist ohne Wirkung bleiben, vermag ein Kompressionsanzug der Keloidbildung entgegenzuwirken.

Plastische Korrekturoperationen sind notwendig, wenn Verbrennungsnarben die Beweglichkeit von Gelenken einschränken.

Fremdkörper

Unerfahrenheit und Experimentierfreudigkeit des Kleinkindes führen dazu, daß alle Arten von Fremdkörpern in den Mund und andere Körperöffnungen gestoßen werden. Viel seltener sind eigentlich Unglücksfälle (Aspiration von Erdnüßchen, Steckenbleiben von Gräten im Pharynx usw.).

1. Magen-Darm-Trakt

Aus der unmittelbaren Umgebung eines krabbelnden Kindes werden Gegenstände geschluckt. Während Münzen bis zu einer Größe von einem Mark- oder Frankenstück, geschlossene Sicherheitsnadeln, kleine Plastikteile von Spielzeugen ohne weiteres die engsten Stellen (Krikopharynx, Pylorus, duodenojenunaler Übergang, Bauhinsche Klappe) passieren, müssen größere Nadeln, offene Broschen usw. meist durch eine Laparotomie entfernt werden (**Abb. 230**).

Klinische Befunde

Eine Menge verschluckter Fremdkörper passiert wahrscheinlich den Magen-Darm-Trakt, ohne daß es jemand wahrnimmt. Bei einigen Fällen fällt das Kind auf durch plötzliches Husten, Speien oder Würgen. Bei anderen entsteht progressiv eine Schluckunfähigkeit mit Speichelfluß oder eine Dyspnoe. Später entstehen Brust- oder Bauchschmerzen und Fieber, wenn der Fremdkörper durch die Speiseröhre oder den Magen perforiert.

Abklärung

– Inspektion des Nasen-Rachen-Raumes,

– Röntgenbild des Thorax und Abdomens,

– Bariumschluck unter Durchleuchtung.

Abbildung 230:
Die verschluckte Münze
lag einen Monat lang im
Duodenum. Eine opera-
tive Entfernung war
notwendig.

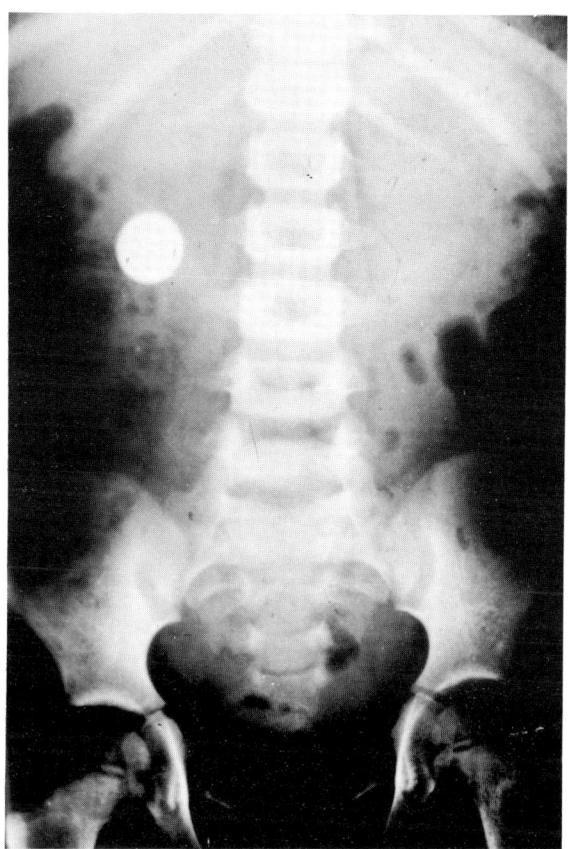

Vorgehen

a) Die Entfernung eines Fremdkörpers im Ösophagus wird auf endoskopischem Wege vorgenommen. Eingespießte Gegenstände sind unter
Umständen auch operativ zu entfernen.

b) Spitze Objekte im Magen sollen drei bis vier Tage beobachtet werden,
ehe eine Laparotomie durchgeführt wird. Symptome einer Perforation
und Fieber machen eine Operation dringlich.

c) Stumpfe Fremdkörper dürfen bis zu einem Monat beobachtet werden.
Nach dieser Zeit werden sie auch ohne Symptome operativ entfernt.

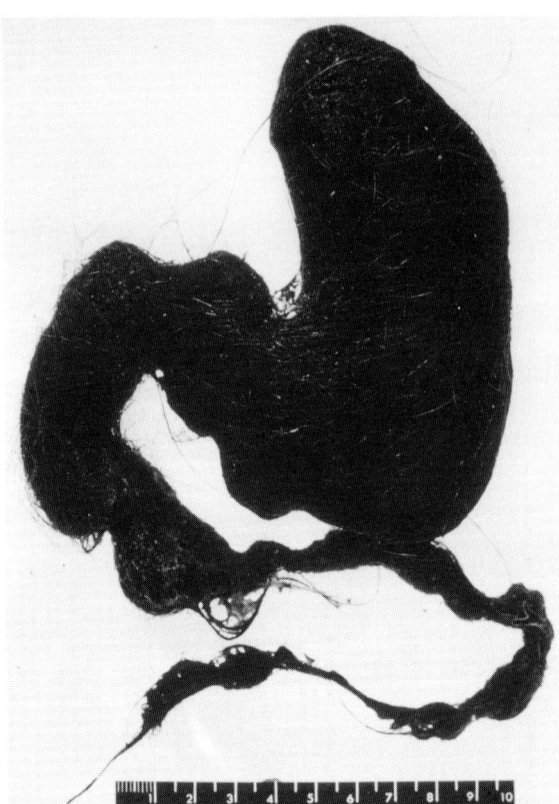

Abbildung 231:
Trichobezoar:
Magen und Duo-
denum sind durch
Haarknäuel
ausgefüllt.

Bezoar

Eine Aufhäufung von Haaren (Trichobezoar) oder Pflanzen (Phytobezoar) im Magen kommt nur bei Oligophrenen oder psychisch gestörten Kindern vor. Die große Masse im Magen verursacht Schmerzen, Appetitlosigkeit und Abmagerung. Der Nachweis gelingt röntgenologisch, die Entfernung eines Bezoars ist nur chirurgisch möglich (**Abb. 231**).

2. Fremdkörper in Nase und Ohrgang

Verdächtig ist immer ein langdauernder, stinkender oder eitriger Ausfluß aus der Nase oder aus dem Ohr bei einem zwei- bis vierjährigen Kind. Die Entfernung des Fremdkörpers wird in Kurznarkose vorgenommen.

3. Fremdkörper im Pharynx

Steckengebliebene Fischgräte oder Knochenteile liegen meist am Zungengrund oder in den Seitentaschen neben den Tonsillen. Auch hier gelingt eine sorgfältige Entfernung meist am besten in Kurznarkose.

4. Fremdkörper in Trachea und Bronchien

Ein plötzlicher Hustenanfall und asthmoides Atmen lassen daran denken; größere Fremdkörper verlegen bereits die Epiglottis oder den Larynx, es besteht eine akute Atemnot.

Die Verlegung eines Bronchus führt zu asthmaähnlicher Atmung und zu Emphysem. Am gefürchtesten sind in dieser Beziehung Erdnußkerne, die nach einiger Zeit quellen und zu einer völligen bronchialen Obstruktion führen (**Abb. 232**).

Der Nachweis eines Fremdkörpers gelingt mit einem Röntgenbild in In- und Exspiration (Segmentatelektasen, Emphysem). Der Nachweis einer

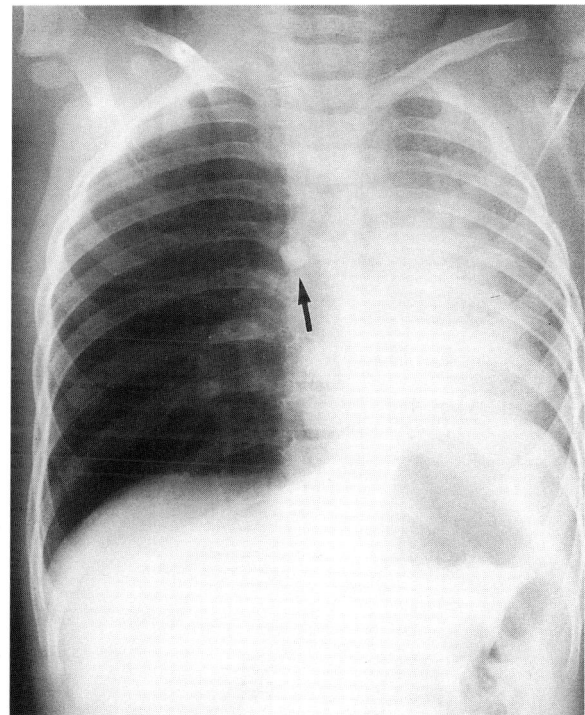

Abbildung 232: Aspiration eines Kieselsteins im rechten Stammbronchus. Überblähung der rechten Lunge durch Ventilmechanismus. Dadurch Kompression der linken Lunge.

bronchialen Verlegung gelingt jedoch besser durch Bronchographie oder Bronchoskopie. Diese Untersuchungen sind besonders dann indiziert, wenn ein längere Zeit liegender Fremdkörper eine chronische Bronchitis und Pneumonie unterhält. Die Entfernung dieser Fremdkörper gelingt fast immer auf endoskopischem Weg. Nur selten wird eine Thorakotomie wegen eines eingekeilten, tiefsitzenden Fremdkörpers notwendig.

Es ist deshalb wichtig, daß Kinder unter vier Jahren keine Nüsse bekommen.

5. Fremdkörper in Urethra und Blase

Nadeln und kleine Spielzeuge werden meist im Spiel von kleinen Mädchen in die Urethra oder Vagina eingeführt. Bald entsteht eine Infektion mit Schmerzen und oft ein blutiger Ausfluß. Solche Fremdkörper, zu denen auch abgebrochene Katheterspitzen oder bei Operationen gesetzte Fäden gehören, können der Kern eines Blasensteines werden. Kleine Gegenstände können zystoskopisch, größere müssen chirurgisch entfernt werden.

6. Fremdkörper in Hand, Fuß oder Gesäß

Es sind meist Holzsplitter oder abgebrochene Nadeln. Unter Blutleere sind sie in allgemeiner Narkose zu entfernen, ehe eine lokale Abszedierung erfolgt. Bei metallischen Körpern ist dabei der Bildverstärker von großer Hilfe. Es ist notwendig, solche Eingriffe unter Antibiotika- und Tetanusschutz durchzuführen.

Chirurgische Infektionskrankheiten

Drei Ausbreitungsformen einer Infektion können unterschieden werden:
1. lokalisierte Infektion,
2. Septikämie, Toxämie,
3. metastatische (fokale) Infektion.

Den Infektionen sind die klassischen Zeichen der Entzündung gemeinsam:

- Calor (Überwärmung),
- Rubor (Rötung),
- Tumor (Schwellung),
- Dolor (Schmerz),
- Functio laesa (Funktionseinbuße).

Unter dem Einfluß bakterieller Toxine erweitern sich die Kapillaren. Die Zirkulation wird lokal verstärkt (Folgen: Erwärmung, Rötung). Die Kapillarwände werden für Plasma durchlässig (Schwellung), und das Gewebe wird angespannt (Schmerz). Leukozyten treten aus der Gefäßbahn und wandern gegen den Infektionserreger vor. Mit Hilfe des ausgetretenen Plasmas und der Leukozyten werden Toxine abgebaut, Bakterien zerstört und phagozytiert. Das Eindringen von Toxinen in die Blutbahn zieht einen Anstieg der Temperatur und des Pulses nach sich. Gleichzeitig wird der Organismus für Mehrproduktion von neutrophilen Leukozyten (Leukozytose) und zur Bildung von Antikörpern angeregt.

Die Wirkung von Antibiotika und Sulfonamiden besteht darin, bakterielle Erreger in ihrer Vermehrungsaktivität zu hemmen, ihre Teilung zu blockieren oder sie abzutöten.

1. Lokalisierte Infektion

a) Abszeß

Der Ausdruck bedeutet eine lokalisierte Ansammlung von Eiter, meist nach einer Infektion von Staphylokokken. Die über dem Herd liegende Haut ist gespannt, gerötet, schmerzhaft, warm. Palpatorisch ist evtl. eine Fluktuation festzustellen. Durch fortschreitende Gewebsnekrose kann der Eiter nach Tagen durch die Haut durchbrechen.

Abszesse sind überall am Körper möglich. Gerne entwickeln sie sich aber um einen Haarfollikel (= Furunkel) oder um eine Anzahl von Haaren (= Karbunkel). Als Folge entsteht eine regionale Anschwellung von Lymphknoten, die unter der Wirkung von bakteriellen Erregern selbst wieder eitrig einschmelzen können (besonders häufig am Hals, in der Axilla und inguinal zu beobachten).

Die Therapie besteht in der Inzision und Drainage unter Allgemeinnarkose sowie in der allgemeinen Verabreichung von Antibiotika.

b) Phlegmone

Unter der enzymatischen Wirkung, besonders von Streptokokken-Toxinen, breitet sich die Infektion im Subkutangewebe fortschreitend aus. Die Haut wird flächig gerötet, geschwollen und schmerzhaft. Auch hier entwickelt sich bald eine Lymphangitis und Lymphadenitis.

Die *Behandlung* besteht in der Ruhigstellung und in Antibiotika-Zufuhr. Eine Inzision ist dann notwendig, wenn eine Eiteransammlung palpierbar wird.

2. Septikämie

Dringen Erreger aus einer lokalisierten Infektion (Pyodermie, Abszeß, Pneumonie usw.) oder direkt über das Venensystem (Nabelvene, Venenkatheter) in die Blutbahn, so entsteht eine Septikämie.

Die *Diagnose* kann besonders bei Säuglingen außerordentlich schwierig sein. Ein plötzlicher Temperaturabfall oder -anstieg, Kreislaufkollaps, Ikterus, Auftreibung des Abdomens und Bewußtseinstrübung oder Apnoe müssen immer an diese Komplikation denken lassen. Als Folge der häufiger gewordenen gramnegativen Sepsis sind eine Leukopenie und Thrombozytopenie besonders gefüchtet.

Eine *Behandlung* kann nur erfolgreich sein, wenn die Diagnose aus dem klinischen Bild gestellt wird. Bis die Resultate einer Blutkultur und Resistenzprüfung eintreffen, ist jedes Eingreifen oft schon zu spät.

Die *Therapie* umfaßt die intravenöse Zufuhr von Breitspektrum-Antibiotika in hoher Dosierung, Sauerstoff, Blut und Plasma, und im Falle eines gramnegativen Schockzustandes Kortikosteroide in sehr hoher Dosierung.

3. Metastatische lokale Infektionen

Die Streuung von Eitererregern über die Blutbahn kann mit oder ohne die Zeichen einer Septikämie zu einer lokalen Infektion führen. Am häufigsten manifestieren sich diese in den Lungen (metastatische Pneumonie), in den Gelenken (Arthritis purulenta) und in den Knochen (Osteomyelitis).

a) Osteomyelitis acuta

Eine Streuung von Eitererregern (meist Staphylokokken) findet in die Metaphysen der langen Röhrenknochen statt. Am häufigsten wird die proximale Femur- und die proximale Tibiametaphyse sowie die proximale Humerusmetaphyse befallen. Die dünnen Gefäßwände des reich verzweigten Knochenmarks werden unter dem Einfluß der Toxine geschwollen. Leukozyten wandern ein, und schließlich stagniert der Blutstrom. Der Eiter bricht langsam unter das Periost, später in die Weichteile durch, um dort einen Abszeß zu bilden (**Abb. 233**).

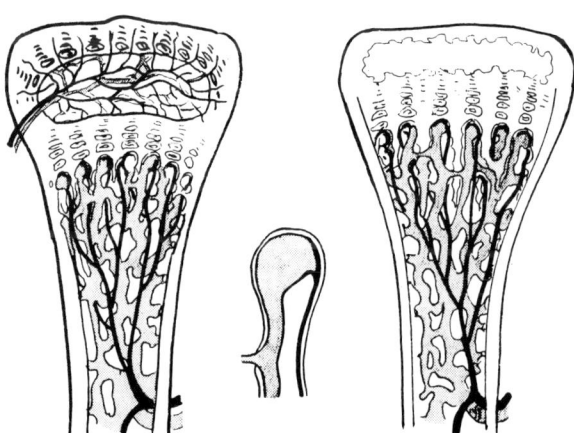

Abbildung 233: Die Gefäßversorgung der Epiphyse erfolgt beim Säugling von der Metaphyse her, beim älteren Kind ist sie für Metaphyse und Epiphyse getrennt. Eine Kapillaranordnung ist im Detail dargestellt.

Klinische Befunde

- Anfänglich besteht ein leichter, ziehender, später ein intensiver Schmerz in die Gelenknähe,
- die Weichteile werden geschwollen und druckempfindlich,
- peinlich wird jede Bewegung vermieden,
- die Temperatur steigt an.

Laboruntersuchungen

- Leukozytose,
- erhöhte Blutsenkungsreaktion,
- positive Blutkultur.

Röntgenuntersuchung

- eine Weichteilschwellung ist bereits früh sichtbar,

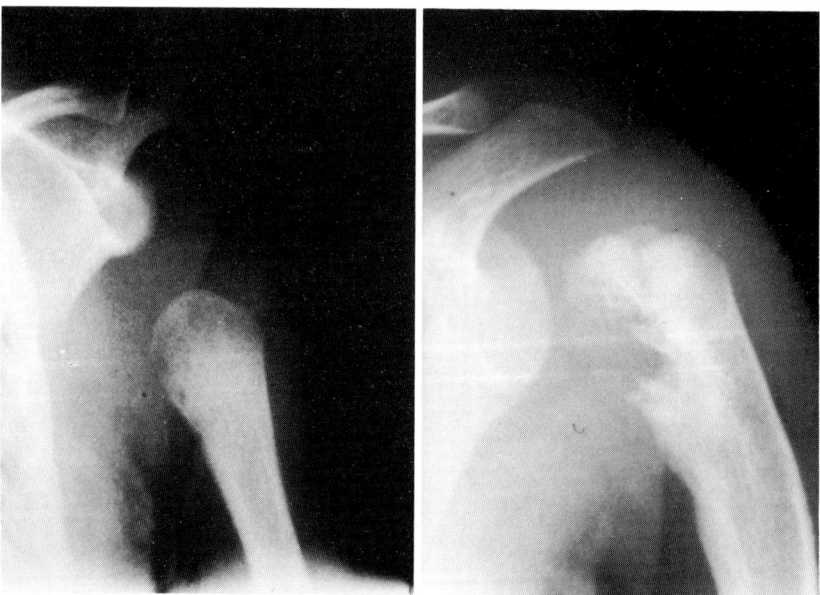

a   b

Abbildung 234: Akute hämatogene Säuglingsosteomyelitis des linken Oberarmes. a) vier Wochen nach Erkrankung, b) Defektheilung nach einem Jahr.

– Periostabhebung und Periostverdickung,

– osteolytischer Herd in Metaphysen (erst nach zwei Wochen dargestellt) **(Abb. 234)**,

– Eine Frühdiagnose und Lokalisierung des Prozesses gelingt besonders durch die Szintigraphie **(Abb. 235)**.

Behandlung

Sofern eine hohe antibiotische intravenöse Therapie noch innert 72 Stunden nach Beginn der Erkrankung einsetzt, besteht Aussicht, die Infektion auf konservativem Wege zur Heilung zu bringen. Dazu gehört eine Ruhigstellung der betroffenen Extremität mit einer Schiene oder einem Gipsverband.

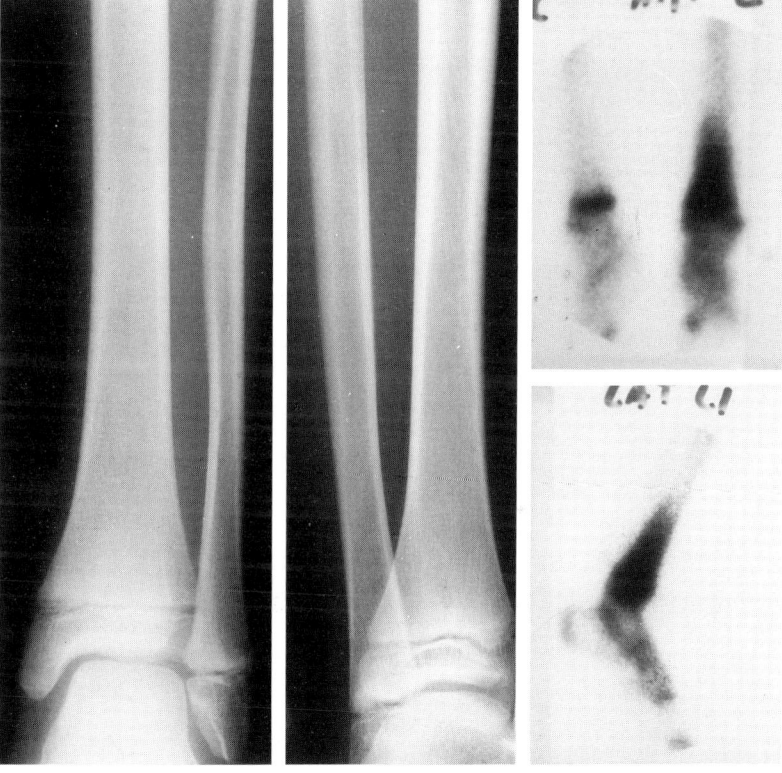

Abbildung 235: Osteomyelitis der distalen Tibia. Im konventionellen Röntgenbild sind keine Veränderungen erkennbar. Das Szintigramm weist eine Aktivitätssteigerung als Ausdruck einer Entzündung nach.

Falls eine Therapie nicht frühzeitig genug einsetzt, fällt die gesamte Metaphyse und bei Säuglingen immer auch die Epiphyse der Eiterung und Nekrose anheim. In diesen Fällen ist immer ein chirurgischer Eingriff indiziert. Der Abszeß wird aufgebohrt, drainiert und der befallene Knochen während zwei bis drei Wochen mit einer Antibiotika-Spüldrainage behandelt.

b) Chronische Osteomyelitis

Zwei Formen sind besonders häufig:

– *Brodie-Abszeß*
  Bei dieser Infektion bildet der Knochen eine dicke Wand um den Eiterherd. Dieser sogenannte Brodie-Abszeß kann jahrelang bestehen blei-

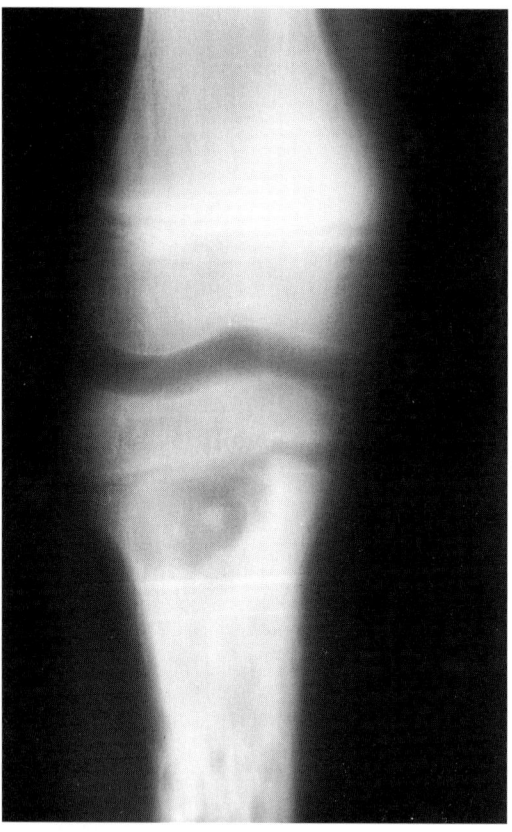

Abbildung 236: Osteomyelitis chronica: Die schwere Knochenveränderung mit der großen Aufhellung (Abszeß, Nekrose) ist im Tomogramm erkennbar.

ben. Meist ist eine Aufbohrung des Knochens und Drainage des Eiters notwendig.

– *Sequestrierende Osteomyelitis*
Knochenteile, die in der akuten Phase der Erkrankung abgestorben sind, werden oft erst nach Monaten ausgestoßen. Ein eitriger Fistelgang bildet sich nach außen. Eine Heilung kann erst erzielt werden, wenn Fistelgang und Knochensequester operativ entfernt sind (**Abb. 236**). Leider sind lokale Rezidive nach chronischer Osteomyelitis häufig.

c) Arthritis purulenta

Nach Streuung von Staphylokokken, Streptokokken, seltener Hämophilus und Pneumokokken oder offenen Gelenksverletzungen (Fremdkörper!) entsteht zunächst ein Gelenkserguß, der rasch eitrig wird. Knorpel und Knochen werden erst nach einigen Tagen geschädigt. Während der chronischen Phase wird der Erguß organisiert, von Granulationsgewebe und schließlich Bindegewebe durchsetzt (Gelenkversteifung).

Klinische Befunde

Symptome

– Rasches Einsetzen von Allgemeinsymptomen (Fieber, Erbrechen usw.),
– intensiver Schmerz, verminderte Beweglichkeit (sog. Pseudoparese),
– ein Gelenkerguß wird sichtbar und palpierbar,
– Kontrakturen und Muskelschwund setzen ein.

Röntgenuntersuchung

Schädigung von Knorpel und Knochen erst nach Tagen vorhanden.

Behandlung

Allgemein

– Immobilisation, evtl. Extension,
– Physiotherapie nach Abklingen der akuten Phase.

Spezifisch

- Antibiotika,
- Aspiration und arthroskopische Gelenkspülung mit Antibiotikalösung,
- Fenestrierung des Gelenks und Spüldrainage.

4. Tetanus

Die Tetanus-Erreger und Sporen finden eine weite Verbreitung in der Erde und im Tiermist. Sie vermehren sich in Stichwunden, verschmutzten abgedeckten Verletzungen anaerob. Nach einer Inkubation von fünf Tagen bis fünf Wochen gelangen Toxine ins Blut und erreichen das Zentralnervensystem.

Klinische Befunde

- Einsetzen der Symptome unter Muskelspannung und Krämpfen. Vorwiegender Befall der Kaumuskulatur,
- Unruhe und Reizbarkeit,
- Nackensteifigkeit, Lasègue und Kernig positiv,
- Risus sardonicus (eigentümliches Lächeln unter Muskelspannung) **(Abb. 237)**,
- Tetanische Muskelspasmen, anfänglich von fünf bis zehn Minuten Dauer, begleitet von heftigsten Schmerzen,
- Später Opisthotonus, Kiefersperre, Verkrampfung der Finger,
- Geräusche und Berührung lösen Krämpfe aus.

Laboruntersuchungen

- Leukozytose meist zwischen 8000–12 000,
- Liquordruck erhöht,
- Tetanusbazillen nachweisbar im exzidierten Gewebe.

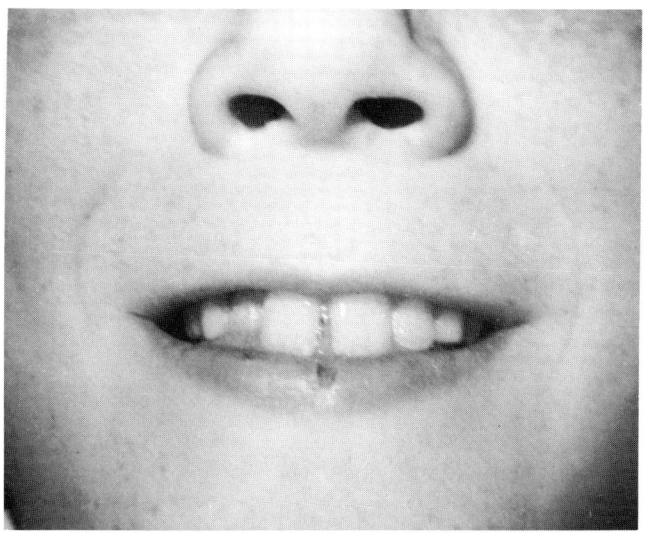

Abbildung 237: «Sardonisches Lächeln» (Gesichtskrampf) bei Tetanus.

Therapie

Allgemein

- Ruhe, Sedativa (Valium®, Barbiturate),
- in schweren Fällen Intubation und Muskelrelaxantien,
- intravenöse Flüssigkeitszufuhr und parenterale Ernährung.

Spezifisch

- Humanes Tetanus-Immunglobulin 250 Internationale Einheiten, falls noch nie geimpft,
- Tetanus-Anatoxal® (rasche Impfung),
- radikale Exzision der Eintrittspforte.

Prophylaxe

Sie besteht in der frühzeitigen Immunisierung der Kinder. Eine Injection de rappel wird vorgenommen, wenn bei einer Verletzung mit einer Tetanusinfektion gerechnet werden muß. Ungeimpfte Kinder erhalten in diesen Fällen gleichzeitig das Immunglobulin.

Hämangiome und Pigmentnävi

Diese beiden Mißbildungen der Haut sind leicht erkennbar und in den meisten Fällen von kosmetischem Belang. Schwere Komplikationen sind jedoch bei Hämangiomen bekannt, während eine maligne Entartung von Nävi im Kindesalter sehr selten vorkommt.

I. Hämangiome

Dabei handelt es sich um eine Mißbildung des Gefäßsystems mit kapillären Wucherungen und zahlreichen arteriovenösen Direktverbindungen. Während kleine Hämangiome keinen Einfluß auf die Gesamtzirkulation haben, kann in großen Angiomen so viel Blut geshuntet werden, daß eine Herzüberlastung entsteht. Gefürchtet ist zudem eine Thrombozytopenie, da die Blutplättchen in extensivem Maße an die Gefäßwand gebunden werden.

1. Kapilläre Hämangiome (Haemangioma simplex)

Bei dieser häufigsten Form ist die Zahl mißgebildeter Kapillaren groß. Die Mißbildung ist beschränkt auf die Haut und nur zum Teil auf die Subkutis. Bei der Geburt sind sie oberflächlich, noch kaum sichtbar, und beginnen sich während der drei bis vier ersten Lebensmonate zu vergrößern. Eine spontane Regression ist bis zum vierten Lebensjahr möglich. In komplizierten Fällen kommt es jedoch zu einem plötzlichen und starken Größenwachstum. Bei einzelnen Kindern ulzeriert die Oberfläche der Hämangiome, so daß eine Nekrose und eine Infektion entstehen können.

Das Verhalten gegenüber diesen kapillären Hämangiomen ist zunächst abwartend. Eine operative Exzision ist jedoch indiziert, wenn

– eine massive Größenzunahme eintritt,

– Ulzerationen oder Infektionen auftreten,

– wiederholte oder unstillbare Blutungen auftreten,

– eine Entstellung des Aussehens des Kindes entsteht (vgl. Abb. 33 und 34).

Für kleinere oder flache Hämangiome wird eine Behandlung mit Laserstrahlen durchgeführt.

Von einer Röntgenbestrahlung, die leider noch ab und zu vorgenommen wird, ist wegen der zusätzlichen Strahlenschädigung nachdrücklich zu warnen.

2. Portweinflecken

Diese Angiome sind charakterisiert durch eine lachsartige Verfärbung der Haut (Gesicht, ganze Körperhälfte). Da die Veränderung des Aussehens meist nur geringgradig ist, sollte man sich am besten konservativ verhalten. Später wird es gelingen, diese Hautstörungen durch Kosmetika zu überdecken.

3. Kavernöse Hämangiome

In großen und prallgefüllten Kapillaren sammelt sich reichlich Blut. Die Zirkulationsgeschwindigkeit ist vermindert, was dem Gebilde ein blauschwärzliches Aussehen verleiht. Kavernöse Hämangiome liegen subkutan oder submukös, evtl. gar in Muskelschichten. Eine Resektion ist wenn immer möglich indiziert (**Abb. 238**).

4. Zusammengesetzte Gefäßmißbildungen

Sie zeigen Charakteristika aller vorgängig beschriebenen Typen und befallen meist eine ganze Extremität oder eine Körperseite: Klippel-Trenaunay-Syndrom. Vielfach ist auch das Lymphgefäßsystem mitbetroffen, so daß knotige Lymphangiome zusammen mit Gefäßmißbildungen zu erkennen sind. Als Folge der Stase von Blut und Lymphe tritt ein vermehrtes Längen- und Dickenwachstum ein. Die Anomalie ist oft so expansiv, daß eine chirurgische Therapie nicht möglich ist. Nach Abschluß des Wachstums ist ab und zu eine Längenkorrektur einer Extremität vorzunehmen.

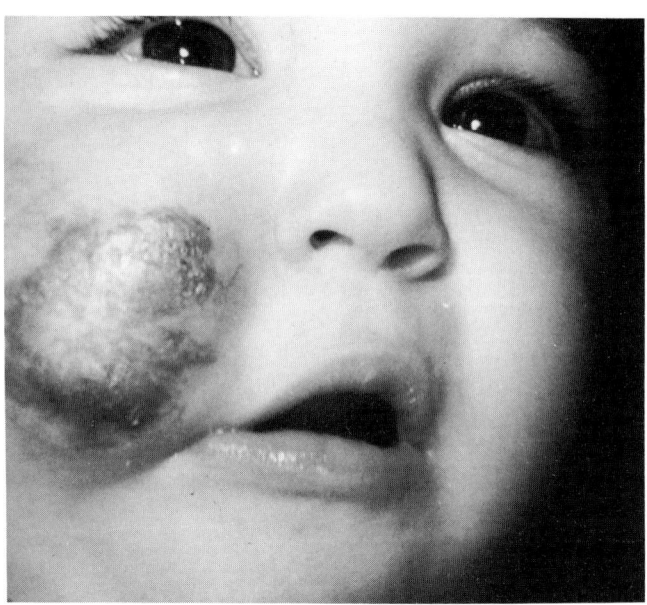

Abbildung 238: Kavernöses Hämangiom der rechten Wange.

II. Pigmentnävi

Naevus pigmentosus

Bei dieser Mißbildung sind die melaninproduzierenden Zellen in der Haut vermehrt. Bei der Untersuchung findet man einen braunen Fleck, der nicht über das übrige Hautniveau ragt. Es ist bekannt, daß solche Nävi nach der Pubertät maligne entarten können (Melanome). Im Kindesalter wird eine Resektion aber vorwiegend aus kosmetischen Gründen indiziert sein.

Zusammengesetzte Nävi

Bei kongenitalen Pigmentnävi können auch andere Hautelemente aktiv werden. So entstehen die Warzennävi (Naevus verrucosus), in denen die oberflächlichen Hautschichten besonders stark wachsen. Bei anderen ist ein intensives Haarwachstum vorhanden (Tierfellnävi) **(Abb. 239)**. Bei den Naevi sebacei sind die Talgdrüsen stark ausgeprägt.

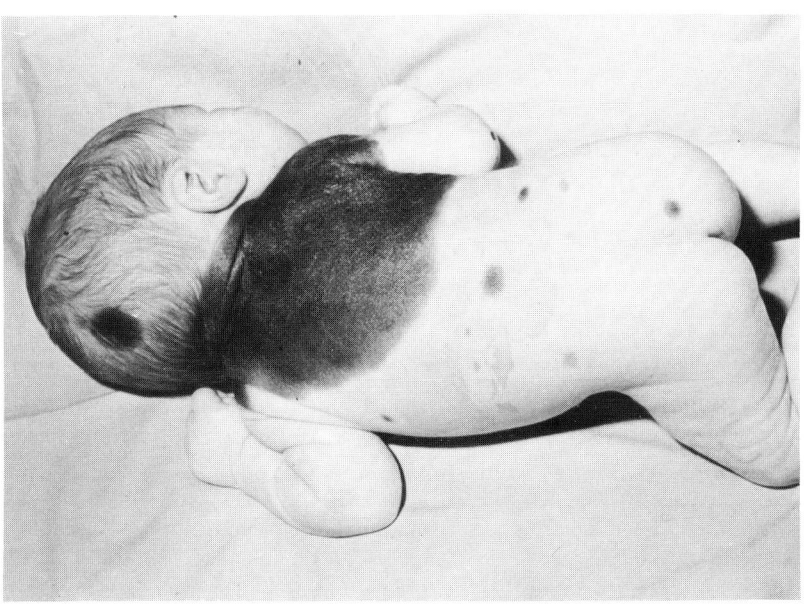

Abbildung 239: Tierfellnävus des Rückens.

Bei all diesen Formen ist die chirurgische Entfernung möglichst schon im Alter von zwei bis fünf Jahren durchzuführen.

Maligne Tumoren

Definition

Rasch wachsende, bösartige Geschwülste entwickeln sich auf einem Mut-
tergewebe, infiltrieren und zerstören es, erscheinen lokal wieder, setzen
Metastasen über Lymph- und Blutweg.

Eine Ausnahme bilden die Hirntumoren, die sich durch ihr Wachstum
infiltrativ und expansiv verhalten, von einer hohen Mortalität gefolgt sind,
aber selten Metastasen setzen.

1. Hirntumoren

Nach den Leukämien gehören die Hirntumoren zu den häufigsten malignen Erkrankungen des Kindesalters **(Abb. 240)**.
Mehr als 80% der Hirntumoren im Kindesalters stammen vom Stützgewebe (Glia), nicht von den Nervenzellen ab. Die meisten liegen in der hinteren Schädelgrube (60%). Die vorherrschenden Symptome variieren in

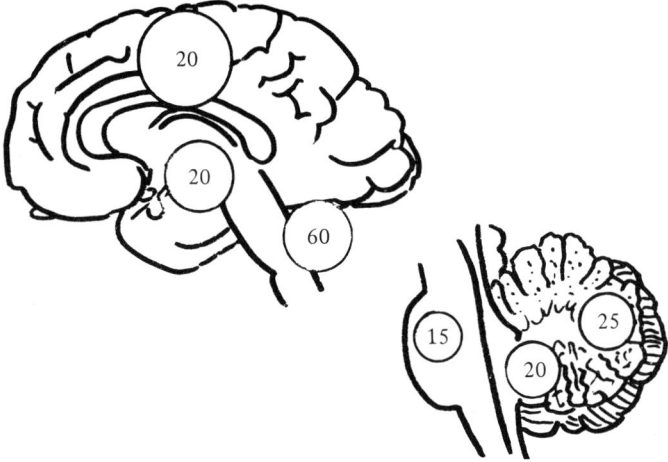

Abbildung 240: Häufigkeit von kindlichen Hirntumoren.

den verschiedenen Lebensabschnitten. Beim Säugling führt der erhöhte Hirndruck zu beschleunigtem Kopfwachstum, beim älteren Kind zu Kopfschmerz, Erbrechen, Augenmuskellähmungen, Apathie oder Reizbarkeit. Hirndruckzeichen können mit alarmierender Schnelligkeit eintreten. Bei der Fundusuntersuchung findet man eine Stauungspapille. Fokal-neurologische Ausfälle betreffen beispielsweise epileptische Anfälle, Gesichtsfelddefekte oder motorische Ausfälle.

Abklärung

- Klinisch-neurologisch

- Augenfundus (Stauungspapille)

- Computer-Tomogramm (CT) und Magnetresonanz (MRI)

- Manchmal zusätzlich Arteriogramm

a) Tumoren der Großhirnhemisphäre (20 %)

Sie entstammen aus dem Stützgewebe und sind eher selten. Sie äußern sich mehrheitlich durch fokal-neurologische Ausfälle. Die Prognose hängt wesentlich vom histologischen Differenzierungsgrad ab. Leider sind viele einer operativen oder Strahlungstherapie unzugänglich. Die Prognose ist bei undifferenzierten Großhirn-Astrozytomen trotz Operation und Bestrahlung sehr ungünstig.

b) Tumoren des III. Ventrikels (20 %)

Sie zeigen einen langsamen Beginn und eine bunte Symptomatik mit Seheinbuße, verändertem Appetit (Anorexie bis Fettsucht), hormonellen Störungen und teilweise Hirndruck. Hauptvertreter sind das Kraniopharyngeom und das Optikusgliom (nicht selten bei Neurofibromatose). Eine Resektion ist schwierig, oft ist zusätzlich eine Bestrahlung notwendig.

c) Tumoren der hinteren Schädelgrube (über 60 %)

Sie verursachen früh eine Blockierung der Liquorzirkulation, damit Kopfschmerzen und Erbrechen, besonders frühmorgens, Augenmuskelstörungen und manchmal eine Kopfschiefhaltung. An spezifisch-neurologischen

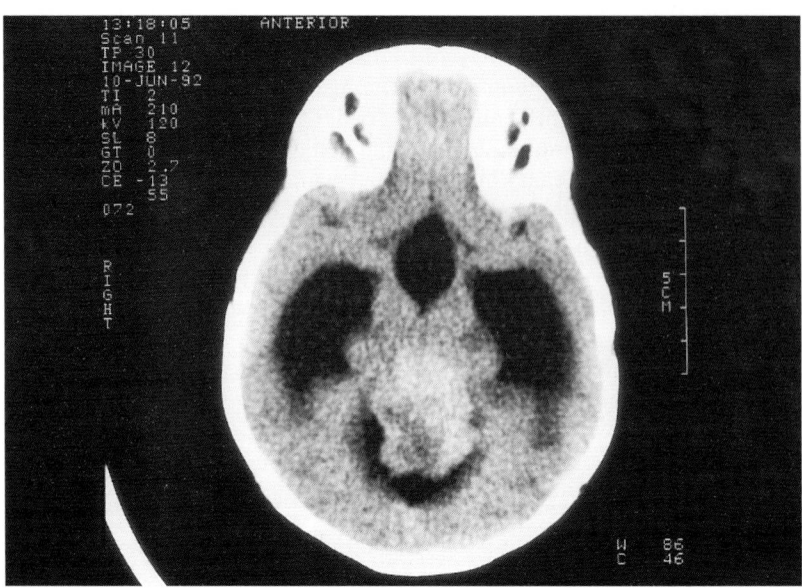

Abbildung 241: Tumor der hinteren Schädelgrube.

Zeichen sind Gleichgewichtsstörungen, Ataxie und Zittern typisch.

- *Medulloblastome* gehen vom Kleinhirn aus, wachsen infiltrativ und setzen Ableger entlang des Liquorstromes. Der Altersgipfel liegt zwischen dem vierten und achten Lebensjahr. Die Prognose ist ernst. Die Therapie ist kombiniert neurochirurgisch, radiotherapeutisch und teilweise zytostatisch.

- Das *Astrozytom* des Kleinhirns (Altersgipfel fünftes bis zehntes Lebensjahr). Die Anamnese geht meist über viele Monate. Die Therapie besteht in der operativen Entfernung. Die Prognose ist mehrheitlich gut.

- Das *Ependymom* und das *Hirnstamm-Gliom* wachsen diffus infiltrierend. Sie kommen vor allem bei Kleinkindern vor. Die Prognose ist sehr ernst.

d) Tumoren des Wirbelkanals

Sie sind sehr selten. Meist handelt es sich um Metastasen, die von einem Wirbelkörper ausgehen und von einem anderen Tumor herstammen (Neuroblastom).

2. Neuroblastom

Nach den Hirntumoren ist das Neuroblastom der häufigste solide maligne Tumor im Kindesalter (10% aller maligner Tumoren). Die Hälfte der Kinder sind weniger als zwei Jahre alt.
Der Ausgangspunkt des Tumors ist die Sympathikuskette vom Hals bis zum Sakrum und die Nebenniere. Die häufigste Lokalisation ist daher paravertebral im Abdomen oder im Thorax stets anlehnend an die Wirbelsäule (Abb. 242).

Kennzeichen

– Frühe Metastasierung ins Knochenmark, in die langen Röhrenknochen oder Schädelknochen sowie in Lymphknoten, Leben und Haut.

– Metastasen sind oft vor dem Primärtumor erkennbar (Schädelknochen, Schmerzen in Röhrenknochen).

– Neuroblastome produzieren hormonale Stoffe, deren Abbauprodukte im Urin nachzuweisen sind (Vanillinmandelsäure).

– In seltenen Fällen kann der Tumor spontan verschwinden.

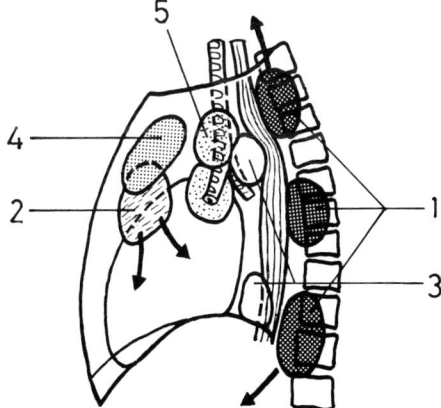

Abbildung 242: Mediastinaltumoren.
1 = neurogene Tumoren,
2 = Teratome,
3 = Duplikaturen,
4 = Thymus,
5 = Lymphome (nach PELLERIN, BERTIN).

Symptome

Sie sind abhängig von der Lokalisation und Ausdehnung von Tumor und Metastasen.

- Tastbarer abdomineller Tumor, großer Bauch
- Husten, Atemnot, asthmoide Atmung
- Häufig anhaltendes Fieber und Appetitlosigkeit
- Durchfall und Gedeihstörungen (durch hormonale Produkte)
- Mehr als zwei Drittel der Patienten zeigen als erste Manifestation Auswirkungen von Fernmetastasen:
  Gliederschmerzen, Brillenhämatome und Exophthalmus (durch Schädelmetastasen), große Leber, Hautknötchen
- Querschnittssymptome durch Tumoreinwachsen in den Wirbelkanal

Abklärungen

- 24-Stunden-Urin: Vanillinmandelsäure und verwandte chemische Abbauprodukte des Adrenalins.
- Sonographisch und röntgenologisch paravertebrale Raumforderung mit Verkalkungen.
- Im intravenösen Pyelogramm Verlagerung der Niere nach seitlich und vorn.
- Computer-Tomogramm: Ausdehnung und Beziehung des Tumors zu benachbarten Strukturen.
- Im Skelett-Szintigramm herdförmiger Knochenbefall; mittels MJBG-Szintigramm spezifische Anfärbung der Neuroblastomzellen.
- In der Knochenmarkpunktion allenfalls diffuser Markbefall.
- Schließlich Tumorbiopsie oder – wenn möglich – vollständige Entfernung, histologische und molekularbiologische Aufarbeitung.

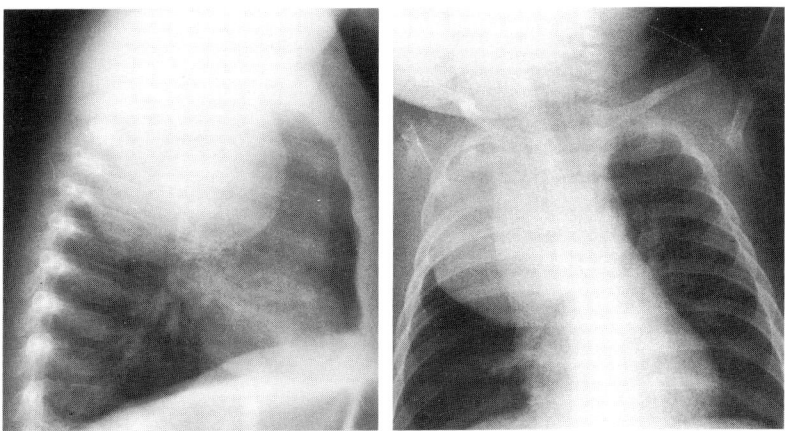

Abbildung 243: Neuroblastom des rechten Thorax im seitlichen- und ap-Strahlengang.

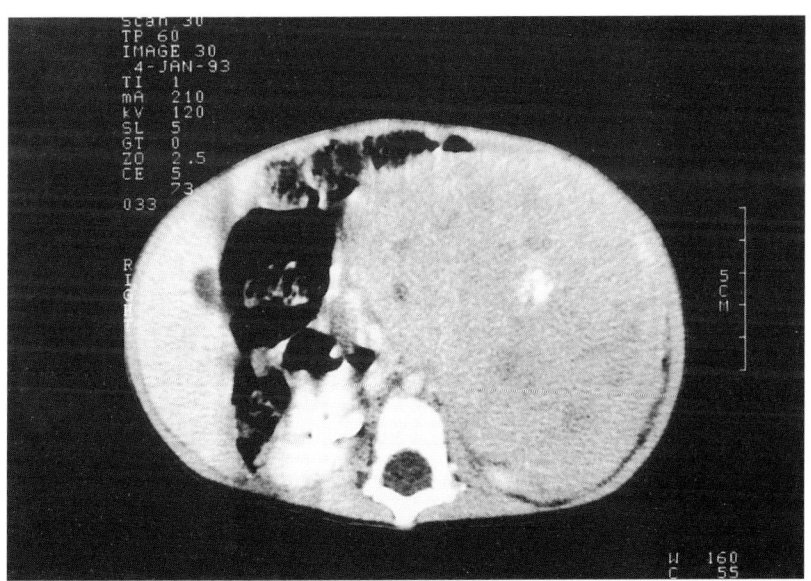

Abbildung 244: Arteriographische Darstellung eines ausgedehnten Neuroblastoms des rechten Oberbauchs. Die Niere ist gedreht und nach unten verlagert.

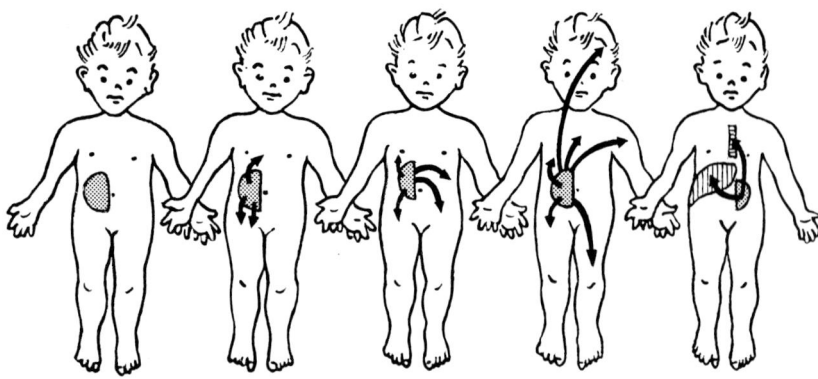

Abbildung 245: Stadien und Therapie des Neuroblastoms.

1	2	3	4	4-S
Lokalisierter und komplett entfernter Tumor	Inkomplett entfernter, lokalisierter Tumor	Tumorinfiltration über die Mittellinie (±LK-Befall)	Disseminierter Tumor oder Fernmetastasen	Lokalisierter Primärtumor mit Disseminierung in Leber, Haut, KM

Therapie				
Operation	Operation (teils Chemotherapie)	Chemotherapie, gefolgt von Zweitoperation und evtl. Bestrahlung	Chemotherapie, gefolgt von Operation und Hochdosistherapie mit Reinfusion autologer Stammzellen	Abwartendes Verhalten, evtl. Chemotherapie

Therapie

Die Behandlung des Neuroblastoms ist weiterhin im Fluß. Sie richtet sich nach Stadium und Altersstufe. Zur Überwachung während und nach der Behandlung eignet sich neben bildgebenden Verfahren (Ultraschall, Röntgen, CT) die wiederholte Bestimmung der Vanillinmandelsäure im Urin.

Postoperativ

Regelmäßige Kontrollen sind auch nach der Operation indiziert:

– Fahndung nach Metastasen im Thorax, in Knochen oder Knochenmark.

– Regelmäßige Vanillinmandelsäure-Bestimmung, die einen guten Aufschluß über die Reaktivierung des Prozesses gibt.

Prognose

Die Prognose ist dank der kombinierten Therapie wesentlich besser geworden. Problematisch bleiben jedoch die fortgeschrittenen Stadien III und IV.

3. Wilms-Tumor (Nephroblastom)

Der Wilms-Tumor entspringt aus primitiven embryonalen Zellen der Niere und setzt sich aus gemischt epithelialen und Bindegewebs-Strukturen sowie Muskelzellen zusammen. Dieser kongenitale Tumor wird meist aufgrund seiner Massenzunahme im frühen Kindesalter erkannt (Neugeborenenperiode bis zum sechsten Lebensjahr). Die Metastasen streuen über den Lymphweg oder direkt über den Blutweg in die Lungen.

Klinische Befunde

Symptome

– Der Tumor wird meist von der Mutter erkannt, die beim Waschen oder Ankleiden eine Massenzunahme im Abdomen feststellt,

– oft ist gleichzeitig unklares Fieber, Appetitlosigkeit, Brechreiz und Blässe vorhanden,

– Schmerzen bei schnell wachsendem Tumor

– und in 10 bis 20% Hämaturie.

Untersuchung

– Eine große, pralle Masse wird in der Flanke oder im seitlichen Abdomen palpiert,

– Hämaturie ist gelegentlich das erste Zeichen,

– der Blutdruck ist oft erhöht,

– in 5 bis 10% der Fälle sind beide Nieren befallen.

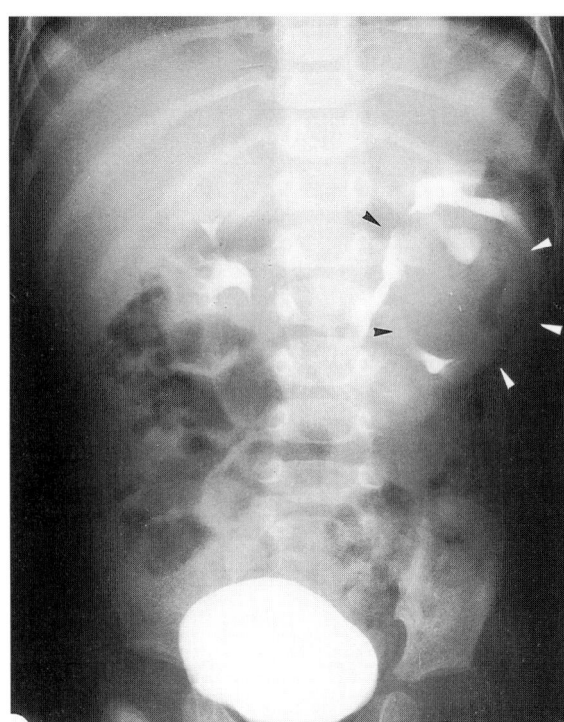

Abbildung 246:
Wilms-Tumor der
linken Niere. Im ivP
wird die Deformation
des Nierenbecken-
Kelchsystems dar-
gestellt.

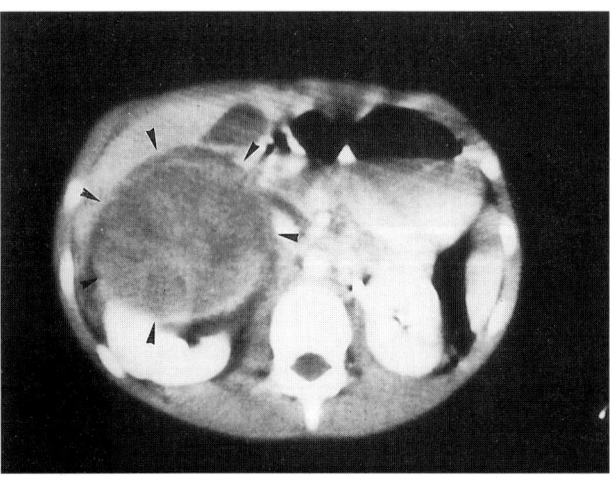

Abbildung 247: Wilms-Tumor: Im Computer-Tomogramm sind Tumor (▼) und Nieren im
Querschnitt dargestellt.

Nachweis

- Der erste Nachweis erfolgt im Sonogramm.
- Im Abdomenleerbild findet sich eine große Masse, die die übrigen Bauchorgane verdrängt, selten Verkalkungen.
- Das IVP zeigt ein deformiertes und auseinandergezogenes Nierenbekkenkelchsystem und eine Abflußbehinderung des Kontrastmittels.
- Das CT dient der Darstellung von Tumor, Ausdehnung und benachbarten Strukturen.
- Im Lungenröntgenbild finden sich allenfalls Metastasen.
- Einen spezifischen Labortest gibt es nicht.

Stadienverteilung

Wilms-Tumor

I	II	III	IV	V
lokalisiert	lokale Infiltration; resezierbar	Resektion nicht möglich; Lymphknoten Metastasen	Fernmetastasen	bilateraler Tumor

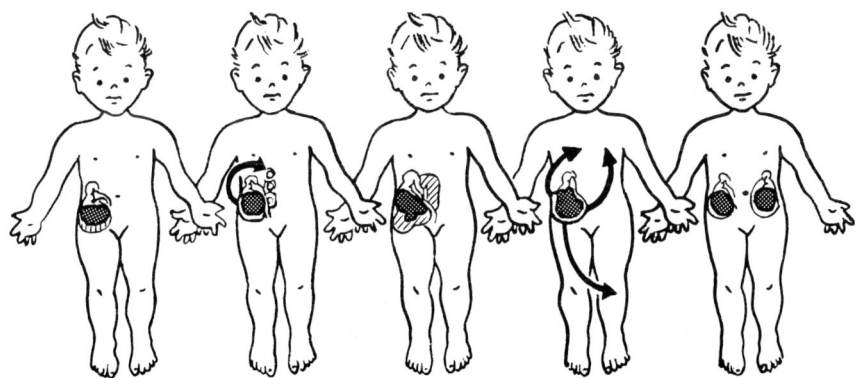

Abbildung 248: Stadien des Wilms-Tumors.

Therapie

Wenn immer es technisch möglich und sinnvoll erscheint, ist die Primärbehandlung die chirurgische Exstirpation des Tumors.

Die zusätzliche Therapie richtet sich nach Alter, Ausdehnung und Histologie. Bewährt haben sich bei diesem Tumor vorwiegend Actinomycin D, Oncovin® und Adriblastin, die während 4 bis 15 Monaten eingesetzt werden.

In speziellen Fällen erfolgt eine Vorbehandlung auch zur Verkleinerung des Tumors und damit zur leichteren Tumorentfernung.

Einzelne Lungenmetastasen lassen sich chirurgisch entfernen. Immer ist jedoch eine Radio- und Chemotherapie indiziert.

Operation

Es ist darauf zu achten, daß der Tumor präoperativ nicht mehr als nötig und dann sehr sanft palpiert wird, um eine Mestastasierung auf diese Weise zu verhindern. Da alle diese Kinder bereits anämisch sind, wird Blut für eine Transfusion getestet werden müssen. Der Eingriff wird durch einen großen queren Bauchschnitt transperitoneal durchgeführt. Nierenvenen und -arterien werden zunächst ligiert und dann der Tumor samt der Niere entfernt **(Abb. 249)**.

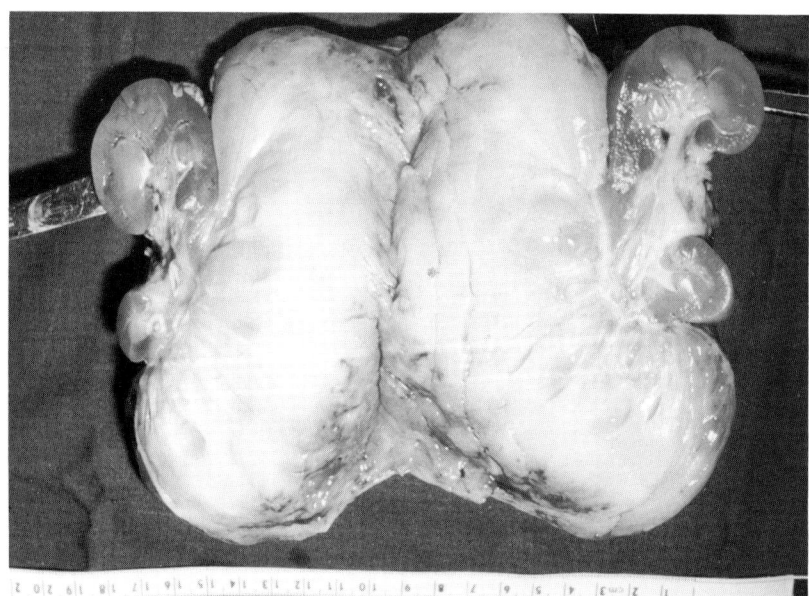

Abbildung 249: Aufgeschnittenes Operationspräparat eines Wilms-Tumors, der bereits ins Nierenbecken durchgebrochen ist.

Prognose

Früher galt der Wilms-Tumor als besonders maligne. Durch den kombinierten Einsatz von Chirurgie, Radio- und Chemotherapie haben jedoch heute selbst Kinder mit Lungenmetastasen gute Aussichten auf Heilung. Die Überlebenschance beträgt abhängig von Alter, Ausdehnung und histologischem Untertyp 70 bis 90%.

4. Weichteilsarkome

Diese Tumoren gehen von Muskel-, Faszien-, Binde- und Fettgewebe, aber auch von Gefäßwänden und Nervenscheiden aus.

– Von Muskeln = Rhabdomyosarkom (wichtigster Vertreter dieser Gruppe),

– vom Bindegewebe = Fibrosarkom,

– von Blut- und Lymphgefäßen = Häm- oder Lymphangiosarkome,

– von Nervenscheiden = Neurofibrosarkom.

Klinik

Rhabdomyosarkome wachsen lokal-infiltrierend, neigen zu lokalen Rezidiven und metastasieren über die regionären Lymphknoten oder in die Lunge. Die Stadieneinteilung folgt den Kriterien bei anderen Tumoren.
  Die klinischen Symptome hängen von der Lokalisation des Primärtumors ab. In knapp 40% kommen Rhabdomyosarkome im Kopf-Hals-Bereich vor (Orbita, Nasennebenhöhlen), in 20% urogenital (Blase, Vagina, Prostata, Nebenhoden), in knapp 20% an Armen und Beinen, seltener stammnahe und retroperitoneal.

Therapie

Die Behandlung ist differenziert je nach Lokalisation und Stadium. In der Regel wird eine chirurgische Entfernung des Tumors im Gesunden angestrebt. Dazu wird immer eine Chemotherapie (Vincristin, Actinomycin D usw.) und häufig eine Radiotherapie kombiniert.

Prognose

Je nach Stadium des Tumors und Histologie liegt die Überlebensrate heute zwischen 35 bis 90%. Rezidivtumoren treten in der Regel schon innerhalb von eineinhalb Jahren auf.

5. Maligne Knochentumoren

Die hauptsächlichen bösartigen Knochentumoren sind das Osteosarkom und das Ewing-Sarkom.

a) Osteosarkom

Es entwickelt sich in der Pubertätszeit in den Metaphysen der langen Röhrenknochen (meist in Kniegelenksnähe).

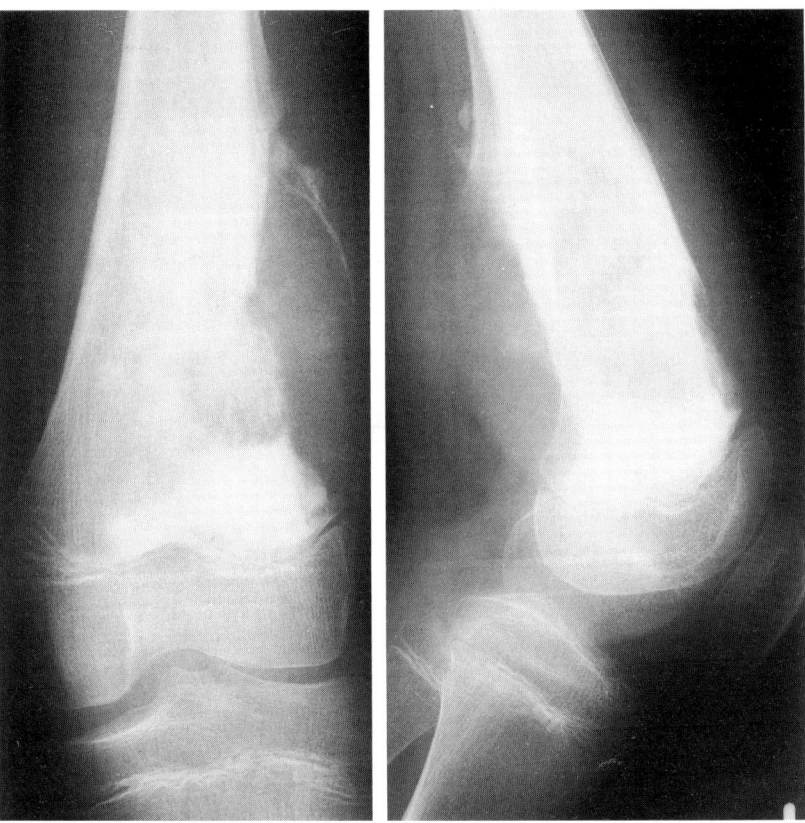

Abbildung 250: Osteosarkom der distalen Femurmetaphyse im ap- und seitlichen Strahlengang.

Klinische Befunde

Symptome

- Schmerzen und Schwellung,
- Hinken,
- später pathologische Frakturen,
- frühzeitig sind Lungenmetastasen vorhanden.

Untersuchungsbefunde

- Harte Geschwulst, oft überwärmt
- Darüberliegende Haut glänzend und gespannt, mit erweiterten Venen

Röntgenbefunde

- Unregelmäßige Knochenstrukturen, Osteolysen und Knochenneubildungen, Periostreaktion
- Thoraxröntgenbild zur Suche nach Lungenmetastasen

Therapie

In der Regel wird die exakte Prognose durch eine bioptische Untersuchung gestellt. Nach einer aggressiven Chemotherapie (einschließlich Methotrexat hochdosiert) erfolgt ein bis zwei Monate später eine gliederhaltende Radikaloperation. Dazu ist oft eine Endoprothese notwendig. Nur noch in inoperablen Fällen wird eine Gliedamputation notwendig. Postoperativ wird die mehrfache Chemotherapie fortgesetzt.

Prognose

Die Prognose hat sich deutlich gebessert. In 50 bis 70% tritt eine Heilung ein, sofern noch keine Lungenmetastasen vorhanden sind.

b) Ewing-Sarkom

Patienten mit diesem Tumor der Diaphyse sind gewöhnlich jünger als zwei Jahre. Fieber, Schwellung und typische Röntgenbefunde führen auf die Diagnose.

Obwohl der Tumor primär sehr gut auf Röntgenbestrahlung oder Zytostatika anzusprechen scheint, ist die Prognose sehr ungünstig.

c) Metastasen anderer Tumoren in den Knochen

Vorwiegend das Neuroblastom metastasiert in den Schädelknochen, in die Orbita und in die langen Röhrenknochen. Oft sind diese Metastasen sogar Erstsymptome, die auf die Suche nach dem Primärtumor aufmerksam machen.

Die Therapie richtet sich nach dem Primärtumor. Das Ansprechen der Metastasen auf Zytostatika ist mindestens anfänglich gut.

6. Keimzelltumoren

Diese Tumoren entwickeln sich aus embryonalem Keimzellgewebe und sind deswegen vorwiegend im Hoden und Ovar lokalisiert. Es handelt sich um Dottersacktumoren, Teratome, embryonale Karzinome und Seminome/Dysgerminome.

Sie verhalten sich maligne und bewirken einen Anstieg des Alphafetoproteins im Blut. Diese Substanz kann gleichzeitig als empfindlicher Marker dienen und das Ansprechen auf eine Therapie oder das Auftreten eines Rezidivs angeben.

Aus kinderchirurgischer Sicht sind besonders die Teratome hervorzuheben. Je nach histologischer Reifung unterscheidet man zwei Unterformen:

– Der embryonale Typus beinhaltet unreife embryonale Zellen und ist als maligne zu betrachten.

– Beim adulten Typus sind ausgereifte Strukturen vorhanden (Zähne, Knochen, Hirnsubstanz); eine maligne Entartung ist selten.

Die Teratome weisen zwei Hauptlokalisationen auf:

a) Sakrokokzygealgegend

Der Tumor wächst meist exophytisch aus der Sakrokokzygealregion. Er ist bei Geburt erkenntlich und variiert von einem kleinen Höcker bis zu einer

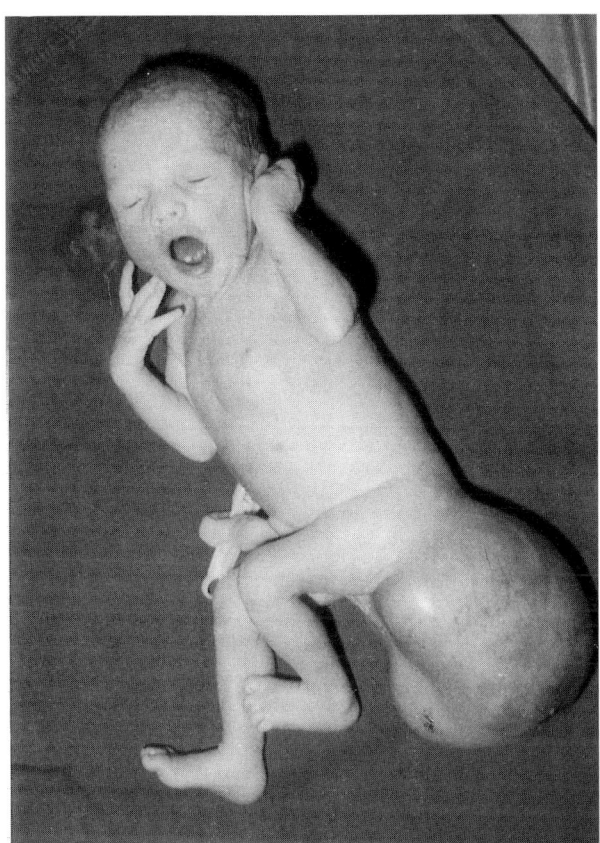

Abbildung 251: Sakrokokzygeales Teratom.

riesigen Masse **(Abb. 251)**. Gelegentlich ist er auch weit ins kleine Becken hinauf zu verfolgen oder sogar ins Abdomen hineinwachsend.

Die *Therapie* besteht in einer frühzeitigen operartiven Entfernung samt dem Coccyx. Eine Nachbehandlung ist nur notwendig, wenn der histologische Charakter des Tumors maligne ist (10%).

b) Vom Ovar ausgehend

Die Diagnose wird durch eine pathologisch feststellbare Massenzunahme gestellt **(Abb. 252)**. Unter Umständen sind Symptome eines akuten Abdomens vorhanden.

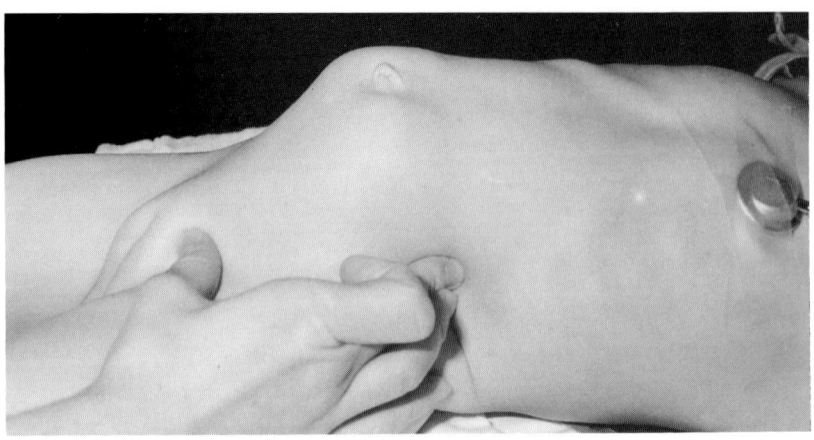

Abbildung 252: Teratom des Abdomens. Palpatorisch abgrenzbar und beweglich.

In 20% der Fälle ist eine maligne Entartung zu erwarten. Die Therapie besteht in der chirurgischen Exzision sowie in einer Chemotherapie, falls der Tumor maligne ist.

7. Maligne Lymphome

Die Gruppe maligner Krankheiten umfaßt

– den Morbus Hodgkin,

– die Non-Hodgkin-Lymphome.

a) Morbus Hodgkin

Die Krankheit nimmt seinen Ausgang von einem einzigen Lymphknoten. Über den Lymphweg werden bald weitere Stationen befallen.

Klinik

In drei Vierteln der Fälle beginnt der Prozeß in den Halslymphknoten.

– Das häufigste Symptom stellt eine schmerzlose Schwellung der Halslymphknoten dar.

– Reizhusten und Atemnot bei mediastialem Befall,

– Bauchschmerzen bei abdominalem Befall.

Mit zunehmender Ausbreitung treten sogenannte B-Symptome auf:

- Fieber
- Nachtschweiß
- Appetitlosigkeit und Gewichtsabnahme
- gelegentlich Juckreiz

Diagnose

- Palpatorisch bestehen vergrößerte, oft verbackene Lymphknoten,
- Labor: BSR erhöht, Eosinophilie, Lymphopenie, Anämie,
- Röntgenbild und CT: Vergrößerte Lymphdrüsen im Mediastinum und Abdomen, Milzvergrößerung,
- Biopsie: Typisches histologisches Bild und Auftreten von Sternberg-schen Riesenzellen.

Therapie

Die Behandlung umfaßt eine kombinierte Chemo- und Radiotherapie. Die vorbeugende Entfernung der Milz ist nicht mehr gebräuchlich.

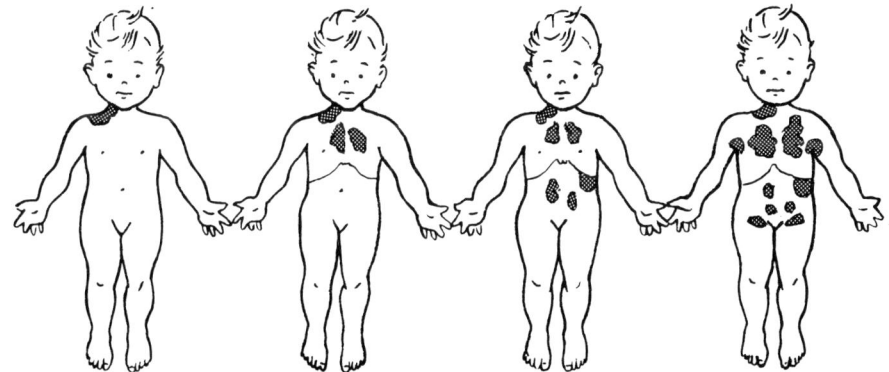

Abbildung 253: Stadien, Therapie und Prognose des Morbus Hodgkin.

Prognose

Sie ist mit einer Gesamtheilungsrate von 90% sehr günstig geworden.

b) Non-Hodgkin-Lymphome

Non-Hodgkin-Lymphome stehen zwischen Leukämien und soliden Tumoren. Sie beginnen meist als isolierte Erkrankung eines lymphatischen Organs, generalisieren rasch, befallen Knochenmark und zentrales Nervensystem. Sie kommen mit etwa gleicher Häufigkeit wie Wilms-Tumoren vor und bevorzugen das Schulalter.

Hauptsächlich unterscheidet man zwei immunologische Typen:

– B-Lymphome: vorwiegend intraabdominell oder mit Befall der Tonsillen und Halslymphknoten

– T-Lymphome: intrathorakal mit Befall von Thymus und Lymphknoten

Symptome

Die Symptome hängen von der Lokalisation und vom Ausbreitungsgrad der Krankheit ab. Die meisten Kinder verspüren außerdem Allgemeinsymptome wie Müdigkeit, Unwohlsein, Appetitlosigkeit mit raschem Gewichtsverlust und Fieber.

Abklärung

– Nachweis der befallenen Strukturen mittels Sonographie, Thoraxröntgenbild und CT

– Punktion (KMP, Pleura, Aszites) oder Lymphombiopsie

– Aufarbeitung des Materials konventionell (zytologisch, histologisch), zusätzlich auch immunologisch (B/T-Typ)

Therapie

Die Behandlung besteht in einer aggressiven Polychemotherapie von teilweise kurzer Dauer (2–6–24 Monate). Die rückfallfreie Überlebenswahrscheinlichkeit beträgt für alle Formen 70 bis 90%.

8. Übersicht über die wichtigsten malignen Tumoren des Kindesalters

Tumor	Ursprung	Symptome	Diagnose	Therapie	Prognose
Hirntumor	Stützsubstanz des Gehirns	Hirndruck, neurologische Ausfälle	Computer-Tomogramm, MRI	Operation, Radiotherapie, evtl. Chemotherapie	mehrheitlich ungünstig
Neuroblastom	Sympathikuskette, Nebenniere	vonseiten Primärtumor und Metastasen	VMS, Sonographie, CT, Szintigraphie, Biopsie	Operation, Chemotherapie	alters- und stadienabhängig (20–90%)
Wilms-Tumor	Nierengewebe	tastbarer Tumor	Sonographie, CT	Operation, Chemotherapie	gut (70–90%)
Rhabdomyosarkom	Bindegewebe	je Lokalisation	CT, Biopsie	Operation, Chemo- und Radiotherapie	je Lokalisation (35–90%)
Knochentumoren (Osteosarkom, Ewing-Sarkom)	Knochen	Schmerzen, Hinken, Tumor	Röntgen, CT, Biopsie	Chemotherapie, Endoprothese	um 50%
Keimzellentumoren	embryonales Keimzellgewebe	Tumor	α-Fetoprotein, CT, Operation	Operation, Chemotherapie	mehrheitlich gut
Morbus Hodgkin	Lymphknoten	Lymphknoten-Vergrößerung	Röntgen, CT, LK-Exzision	Chemo-und Radiotherapie	gut (90%)
Non-Hodgkin-Lymphom	lymphatisches Gewebe	je nach Lokalisation	Songraphie, CT, Biopsie	aggressive Chemotherapie	recht gut (70–90%)

Sachregister

Erklärung von wenig bekannten Fachausdrücken dieses Buches

Abschnürung, amniotische: Von der Eihaut ausgehende Stränge verursachen während der Schwangerschaft Hautdefekte, Schnürringe und Amputationen einzelner Glieder.

Abszeß: Eiteransammlung in einer nicht vorgebildeten Höhle.

Adhäsion: Strangförmige oder flächenhafte Verwachsung oder Verklebung.

Adrenogenitales Syndrom: Überproduktion von androgenem Nebennierenrindenhormon, führt zu Vermännlichung, vorzeitiger Behaarung, Stimmbruch und Rückbildung der Ovarien. Häufig mit Salzverlust im Neugeborenenalter einhergehend.

Aganglionose: Angeborenes Fehlen von Ganglienzellen im Rektum und Rektosigmoid beim Morbus Hirschsprung.

Agenesie: Fehlen einer Organanlage. Defektbildung.

Akren: Die äußersten Teile des Körpers: Nase, Kinn, Augenbrauen, Hände, Füße.

Alkalose: Zustand mit Basenüberschuß oder Säuredefizit im Blut.

Alveolarfortsatz: Zahnleiste.

Alveole: Lungenbläschen. Hier findet der Gasaustausch statt.

Aminosäurenchromatogramm: Chemische Trennung von Aminosäuren.

Anästhesie: Unempfindlichkeit, Schmerzbetäubung. Allgemeine Betäubung = Narkose. Örtliche Betäubung = Lokalanästhesie.

Anastomose: Chirurgische Vereinigung von Gefäßen, Nerven oder von Darm.

Angiographie: Röntgenologische Darstellung von Arterien nach Injektion eines Kontrastmittels.

Anorchie: Fehlende Anlage von Hoden.

Antazida: Säurebindende Medikamente.

Anthelix: Teil der Ohrmuschel.

Antirefluxoperation: Konstruktion eines Ventilmechanismus zur Verhinderung eines Refluxes (z. B. bei Hiatushernie, vesikoureteralem Reflux).

Apert-Syndrom: Genetische Störung mit Kraniosynostose, Syndaktylie und oft Oligophrenie.

Aplasie: Fehlanlage, Defektbildung.

Approximation: Annäherung.

Aquädukt: Gangverbindung zwischen dem 3. und 4. Hirnventrikel.

Arnold-Chiari-Syndrom: Einklemmung der Kleinhirn-Tonsillen im Hinterhauptsloch führt zu Störung der Liquorzirkulation und zu Hydrozephalus.

Arthrographie: Röntgenologische Kontrastmitteldarstellung eines Gelenkes.

Arthrogryposis: Angeborene Mißbildung mit Versteifung von Muskulatur und Gelenken.

Arthrotomie: Chirurgische Eröffnung eines Gelenkes.

Askariden: Spulwürmer.

Aspiration: Ansaugen von Gasen oder Flüssigkeit, evtl. von Speichel, Erbrochenem.

Astrup: Messung von Blutgasen, Bestimmung des pH.

Aszension: Aufsteigen.

Atelektase: Kollaps von Lungenbläschen.

Atemexkursion: Ausweitung des Brustkorbes bei tiefer Einatmung.

Ätiologie: Lehre von den Krankheitsursachen.

Atresie, atretisch: Verschluß eines Hohlorgans.

Avaskuläre Nekrose: Gewebsuntergang als Folge einer Zirkulationsstörung.

Azetabularwinkel: Pfannendachwinkel im Hüftgelenk.

Azidose: Zustand abnormer Vermehrung saurer Stoffe im Blut, 1. metabolisch durch Stoffwechselprodukte, 2. respiratorisch durch Kohlensäureansammlung.

Balanitis: Entzündung der Glans (= Eichel) penis.

Bezoar: Magensteine, ballenförmige Fremdkörper im Magen bestehend aus Haaren oder Pflanzenstoffen.

Bochdalek-Hernie: Zwerchfellhernie, pleuroperitoneal.

Bougierung: Aufdehnung von Stenosen.

Branchiogen: Von Kiemengängen herrührend.

Bride: Narbiger Bindegewebsstrang.

Bronchiektasen: Sackförmige oder zylindrische Erweiterung von Bronchien.

Bronchogramm: Röntgenologische Kontrastmitteldarstellung des Bronchialbaums.

Bülau-Drainage: Ableitung der Pleurahöhle unter einer Saugdrainage.

Caput succedaneum: Beule am Kopf, meist geburtstraumatisch entstanden.

Cardia: Magenmund, Übergang vom Ösophagus zum Magen.

Chalasie: Offenbleiben des Magenmundes.

Choane: Hinterer Nasenausgang.

Choledochus: Gallengang mit Mündung im Duodenum.

Cholelithiasis: Gallensteinleiden.

Chondrodystrophie: Angeborene Störung des Knorpelwachstums.

Clearance: Eines bestimmten Stoffes ist die Plasmamenge, die in der Zeiteinheit durch die Nierentätigkeit von dem Stoff gereinigt wird.

Commotio: Hirnerschütterung.

Concha: Nasenmuschel.

Contusio: Hirnquetschung.

CPAP: Fortgesetzte Überdruckbeatmung.

Crohnsche Krankheit: Entzündung des terminalen Ileums, evtl. des Kolons.

CRP = C-reaktives Protein: Indikator für Entzündungen.

Curare: Pfeilgift. Lähmt die Nervenendplatte am Muskel. Zur Muskelerschlaffung während der Narkose gebraucht.

Darmduplikatur: Verdoppelung einer Darmanlage.

Défense: Muskuläre Abwehrspannung.

Dekortikation: Chirurgische Entfernung einer Pleuraschwarte.

Detorsion: Detorquieren: In eine normale Lage zurückdrehen.

Deviation: Abweichung von der normalen Lage.

Dextrokardie: Rechtslage des Herzens.

Dilatation: Erweiterung, Ausdehnung.

Distension: Ausweitung.

Divertikel: Sackartige Ausstülpung eines Hohlorgans (Darm, Blase).

Dolichozephalus: Langschädel, bei vorzeitigem Verschluß der Sagittalnaht.

Drainage: Ableitung von Wundflüssigkeit, Eiter usw.

Dribbeln: Harnträufeln.

Ductus Botalli: Embryonale Verbindung zwischen Aorta und Arteria pulmonalis.

Ductus omphaloentericus: Embryonaler Dottergang.
Ductus thyreoglossus: Embryonale Verbindung zwischen Zungengrund und Schilddrüse.
Ductus urachus: Embryonale Verbindung zwischen Blase und Dottersack.
Durchzugsoperation: Ersatz eines fehlenden oder mißgebildeten Rektums durch Kolon.
Dysplasie: Mangelbildung, Mangelanlage.
Dyspnoe: Jede Form von Atemstörung, Atemnot, behinderte Atmung.

Echoenzephalogramm: Untersuchung des Hirns und der Ventrikel mittels Ultraschall.
ECMO = extrakorporelle Membran-Oxygenierung: Ersatz der Atemarbeit bei Zwerchfell-hernien mit Lungendysplasie. Sauerstoff- und Kohlensäureaustausch außerhalb des Kör-pers.
Ektopie: Fehllage, außerhalb der normalen Position.
Elektiv: Wahlweise.
Elektrolyt: Substanz, die in wäßriger Lösung in elektrisch aktive Ionen zerfällt.
Emphysem: Pathologische Ausweitung der Lungenalveolen.
Empyem: Eiteransammlung in der Pleurahöhle.
Endemisch: Im gleichen Siedlungsgebiet ständig auftretende Krankheit oder Mißbildung.
Enterogen: Vom Darm ausgehend.
Enzephalozele: Hernienartige Ausstülpung des Gehirns.
Epidermoidzyste: In der Unterhaut wachsender Hautkeim mit Talgsekretion.
Epididymitis: Entzündung des Nebenhodens.
Epiduralhämatom: Blutung zwischen Knochen und Dura: Arteriell.
Epigastrische Hernie: Kleiner Bruch über der Nabelgegend.
Epiphysenfuge: Wachstumszone des Knochens.
Epiphysiolyse: Ablösung der Gelenkenden der langen Röhrenknochen im Wachstumszonen-bereich.
Epispadie: Spaltung des Penis auf der Oberseite.
Erythem: Hautrötung.
Eventration: Platzbauch, Ausstülpung von Bauchinhalt.
Ewing-Sarkom: Bösartiger Tumor der Knochengrundsubstanz.
Exophytisch: Nach auswärts wachsend.
Exostose: Knochenwucherung, die von der Knochenoberfläche ausgeht. Meist mit knö-chernem Stiel und knorpeliger Kappe.
Expansiv, Expansion: Ausdehnend, Wachstumsform gutartiger Geschwülste (Gegensatz in-filtrativ).
Expektoration: Aushusten.
Exploration: Untersuchung.
Extrakorporeller Kreislauf: Künstliche Unterhaltung des Kreislaufes bei stillgelegtem Her-zen.

Fatal: Mit schlechtem Ausgang.
Fenestrierung: Eröffnung eines Gelenkes zum freien Abfluß von Eiter, Flüssigkeit.
Fetal: Vorgeburtlich, frühembryonal.
Fettemulsion: Gemisch von Sojabohnen-Öl und Glyzerin zur parenteralen Ernährung.
Fibrose: Anhäufung von faserförmigem Bindegewebe.
Fluktuierend: Bei Berührung leicht schwappend.
Foramen caecum: Kleines Loch an der Zungenbasis.
Fundoplikation: Manschettenförmiger Verschluß des Mageneinganges.
Furunkel: Umschriebene, akut eitrige Entzündung eines Haarbalges und seiner Talgdrüse, verursacht meist durch Staphylococcus aureus.
Fusion: Verschmelzung.

Ganglion: Zystische Geschwulst mit Bindegewebskapsel, gallertigem Inhalt (Handgelenk, Kniegelenk, an Strecksehnen).

Gastrografin: Wasserlösliches Kontrastmittel zur Magen-Darm-Untersuchung.

Gastroösophagealer Reflux: Zurückfließen von Mageninhalt in die Speiseröhre.

Gastropexie: Fixierung der Magenvorderfläche an die Bauchwand.

Gastrostomie: Anlegen einer Magenfistel zur künstlichen Ernährung.

Genu valgum: X-Bein.

Genu varum: O-Bein.

Gliom: Tumor der Stützsubstanz des Gehirns.

Gonadotropin: Auf die Keimdrüsen wirkendes Hormon.

Granulationsgewebe: Charakteristisches Gewebe, das bei der Wundheilung gebildet wird. Aus Blutgefäßen Bindegewebs- und Blutzellen, spätere Umwandlung in Narbengewebe.

Grünholzfraktur: Fraktur des Knochenschafts ohne vollständige Durchtrennung des Periosts.

Gynäkomastie: Vergrößerung der Brustdrüse beim Knaben.

Hämangiom: Gutartige Blutgefäßgeschwulst.

Hämatokolpos: Ansammlung von Menstruationsblut in der Scheide bei angeborenem Verschluß des Scheideneinganges.

Hämatom: Bluterguß.

Hämatothorax: Blutansammlung in der Pleurahöhle.

Hämaturie: Blutbeimengung im Urin.

Hämolyse: Austritt von Hämoglobin aus den Erythrozyten ins Serum.

Hermaphroditismus: Zwitterbildung, wobei in einem Menschen Merkmale beider Geschlechter vereint sind.

Hexenbrust: Vergrößerung der Brustdrüsen bei Neugeborenen unter dem Einfluß mütterlicher Hormone.

Hexodaktylie: Sechs-Fingrigkeit.

Hirschsprung, Morbus: Angeborene Aganglionose des Rektums und Rektosigmoids.

Hodentorsion: Drehung des Hodens um die Gefäß-Samenstrangachse.

Hodgkin, Morbus: Lymphogranulomatose.

Hydatide: Hodenanhängsel.

Hydramnion: Übermäßige Fruchtwassermenge.

Hyperplasie: Überschußbildung, Vermehrung einzelner Gewebsbestandteile.

Hypertension: Erhöhter Blutdruck.

Hyperventilation: Übermäßige Steigerung der Atmung.

Hypoplasie: Verminderung von Zellelementen eines Organs.

Hypothermie: Unterkühlung.

Hypothyreose: Herabgesetzte Funktion der Schilddrüse.

Ileostomie: Ableitung des Dünndarms an die Bauchwand.

Ileus: Darmunwegsamkeit verursacht durch: 1. mechanischen Verschluß, 2. Darmlähmung (Paralyse), 3. Funktionsbehinderung der Peristaltik (Aganglionose).

Indolent: Schmerzunempfindlich.

Inertia recti: Fehlende Fähigkeit des Rektums für Peristaltik. Endstadium einer Obstipation.

Infarkt: Abgestorbener Gewebsbezirk als Folge eines arteriellen Verschlusses (Ischämischer Infarkt) oder einer venösen Verlegung (Hämorrhagischer Infarkt).

Ingraham-Drainage: Ableitung des Liquors aus dem Ventrikelsystem nach außen.

Inkarzeration: Einklemmung, Brucheinklemmung.

Inkontinenz: Fehlende Stuhlkontrolle.

Insertion: Ansatz einer Sehne am Knochen.

Interposition: Zwischenschaltung.
Intervention: Eingriff.
Intestinale Neuronale Dysplasie (IND): Innervationsstörung des Darmes.
Intravesikal: Innerhalb der Blase.
Intrazerebral: Innerhalb des Gehirns.
Invagination: Einstülpung eines Darmabschnittes in einen anderen.
Isotope: Künstlich erzeugte radioaktive Substanzen.
Isotopennephrogramm: Untersuchung der Ausscheidungsfunktion der Niere durch radioaktive Substanzen.
Isthmus-Stenose: Verengung der Aorta.

Karbunkel: Gruppe von mehreren Furunkeln am Nacken, Rücken, Gesäß.
Kardia: Ösophagusmund.
Kardinalzeichen: Hauptzeichen.
Kartilaginär: Aus Knorpel bestehend.
Katzenkratzkrankheit: Von Katzen übertragene Lymphdrüsenerkrankung.
Kephalhämatom: Geburtstraumatische Blutung zwischen Periost und Knochen des Schädels.
Kernig-Zeichen: Flexionskontraktur der Beine bei Meningitis.
Kiemengang: In der Embryonalzeit vorübergehend bestehende häutige Wand zwischen den
Kiemenspalten und Unterkiefer.
Kloake: Embryonale Verbindung zwischen Darm- und Urogenitalkanal.
Kollateralen: Ersatzgefäße, Umgehungsgefäße.
Kolostomie: Ableitung des Kolons an die Bauchwand.
Kongruent: Deckungsgleich.
Kontusion: Quetschung.
Kraniosynostose: Vorzeitige Verknöcherung der Schädelnähte.
Kryptorchismus: Mangeldeszensus des Hodens.
Kyphose: Rückgratverkrümmung, meist im Brustwirbelbereich.

Labia minora: Kleine Schamlippen.
Lambda-Naht: Spitzauslaufende Hinterhauptsnaht.
Laparoschisis: Angeborene Defektbildung der Bauchhaut, durch die bereits embryonal die
Darmschlingen ins Fruchtwasser austreten.
Laparoskopie: Abdominalspiegelung für Diagnostik und miniinvasive Eingriffe.
Laparotomie: Operative Eröffnung des Bauchraumes.
Lasègue-Zeichen: Schmerzen im Ischiasnerven bei Heben des gestreckten Beines. Positiv
bei Diskushernie, Ischialgie, Meningitis.
Laser: Gebündelte Lichtstrahlen. *Light Amplification by Stimulated Emission of Radiation.*
Lobäres Emphysem: Blasige Auftreibung von Lungen-Alveolen eines Lungenlappens bei
angeborener Bronchialstenose oder Bronchusmißbildung.
Luftsichel: Über Flüssigkeitsspiegel stehende Luft bei Ileus. Röntgenologisch darstellbar im
Röntgen-Leerbild.
Lymphangiom: Gutartige Lymphgefäß-Geschwulst.
Lymphangitis: Entzündung der Lymphbahnen.
Lymphogranulom: Bösartige Erkrankung des lymphatischen Systems mit granulomatösen
Wucherungen (= Morbus Hodgkin).

Malrotation: Fehldrehung des Darmes.
Manometrie: Druckmessung von Hohlorganen.
Mastitis: Entzündung der Brustdrüse.
MCT: Mittellangkettige Triglyzeride.
MCUG: Miktions-Zysto-Urethrogramm.

Mèchegraft: Netzförmiger Schnitt von Spaltlappen der Haut zur Transplantation.

Meckelsches Divertikel: Sackartige Ausstülpung des Dünndarms als Überbleibsel des embryonalen Dotterganges.

Medulloblastom: Bösartiger Hirntumor in der hinteren Schädelgrube.

Megakolon: Erweiterung des Kolons proximal des aganglionären Rektalsegmentes (Morbus Hirschsprung).

Melaena: Blutabgang im Stuhl.

Melanom: Bösartiger Tumor ausgehend von Pigmentzellen der Haut. Entartung eines Nävus.

Metabolisch: Stoffwechselbedingt.

Metatarsus varus: Sichelfuß.

Meteorismus: Darmblähung.

Mikrognathie: Angeborene Verkürzung des Unterkiefers.

Monaldi-Drainage: Ableitung von Pleuralflüssigkeit unter Sog.

Monorchie: Ausbildung eines einzigen Hodens, Fehlen des andern.

Morbus Apert: Akrozephalosyndaktylie. Genetisch bedingte Mißbildung mit vorzeitiger Synostose der Koronarnaht. Syndaktylie von Händen und Füßen und oft Debilität.

Morbus Crohn: Ileitis terminalis, entzündliche Erkrankung des Dünndarms, seltener auch des Dickdarms.

Morbus Crouzon: Erbliche Form des Turmschädels mit multiplen Naht-Synostosen, Exophthalmus und Papageienschnabelnase, oft Schwachsinn.

Morbus Fallot: Kongenitale Herzmißbildung mit Rechtshypertrophie, Pulmonalstenose, reitender Aorta und Ventrikelseptendefekt.

Morbus Hirschsprung: Kongenitale Aganglionose des Rektums und Rektosigmoids. Ausweitung des proximalen Kolons.

Morbus Hodgkin: Lymphogranulomatose.

Morbus Köhler: Aseptische Knochennekrose des Os naviculare am Fuß.

Morbus Perthes: Aseptische Knochennekrose des Femurkopfes.

Morbus Scheuermann: Adoleszenten-Kyphose mit Einbruch der Deckplatten der Wirbelknochen.

Morbus Schlatter: Aseptische Nekrose der Ansatzstelle der Patellarsehne an der Tibia.

MRI: *M*agnetic *R*esonance *I*maging: Anstelle von Röntgenstrahlen werden gewöhnliche Radiowellen unter Verwendung eines starken Magnetfeldes angewandt und die vom Körper ausgesandten Signale zu Bildern verarbeitet.

Mukoviszidose: Pankreasfibrose.

Muskeldystrophie: Degeneration der Vorderhornzellen des Rückenmarkes und progressiver Untergang der peripheren Muskulatur.

Muskel-Relaxans: Mittel zur Erschlaffung der Muskelspannung (vgl. Curare).

Myelomeningozele: Vorfall des spaltförmigen Rückenmarks bei Spina bifida meist lumbosakral.

Myopathie: Erkrankung der Muskulatur.

Nasenseptum: Nasenscheidewand.

Nävus: Pigmentzellnest der Haut.

Nekrose: Gewebsuntergang, Gewebstod.

Nephrektomie: Operative Entfernung einer Niere.

Nephrolithiasis: Harnsteinleiden.

Nephrostomie: Drainage des Nierenbeckens nach außen.

Neuroblastom: Bösartiger Tumor der paravertebralen Ganglien. Entartung der Neuroblasten.

Neurogene Blase: Lähmung des Blasen-Sphinkters. Unfähigkeit der willkürlichen Blasenentleerung.

Nonrotation: Fehldrehung des Darmes mit Stillstand bei 90 Grad Kolon-Drehung.

Obliteration: Verödung, Verschluß eines Lumens.
Obstipation: Verstopfung.
Obstruktion: Behinderung, Abflußbehinderung.
Okulär: Augenbedingt.
Olekranon: Elle.
Oligophrenie: Schwachsinn.
Omphalozele: Nabelschnurbruch.
Orchidopexie: Verlagerung des Hodens in den Skrotalsack.
Orchitis: Entzündung des Hodens.
Ortolani-Zeichen: Ein- und Ausrenkungsphänomen bei Hüftgelenksluxation.
Ösophagoskopie: Direkte Betrachtung der Speiseröhre mit dem Endoskop.
Ösophagusvarizen: Pathologische Erweiterung der Speiseröhrenvenen.
Osteochondritis: Knochen- und Knorpelentzündung meistens auf der Grundlage einer Ge-
fäß-Störung.
Osteochondrom: Tumor, bestehend aus Knochen und Knorpelgrundsubstanz.
Osteogen: Vom Knochen ausgehend.
Osteogenesis imperfecta: Unvollständige Knochenbildung durch mangelhafte Kalkablage-
rung.
Osteomyelitis: Akute infektiöse Knochen- und Knochenmarkentzündung.
Ostium: Öffnung, Mündung.
Otologe: Ohrenarzt.
Oxalat: Salz der Oxalsäure.
Oxalurie: Übermäßige Ausscheidung von Oxalsäure im Urin.
Oxyuren: Fadenwürmer.
Oxyzephalus: Turmschädel.

Pacchionische Gruben: Kolbige Wucherungen der Arachnoidea zur Resorption des Liquors.
Pancreas anulare: Ringförmige Umwachsung des Duodenums durch das Pankreas. Mißbil-
dung.
Papillom: Gutartige Geschwulst von der Haut oder der Schleimhaut ausgehend, stielförmig
mit kolbenartigem Anhängsel.
Paralytischer Ileus: Darmunwegsamkeit bedingt durch Toxine, Narkotika usw.
Paraphimose: Einklemmung der phimotischen Vorhaut hinter der Glans penis. Dadurch
Ödem der Vorhaut und der Eichel.
Parenterale Ernährung: Zufuhr von Kohlehydraten, Aminosäuren und Fett ins Venen-
system.
Pectus carinatum: Hühnerbrust.
Pectus excavatum: Trichterbrust.
Penetrieren: Durchbohren, durchbrechen.
Peptische Stenose: Durch Andauung entstandene Verengung der Speiseröhre.
Perkussion: Beklopfen der Körperoberfläche zur Feststellung von Schalldifferenzen.
Perthes: Aseptische Knochennekrose des Femurkopfes.
Phlegmone: Flächenhafte fortschreitende Zellgewebsentzündung.
Phonokardiogramm: Aufzeichnung der Schallerscheinungen des Herzens.
Pierre-Robin-Syndrom: Mißbildung mit zu kleinem Unterkiefer, zu kleiner Zunge und me-
dialer Gaumenspalte.
Plagiozephalie: Schiefschädel.
Pleuraempyem: Eiteransammlung im Pleuralraum.
Pleuroperitoneal: Verbindung zwischen Brust- und Bauchraum.
Plexus brachialis: Nervengeflecht am Halse, aus dem die Armnerven hervorgehen.
Pneumoenzephalogramm: Luftfüllung des Ventrikelsystems des Gehirns zur radiologischen
Untersuchung.

Pneumopathie bulleuse: Blasenförmige Erkrankung von Säuglingslunge bedingt durch Staphylococcus aureus.
Polyposis: Erkrankung mit Bildung zahlreicher Polypen.
Polythelie: Anlage von mehr als zwei Brustwarzen.
Portale Hypertension: Pfortaderhochdruck.
Portoenterostomie nach Kasai: Verbindung der Leberpforte und der Gallengänge mit Dünndarm.
Prädisposition: Anlagemäßige, meist ungünstige Voraussetzung.
Prämedikation: Medikamentöse Vorbehandlung vor einer Narkose.
Prävention: Vorbeugung.
Profus: Sehr stark, unbehindert.
Proktoskopie: Spiegelung des Dickdarmes und Rektums.
Prolaps: Vorfall (Rektum, Uterus).
Protrusion: Vortreibung.
Pseudarthrose: Falsches Gelenk nach fehlerhafter Frakturheilung.
Pyodermie: Eitriger Hautausschlag.
Pyurie: Eitergehalt des Harns (Leukozyten, Bakterien).

Ranula: Glasklare, flukturierende Zyste neben dem Zungenbändchen.
Rarefizierung: Auflockerung der Knochensubstanz.
Regurgitation: Auswürgen von Verschlucktem.
Rektoskopie: Direkte Besichtigung des Rektums mit einem Rektoskop.
Relaxation: Erschlaffung, Entspannung.
RES: Retikuloendotheliales System (Leber, lymphatische Organe, Knochenmark).
Respiratorisch: Im Zusammenhang mit der Atmung.
Restriktion: Einschränkung, Beschränkung.
Retraktion: Schrumpfen, Zurückziehung.
Retroaurikulär: Hinter dem Ohr.
Retrospektiv: Im Rückblick.
Rudimentär: Unausgebildet, verkümmert.
Rumination: Herauswürgen von Speisen aus dem Magen und erneutes Verschlucken. Wiederkäuen.
Ruptur: Zerreißung, Durchbruch.

Sarkom: Bösartige Geschwulst, die aus Bindegewebe, Muskulatur oder Blutzellen hervorgeht.
Scheuermann: Adoleszenten-Kyphose mit Einbruch der Wirbeldeckplatten.
Sepsis: Allgemeininfektion mit Eitererregern.
Septikämie: s. Sepsis.
Sequestration: Absonderung, Isolierung.
Shenton-Ménard: Konstruktionslinie im Röntgenbild zur Feststellung einer Hüftgelenksluxation.
Shunt: Umgehung, Umführung.
Sistieren: Aufhören, Beenden.
Situs inversus: Umkehrung der Lage der Eingeweide oder des Herzens.
Skoliose: Wirbelsäulenverkrümmung.
Solitär: Einzeln, vereinzelt.
Somiten: Embryonale Vorläufer der Rumpfmuskulatur.
Sopor: Schlafartige Benommenheit.
Sphärozytose: Kugelzellanämie.
Spina bifida: Spaltbildung der Wirbelsäule.
Spitz-Holter-Ventil: Druckregelungsventil bei Hydrozephalus.

Splenoportogramm: Röntgenologische Kontrastmitteldarstellung von Milz- und Pfortader-
system.
Stauungspapille: Schwellung des Sehnerven-Eintrittes im Augenhintergrund bei Hirndruck.
Stenose: Verengung, Engnis, Striktur, hochgradige Verengung eines Kanals.
Struma: Kropf.
Substitution: Ersatz.
Suprakondylär: Oberhalb der Kondylen des Oberarmes im Ellbogenbereich.
Suprapubisch: Über dem Schambein.
Syndaktylie: Verwachsung von Fingern oder Zehen.
Synostose: Feste Verbindung zweier Knochen, Verknöcherung.
Synovialgewebe: Innere Gelenkhaut.

Teratom: Angeborene Geschwulst aus mehreren organartigen Anteilen.
Tetanie: Neuromuskuläre Verkrampfung.
Tethered cord: Fixiertes Rückenmark als Folge von Verwachsungen.
Thorakotomie: Operative Eröffnung der Brusthöhle.
Thrombose: Gefäßgerinnsel.
Thymom: Tumor der Thymusdrüse.
Thyreoglossus-Zyste: Zyste aus embryonalen Überresten des Schilddrüsenganges am Hals.
Tierfellnävus: Pigmentzellnest der Haut mit starker Behaarung.
Torsion; torquieren: Drehung, drehen.
Toxoplasmose: Infektionskrankheit mit Befall des zentralen Nervensystems der Augen oder
Lymphdrüsen, Übertragung durch Tiere.
Trepanation: Eröffnung der Schädeldecke.
Trichobezoar: Haarknäuel im Magen durch Verschlucken eigener Haare.
Trigonum: Dreieckförmige Muskelplatte an der Blasenbasis.
Trommelschlegelfinger: Kolbenförmige Auftreibung der Endphalangen bei Herz- und Lun-
genleiden.

Ulkus: Geschwür.
Ureterabgangsplastik: Erweiternde Operation bei Stenose zwischen Nierenbecken und Ure-
ter.
Ureterozele: Auftreibung des distalen Ureters in der Blase bei Mündungsstenose.
Uretero-Zysto-Neostomie: Neu-Implantation eines Ureters mit Antirefluxmechanismus.
Urindribbeln: Urinträufeln.
Uvula: Halszäpfchen.

Vanillinmandelsäure: Ausscheidungsprodukt aus dem Adrenalinstoffwechsel in der Niere,
erhöht bei Neuroblastom.
Varizen: Krampfadern.
Vaskularisation: Gefäßversorgung.
Verkäsung: Vereiterung durch Tuberkelbazillen.
Volvulus: Darmverschlingung, Achsendrehung des Darmes.

Wilms-Tumor: Bösartiger Tumor der Niere. Nephroblastom.

Xanthochrom: Strohfarben.
Xiphoid: Schwertfortsatz.

Zyanose: Blaurote Verfärbung in Folge mangelnder Sauerstoffsättigung des Blutes.
Zystin: Schwefelhaltige Aminosäure.
Zystinurie: Vermehrte Ausscheidung von Zystin im Urin, oft familiär, Steinbildung.

Zystoskopie: Blasenspiegelung.
Zytostatika: Stoffe, die das Wachstum pathologischer Zellen hemmen.

Arzneimittelverzeichnis

Da im Text überwiegend die Schweizer Handelsnamen verwendet werden, hier eine Übersetzung in die wichtigsten deutschen Handels- und Freinamen.

Schweiz	Deutschland	Freiname
Betadine®	Betaisodona®	Polyvidon-Jod
Carbostesin®	Bucain®	Bupivacain
Dafalgan®	Ben-u-ron®	Paracetamol
Decadron®	Fortecortin®	Dexamethason
Dipidolor®	Dipidolor®	Piritramid
Disoprivan®	Disoprivan®	Propofolum
Ditropan®	Dridase®	Oxybutynin
Dormicum®	Dormicum®	Midazolam
Esmeron®	Esmeron®	Rocuronium
Ethrane®	Ethrane®	Enfluran
Flammazine®	Flammazine®	Silbersulfadiazin
Fluothane®	Halothan	Halothan
Forene®	Forene®	Isofluran
Gastrografin®	Gastrografin®	Amidotrizoat
Halothane®	Halothan	Halothan
Imodium®	Imodium®	Loperamid
Intralipid®	Intralipid®	Sojabohnenöl
Itinerol B6®	Peremesin®	Meclocin
Kamillosan®	Kamillosan®	Kamillenextrakt
Ketalar®	Ketanest®	Ketamin
Konakion®	Konakion®	Vitamin K
Lasix®	Lasix®	Furosemid
Lysthenon®	Lysthenon®	Suxamethon
Minirin®	Minirin®	Desmopressin
Navoban®	Navoban®	Tropisetronum
Norcuron®	Norcuron®	Vecuronium

Schweiz	Deutschland	Freiname
Nubain®	Nubain®	Nalbuphin
Oncovin®	Vincristin	Vincristin
Pavulon®	Pancuronium	Pancuronium
Pentothal®	Trapanal®	Thiopental
Prepulsid®	Alimix®, Prepulsid®	Cisaprid
Rapifen®	Rapifen®	Alfentanil
Reasec®	Reasec®	Diphenoxylat
Salazopyrin®	Azulfidine®	Sulfasalazin
Salofalk®	Salofalk®	Mesalazin
Scandicain®	Meaverin®	Mepivacain
Suprane®	Suprane®	Desfluran
Tofranil®	Tofranil®	Imipramin
Tracrium®	Tracrium®	Afracurium
Tramal®	Tramal®	Tramadol
Tylenol®	Ben-u-ron®	Paracetamol
Valium®	Valium®	Diazepam
Vioform®	Clioquinol	Clioquinol
Voltaren®	Voltaren®	Diclofenac
Xylocain®	Xylocain®	Lidocain
Xylonest®	Xylonest®	Prilocain
Zofran®	Zofran®	Ondansetron

Pamela MacKinnon / John Morris

Oxford Lehrbuch
der klinischen Anatomie

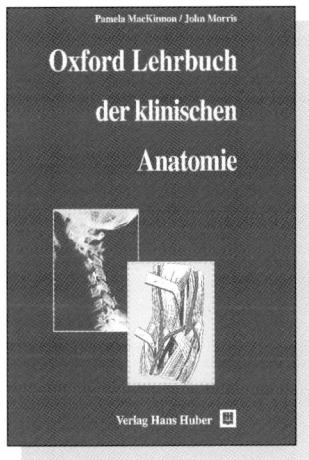

Aus dem Englischen übersetzt
von Peter Posel. 1997. 456 Seiten,
675 Abb., 3 Tab., Gb
DM 98.– / Fr. 85.– / öS 715.–
(ISBN 3-456-82537-4)

Das Oxford Anatomie-Lehrbuch
bietet weit mehr als nur die trok-
kene Beschreibung der anatomischen Strukturen: z. B. Hinweise
zur Entwicklungsgeschichte und
zu Fehlbildungen, Erklärung
funktioneller Zusammenhänge,
Anatomie am Lebenden und
Erläuterungen zu Röntgen- und MR-Bildern. Alle diese
Aspekte werden durch klare und eindrückliche Illustrationen
veranschaulicht.
Die deutsche Ausgabe enthält die drei Bände der Original-
ausgabe (Bewegungsapparat – Thorax und Abdomen – Kopf
und Hals) in einem Band zusammengefaßt und mit einem
neuen Einleitungsteil.
Das Lehrbuch zur sinnvollen (Wieder-) Aneignung anatomischen Wissens anhand von eindrücklichen Illustrationen,
Hinweisen zu Entwicklungsgeschichte und Fehlbildungen,
Anatomie am Lebenden, Erläuterungen zu Röntgen- und
MR-Bildern sowie der Erklärung funktioneller Zusammenhänge.

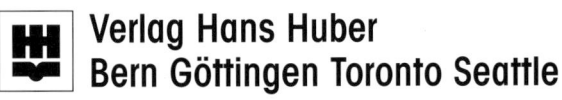

Verlag Hans Huber
Bern Göttingen Toronto Seattle

Christian Klaiber / Alejandro Metzger

Manual der laparoskopischen Chirurgie

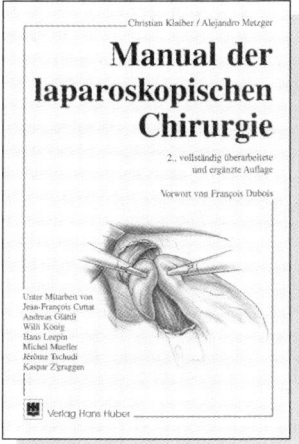

Vorwort von François Dubois.
Zeichnungen von K. Oberli
und H.-G. Dewarth. 2., vollständig
überarbeitete und ergänzte Auflage
1995. 352 Seiten (Großformat),
533 (davon 420 vierfarbige) Abb., Gb
DM 298.– / Fr. 268.– / öS 2325.–
(ISBN 3-456-82617-6)

Seit dem Erscheinen der 1. Auflage
dieses Buches hat sich die laparoskopische Chirurgie rasant weiterent-
wickelt. Das Spektrum der möglichen
Operationen umfaßt beinahe das
gesamte Gebiet der Viszeralchirurgie.
Das Manual bietet reich bebilderte Operationsanleitungen und
umfassende Hilfen bei der Indikationsstellung und dem Manage-
ment von Problemsituationen.

Neu in der 2. Auflage:
- Laparoskopische Gallengangrevision
- Laparoskopische Fundoplicatio
- Laparoskopische Therapie von paraösophagealen Hernien
- Laparoskopische proximal selektive Vagotomie
- Laparoskopische Splenektomie
- Laparoskopische Behandlung abdominaler Zysten
- Laparoskopische kolorektale Chirurgie
- Gynäkologie für Chirurgen
- Laparoskopische/Endoskopische Hernienplastik

 Verlag Hans Huber
Bern Göttingen Toronto Seattle